U0878965

"十四五"卫生高等职业教育规划教材

供护理、助产及相关专业用

急危重症护理

主　审　石国凤　秦　文

主　编　秦素霞　高凤云　王世波

副主编　蒋露叶　孙书琴　曾露琳　商婧宇　周美春

编　委（按姓名汉语拼音排序）

陈　佳（甘肃卫生职业学院）

陈　静（黔南布依族苗族自治州人民医院）

范　伟（云南商务职业学院）

高凤云（铜陵职业技术学院）

何绍前（黔南民族医学高等专科学校）

江　琳（中国科学技术大学附属第一医院）

蒋露叶（铜仁职业技术学院）

梁子聪（黔南民族医学高等专科学校）

路清童（黔南布依族苗族自治州人民医院）

秦素霞（黔南民族医学高等专科学校）

商婧宇（贵州省人民医院）

孙书琴（黔南民族医学高等专科学校）

王世波（云南商务职业学院）

张　惠（铜陵职业技术学院）

张佳佳（铜陵职业技术学院）

曾冰峰（贵州省黔南布依族苗族自治州中医医院）

曾露琳（安顺职业技术学院）

周美春（黔南布依族苗族自治州人民医院）

北京大学医学出版社

图书在版编目（CIP）数据

急危重症护理 / 秦素霞，高凤云，王世波主编 . —
北京：北京大学医学出版社，2022.6
ISBN 978-7-5659-2442-2

Ⅰ. ①急… Ⅱ. ①秦… ②高… ③王… Ⅲ. ①急性病 - 护理 - 教材②险症 - 护理 - 教材 Ⅳ. ① R472.2

中国版本图书馆 CIP 数据核字（2022）第 031720 号

急危重症护理

主　　编：秦素霞　高凤云　王世波
出版发行：北京大学医学出版社
地　　址：（100191）北京市海淀区学院路 38 号　北京大学医学部院内
电　　话：发行部 010-82802230；图书邮购 010-82802495
网　　址：http://www.pumpress.com.cn
E-mail：booksale@bjmu.edu.cn
印　　刷：北京信彩瑞禾印刷厂
经　　销：新华书店
责任编辑：法振鹏　　**责任校对：**靳新强　　**责任印制：**李　啸
开　　本：850 mm × 1168 mm　1/16　　**印张：**18.5　　**字数：**525 千字
版　　次：2022 年 6 月第 1 版　2022 年 6 月第 1 次印刷
书　　号：ISBN 978-7-5659-2442-2
定　　价：52.00 元

前 言

为贯彻落实国务院办公厅《关于深化医教协同进一步推进医学教育改革与发展的意见》和教育部《关于职业院校专业人才培养方案制订与实施工作的指导意见》，顺应高等职业教育护理类专业教育发展与改革需要，培养能在各级医疗机构、教学科研机构从事临床护理、预防保健、护理管理等工作的高素质技能型护理专门人才，以满足广大人民群众多样化、多层次的健康服务需求。我们组织从事临床急诊救护的临床专业工作者和具有丰富教学经验的教师共同编写了体现现代职业教育特点的《急危重症护理》教材。急危重症护理课程是高职护理专业课程体系的重要组成部分，也是护士执业资格考试必考课程。本教材以职业能力和综合素质培养为核心，突出护理专业特点，强调护理专业的科学性和独立性，提高实践能力，以适应“以人的健康为中心”的服务和医学模式的转变，满足社会日益增长的医疗卫生服务需求。

本教材编写基于岗位任务，以急危重症患者的救治流程为逻辑主线，以当前急危重症临床护理工作岗位任务设置相关模块和学习项目，编写临床工作情境和岗位任务，创设情境开展教学，注重培养学生急救思维、急救意识和综合运用多学科知识处理各种急危重症的能力。

本教材内容设置为院前急救、急诊科救护、重症监护和技能实训等模块，按照急救护理工作任务和工作过程程序化呈现教材内容，体现了任务驱动、项目导向的职教理念；推行案例教学，教材中编入大量的教学案例，设计了案例工作任务，以培养学生综合运用知识、解决临床实际护理问题的能力；技能实训突出了急救护理技术实训教学的重要性。在学习目标中融入课程思政元素，技能教学中融入 1+X 老年照护职业技能等级证书初级和中级急救应对模块，突出病（伤）情评估、分诊思路、救治与护理。重视学生实践能力的提高，提升综合职业素质，使学生能够运用急救护理知识和技术，从生理、心理等方面对急危重症患者实施整体护理，并为学生的可持续发展奠定良好的基础。

本教材具有三个特点：一是在教学内容的选取上体现“三基五性”基本原则。基本理论知识和技能以“必需、够用”为度，注重吸收急危重症护理发展的新知识、新技术、新方法，同时与护士执业资格考试、1+X 老年照护职业技能等级证书和护士职业标准、岗位要求对接。二是在教学内容的编排上体现能力递进式培养。三是理论学习与技能训练相互渗透、同步推进。

本教材以满足学生未来职业活动所需的最基本、最常用的理论知识和技术技能为主线，同时兼顾学生未来可持续发展所必须深化和拓展的急救护理知识，保证教材的先进性和实用性。在编写过程中，注重理论与实践相结合，知识教育与素质教育相结合，以利于学生职业岗位能力和人文素养的培养。

秦素霞　高凤云　王世波

目 录

模块一

绪　论

学习项目一　概　论

学习目标

【知识目标】掌握急危重症护理的概念、研究范畴和目的；熟悉急救医疗服务体系的概念、组成和管理；了解急危重症护理的起源与发展、急危重症护士应具备的素质要求。

【能力目标】能按照急救医疗服务体系工作流程开展急救工作。

【素质目标】培养学生具有强烈的责任心，牢固树立“时间就是生命”的急救意识；具备健康的体魄和良好的心理素质，不怕脏、累、危险的献身精神；具有良好的管理协调能力、急救服务意识及急救知识普及推广意识。

急危重症护理（emergency and critical care nursing）是以挽救患者生命、提高抢救成功率、促进患者康复、减少伤残率、提高生命质量为目的，以现代医学科学、护理学专业理论为基础，研究急危重症患者抢救、护理和科学管理的一门综合性应用学科。随着社会的发展、医疗水平的不断提升以及专科急救知识培训工作的日益受重视，急危重症护理工作的重要性越来越凸显出来。

学习任务一　急危重症护理的起源与发展

【工作情境】小张刚高考结束，对填报志愿有点犹豫，新型冠状病毒肺炎（新冠肺炎）疫情有大量的医护人员支援疫区，让他感触很深，因此想要成为他们那样的人，但对于急危重症护理及其在国内外的发展尚不了解。

【岗位任务】

1. 急危重症护理的含义是什么？
2. 我国急危重症护理的起源是什么？
3. 国外现代急危重症护理学的发展起源及影响是什么？

急危重症护理是与急诊医学及危重病医学同步建立和成长起来的，在我国经历了急诊护理、急救护理、急危重症护理等名称上的不断演变，含义也得到了极大拓展，目前主要研究包括急诊和危重症护理领域的理论、知识及技术，已成为护理学科的一个重要专业。

一、国外急危重症护理的起源与发展

现代急危重症护理的起源可追溯到19世纪弗洛伦斯·南丁格尔年代的急救护理实践。在1854—1856年间的克里米亚战争中，前线战伤的英国士兵死亡率高达42%以上，弗洛伦斯·南丁格尔率领38名护士前往前线实行救护，使死亡率下降到2.2%。这充分说明了急救护理技术在抢救急危重症患者中的重要作用。在救护伤员的过程中，南丁格尔还首次阐述了在医院手术室旁设立术后患者恢复病房的优点。

此后，随着急诊和危重病医学实践日益受到重视，急救护理得到进一步发展，并出现了危重症护理的雏形。1923年，美国的约翰斯·霍普金斯医院建立了神经外科术后病房。1927年，第一个早产婴儿监护中心在芝加哥建立。在第二次世界大战期间，美国还建立了休克病房，以救护在战争中受伤或接受了手术治疗的战士。二战以后，护士的短缺迫使人们将术后患者集中在术后恢复病房救治。1960年，基于明显的救治效果，美国几乎每所医院都建立了术后恢复病房。

危重症护理真正得到发展始于20世纪50年代初期。当时北欧发生了脊髓灰质炎大流行，许多患者因呼吸肌麻痹不能自主呼吸，而将其集中辅以“铁肺”治疗，配合相应的特殊护理技术，效果良好，堪称是世界上最早的用于监护呼吸衰竭患者的“监护病房”。此后，各大医院开始建立类似的监护单元。美国巴尔的摩医院麻醉科医生 Peter Safar 也建立了一个专业性的监护单位，并正式命名为重症监护病房（intensive care unit，ICU）。到20世纪60年代末，大部分美国医院至少有一个ICU。

知识链接

“铁肺”——重症监护病房最早的尝试

肺部没有肌肉，它受胸廓和膈肌运动的控制。当膈肌向上运动时，空气被挤压出去；当膈肌向下运动时，空气被吸进来。菲利普·德林克发明了“铁肺”，能支持患者呼吸。“铁肺”是一个连接着泵的密闭铁盒子，患者的头部伸在外面。“铁肺”拯救了许多人的生命。它是第一个代替人体器官功能的机器。当“铁肺”中的压力降低时，新鲜空气进入肺内；当“铁肺”中的压力升高时，肺内的空气被压出去。

可以说，急危重症护理起源于19世纪中期，但作为一门独立的学科，是随着急诊医学和危重病医学的建立于近30多年才真正发展起来的。20世纪60年代末美国急诊医师学院成立，标志着急诊医学真正发展成为临床学科，明确了院前急救的概念与宗旨，即在最短时间内把最有效的医疗救治带到危重患者身边，实施现场急救干预，然后将患者直接转入相关科室或ICU。1970年美国危重症医学会成立，1972年美国医学会正式认可急诊医学为一门独立学科。20世纪70年代中期，随着电子仪器设备的发展，急救护理也进入了有抢救设备配合的新阶段，心电监护、电除颤仪、人工呼吸机、血液透析机的应用，使急救护理学的理论与技术得到相应发展，在国际红十字会参与下，在联邦德国召开的医疗会议提出了急救事业国际化、国际互助和标准化的方针，对急救车装备、国际救援紧急呼救电话号码等进行了统一。

随着急诊医学、危重症医学的发展及急救与监护电子仪器设备的应用，急危重症护理的理论与技术不断完善与改进。美国急诊护士、危重病护士学会相继成立，以及《美国危重症护理杂志》（*American Journal of Critical care*）的创刊，在培训急诊护士（emergency nurse）和危重症护士（critical care nurse）及促进学科发展方面起到了积极的推动作用。

二、国内急危重症护理的起源与发展

我国的急危重症护理工作开始于抗日战争和解放战争时对伤员的战地初级救护和转运。在急危重症护理实践早期，并没有专门的急诊、急救和危重症护理概念，急诊只是医院门诊的一个部门。1980—1983 年，卫生部先后颁发了《关于加强城市急救工作的意见》《城市医院急诊室建立方案》的文件后，北京、上海等地相继成立了急诊室、急诊科和急救中心，促进了急诊医学与急诊护理的发展，开始了我国急危重症护理发展的初级阶段。同期，我国危重症护理也只是将危重患者集中在靠近护士站的病房或急救室，以便于护士密切观察与护理；将外科手术后患者先送到术后复苏室，清醒后再转入病房。直到 20 世纪 80 年代，各地才相继成立专科或综合监护病房，从此我国的急危重症护理步入正轨。

1986 年 11 月，我国通过了《中华人民共和国急救医疗法》。此后，急救工作加快发展，设立全国统一呼叫号码为“120”。1989 年，卫生部将医院建立急诊科和 ICU 作为医院等级评定的条件之一，明确了急诊和危重症医学在医院建设中的重要地位，我国急危重症护理随之进入了快速发展阶段。目前，各级医院已普遍设立了急诊科或急救科，坚持“以患者为中心”，开通“绿色生命通道”，以急救中心及急救站为主体的院前急救网络也已建立，可以较短的反应时间提供优质的院前急救服务。全国各城市普遍设立了“120”急救专线电话，部分地区开始试行医疗急救电话“120”、公安报警电话“110”、火警电话“119”以及交通事故报警电话“122”等系统的联动机制，一些发达城市还积极探索海、陆、空立体救援新模式，全国整体急救医疗网络在不断完善中。此外，危重患者救护水平得到较大发展，ICU 的规模、精密监护治疗仪器的配置质量、医护人员的专业救护水平及临床实践能力，成为一个国家、一所医院急救医疗水平的主要标准。2003 年，严重急性呼吸综合征流行后，国家又投入巨资建立和健全突发公共卫生事件紧急医疗救治体系，急诊医学与急危重症护理在应对大型灾害中的地位得到进一步提升，并已经发展出灾害医学和灾害护理学的概念。

与国外相比，我国急危重症医学及护理学成为独立学科较晚，但在院前急救、院内急诊、危重病救治乃至灾害救援等方面发挥着越来越重要的作用。1983 年，急诊医学被卫生部和教育部正式承认为独立学科。1985 年，国务院学位委员会正式批准设置急诊医学研究生点。此后，中华医学会急诊医学、重症医学及灾难医学分会相继成立，中华护理学会也分别成立了急诊护理和危重症护理专业委员会。1988 年，第二军医大学开设了国内第一门急救护理学课程。此后，教育部将急救护理学确定为护理学科的必修课程，高等医学院校本、专科护理教育都开设了“急救护理学”课程。中华护理学会及护理教育中心设立了多个培训基地，并多次举办急危重症护理学习班，培训了大量急危重症护士，特别是急危重症护理理论不单纯局限于人的生理要求，而是着眼于人的整体生理、心理、病理、社会、精神要求，将现代急危重症护理观、急危重症护理技术由医院延伸到现场、扩展到社会，更是一大进步。

目前，我国急诊医疗服务体系基本健全，急救网络逐步形成，全民急救意识普遍提高。急危重症护理的内容和范畴不断扩展，在急诊医疗服务体系中显示出举足轻重的地位和作用。

学习任务二　急危重症护理的研究范畴

【工作情境】 小明是一名刚入学的在读护生，一直以来的梦想就是像援助疫区医护人员一样，在发生疫情时贡献自己的力量。马上要上专业课了，他积极查阅相关资料，想知道急危重症护理到底研究什么。

【岗位任务】 简述急危重症护理的研究范畴。

急危重症护理是急救医学的重要组成部分，随着急救医学的发展，其研究范畴日益扩大，内容更加丰富。

1. 院前急救　院前急救是对急危重症伤病员进入医院前实施的医疗救治，及时、有效的院前急救有利于提高抢救成功率，减少再损伤与致残，减轻患者痛苦，能够为进一步的院内救护创造条件。院前急救越来越得到各级政府的高度重视，尤其对突发性事件与灾难的医疗救护需要动员社会各界力量的积极参与，形成有组织的协调管理，实现专业医务人员与非医务人员的紧密配合，以期在最短时间内取得最佳的抢救效果。

院前的救护包括现场急救和途中监护两大任务。现场急救指在发病现场对患者进行初步救护，如复苏、止血、包扎、固定、解毒等的救护。途中监护指从发病现场转送到医院途中需要实行的监测及护理，为后续救治争取时机。

2. 急诊科救护　急诊科救护是指急诊科医护人员对急危重症患者实行集中式抢救、监护、留院观察。急诊科 24 小时接收来诊的各种急危重症患者，同时接收院前急救转送来的伤病员，工作内容主要涉及对患者的预检分诊、急诊评估、分类安置、抢救与管理。经急诊科处理后，部分患者治愈出院；部分患者住院继续治疗；部分患者需收入重症监护病房进一步救治。

3. 重症监护病房救护　重症监护病房救护是指受过专门训练的医护人员在配备先进急救设备和监护设备的重症监护病房，对危重症患者，如心搏呼吸骤停、休克、昏迷、多器官功能衰竭、严重水电解质酸碱平衡紊乱、急性多发性创伤等进行全面监护及治疗。如 ICU 接收由急诊科、手术室和院内有关科室转来的危重患者，对各种严重疾病、创伤及复杂并发症患者进行全面监护与治疗护理。

4. 灾难救护　灾难救护是指对自然灾难（如地震、洪水、旱灾、台风、海啸、雪崩、火山爆发、泥石流、虫害等）和人为灾难（如交通事故、化学中毒、放射性污染、战争、武装冲突等）所造成的人员伤害进行迅速有效的救治。

5. 急危重症护理培训　急危重症护理人员的继续教育是保证其适应急危重症护理学科发展的重要措施，护理人员通过学术讲座、技术培训等形式不断更新理念、知识，提高专业技能水平，才能更好地适应岗位要求。此外，加强全社会的急救知识与技能培训，提高社会参与急救的能力也是急救事业发展的重要方面。

6. 急危重症护理的科学研究　为了适应急诊医学、危重症医学的发展，加强急危重症护理的科学研究与学术交流，用科学的方法指导急危重症护理实践，促进急危重症护理学科不断进步与发展。

学习任务三　急救医疗服务体系

【工作情境】 护士丽丽毕业后一直在急诊科工作，近来由于新冠肺炎疫情暴发，疫情地区医护人手不足，她申请参加救援队支援疫区，在出发前想了解更多关于急救医疗服务的知识，以便更快地投入护理工作，如什么是急救医疗服务体系、我国医疗服务体系的发展等。

【岗位任务】

1. 简述急救医疗服务体系的概念。
2. 急救医疗服务体系由哪些部分组成？
3. 如何推动我国急救医疗服务体系的发展？

随着社会的快速发展，城市人口相对集中，交通高度发达，人口老龄化加速，自然或人为灾害事故频繁出现，社会对急救医疗服务需求增加，要求急诊科能接收更多的患者，并提高医疗服务质量。于是，建立一个完整的急救医疗服务体系，适应社会经济发展要求的新型社会化急诊得到发展。

一、急救医疗服务体系的组成

急救医疗服务体系（emergency medical services system，EMSS）是集院前急救、院内急诊科诊治、重症监护病房（ICU）救治和各专科的“生命绿色通道”为一体的急救网络，即院前急救负责现场急救和途中救护，医院急诊科和 ICU 负责院内救护。它们既有各自独立的工作职责和任务，又相互紧密联系，构成一个科学、高效、严密的组织和统一指挥的急救网络。

一个完整的 EMSS 应包括完善的通信指挥系统、现场急救组织、有监护和急救装置的运输工具、高水平的医院内急救服务机构和重症监护单元。急救医疗服务体系在概念上强调急诊的即刻性、连续性、层次性和系统性，主要是应对地震、水灾、火灾、重大交通事故、楼房倒塌、爆炸等灾难事故造成的群体伤员的紧急医疗救治。在事故现场或发病之初即对伤病员进行初步急救，先是人群自救互救，随后带有抢救设备的急救员和救护组来到现场参加急救；然后用配备急救器械的运输工具把患者安全、快速护送到医院的急诊中心，接受进一步抢救和诊断，即所谓医院急救；待其主要生命体征稳定后，再转送到重症或专科监护病房。

二、急救医疗服务体系的主要环节与任务

（一）院前急救

院前急救是 EMSS 的首要环节，包括现场急救、呼救、转运途中的病情监护与抢救等。院前急救的主要功能是：维持患者基本生命体征；减轻患者痛苦；稳定伤病情，防止再损伤；降低致残率和死亡率；快速、安全转送患者。

1. 院前急救服务的主要过程

（1）伤病员或第一反应者行为。

（2）呼救受理与调度、咨询指导、联络指挥。

（3）现场救护。

（4）急救车转运患者途中的车内监护、急救与处理。

（5）院前、院内紧密联系与交接及协同抢救。

2. 院前急救成功的关键因素

（1）急救半径：是指急救单元所执行院外急救服务区域的半径，它代表院外急救服务范围的最长直线辐射距离。由急救中心、急救分中心与急救站共同形成的急救系统网络化布局，其网点越密集，急救半径相对就越小，一般城区急救半径应小于 5 km，农村急救半径也应在 15 km 内。

（2）急救反应时间（emergency response time）：是指急救单元接到急救电话至急救车到达现场所需时间。急救反应时间受急救半径、急救指挥通信与运输设备的条件及交通状况等多种因素影响。发达国家急救反应时间平均为 6 ~ 8 min，美国、日本、俄罗斯平均为 4 ~ 6 min，德国、英国平均为 8 min。我国一般市区 10 km 以内救护车到达现场的时间为 10 ~ 15 min，一些发达城市的急救反应时间可在 10 min 以内。

（3）专业人员的急救知识与技能水平：专业人员主要是指参与院前急救的急救中心（站）或医院的医务人员，其急救知识与技能水平直接影响抢救的成功率，对于院前急救至关重要。专业人员的急救知识与技能需不断更新，以适应院前急救发展的需要。

（4）公众急救知识的普及程度：社会急救是指公众参与的现场急救，社会急救的发展重在提高公众急救知识的普及率。急救知识的普及能提高群众自救、互救能力，提高院前急救成功率。西方发达国家公众急救知识普及率较高，美国公众基本急救技术普及率达 90%，心肺复苏基本生命支持的培训率可达总人口的 25%；新加坡可达 20%；我国公众急救知识的普及情况尚不乐观，很多城市和地区普及率达不到 1%，公众急救知识技能培训亟待普及。

（二）医院急诊科救护

医院急诊科救护是 EMSS 的第二个环节，也是院内救护的首要环节，实施首诊负责制。医院急诊科的医护人员接收各种急诊患者，来诊的伤病员经过急诊分诊对其进行抢救和护理，并根据不同的病情做出立即手术、收住专科病房或 ICU 以及转院治疗等决策。对于急危重症患者，医院将为其提供快捷、高效的急诊绿色通道服务，实行优先抢救、优先检查和优先住院的原则，能迅速、及时投入抢救，为挽救生命赢得宝贵时间，提高抢救成功率，降低医疗风险。

（三）重症监护

重症监护（intensive care）是 EMSS 的第三个环节，是指对收治的各类急危重症患者运用最先进的医疗技术和现代化的监护抢救设备，对其实施集中的加强治疗与护理，以最大限度地确保患者的生命安全与生存质量。ICU 的收治对象原则上为各种急性、危重、可逆性疾病患者。综合性 ICU 一般设在医院内较中心的位置，并与麻醉科及手术科室相近，收治重大手术后需要监测、麻醉手术意外、重度创伤、急性呼吸衰竭、心搏骤停复苏后、急性中毒、休克等患者。各专科 ICU 则设在各专科病区内，主要收治各专科的危重患者，如急性心肌梗死患者被收入 CCU，脑血管意外患者被收入神经科 ICU 等。

三、急救医疗服务体系的发展

近年来，急救医疗服务体系在国内外得到迅速发展，日益受到各级卫生机构及广大患者的关注。建立一个组织结构严密、行动迅速，并能实施有效救治的医疗组织来提供快速的、合理的、及时的处理，将患者安全地转送到医院，使其在医院内进一步得到更有效的救治，成为急救医疗服务体系的主要目标。各国政府也逐渐认识到发展急救医疗服务体系的重要性和迫切性，发达国家尤其重视 EMSS 的发展和完善，这种随着高科技发展起来的急救医学模式一经建立就显示出了勃勃生机。

我国 EMSS 起源于抗日战争和解放战争时对伤员的战地初级救护和快速转运。20 世纪 50 年代，我国部分大、中城市成立了院前急救的专业机构，即“救护站”，其功能只是简单的初级救护和单纯转运患者。1980 年 10 月，卫生部颁发了新中国成立后第一个关于急救的文件《关于加强城市急救工作的意见》。随后，我国的 EMSS 进入快速发展阶段，建立了日益完善的城乡急救组织。它是院前急救中心（站）、医院急诊科、重症或专科监护单元三部分有机联系起来的一个完整的现代化医疗机构。目前，我国二级以上的医院设有急诊科，地市级城市设有急救中心或急救站，综合性大医院都建立了 ICU，并配备一定的专业医护队伍。全国统一急救电话号码为“120”。1995 年 4 月，卫生部发布了《灾难事故医疗救援工作管理办法》，有力促进了我国 EMSS 的发展。

知识链接

急救医疗服务体系

急救医疗服务体系是具有较强的受理应答呼救能力的专业通信指挥系统、承担院外急救的机构，同时能够迅速派出救护力量到达现场处理急危重症患者。为了缩短救护时间，急救系统有一个统一的电话号码，如美国的“911”、法国的“15”、日本的“119”、德国的“112”。1986 年，我国将“120”定为统一的医疗急救电话。

四、急救医疗服务体系的管理

我国 EMSS 工作起步较晚，与发达国家相比还存在一定的差距。国家卫健委从急救事业的组织建立、体制管理、救治质量等方面给予政策性和指导性支持，推动我国 EMSS 的进程，探索出一条符合我国国情的 EMSS 发展道路。

1. 建立灵敏的通信网络 建立、健全灵敏的通信网络是提高急救应急能力的基础，对重要单位、重点部门和医疗机构设立专线电话，以确保在紧急呼救时通信畅通无阻，提高反应时效。

2. 改善院前急救的运输工具 急救用的运输工具既是运送病员的载体，又是现场及途中实施抢救、监护的场所。救护车要配备必要的设备，可实施气管插管、输液、心脏除颤等措施和心电监护、血氧饱和度等监测。在沿海地区、边远地区、牧区及有条件的城市，应因地制宜，根据急救需要发展急救直升机或快艇。各级卫生行政部门要制定完善急救运输工具的使用管理制度，保证其功能正常良好。

3. 加强急救专业人员培训 编著统一并不断更新的适合我国院前急救实际情况的培训教材，对急救专业人员进行理论知识和操作技能的培训。建立院前急救人员准入制度，确保院前急救人员都经过专业培训并具备相应的业务水平。建立急救专业人员复训和考试制度，促进急救专业人员的业务水平不断提高。EMSS 的管理人员需具有医学资格，并接受管理培训。

4. 普及社会急救 政府和各级各类医疗卫生机构应广泛开展急救知识宣传，普及急救技术，如徒手心肺复苏、骨折固定、止血、包扎、搬运等。意外灾害发生时，在专业人员尚未到达现场时，现场人员能自救和互救。广大群众在各种场所遇到紧急事件时，有义务向就近医疗机构或急救部门呼救。社会各部门、各单位接到呼救信息，必须从人力、物力、财力和技术方面给予全力援助。

5. 完善卫生法律法规 目前，我国的急救医疗规范、装备配备与使用、急救人员培训、院前急救服务标准还不统一。因此，需要完善相关的卫生法律法规，稳定急救队伍，加快学科发展，提高服务质量。

6. 组建布局合理的急救网络 我国人口众多，各地经济发展差异较大，卫生资源的配置利用不平衡，EMSS 的各环节存在衔接不良的问题。根据实际情况，卫生行政部门在县以上地区应组建本地区急救站、医院急诊科（室）、社区卫生服务中心等相结合的医疗急救网。在省（自治区、直辖市）应建立急救中心，掌握急救信息，承担院前急救、院内抢救、培训和科研等工作。通过建立统一管理机构，优化急救网络，合理利用急救资源，促进 EMSS 更加完善。

学习任务四 急危重症护理的学科特点与要求

【工作情境】 小李是一名刚毕业的护士，通过医院的招聘进入急危重症监护室工作，对急救室护理工作她很害怕，很想了解更多关于急救护理的知识，如急救护理的工作特点，以及急危重症护士的职责和能力等。

【岗位任务】

1. 了解急危重症护士应具备的素质要求。
2. 熟悉急危重症护理的学科特点。

急危重症护理是一门综合性很强的护理学科，具有其专业独特的逻辑性思维和临床护理工作方式。它是以研究各类急危重症患者的抢救、监测、护理为主要内容的一门新兴的护理临床学科。护士在抢救患者的过程中需要应用各临床专科技术和急救技术，其业务范围涉及甚广，工作性质与临床科室既紧密相连，又有其独立性和专业性。护士在面对急危重症患者时，能否及时无误地对患者做出判断和救护，直接关系患者的安危和抢救的成败。

急危重症患者具有起病急、病情危重、变化快和病因复杂等特点，要求护士在最短的时间内用最有效的方法对接诊患者做出初步判断，并给予紧急救护，这对急危重症护士提出了更高的素质要求。

1. 培养良好的职业道德　急危重症患者起病急、病情危重、变化快，要求急危重症护士要有强烈的责任心，牢固树立“时间就是生命”的观念，高速度、高效率抢救患者的生命。还需要有不怕脏、不怕累、不怕危险的精神，在抢救灾害性事故患者时，还要有献身精神。如果护士在工作中疏忽大意或掉以轻心，就会增加患者的痛苦，丧失抢救、治疗患者的最佳时机。

2. 具有良好的管理协调能力　急危重症护士是各项救护措施的执行者，需要积极实施和配合各种急救操作，辅助抢救人员正确使用各种仪器，保证用药准确、及时。无论是急危重症科室护士还是患者、其他医护人员、患者家属和对外联系者，能否排除抢救护理的各种障碍，协调好各个方面的关系，直接关系到抢救工作能否顺利开展。因此，急危重症护士必须具备良好的管理协调能力，才能有条不紊地开展各项抢救工作，提高抢救成功率。

3. 掌握扎实的理论知识　急救所面对的患者常常有多种疾病共同存在，会涉及内、外、妇、儿等各专科疾病中的急性病、危重病，在工作中需要这些专业范畴的专业知识，同时还会涉及伦理学、社会学、心理学等多方面的知识，这就要求护士不仅要有扎实的基础理论知识，还要善于将基础理论与各科知识相互联系，融会贯通，并将理论与实践结合，认真总结成功的经验和失败的教训，善于分析在抢救中遇到的各种问题，经过科学的思考，提高分析问题、解决问题的能力。

4. 熟悉掌握常用急救技术　对急诊患者的抢救，特别是大规模急危重伤病患者的抢救是一个系统工程，要求各方面人员协调作战，所以对急救技术水平要求很高，必须准确到位，否则很容易影响整体抢救效果。护士一定要熟悉掌握急救技术，才能及时有效应用。

5. 具备健康的体魄和良好的心理素质　急危重症患者的病情危重、变化快，抢救工作紧张，随时可能出现大批的患者，使工作负荷加大，要求急危重症护士具有充沛的精力，随时应对突发事件。因此，急危重症护士必须拥有健康的体魄，有较强的耐力与体力，能吃苦耐劳，才能完成急危重症护理工作。

知识链接

急危重症护士培训与资质认证

我国的急危重症专科护士资质认证尚处在尝试阶段，没有统一的资格认定标准。2002 年，中华护理学会与香港危重病学护士协会联合举办了第一届全国性的“危重症护理学文凭课程班”，为期 3 个月，给成绩合格的护士颁发“危重症护理学业文凭证书”，这是全国范围内对危重症护士认证工作的初步尝试。2006 年在上海市护理学会牵头下，上海市开始进行急诊及危重症适任护士认证工作，对上海各级医院在急诊科或 ICU 工作 2 年以上的注册护士，分期分批进行包括最新专科理论学习、医院实训基地临床实践在内的培训，考核合格发放适任证书。安徽省立医院也在 2006 年建立了第一个急诊急救专科护士培训基地，已培养大量急救专科护士。目前，在全国范围内各省市正在逐步开展急诊急救和危重症专科护士的培训和认证工作，并已经取得了一定的成效。

知识检测

单项选择题

1. 美国医学会于何年正式承认急诊医学为一门独立的学科
   A. 1970 年　B. 1971 年
   C. 1972 年　D. 1973 年
   E. 1974 年
2. 1983 年，成为美国医学界一门最新的学科的是
   A. 急诊医学　B. 院前急救医学
   C. 灾害医学　D. 危重症医学
   E. 急救医学
3. 在我国，急诊医学何年被卫生部和教育部正式承认为独立学科
   A. 1982 年　B. 1983 年
   C. 1984 年　D. 1985 年
   E. 1986 年
4. 国务院学位委员会何年正式批准设置急诊医学研究生点
   A. 1982 年　B. 1983 年
   C. 1984 年　D. 1985 年
   E. 1986 年
5. 我国第一张 ICU 病床建立于
   A. 上海中山医院　B. 北京协和医院
   C. 广州珠江医院　D. 北京 304 医院
   E. 四川华西医院
6. 美国的急诊和危重症护士执照有效期通常为
   A. 1 年　B. 3 年
   C. 5 年　D. 10 年
   E. 终身
7. EMSS 由哪三部分组成
   A. 通信指挥系统、现场急救组织、有监测的急救运输工具
   B. 院前急救、医院急诊科（室）急救、医院 ICU 急救
   C. 现场急救组织、医院急诊科（室）急救、医院 ICU 急救
   D. 通信指挥系统、现场急救、途中转运与监护
   E. 现场急救、医院急诊科（室）急救、医院 ICU 急救

模块二

院前急救

学习项目二　认识院前急救

学习目标

【知识目标】掌握院前急救的现场评估、现场急救及转运与途中监护；熟悉院前急救的概念、院前急救的特点、任务和院前急救的原则；了解院前急救模式和院前急救分检。

【能力目标】能运用院前护理评估的方法与程序正确进行现场患者的检伤分类，实施现场救护、安全转运，并做好途中监护。

【素质目标】在现场急救中，抢救患者分秒必争，树立正确的生命观和以人为本的理念；在检伤分类时提升评判性思维能力，培养严谨、求实的职业素养。

学习任务一　概　　述

【工作情境】王某，男，60岁，清晨去公园晨练，突然倒地不起，一起晨练的邻居发现后，迅速拨打120急救电话。救护人员到达后为其查体：神志丧失，无呼吸动作，颈动脉搏动未扪及，诊断为心搏骤停，抢救成功后，运送至最近医院的急诊科。

【岗位任务】

1. 院前急救的概念是什么？
2. 院前急救的特点和原则有哪些？
3. 国内、外院前急救发展的现状是什么？

院前急救（pre-hospital care）又称院外急救，是指急、危重症患者进入医院前的医疗救护，包括患者在发病现场对医疗救护的呼救，第一反应者或医护人员实施的现场救护、途中监护和转运等环节，是急诊医疗服务体系的一个重要组成部分，被视为医疗服务体系的首要环节。快速、有效的院前急救在维持患者生命、防止再损伤、减轻患者痛苦、提高抢救成功率、降低致残率及为进一步诊治创造条件等方面均具有极其重要的意义。

院前急救有广义与狭义之分，广义上是指医疗人员或目击者在伤病现场对患者进行的相关急救，以维持其基本生命体征，减轻痛苦的医疗行为。狭义上则专指从事急诊急救医疗工作的医务人员为急、重、危患者提供的现场急救、分诊分流、转运和途中救护服务等。

一、院前急救的特点

院前急救的服务对象和工作特点均有别于医院急诊科救护。明确院前急救的特点在急救工作的组织及急救效率的提高方面具有重要的意义。院前急救的特点大致可归纳为以下几个方面。

1. 社会性及随机性较强　院前急救活动涉及社会的各个方面，不单涉及医学领域，还需与公安、消防、铁路交通、建筑、运输等政府部门或相关行业密切合作，共同解决事发现场的医疗和非医疗性问题，这是其社会性强的主要表现。院前急救随机性强的特点则主要表现在患者呼救没有时间的限制，病情种类多样化，重大事故或灾害的发生时间及地点往往也是未知的。

2. 时间紧急　院前急救的时间紧急体现在急救工作的行动急和患者及其家属的心情急。急救工作要求一有“呼救”必须立即出动，一到现场必须迅速实施抢救，抢救后根据病情判断是否需立即运送或就地监护治疗。同时必须充分体现“时间就是生命”的理念。多数患者及其亲属在伤病现场往往倍感焦虑和恐惧，要求迅速送往医院进行紧急抢救的心理十分迫切。

3. 流动性大　院前急救系统一般是在急救医疗服务的区域内活动，而院前急救事件发生的地点、时间等不可预测，救护地点可以分散在区域内任何地方，患者可流向区域内任意一家医院，如遇有突发灾难事故发生，也可能超越行政医疗区域分管范围，到邻近省、市、县开展救护工作。

4. 急救环境条件差　现场救护的条件大多比较差，主要表现在急救人员、设备仪器均受限制；环境恶劣、患者病史收集不全，缺乏客观资料；运送时道路情况、天气状况等常给一些检查和治疗工作带来困难，有时甚至因为险情未除造成人员的再度伤亡。

5. 病种复杂多样　院前急救服务对象的病种多、病情复杂，有的还涉及传染病、中毒或不明原因的疾病等情况。因此，要求院前救护人员不但要有扎实的跨学科、跨专业的医学知识，还应具有敏锐的、细致的观察能力及较强的鉴别诊断能力。

6. 以对症治疗为主　在院前急救现场，通常没有足够的时间和良好的条件给医护人员进行患者伤（病）情的鉴别诊断。医护人员的主要任务是对症急救，即做好针对生命指征的问题，尤其是对心、肺、脑功能衰竭者进行心肺脑复苏，以及对外伤的止血、包扎、固定和搬运等各种对症急救工作。

7. 体力强度大　院前急救医护人员从接到急救指令、迅速反应、抢救患者到转运监护，其中每个环节都要付出大量的体力劳动。同时，由于院前急救的现场环境大多艰难险阻，医护人员不仅需要随身携带急救箱，还要救治患者，同时又要指导和帮助搬运患者，运送途中还需密切观察患者的病情变化。因此，在急救的整个过程中，体力消耗较大，这就要求救护人员需具备良好的身体素质。

二、院前急救的任务及工作范围

院前急救作为社会保障体系的重要组成部分，是基本医疗服务和公共卫生服务的提供者，其主要任务及工作范围如下。

（一）平时呼救患者的院前急救

这是院前急救的主要和经常性的任务，包括现场急救和运送监护。一般情况下呼救患者可为三种类型：第一类是短时间内有生命危险的患者，如急性心肌梗死、猝死、大面积烧伤、气管异物等，占呼救患者总数的 10% ~ 15%。对此类患者必须实施现场急救，目的在于挽救患者生命或维持其生命体征。第二类是病情紧急但短时间内尚无生命危险的患者，如急腹症、骨折、支气管哮喘等，占呼救患者的 70% ~ 80%。对此类患者也需要进行现场处理，目的在于稳定病情、减轻患者在运转过程中的痛苦和避免并发症的发生。第三类是慢性病患者，占呼救患者的 10% ~ 15%，对此类患者不需要现场急救，只需提供救护车转运服务。

（二）突发公共卫生事件或灾害性事故发生时的院前急救

在自然灾害和人为灾害中，由于伤病员多、伤情重、情况复杂，除了做好现场医疗急救外，还需要与现场其他救灾队伍如消防、交通、公安等部门密切配合，并做好自身安全防护。遇到由于特大灾害或战争产生大批伤病员时，应结合实际情况执行有关抢救预案，无预案时需加强现场伤病员分类和现场救护，并根据不同情况及时分流。不能转送的危重患者可就地搭建手术棚进行紧急手术并于术后转运。

（三）执行特殊任务时的救护值班

特殊任务指当地的大型集会、重要会议、体育活动、外国元首来访等救护值班。执行此项任务要加强责任心，严禁擅离职守，随时应对可能出现的各种意外事件。

（四）急救知识和技能的普及

急救知识和技能的普及工作可以实现非医护人员和专业医护人员救护的紧密衔接。院前培训机构一方面可通过广播、电视、报刊等对公众普及急救知识，开展有关现场救护及心肺复苏的全民教育；另一方面可针对特殊人群，如红十字会成员、司机、警察、导游等进行专项培训。普及广大群众急救知识，增强群众的急救意识和急救能力，提高全民的自救和互救服务能力。

（五）急救通信网络的枢纽任务

院前急救的通信网络在整个急救过程中不仅承担着急救信息的接收任务，还承担传递信息、指挥调度及与上级领导、救灾急救指挥中心、急救现场、急救车、医院急诊科的联络功能，起到承上启下、沟通信息的枢纽作用。通信网络一般由三方面组成：①市民与急救中心的联络；②急救中心与救护车、急救医院即 EMSS 内部的联络；③急救中心与上级领导、卫生行政部门和其他救灾系统的联络。

三、院前急救的原则

有效及时的院前急救，对于维持患者的生命、防止再损伤，为进一步诊治创造条件，对提高抢救成功率、减少伤残率，均具有重要的意义。因此，院前急救总的原则是“先救命后治病，先重后轻”。具体原则如下。

1. 立即使伤（病）员脱离危险区　救护人员在伤病现场实施救护前应先对周围环境进行安全评估，排除危险后再实施救护。

（1）先复苏后固定：遇有心搏呼吸骤停合并骨折者，应首先用心肺复苏术对患者进行心肺复苏，直至心跳、呼吸恢复，患者基本生命体征趋向平稳后，再固定骨折。

（2）先止血后包扎：遇有大出血合并创口者，首先立即用指压、止血带、药物等方法进行止血，防止因持续性失血而导致失血性休克，然后再进行消毒、包扎创口。

（3）先重伤后轻伤：遇到群伤事故时，救护人员应遵循“先急后缓、先重后轻、先近后远”的原则。分清轻重、缓急，优先抢救急、危、重患者，后抢救伤势较轻的患者。

2. 先救命后治病，先救治后运送　在伤病现场，应先争取时间现场挽救患者的生命，待病情稍稳定后再进行运送。在运送途中，应尽可能减少颠簸，必要时注意保暖，同时密切观察患者的病情变化；转运中确保患者在严密的医疗监护下安全转送至医院。

3. 急救与呼救同时进行　如有成批伤员，又有多人在场时，要具备良好的心理素质，利用熟练的急救处理经验，做到忙而不乱、紧张而有序地分工合作，急救和呼救同时进行；只有一人在场时应先施救，后呼救，争取在最短时间内得到急救外援。

4. 争分夺秒，就地取材　大量的急救实践证明，救护人员越早接近伤病者，受伤后所需的急救时间就越短，伤病者的存活率也就越高。这就要求救护人员在达到现场的第一时间要快速反应，就地取材，实施综合的急救措施，争分夺秒地开展一系列的救治工作，挽救患者的生命。

5. 保留离断肢体和器官　发生断肢后，尽快使伤者连同伤肢（指）离开现场，以抢救生命为主。准确记录断肢（指）的时间和伤后处理情况，了解致伤原因及损伤程度。

6. 搬运与医护一致性　避免因协调不够而使途中抢救无保障，以及车辆颠簸等增加伤员不应有的痛苦和死亡。要做到医护和抢救运送的任务要求一致、协调步调一致、完成任务的指标一致。

7. 加强途中监护并记录病情　对患者进行现场急救处理后，要快速充分利用车上装备对患者进行生命支持与监护。强调在搬运及转送途中确保患者不会因此而危及生命或使其病情急剧恶化，同时应认真填写规定的医疗文件，并妥善保管，做好交接班工作。

学习任务二　院前急救模式

【工作情境】 小刘是一名急诊科的护士长，近来科室准备进行一次关于院前急救模式的知识培训，小刘负责此次培训内容的讲解，请你帮助她进行相关院前急救模式知识的梳理工作。

【岗位任务】

1. 院前急救模式有哪些？
2. 中国院前急救模式有哪些，特点是什么？
3. 院前急救的三大要素是什么？

院前急救模式是建立与发展 EMSS 的基础。全球院前急救模式有英美模式和法德模式，英美模式的主要特征是将患者运往医院治疗，而法德模式的主要特征是将医院带到患者身边。我国院前急救模式总体上位于国外两种模式之间，院前急救人员一般是具有执业资格的医护人员，但现场救治深度又不及法德模式。由于经济水平、急救量、急救资源等多方面因素，各地区在原有医疗体系的基础上，形成各具特色的院前急救模式，可归纳为独立型、指挥型、院前型、依托型、附属消防型等模式。但就院前急救组织质量管理内容而言，其共性的环节包括：通信、运输、医疗（急救技术）、急救器材装备、急救网络、调度管理等。而其中通信、运输和医疗（急救技术）被认为是院前急救的三大要素。

一、国外院前急救模式

20 世纪 60 年代以后，世界各国特别是欧美等发达国家对急诊医学十分重视。1966 年美国心脏协会提倡在公众中普及心肺复苏术。20 世纪 70 年代以来，空中急救事业发展迅速，执行 50 ~ 70 km 半径的急救任务，医务人员于 5 ~ 20 min 可抵达灾害或事故现场，20 ~ 45 min 将伤病员送到医院，已成为日常急救的重要力量。目前，全球范围内存在着多种急救医护模式，主要有英美模式和法德模式。

（一）英美模式

英美模式突出“急”字，其核心理念是以最快的速度和最短的时间将患者送到就近医院进行抢救。强调以医院急诊为中心，主张伤病员的院前快速转运，即急救员一旦接到呼救，立即直接奔赴伤病现场，进行现场简单的医疗处置后将患者迅速转送医院急诊科或急救中心，由急诊医生或相关专业医生进行急诊治疗。该模式采用统一的应急电话号码，集消防、警察和医疗急救为一体。采用这种院前急救工作模式的国家主要有美国、英国、澳大利亚等。

（二）法德模式

法德模式突出一个“救”字，其核心理念是把救护车打造成“流动医院”，即强调在最短的时间里把“医院”送到患者的身边。强调伤病员的院前救治，救护车上一般配有经验丰富的医生和齐全的检查工具、救护设备及药品，类似一个移动的ICU病房。救护车上的救护人员必须配备执业医生和护士，救护人员现场给予危重患者实施急救治疗及护理，稳定患者病情后再送往相关医院。该急救系统模式一般有专用的医疗急救电话号码。采取这种急诊急救医护模式的国家和地区主要有法国、德国、俄罗斯、瑞士等。

此外，法国紧急医疗救助体系（SAMU）对消防部门等救助机构具有调度指挥权和协同权，私人救护车公司、红十字协会、公民保护协会、家庭医生等也是法国院前急救系统的辅助组成部分。

二、中国院前急救模式

中国模式目前仍处于发展阶段，其特点是救治与运送相结合，强调以医院为中心，以医院的急诊科为职能核心。院前急救强调伤病员的快速转运，根据求救电话情况迅速判断需要派出的救护车种类，而患者的检伤分类、辅助检查、诊断与鉴别诊断等主要在医院急诊室完成，这点和英美模式相似，强调院前转送，院内救治；中国的院前急救，每辆救护车上配备1名医生和1名护士，医生根据现场情况决定立即转运或是首先给予一定的医疗干预稳定伤情，并有权决定将患者送往就近急诊室或适合病情的医院，这与法德模式很接近，强调患者的院前救治。按照急救任务承担主体和地域的不同，国内院前急救模式主要有以下模式。

（一）广州模式（指挥型）

广州市“120”急救指挥中心负责全市急救工作的总调度，以若干医院的急诊科为相对独立的急救单位，按医院专科性质和区片划分出诊。急救指挥中心与各医院无行政上的隶属关系，但具有全市院前急救工作的调度指挥权。设立急诊科的医院按照卫生健康委员会的要求出资设置急救站，配备急救人员、车辆、设备，承担主要急救任务；市急救中心仅设置少量急救站点，配备少量救护车，承担少量急救任务。其特点主要是投资少，充分利用医疗资源，但在各医院急诊科的协调方面具有一定的困难。

（二）重庆模式（依托型）

重庆市医疗急救中心主要依托于一家综合性医院（重庆市第四人民医院），拥有现代化的急救设备和救护车。经院前处理后可送入附近医院或收入附属医院，形成了院前急救、医疗监护转运、院内急救ICU等完整的急救医疗功能。其特点是院前、院内急救有机结合，有效提高伤病员的抢救成功率，投资少，对院前患者的处理能力较强，但指挥权威性的建立有一定困难，医院的医护人员随车出诊存在专业技术人员的浪费。

（三）上海模式（院前型）

上海的院前急救采取的是独立性专职从事院前急救服务的运行模式，拥有独立的院前急救医疗机构、人员、急救装备及指挥调度运作系统。市医疗急救中心和各郊区县急救中心分别负责区域性日常急救工作，院前急救任务由市急救中心和区县急救中心承担，医院不承担院前急救任务。一旦发生重大灾害性事件，全市院前急救资源由市医疗急救中心实行统一指挥调用。其特点是管理起来较容易，院前反应快。市区急救半径为3 ~ 5 km，平均反应时间为10 min。

（四）北京模式（独立型）

北京急救中心是北京市院前急救和重大急救医疗任务的统一指挥、调度和抢救中心。由院前急救、急诊科、重症监护室构成，拥有现代化的调度通信设备，可以和市政府、卫健委以及北京各大医院直接进行通信联系。其特点是具有院前、院内、重症监护和住院部，实行院前-急诊科-ICU急救一条龙的急诊医疗体系，是个“大而全”的模式。但由于未能充分利用其他医院的急救资源，需要巨额资金和大量人力来完善急救指挥系统和急救网络，目前已经进行了改进。

（五）香港模式（附属消防型）

香港特区的院前急救机构由政府消防署管辖，采用医疗救护与消防、司警统一的通信网络，报警电话为“999”。消防署负责日常的医疗急救任务，现场急救后，将患者送往所管辖的医院或患者指定的医院。其特点是附属于消防机构，共同使用一个报警电话号码，总部下设有多个救护站，形成急救网络，其纪律严明，反应迅速。

中国的院前急救模式受经济发展水平等的影响，各有特色，但也存在一定的局限性。在未来的几年里，中国的院前急救模式将得到进一步的完善和发展，会更加突出急救的时效性。

学习任务三　院前急救流程

【工作情境】 杨某是一名长途客车司机，一天在桥上驾车时不慎与一辆货车迎面相撞，车上部分乘客被抛出车窗外而落水，个别乘客外伤出血。

【岗位任务】

1. 遇到上面的情况，应如何开展院前急救？
2. 急救人员赶赴现场后应立即进行哪些方面的评估？
3. 转运患者过程中，你作为转运护士需要注意什么？

院前急救的目的是提高抢救患者的生存率，降低伤残。护理人员必须掌握急救护理的基本流程和基本抢救技能，才能快捷、准确、有效、安全地做好现场救护。

一、院前急救评估

院前急救评估包括环境评估和病（伤）情评估，在对急危重症患者进行病情评估的过程中，必须树立“挽救生命第一”的观点，应强调边评估边救治的原则。

（一）现场环境评估

急救人员首先应进行现场环境的评估，重点观察现场环境中现存的和（或）潜在的危险因素及可利用资源，快速评估造成事故、伤害及发病的原因，现场是否存在对伤病员、救护者继续造成伤害的环境危险因素及周围环境中可利用的资源。如现场仍有危险因素存在，切不可盲目行事，应先去除危及在场人员生命或影响救治的因素，再进行救治，确保伤者和救援人员的安全。

（二）病（伤）情的评估

无论现场伤病员的病情如何，对伤病员的评估过程和方法大致是相同的。快速评估目的在于及时发现危及生命的危重病（伤）情并及时处理。紧急情况下主要是对生命重要器官或系统进行快速评估，包括意识、气道、呼吸和脉搏。只有在威胁患者生命的危险因素去除后，才能有系统地进行详细的检查及处理其他情况。

1. 快速评估

（1）意识：通过声音和拍打的刺激观察患者有无反应，判断患者的意识是否存在。如对患者大声呼唤、轻拍肩部，患者会睁眼或有肢体运动等反应；轻拍婴儿足跟或掐捏其上臂会出现啼哭。如对上述刺激无反应，说明患者意识丧失，已处于危险状态。一旦初步确定患者神志昏迷，应立即呼救，请求援助。

（2）气道：检查伤病员是否有呼吸困难症状存在，并查明原因，必要时清除伤病员口腔等部位的异物，有义齿者需取出，保持伤病员气道的通畅，如伤病员昏迷，但没有颈椎骨折的可能时，可用仰头抬颌法（或仰头抬颈法）；如伤病员昏迷，又有颈椎骨折的可能时，应指导其他人员协助固定伤员的头部及颈椎，并用双手托颌法。

（3）呼吸：判断患者呼吸情况之前要确保呼吸道的畅通，检查者将自己的面颊部靠近患者的口鼻处，通过一看（胸廓有无起伏）、二听（有无呼吸音）、三感觉（有无气流感）的方法判断，判断时间为 5 ~ 10 s。对呼吸存在的患者要评估呼吸的频率、节律、深浅度有无异常，有无呼吸困难、发绀及三凹征等。如出现呼吸变快、变慢、变浅乃至不规则，呈叹息样提示病情危重。如呼吸已停止，应立即进行人工呼吸。

（4）判断循环：成人可通过触摸桡动脉或颈动脉来判断有无搏动及搏动的强弱；儿童触摸颈动脉或股动脉判断有无搏动及其强弱。如触不到桡动脉搏动，提示收缩压降至 80 mmHg 以下；如触不到颈动脉搏动，提示收缩压下降到 70 mmHg 以下。缺氧、失血、疼痛、心力衰竭、休克时脉率加快、变弱，心律失常出现脉搏不规则。同时评估患者皮肤的温度、颜色，有无发热或湿冷，有无苍白或发绀出现，了解末梢循环，判断血液循环情况。对没有呼吸脉搏及微循环者需立即进行心肺复苏。

2. 全身评估　在快速评估完危重病（伤）情后，对发现的危及生命的病（伤）情实施及时、有效的干预措施后，应进一步进行全身评估，目的在于发现患者所有的异常情况或损伤的指征。全身评估主要是对患者进行“从头到足”的全身系统检查，以全面评估患者的病情和（或）潜在的病情（或危险）。包括体表评估、头颈部评估、脊柱评估、胸部评估、腹部评估、骨盆评估、四肢评估和周围神经评估等。检查时尽量减少移动或不移动患者。

（1）体表评估：检查患者体表有无出血，组织完整性是否受损。如有大面积出血要立即止血。

（2）头、颈部评估：检查患者头颅大小、形状；头皮、颅骨、面部有无外伤或骨折，有无脑脊液漏和挫伤等，防止颅内高压的出现；观察眼球和晶状体是否正常，有无结膜出血、角膜异物等；检查耳、鼻有无出血或液体流出；观察口唇有无发绀、口腔内有无异物或牙齿脱落；检查颈部有无损伤、出血、僵直或活动受限，如果怀疑有颈椎损伤，应立即用颈托固定或就地取材固定颈部。

（3）胸部评估：检查胸部有无创伤、出血或畸形；呼吸时有无异常胸廓起伏，是否对称；用手轻轻在胸部两侧施加压力，检查有无肋骨骨折；如果出现压痛、肿胀、血气胸等情况，可给予加压包扎固定或闭式胸腔引流等。

（4）脊柱评估：在未确定是否存在脊髓损伤的情况下，切不可盲目搬动患者。检查时用手平伸向患者后背，自上向下触摸，检查有无肿胀或形状异常、有无疼痛和活动受限等情况；对脊柱损伤患者要特别注意转运过程中的搬运方法和监护生命指征。

（5）腹部评估：观察腹部外形有无膨隆、凹陷、腹式呼吸情况；有无创伤、出血，腹部有无压痛、反跳痛或肌紧张，有无移动性浊音，肠鸣音是否消失等。通过检查，判断患者腹部有无出血、穿孔及其他损伤的脏器及其范围。

（6）骨盆评估：用双手分别放在患者髋部两侧，轻轻施加压力，检查有无疼痛或骨折存在，同时检查外生殖器有无损伤。

（7）四肢评估：检查四肢有无形态异常、骨折、出血、压痛、肿胀及肌张力情况；关节活动是否正常；观察肢体皮肤颜色、触摸皮肤温度，注意末梢循环情况。检查下肢时注意不要随意抬高双腿，以免加重损伤。

（8）周围神经评估：检查时通过询问患者是否存在感觉缺失、感觉异常、疼痛和麻痹等判断周围神经是否受损。周围神经受损要尽早诊断和治疗，否则易导致肢体残疾。

3. 院前急救患者分检　患者分检是现场救护工作的重要组成部分，做好患者的分检工作，可以充分利用现场救护的人力及物力，使现场需要急救的各类伤患者各得其所，从而保证救护和运送工作有条不紊地进行，最终达到提高患者的存活率和降低病死率的目的。

（1）伤情分类：根据患者的受伤部位、生命体征及出血量等来判断伤情的轻重。判断病情要迅速，应做到快速、准确，一般 1 ~ 2 min 完成一个患者评估。伤情一般可分为轻伤、重伤、危重伤、死亡四类，常用相应颜色卡片表示病情并置于颈部、前胸或手腕等易见处。卡片上的项目应包括：患者的姓名或编号、初步诊断、是否需要现场紧急处理等。

1）轻伤：绿色标记，表示受伤程度较轻，患者意识清醒，生命体征也比较正常，一般对症处理后可延期转运，如轻度烧伤、软组织损伤、扭伤等。

2）重伤：黄色标记，表示虽病情严重，但尚未危及生命者，短时间内给予及时处理后不会危及生命，否则伤情将加重，如脑外伤、骨折、挤压伤等。

3）危重伤：红色标记，表示病情严重，随时都有生命危险，出现一些危及生命的症状变化，如窒息、大出血、昏迷等。

4）死亡：黑色标记，表示伤病员已死亡，出现意识丧失、颈动脉搏动消失、心跳呼吸骤停等症状。

（2）现场急救区划分：在现场有大批伤病员时，最简单、有效的急救区划分应分为以下四个区，以便有条不紊地进行救护。

1）收容区：伤病员集中安置区，在此区进行分类并挂上分类标签，并提供必要的抢救工作。

2）急救区：用来接收红色和黄色标志的危重患者，提供进一步的抢救工作，如对休克者建立静脉通道，扩充血容量；对呼吸、心搏骤停者实施心肺复苏等。

3）后送区：主要接收能自己行走或病情较轻（绿色标记）的患者。

4）太平区：停放已死亡的患者。

二、现场救护

根据对病（伤）情的评估结果，医护人员应立即对需急救的患者给予现场救护措施，其主要包括紧急呼救、安置患者体位、伤病员现场分类、采取必要的急救护理措施等。

（一）紧急呼救

现场对患者进行迅速评估及病情初步判断后，需立即对危重患者进行抢救，同时及时向相关的专业急救机构、医疗部门等求救，拨打急救电话“120”或大声呼救，启动救援系统。有效的呼救系统对危重患者获得及时的救治至关重要。电话呼救时应清楚说明：①患者姓名、性别、年龄、住址、接车地点及联络电话号码；②患者所在的确切地点，尽可能指出周围的显著标记等；③患者目前最危急的情况，如大出血、意识不清、呼吸困难等；④灾害事件、突发事件，要说明伤害性质、严重程度、发生的原因、受伤人数等，以及现场所采取的救护措施，以便医务人员能够迅速准备急救药品并及时赶到伤病现场。

（二）安置患者的体位

急救人员需根据患者病情的轻重不同，为其采取相适应的体位。原则上是在不影响急救处理的情况下，将患者放置为安全舒适的体位。

1. 无意识，无呼吸、无心跳者　给予复苏体位即仰卧位，并将患者置于坚硬的平面上，如硬木板床等。

2. 神志不清有呼吸及循环者　给予患者恢复体位即侧卧位，以防止呕吐物进入气管而产生窒息；急性左心衰竭给予坐位。

3. 特殊体位要求 胸腹部外伤给予半坐卧位；毒蛇咬伤患者将患肢放低；咯血者给予患侧卧位；腹痛者给予屈双膝于腹部；脚扭伤者抬高患肢等。

注意：勿用力拖拉或随意移动患者，以免造成再次损伤；对脊柱损伤者应 2 ~ 3 人同时进行轴线翻转，做好头部固定，防止脊柱、脊髓再次损伤。

（三）安全松解或去除患者衣物

根据患者受伤部位和具体情况，采用合适的方法松解或去除患者衣物、头盔等。整个动作应稳妥，尽量不要有粗暴动作，以免加重患者的伤情。

1. 去除头盔法 头部受伤患者因其所戴头盔会妨碍呼吸，故应及时摘除头盔。去除头盔时应一人支撑住患者颈部、托住下颌，保持头和脊柱在一条直线上，另一人在患者头侧解开或剪断头盔带，用力将头盔的边向外侧扳开，解除夹头的压力，再小心向上、向后移动头盔，缓慢脱出。动作应稳妥、轻柔，以免加重伤情。

2. 脱上衣法 解开衣扣，将衣服尽量推向肩部，背部衣服向上平拉。如为一侧上肢受伤，应注意先健侧后患侧。患者生命垂危、情况紧急，或穿有套头式衣服较难脱去时，为避免医患纠纷，应快速征得患者或其家属同意后用剪刀剪开衣袖。

3. 脱长裤法 患者取平卧位，解开腰带及裤扣，从腰部将长裤推至髋下，保持双下肢平直，不可随意抬高或屈曲，将长裤拉下脱出。如确知患者无下肢骨折，可抬高小腿拉下长裤。

4. 脱鞋袜法 托起并固定患者踝部，解开鞋带，先向下、再向前顺足趾方向脱下鞋袜。

（四）现场救护措施

根据初步判断，急救人员应立即对患者实施救护措施，包括心脏按压、人工呼吸、心脏电击除颤、心电监护、气管内插管、气胸减压、止血、骨折固定等。这些救护措施可穿插在评估和体检过程中。

1. 维持呼吸功能 保持呼吸道通畅是急救过程中最基础、最重要的措施。及时清除患者口、咽和气管内的异物或痰液，保持呼吸道畅通。对呼吸停止者建立人工气道，如行环甲膜穿刺术或气管插管术，应用简易人工呼吸器等。对昏迷者采用口咽通气管或用舌钳拉出舌头固定，以防止舌后坠。对呼吸困难患者及时给予氧气吸入等。

2. 维持循环系统功能 院前急救时创伤患者比较多，且多伴有出血甚至出现低血容量性休克，因此尽快恢复有效循环血容量是关键。对呼吸、心搏骤停者应立即行心肺复苏，建立有效的循环、呼吸。对创伤出血、休克等危重患者应快速建立静脉通道，按医嘱给予药物，静脉输液时尽量选用静脉留置针。有条件时应对高血压急症、心力衰竭、急性心肌梗死或各种休克患者进行心电监护，必要时配合医生进行电除颤或胸外心脏按压。

3. 维持中枢神经系统功能 包括对急性脑血管病、癫痫发作以及急性脑水肿患者的护理，进行头部重点降温，以提高脑细胞对缺氧的耐受性，保护血脑屏障、减轻脑水肿、降低颅内压、减少脑细胞的损伤。对于心搏骤停的患者，在现场急救实施基础生命支持的同时，开始采取脑复苏的措施，可采取冷敷（冰帽、冰袋等）降温措施。

4. 对症处理 协助医生进行止血、包扎、固定及搬运等。应用药物或用其他方法进行降温、引流、解毒、解痉、止痛、止吐、止喘等对症处理。

三、转运与途中监护

经现场实施相应的抢救措施后，在患者病情允许的情况下，应尽快、安全地将患者转送到合适的医院，进行进一步的专科诊疗和护理。转送伤病员时，要根据伤病员的具体情况选择合适的搬运方法、搬运工具，遵循及时、迅速、平稳、安全的原则实施转运。

（一）转运前准备

转运前要评估患者病情情况，妥善准备运输车辆及通信设备后方可出发。

1. 患者准备　患者经过紧急处理后病情稳定或相对稳定，经评估患者各项生命体征、病情得到有效控制或基本控制的情况下可考虑进行转运。转运前必须认真检查患者，做好解释工作，取得家属及患者的理解和配合。并注意记录患者生命体征，确定气道通畅情况、静脉通道的可靠性、骨折临时固定的牢固情况等。

2. 物资准备　转运前需要根据患者的伤情，急救人员检查急救车上的急救物资并选择合适的运输工具，运输工具要具有可靠性、适用性和稳定性，确保顺利转运。

3. 通信准备　安全转运患者的另一个重要因素是通信联络必须通畅、可靠，转运中利用现代通信工具与急救中心或医院取得联系，报告病情，及时做好接收准备。

（二）搬运方法

安全、科学的搬运方法可以减轻患者痛苦，快速帮助患者转移到救护车。因此，要根据患者的病情特点，因地制宜地选择合适的搬运法。院前急救常见的搬运方法包括徒手搬运法、椅托法、担架法等。

1. 徒手搬运法　适用于路程较短、病情较轻、无骨折的患者。

（1）拖拉法：现场环境危险，必须立即将患者转移。救护者位于患者的背后，将患者的双侧手臂交叉放于胸前，救护者双手放于患者腋下，紧紧抓住患者手臂（图 2-1），缓慢向后拖行。

（2）扶行法：适用于伤势较轻并能自己行走的患者。救护者位于患者一侧，患者靠近救护人员一侧的手臂抬起，绕过救护者的颈部。救护者外侧手紧抓患者的手臂，另一只手扶其腰部（图 2-2）。

（3）抱持法：适用于体重较轻、不能行走的患者。救护者位于患者一侧，一手自患者腋下伸至对侧肩部，另一手托住大腿，将患者抱起。若患者清醒，可将双手交叉于救护人员颈部（图 2-3）。

（4）三人搬运法：适用于脊柱骨折和骨盆骨折的患者。三名救护者位于患者一侧，一人托住肩胛部，一人托住臀部和腰部，另一人托住双下肢，将患者同时水平抱起，齐步向前搬运（图 2-4）。

（5）四人搬运法：适用于颈椎受伤的患者。一名救护者牵引患者头部，其余三名救护者位于患者未受伤一侧，分别抱起颈肩部、腰臀部和双下肢，同时用力抱起向前搬运（图 2-5）。

2. 椅托法　适用于老年人短途搬运。将患者放置于椅子上，一名救护者抬椅子前腿并将患者双腿置于救护者双前臂外侧，另一救护者抬起椅背，并固定患者双肩（图 2-6）。

3. 担架法　适用于脊柱骨折或多发性骨折的患者。该方法需要 2～4 人进行。搬运时注意患者的头部在后，双腿在前，以便救护者在搬运过程中观察患者的病情变化。注意步调一致，抬往高处时，前者要将担架放低，后者抬高（图 2-7）。

（三）转运工具及其特点

1. 担架转运　是灾难急救转运患者最常用的工具。其优点是转运平稳、舒适，一般不受道路、地形的限制；缺点是运送速度较慢，人力消耗大，而且易受气候条件的影响。

2. 救护车转运　是救护、转运患者最常用的工具，是院前急救的基本保障。其优点是速度快，受气候条件的影响较小；缺点是在遇到道路、地形、路况不好时，颠簸较严重，某些伤病员易晕车，出现恶心、呕吐的症状，途中的救护易受到影响。

3. 轮船、汽艇转运　一般常作为沿海、岛屿等水域环境伤病员的转运或海难、洪涝灾难时的运输工具。其优点是轮船速度慢，较平稳，缺点是受风浪影响较大，极易引起晕船反应；

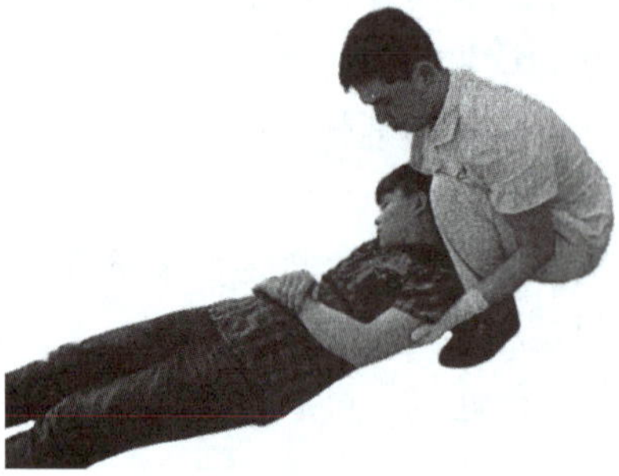

图 2-1　拖拉法

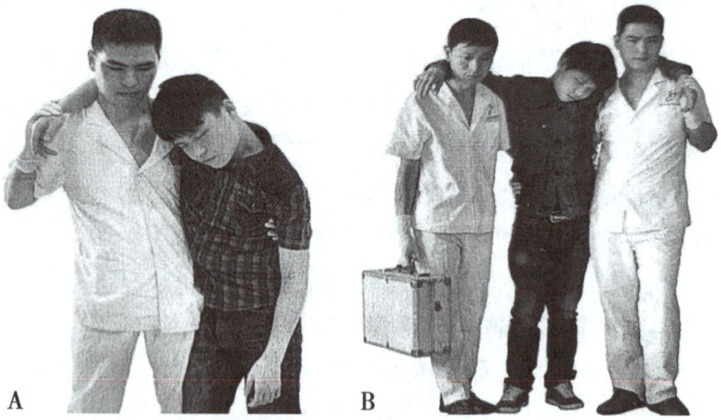

图 2-2　扶行法

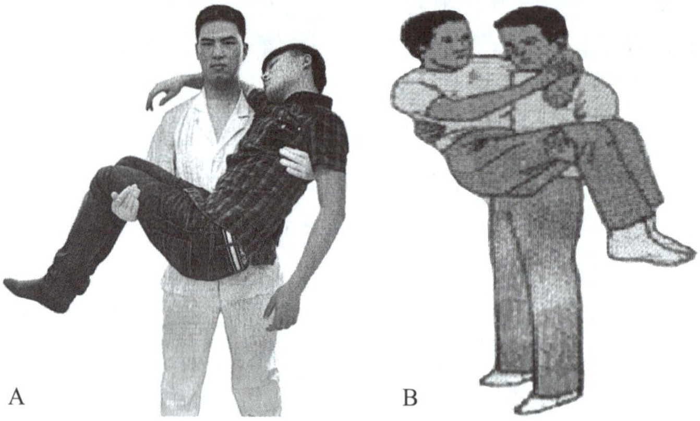

图 2-3　抱持法

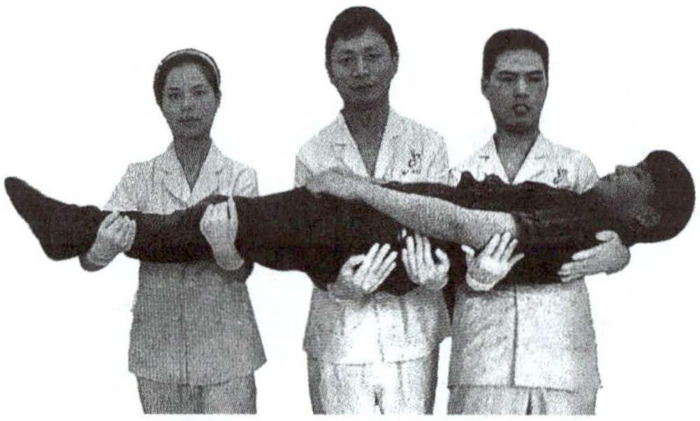

图 2-4　三人搬运法

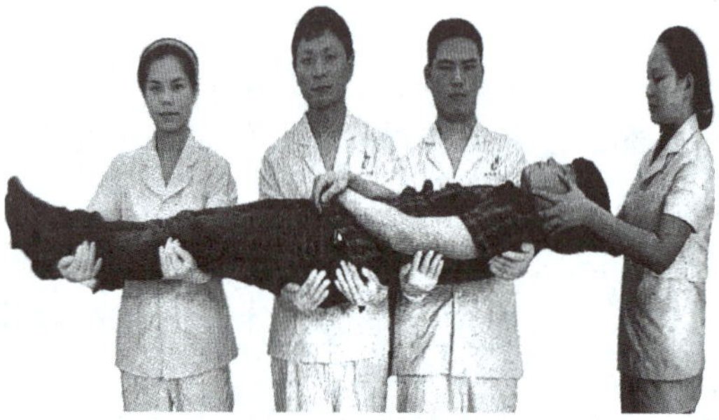

图 2-5　四人搬运法

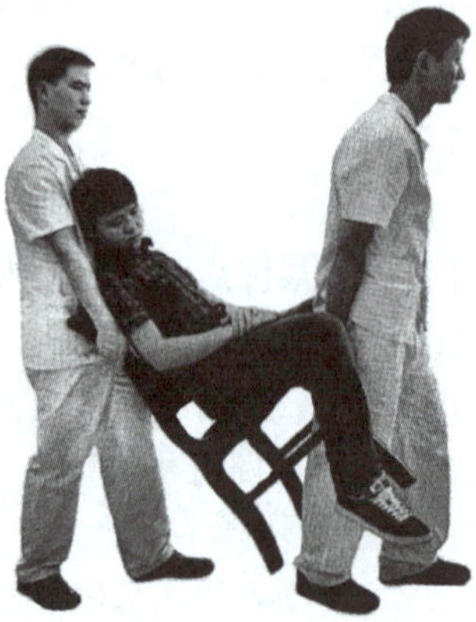

图 2-6　椅托法

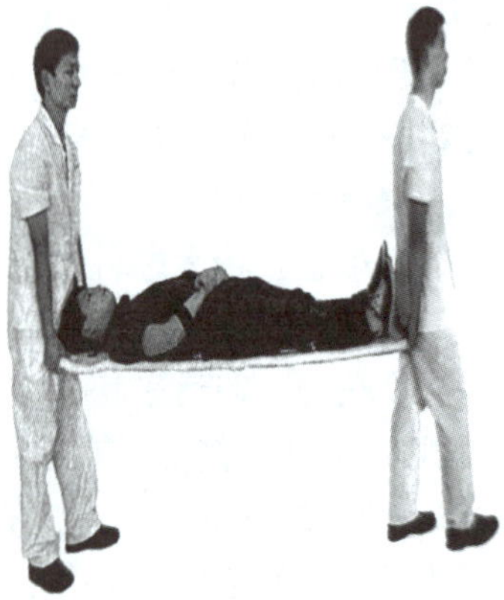

图 2-7　担架法

汽艇速度较快，一般适用于洪涝灾害时的转运。

4. 飞机转运 其优点是速度快，平稳，效率高，不受道路、地形的影响；缺点是随着飞行高度的上升，空气中的含氧量会下降，会对肺部疾病、腹部手术等患者造成不利影响。

（四）转运途中的监护

1. 根据病情安置体位，一般患者采取平卧位，恶心、呕吐患者采取侧卧位或头偏一侧，颅脑损伤者应将头部垫高，并用沙袋固定头部，以减少震荡和损伤等。

2. 担架在行进途中，注意保持患者的下肢在前，头部在后，以便于在转运途中观察病情。

3. 脊柱受伤者应身下垫硬板，并保持脊柱轴线固定，对已确定颈椎创伤的患者最好用颈托保护颈椎，骨折患者应先固定并在转运中注意观察肢体远端的末梢循环情况，避免并发症的发生。

4. 护送人员在运送前要评估道路状况，救护车尽量保持平稳，在上下坡、拐弯时要防止颠簸，以免患者病情加重或发生坠落。

5. 使用止血带的患者，要特别注意定时松解，松解止血带时要用力按住伤口，以防发生大出血，并及时记录上止血带及松解止血带的时间。

6. 转运途中要加强生命支持性措施，如输液、吸氧、吸痰、气管插管、心肺复苏等；妥善固定各种管道，保持输液管、气管导管、胸腔引流管等的通畅；做好心理护理，与清醒患者交流，了解患者的意识状态，帮助缓解紧张情绪。

7. 严密观察和监测患者生命体征的变化情况、意识、面色变化、出血等情况，途中一旦病情突变，如出现窒息、呼吸停止、抽搐等紧急情况，应停止搬运，立即配合医生进行急救。

8. 转运途中做好抢救、观察、监护等有关医疗文件的详细记录。对医生下达口头医嘱的执行要坚持“三清一复核”的用药原则。三清即听清、问清、看清；一复核即与医生复核药物名称、剂量、浓度，无误后方可用药。用药后的安瓿应暂时保留，以便核对。记录要客观、真实、准确、及时，以备交班查询。

知识检测

1. 下列哪一项**不是**院前急救的特点
   - A. 时间紧急
   - B. 流动性大
   - C. 社会及随机性较强
   - D. 急救条件好
   - E. 体力强度大
2. 院前急救任务**不包括**
   - A. 院外呼救患者的院前急救
   - B. 急救通信网络中心的枢纽任务
   - C. 高级生命支持
   - D. 执行特殊任务的救护值班
   - E. 急救知识和技能的普及
3. 按照国际公认标准，灾害现场进行检伤分类，黄色表示代表
   - A. 轻伤
   - B. 死亡
   - C. 不受伤
   - D. 重伤
   - E. 危重伤

4. 在院外急救中，患者右上肢出血，意识清楚，生命体征平稳，下列关于脱衣物说法正确的是

A. 先脱左侧上肢　　B. 先脱右侧上肢
C. 两侧上肢同时脱　　D. 不脱衣服
E. 剪刀剪开衣服

5. 患者李某，开车时发生车祸，经检查患者颈椎受伤，在转运中应采用

A. 一人搬运法　　B. 两人搬运法
C. 三人搬运法　　D. 四人搬运法
E. 扶持法

学习项目三
数字资源

学习项目三　心搏骤停与心肺脑复苏术

学习目标

【知识目标】掌握心搏骤停的临床表现和诊断、CPR 的操作方法、复苏有效指征及注意事项。熟悉进一步生命支持、延续生命支持以及心肺复苏的常见并发症；了解心搏骤停的病因和种类。

【能力目标】能正确运用所学知识与技能对心跳、呼吸骤停患者进行及时有效的 CPR。能正确进行心电、心率、血压监测。

【素质目标】培养学生具有敏锐的观察力，树立现场急救的社会责任意识；通过团队配合，分工合作，培养学生的协作精神；抢救结束后转危为安的患者，沟通具有爱心、耐心和高度的责任心。

学习任务一　心搏骤停

【工作情境】王某，女，60 岁，既往有高血压病史，今早户外活动时突然倒地不起，大声呼叫无反应，瞳孔散大，无呼吸动作，颈动脉搏动未扪及。

【岗位任务】

1. 患者发生了什么情况？
2. 简述心搏骤停典型的“三联征”。
3. 针对上述情况，需要立即采取什么救护措施？

心搏骤停是指心脏有效射血功能的突然终止，是临床上最危重的急症，也是心脏性猝死的最主要原因。心脏性猝死是指急性症状发作后 1 h 内发生的以意识突然丧失为特征、由心脏原因引起的死亡。因此，尽早进行高质量的心肺脑复苏是提高复苏成功率的关键。

一、概述

心脏停搏（cardiac arrest，CA）即心搏骤停，是指心脏在严重致病因素下引起的心脏突然停搏，有效泵血功能丧失，引起全身组织器官严重缺血、缺氧和代谢紊乱。我国心脏性猝死发生率为 41.84/10 万，男性高于女性。

心搏骤停后，心泵的功能完全丧失，血液因失去推动循环的动力而停止流动，血氧浓度显

著降低，全身组织器官均处于缺血缺氧状态，导致细胞内线粒体功能障碍和多种酶功能失活，造成组织器官损伤。正常体温时，中枢神经系统对缺氧、缺血的耐受程度最差。脑组织重量占体重的 2%，但它对氧摄取量和血供的需求却很大。所以在缺血缺氧时，最先受到损害的便是脑组织。脑组织对缺血、缺氧最敏感，一般心搏骤停后的 3 ~ 5 s，患者可出现头晕、黑矇；停搏 10 s 左右可引起晕厥，随即意识丧失，或发生阿 - 斯综合征，伴有局部或全身性抽搐，同时出现大小便失禁。心搏骤停发生 20 ~ 30 s，由于脑组织中尚存的少量含氧血液可短暂刺激呼吸中枢，呼吸可呈叹息样或短促痉挛性呼吸，随后呼吸停止。停搏 60 s 左右可出现瞳孔散大。停搏 4 ~ 6 min，脑组织即可发生不可逆的损害，数分钟后即可从临床死亡过渡到生物学死亡。

二、心搏骤停的病因

导致心搏骤停的常见病因包括心源性和非心源性因素。心源性病因因心脏本身的病变所致，而非心源性病因是其他疾患或因素影响心脏所致。

（一）心源性心搏骤停

1. 冠状动脉粥样硬化性心脏病（冠心病）　冠心病是导致成人心搏骤停的最主要病因，约 80% 心脏性猝死由冠心病及其并发症引起，绝大多数心脏性猝死发生在有器质性心脏病的患者。在急性心肌梗死早期或严重心肌缺血时，心室颤动是冠心病患者猝死的最常见原因。

2. 各种心肌病　急性病毒性心肌炎及原发性心肌病常并发室性心动过速或严重的房室传导阻滞，易导致心搏骤停，各种心肌病引起的心脏性猝死占 5% ~ 15%，是冠心病易患年龄前（＜35 岁）心脏性猝死的主要原因。

3. 其他　先天性心脏病、严重缓慢性心律失常和心室停搏也可导致心源性心搏骤停。

（二）非心源性心搏骤停

1. 各种原因所导致的呼吸停止　如气道异物、烧伤和窒息等原因引起气道组织水肿导致的气道阻塞；中枢神经系统疾病、巴比妥类等药物过量或代谢性脑病等原因引起通气不足导致的呼吸停止；慢性阻塞性肺疾病、肺水肿、肺栓塞等引起心肌严重缺氧，均可导致呼吸停止而发生心搏骤停。

2. 各种意外事件　如电击、雷击或溺水，电击、雷击可因强电流通过心脏而引起心搏骤停。强电流通过头部，可引起生命中枢功能障碍，导致呼吸和心搏停止。溺水多因氧气不能进入体内进行正常气体交换而引发窒息，淹溺常引起心室颤动。

3. 严重的电解质与酸碱平衡失调　体内严重低血钾、高血钾、高血钠、高血钙均可致心搏骤停；高镁血症、低镁血症也可引起心脏停搏；严重酸中毒可影响心脏的自律性和心肌的收缩性，最终引发心搏骤停。

4. 各种药物中毒或过敏反应　如洋地黄类药物、抗心律失常药物、β - 受体阻滞剂等可引发心搏骤停；青霉素、链霉素等使用不当引起的严重过敏反应均可引起心搏骤停。

5. 麻醉和手术意外　如麻醉或手术过程中麻醉药量过大、硬膜外麻醉药物误入蛛网膜下腔、术中大量出血、低温麻醉温度过低及心脏手术等可引起心搏骤停。

6. 其他　诊断性操作（心导管检查、血管造影）、严重创伤导致低血容、某些疾病（脑血管病变、急性胰腺炎）等均可引发心搏骤停。

无论何种病因所致的心搏骤停，最终都直接或间接影响心脏电活动和生理功能，或引起冠状动脉灌注不足；或引起心肌收缩力减弱，心输出量降低；或导致心律失常，成为导致心搏骤停的病理生理学基础。

三、心搏骤停的临床表现与诊断

（一）心搏骤停的临床表现

心搏骤停后，血流立即停止，脑血流急剧减少，可引起明显的神经系统和循环系统症状。心搏骤停的典型“三联征”包括突发意识丧失、呼吸停止和大动脉搏动消失。具体临床表现为：

1. 清醒患者突然意识丧失，伴有阵发性抽搐，皮肤苍白或发绀。
2. 大动脉搏动消失，摸不到颈动脉和股动脉搏动。
3. 自主呼吸消失。
4. 听诊心音消失、血压测不到。
5. 双侧瞳孔散大，对光反射消失。
6. 可伴有因脑缺氧引起的抽搐和大、小便失禁。

如果呼吸先停止或严重缺氧，则表现为进行性发绀、意识丧失、心率逐渐减慢，随后心跳停止。

（二）心搏骤停的判断

意识丧失伴大动脉搏动消失是心搏骤停时最可靠的临床征象。其中大动脉搏动的判断应在 10 s 内完成，切勿反复听诊心音或等待测血压结果，以免延误抢救时间。通常成人检查颈动脉，婴儿检查肱动脉。

（三）引发心搏骤停常见的 4 种心律失常

根据心脏活动情况和心电图表现，心搏骤停时最常见的心律失常有四种（图 3-1）：

1. 心室颤动　简称室颤，是心搏骤停最常见的类型。心室肌发生快速、不规则、不协调的颤动。心电图表现为 QRS 波群消失，代之以大小不等、形态各异的颤动波 . 频率可为 200 ~ 400 次 / 分。室颤多见于急性心肌梗死早期或严重心肌缺血患者，也可见于外科心脏手术，复苏成功率高。

2. 无脉性室性心动过速　因室颤而猝死的患者常先有室性心动过速，可为单形性或多形性室速表现。心电图特征为 QRS 波群形态畸形，时限超过 0.12 s，ST-T 波方向与 QRS 波群主波方向相反，心室率通常为 100 ~ 250 次 / 分，心律基本规则，但大动脉没有搏动。

3. 心室停搏　又称心室静止，是指心肌完全失去机械收缩能力。心室没有电活动，可伴或不伴心房电活动。心电图表现为一条直线，无心室波（QRS 波群消失），或偶有 P 波。多在心搏骤停 3 ~ 5 min 时出现，复苏成功率较低。多见于麻醉、外科手术及缺氧、酸中毒、休克等。

4. 无脉性电活动　又称心电 - 机械分离，是指心脏有持续的电活动，但失去有效的机械收缩功能。心电图可表现为振幅小、宽大畸形 QRS 波群，频率为 20 ~ 30 次 / 分，因心脏已经丧失排血功能，往往摸不到大动脉搏动，且患者死亡率极高。

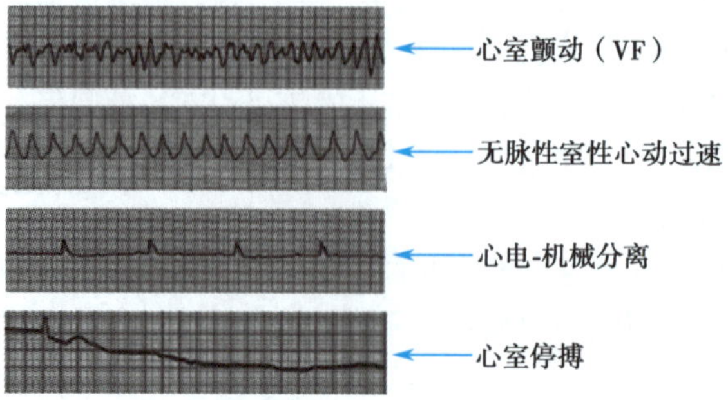

图 3-1　心搏骤停的心电图类型

知识链接

心肺复苏与心血管急救指南

心肺复苏与心血管急救指南（简称 CPR 与 ECC 指南）[Guidelines for Cardiopulmonary Resuscitation（CPR）and Emergency Cardiovascular Care（ECC）] 是由多名国际复苏专家和美国心脏协会（American Heart Association，AHA）心血管急救委员会及专业分会进行深入探讨和讨论后编写的，按惯例每 5 年修订一次，目前应用的版本为《2020 AHA 心肺复苏及心血管急救指南更新》（2020 American Heart Association Guidelines Update for Cardiopulmonary Resuscitation and Emergency Cardiovascular Care）。新指南对涉及成人、儿童、新生儿、复苏教育科学和救治系统等主题的指南进行了全面修订，国际复苏联络委员会（ILCOR）人员审查了所有流程图，并重点改进了视觉辅助培训工具，以期确保其作为床旁治疗工具的效用，同时反映最新科学知识。欲了解更多信息和参考资料，请参阅同时发表于《循环》和《复苏》杂志中《2020 心肺复苏和心血管急救科学及治疗建议》的国际共识。

学习任务二　心肺脑复苏术

【工作情境】 患者老张，男性，65 岁，晨起在公园活动时突感心前区剧烈疼痛，大汗，精神极度紧张，随后意识丧失，现场围观人员紧急呼叫“120”，几分钟后急救人员到达现场展开救护，并于 8 min 后将其转入医院急诊科抢救。

【岗位任务】

1. 如果你在现场，如何开展急救？
2. 如何判断心肺复苏有效？
3. 简述脑复苏的重要性。

心肺复苏（cardiopulmonary resuscitation，CPR）是针对心脏、呼吸停止所采取的抢救措施，即应用胸外按压或其他方法形成暂时的人工循环并恢复心脏自主搏动和血液循环，用人工通气代替自主呼吸并最终恢复自主呼吸，达到促进苏醒和挽救生命的目的。

通过机械、生理和药理学方法使心搏和呼吸停止患者恢复生命体征的急救医疗措施称为心肺脑复苏（cardiopulmonary cerebral resuscitation，CPCR）。脑复苏是在心肺复苏的基础上，加强对脑细胞损伤的防治和促进脑功能的恢复，此过程决定患者的生存质量。完整的 CPCR 包括基础生命支持（basic life support，BLS）、高级心血管生命支持（advanced cardiovascular life support，ACLS）和心搏骤停后的综合治疗。时间就是生命，为成功挽救心搏骤停患者的生命，1992 年 10 月，美国心脏协会（American Heart Association，AHA）正式提出“生存链”（chain of survival）概念。成人生存链（adult chain of survival）是指对突然发生心搏骤停的成人患者所采取的一系列规律有序的步骤、规范有效的救护措施，将这些抢救环节连接起来，就构成了一个挽救生命的“生命链”。《2020 AHA 心肺复苏及心血管急救指南更新》在院内和院外出现心搏骤停的生存链增加了第六个环节“康复”（图 3-2）。生存链中各个环节必须环环相扣，中断任何一个环节都可能影响患者的预后。

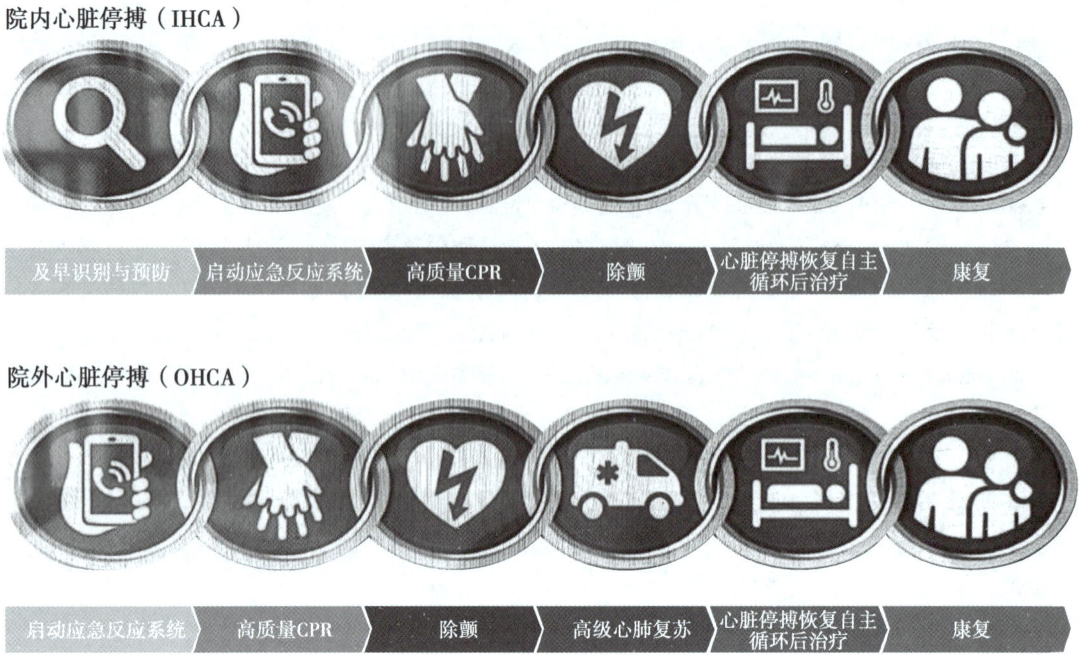

图 3-2 生命链

一、基础生命支持

基础生命支持，又称现场心肺复苏，是指在患者发生心搏骤停的现场通过采用徒手和（或）辅助设备来维持心搏骤停患者的循环和呼吸的最基本抢救方法。其目的是尽快帮助患者恢复自主呼吸和循环，保证重要脏器的供血供氧，为高级生命支持争取有力的时机。最终达到脑神经功能良好的存活。基础生命支持包括胸外心脏按压、开放气道、人工通气（即 C-A-B），有条件时，可考虑实施电除颤。

（一）基础生命支持的基本步骤

1. 快速判断并启动应急反应系统

（1）综合评估环境：发现患者突然晕倒，首先要确定现场及周围环境是否安全，若存在危险，应先脱离危险再实施抢救，伤情不明时移动患者需谨慎，以免造成二次损伤。

（2）快速判断意识、大动脉搏动及其呼吸：救护者采取轻拍患者双肩的方法，凑近患者双耳并大声呼叫："喂，你怎么了"，判断患者有无反应，同时立即检查呼吸和大动脉搏动。判断有无有效呼吸时，可"一听二看三感觉"，即一听患者有无呼吸音，二看胸廓有无呼吸起伏，三感觉患者鼻孔有无气体流出。检查其颈动脉方法是示指和中指的指尖平齐并拢，从患者的气管正中部位向旁滑移 2 ~ 3 cm，在胸锁乳突肌内侧轻触颈动脉搏动。婴儿检查其肱动脉。检查时间为 5 ~ 10 s。

（3）启动急救反应系统（EMSS）：如果患者无意识并伴有大动脉搏动消失，应立即实施心肺复苏并呼叫帮助，院外请他人或通过手机拨打"120"，启动急救反应系统，有条件的尽快获取体外自动除颤仪（automatic external defibrillator，AED）；院内应立即呼叫医护团队或紧急快速反应小组，获取除颤仪等急救设备和物品。

2. 安置复苏体位　使患者仰卧在坚实的地面或硬板床上，头、颈、躯干保持在同一轴线上，双手放在躯干两侧，松解衣领及裤带，暴露胸部。如患者头向下，应在呼救的同时调整患者体位，应一手托住患者颈部，另一手扶着患者的肩部，沿其躯体纵轴整体翻转到仰卧位。

3. 胸外按压　胸外按压又称循环支持（circulation，C）。胸外按压是指通过按压的方式挤压心脏产生血液流动，为心脏和脑等重要器官提供一定含氧的血流。有效的胸外按压可产生 60 ~ 80 mmHg 的收缩期动脉峰压。对倒地至第一次电击的时间超过 4 min 的患者，胸外按压更为重要。

（1）胸外按压的部位：成人胸外按压的部位是在胸骨的中下 1/3 处（胸部正中位），相当于男性两乳头连线之间的胸骨处（图 3-3），婴儿按压部位在两乳头连线之间稍下方的胸骨处。

（2）胸外按压的方法：救护者站立或跪于患者身旁，将一只手的掌根部放在胸骨按压部位，另外一只手平行叠加其上，两手手指交叉紧扣，下方的手指尽量翘起，不得接触胸壁，保证手掌根部用力在胸骨上，避免发生肋骨骨折。按压时身体稍前倾，肩、肘、腕于同一轴线上，与患者身体平面垂直，以髋关节为支点，依靠肩部和背部的力量垂直向下用力按压（图 3-4）。

（3）按压频率和按压深度：按压的频率为 100 ~ 120 次 / 分（15 ~ 18 s 完成 30 次按压），按压深度至少为 5 cm，但不超过 6 cm，应避免过度按压和按压深度不足。8 岁以下患儿按压深度至少达到胸廓前后径的 1/3，婴儿大约为 4 cm，儿童大约为 5 cm。

（4）注意事项：①按压和放松时间相等，保证胸廓完全回弹，按压放松时，手掌根部既不要离开胸壁，也不要倚靠在患者胸壁上施加任何压力。②应尽量减少胸外按压中断的次数及尽可能将中断控制在 10 s 内，或按压分数至少能达到 60%。③人工通气的目的是维持足够的氧合和充分清除二氧化碳，但不应给予过多的通气。④按压与通气比为 30 : 2。对儿童和婴儿单人心肺复苏时，按压与通气比同成人，因为儿童和婴儿发生心搏骤停多由于呼吸因素所致，所以当双人心肺复苏时，按压与通气比例为 15 : 2，高质量的胸外按压有利于使冠状动脉和脑动脉得到灌注，最终提高复苏的成功率。

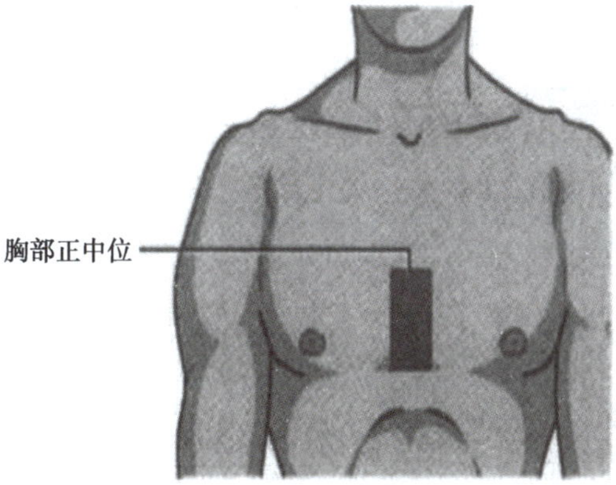

图 3-3　按压部位

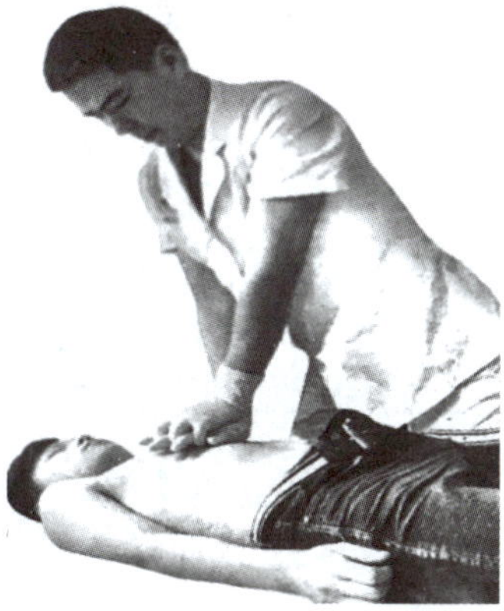
图 3-4　按压手法

4. 开放气道（airway，A）　患者意识丧失后，易发生舌后坠和异物阻塞造成气道梗阻，因此开放气道以保持呼吸道通畅，是进行呼吸的首要步骤。具体方法如下：

（1）清理口鼻分泌物及呕吐物：将患者头偏向一侧，检查口腔、鼻腔内有无分泌物，有无活动性义齿，若有则需要取出义齿，清除口腔分泌物以保持呼吸道通畅。

（2）开放气道方法：①仰头抬颌法：患者取仰卧位，救护者站在患者一侧，将一手置于患者前额部用力使头后仰，另一手示指和中指置于下颌骨部向上抬，使下颌角、耳垂连线与地面垂直（图 3-5）。此方法适用于没有头和颈部创伤的患者。注意抬颏骨的手不要压到软组织，以免引起损伤。②仰头抬颈法：患者去枕平卧，救护者一手从颈下托住颈部往上抬，另一手将小鱼际置于患者前额部用力使头后仰，打开气道（图 3-6）。疑似头、颈部创伤者禁用。③托颌法：患者仰卧，救护者位于患者头侧，两手拇指置于患者口角旁，其余四指托住患者下颌部位，在保证头部和颈部固定的前提下，用力将患者下颌向上抬起（图 3-7）。此方法适用于疑似头、颈部创伤者。

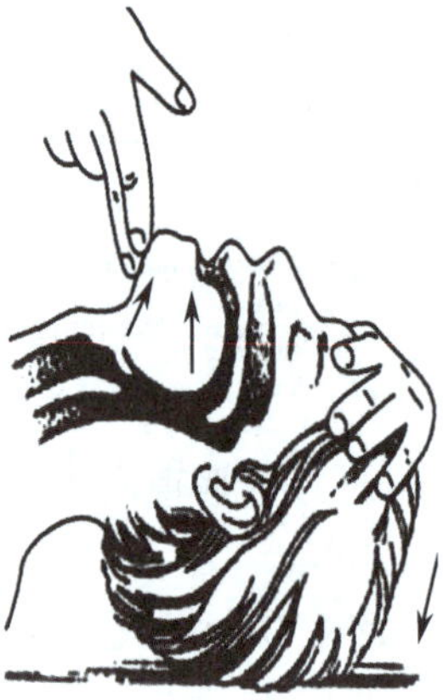

图 3-5　仰头抬颌法

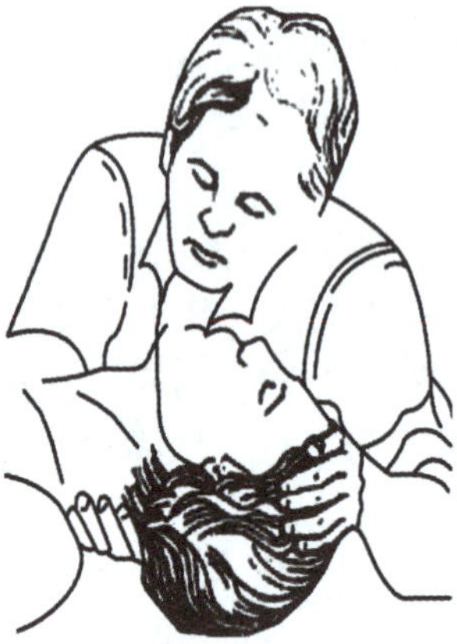

图 3-6　仰头抬颈法

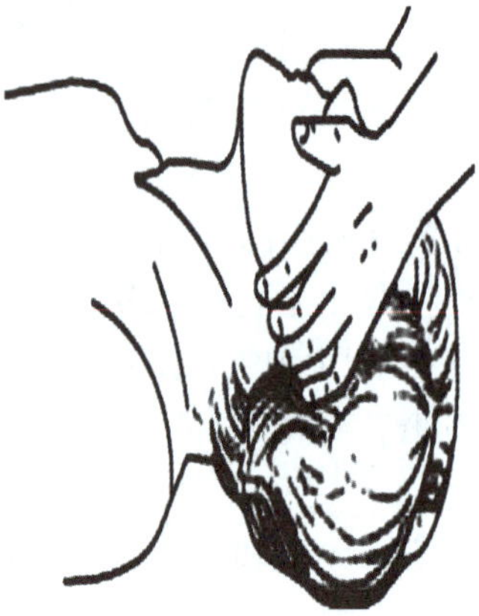

图 3-7　托颌法

5. 人工呼吸（breathing，B）　人工呼吸是用人工手法或机械，借外力推动肺、膈肌或胸廓的活动，使气体被动进入或排出肺，以保证机体供氧和排出二氧化碳。常用的人工呼吸方法有：口对口（鼻）人工呼吸和口对面罩人工呼吸。

（1）口对口（鼻）人工通气：打开患者呼吸道后，救护者用置于患者前额的手的拇指与示指捏住患者鼻孔，另一手抬起下颌骨使头后仰，救护者吸一口气，用口唇把患者的口唇完全罩住，然后缓慢将气体吹入，注意观察患者胸廓起伏情况（图 3-8）。吹气完毕，救护者应立即脱离患者口部，同时松开捏闭患者鼻部的手指，使患者能从鼻孔呼出气体。若患者牙关紧闭或口唇受伤，可采用口对鼻吹气，吹气时要保持口唇闭合。

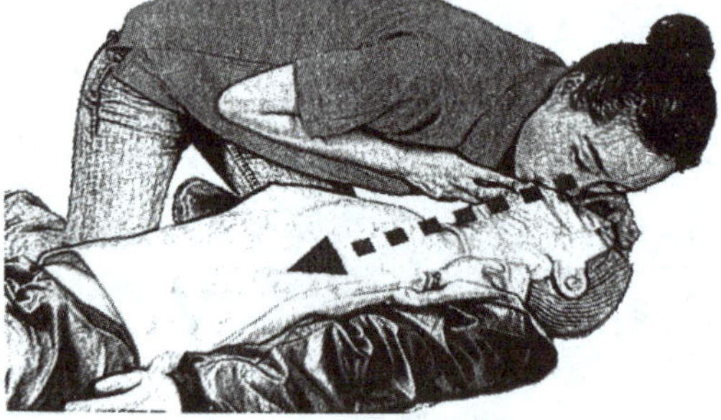

图 3-8　口对口人工通气

（2）口对面罩通气：将面罩置于患者口鼻部，将靠近患者头顶的手的示指和拇指放在面罩的两侧边缘，将另一只手的拇指放在面罩的下缘固定，其余手指置于下颌骨边缘，提起下颌，开放气道。救护者经面罩通气至患者胸廓抬起，然后将口离开面罩，使患者呼出气体。

（3）注意事项：按压和通气比为 30 : 2；每次通气时间为 1 s，每次吹入气量为 500 ~ 600 ml，使胸廓明显起伏；如果患者有脉搏无呼吸，则需每 5 ~ 6 s 给予人工通气 1 次。婴儿和儿童的通气频率为 12 ~ 20 次 / 分。

6. 早期除颤（defibrillation，D）　心搏骤停最常见和最初发生的心律失常是心室颤动，而除颤是终止室颤最迅速、最有效的方法。同时除颤具有时间效应，每延迟除颤 1 min，复苏成功率下降 7% ~ 10%，故尽早除颤可显著提高复苏成功率。心肺复苏的关键起始措施是胸外按压和早期除颤。当救护者在院外目睹心搏骤停并且现场有除颤仪或 AED 可用时，应尽快使用除颤仪。高能量的除颤一次即可消除 90% 以上的室颤。如果除颤不能消除室颤，则应先进行 2 min（5 个循环 30 : 2 的 CPR）的心肺复苏，使心肌恢复供氧后再分析心律决定是否除颤。

（二）心肺复苏效果的判断及终止标准

1. 心肺复苏效果的判断

（1）大动脉搏动：停止按压后，触摸颈动脉（股动脉）有搏动，说明患者自主循环已恢复。如按压期间每一次按压可以摸到一次大动脉搏动，停止按压搏动亦消失，说明按压有效，则应继续进行胸外按压。

（2）自主呼吸：患者恢复自主呼吸，说明复苏有效。

（3）瞳孔：患者瞳孔由散大开始回缩，出现对光反应，说明复苏有效。

（4）面色及口唇：可见面色、口唇由发绀转为红润。复苏有效时若变为灰白，则说明复苏无效。

（5）神志：可见患者有眼球活动，睫毛反射与对光反射出现，甚至手脚开始抽动、挣扎等。

2. 心肺复苏的终止标准

（1）心肺复苏成功。

（2）医生确认已死亡。

（3）心肺复苏 30 min 后心脏自主循环仍未恢复，心电图呈一条直线（3 个以上导联）。

（4）施救者如果继续复苏将对自身产生危险或将其他人员置于危险境地时。

3. 脑死亡判断标准 ①患者对任何刺激无知觉，无反应；②无自主呼吸，无运动；③无反射，主要是诱导反射消失。④脑电波（EEG）平坦。

（三）高质量心肺复苏的要点

高质量心肺复苏的要点包括准确判断并尽早启动应急反应系统，以足够的速度频率和幅度进行按压，保证每次按压后胸廓完全回弹，尽可能减少按压中断并避免过度通气等。

二、高级心血管生命支持

高级心血管生命支持（advanced cardiovascular life support，ACLS）是在基础生命支持的基础上，应用辅助设备、特殊技术和药物等建立和维持更为有效的通气和循环功能，识别及治疗心律失常，建立静脉通路并应用必要的药物治疗，改善并维持心、肺功能及治疗原发疾病的一系列救治措施。可归纳为高级 A.B.C.D，即 A（airway）—开放气道；B（breathing）—氧疗和人工通气；C—（circulation）循环支持；D（differential diagnosis）—寻找心搏骤停原因。

（一）开放气道（airway，A）

1. 口咽气道（oropharyngeal airway，OPA） 主要应用于意识丧失、无咽反射的患者，不可用于清醒或半清醒的患者。口咽气道为 J 形装置，可置于舌上方，从而将舌和咽下部软组织从咽后壁分开。目的是防止舌或上呼吸道肌肉松弛所造成的气道梗阻。

2. 鼻咽气道（nasopharyngeal airway，NPA） 适用于有气道堵塞，或因牙关紧闭或颌面部创伤等不能应用 OPA 但有气道堵塞危险的清醒或半清醒（咳嗽和咽反射正常）的患者。鼻咽通道有助于应用球囊 - 面罩装置提供足够的通气。但严重颅面部外伤疑有颅底骨折的患者应慎用，防止其误置入颅内。

3. 气管插管（endotracheal intubation） 气管插管是建立人工气道的主要手段。其优点是能保持气道通畅，便于清除气道内的分泌物，能输送高浓度的氧气，提供选择性途径给予某些药物，防入异物和胃内容物，并可与球囊 - 面罩通气装置或呼吸机相连给予选择性的潮气量。

4. 环甲膜穿刺或气管切开　适用于插管困难而严重窒息的患者。通过环甲膜穿刺针或其他锐器刺入环甲膜，建立人工气道，缓解严重缺氧情况。气管切开适用于需长期进行呼吸支持的患者，切开气管前壁，插入气管套管，建立新的通道进行呼吸。

5. 其他可选择的声门上部高级气道（supraglottic airways）包括食管 - 气管导管、喉罩气道、喉导管等，在心肺复苏过程中可作为选择性替代气管插管的通气方法。

（二）氧疗和人工通气（breathing，B）

对心搏骤停患者，心肺复苏时置入高级气道（气管插管）后，应每 6 s 进行 1 次通气（10 次 / 分)，同时持续进行不间断的胸外按压。如果有氧气，应给予高浓度或 100% 氧。患者自主循环恢复后，再根据动脉血气分析情况调节氧浓度，维持血氧饱和度大于或等于 94%，避免体内氧气过剩。心肺复苏时，可选择如下人工通气方法。

1. 球囊 - 面罩通气法（bag-mask ventilation）又称简易呼吸器通气法，球囊 - 面罩通气装置是紧急情况下最常用的正压通气工具。

2. 机械通气（mechanical ventilation）机械通气可以增加或代替患者自主通气，是目前临床上所使用的确切而有效的呼吸支持手段。其他详见“学习项目十　学习任务四　呼吸支持”。

（三）循环支持（circulation，C）

1. 明确病因　迅速进行心电和血流动力学监测，应及时发现并准确辨认心律失常，以采取相应的急救措施，监测中还应注意任何心电图的表现均应与患者的临床实际情况紧密相联系。

2. 注意监测　监测有创动脉压、动脉舒张压和中心静脉氧饱和情况，指导血管活性药物的治疗和监测自主循环恢复。

3. 建立给药途径　心搏骤停时，在不中断 CPR 和快速除颤的前提下，应迅速建立给药通路。

（1）静脉通路：首选静脉通道给予药物和液体。常选用肘前静脉（如肘正中静脉或贵要静脉)、颈外静脉，尽量不用手部或下肢静脉。对已建立中心静脉通路者，优选中心静脉给药，因中心静脉给药比外周静脉给药的药物峰浓度更高、循环时间更短、起效更快。

（2）骨髓通路：如果无法建立静脉通路，可建立骨髓通路进行液体复苏、给药和采集血液标本。其给药效果相当于中心静脉通道。

（3）气管内给药：如果无法建立静脉或骨髓通路，某些药物可经气管插管注入气管。其剂量应为静脉给药的 2 ~ 2.5 倍，使用 5 ~ 10 ml 生理盐水或蒸馏水稀释后，将药物直接注入气管。常用药物有肾上腺素、阿托品、利多卡因、纳洛酮和血管加压素等。

（4）常用药物：在不中断 CPR 和除颤的前提下、在胸外按压过程中和检查心律后，尽快遵医嘱给予下列复苏药物。

1）肾上腺素：是 CPR 的首选药物。可用于电击无效的室颤、无脉性室速、心室停搏或无脉性电活动。尽早给予肾上腺素可以增加自主循环恢复、存活出院率和神经功能完好存活率。

2）胺碘酮：胺碘酮是一种抗心律失常药物，可影响钠、钾和钙通道的合成。当给予 2 ~ 3 次除颤加 CPR 及给予肾上腺素后仍然是室颤和无脉性室速时，应给予胺碘酮。

3）利多卡因：利多卡因可降低心室肌传导纤维的自律性和兴奋性，相对延长心室有效不应期，提高室颤阈值。室颤、无脉性室速导致的心搏骤停，在出现自主循环恢复后，应准备立即开始或继续使用利多卡因。

4）硫酸镁：能有效终止尖端扭转型室速。发生尖端扭转型室速时应立即进行高能量电击治疗，硫酸镁仅是辅助药物，用于治疗或防止尖端扭转型室速复发时，不建议心搏骤停时常规使用。

5）碳酸氢钠：心搏骤停或复苏时间过长者，或早已存在代谢性酸中毒、高钾血症、三环类药物过量患者可适当补充碳酸氢钠。

6）阿托品：是副交感神经拮抗剂，可作为救治血流动力学不稳定的心动过缓的措施之一。

7）类固醇：在治疗院内心搏骤停时，尽管不建议常规使用类固醇，但类固醇与肾上腺素一起使用可能有益于治疗院内心搏骤停。

（四）寻找心搏骤停原因（differential diagnosis，D）

在救治心搏骤停过程中，应尽可能迅速明确引起心搏骤停的病因，以便及时对可逆性病因采取相应的救治措施。引起心搏骤停的原因可归纳为“5H’s”和“5T’s”。5H’s 为低氧血症（hypoxia）、低血容量（hypovolemia）、低钾血症 / 高钾血症（hypo/hyperkalemia）、氢离子酸中毒（hydrogenion acidosis）和低温（hypothermia）；5T’s 为张力性气胸（tension pneumothorax）、毒素（toxins）、心脏压塞（tamponade，cardiac）、肺动脉血栓形成（thrombosis，pulmonary）和冠状动脉血栓形成（thrombosis，coronary）。应通过描记 12 导联心电图、及时检验相关生化指标、放射线检查等措施尽早明确心搏骤停原因，及时对症治疗。

三、心搏骤停后的综合治疗

心搏骤停患者出现自主循环后，应立即开始心搏骤停后的综合治疗，防止再次发生心搏骤停，提高入院后长期生存的概率。

（一）脑复苏

心搏骤停后最常发生脑损伤，是引起死亡的最常见原因，脑损伤的临床表现包括昏迷、抽搐、肌阵挛、不同程度的神经认知功能障碍和脑死亡。心肺复苏最主要的是脑复苏，目的是防治脑缺血缺氧、减轻脑水肿、保护脑细胞、恢复脑功能到心搏骤停前水平的综合措施。

1. 脑复苏的主要措施

（1）维持血压：心搏骤停后，脑部组织缺氧，脑血流的自主调节功能丧失，脑血流主要靠脑灌注压来维持，故应维持正常或稍高于正常水平的血压，以保证良好的脑灌注。

（2）目标温度管理（TTM）：就是应用物理方法把体温快速降到既定目标水平，并维持在恒定温度一段时间后缓慢恢复至基础体温，并且避免体温反弹的过程。所有心搏骤停后恢复自主循环的昏迷（即对语言缺乏有意义的反应）成年患者都应采用目标温度管理，目标温度选定为 32 ~ 36℃，并至少维持 24 h。常用物理降温法，如冰袋、冰毯、冰帽降温，或诱导性低温治疗。但在 TTM 后应注意积极预防昏迷患者的发热。

（3）防治脑缺氧和脑水肿：①脱水剂：应用渗透性利尿药脱水，配合降温。以减轻脑组织水肿和降低颅压，促进大脑功能恢复。通常选用 20% 甘露醇静脉注射或快速静脉滴注。在脱水治疗时，应注意防止过度脱水，以免造成血容量不足，难以维持血压的稳定。②促进早期脑血流灌注。③激素：首选地塞米松。肾上腺皮质激素能维持毛细血管的通透性，修复血脑屏障的完整性，改善脑循环，稳定溶酶体膜，防止细胞自溶和死亡，有脑保护作用。④高压氧（HBO）治疗：通过增加血氧含量及其弥散功能，提高脑组织氧分压，改善脑缺氧，降低颅内压。有条件者可早期应用。

2. 脑复苏的结果　不同程度的脑缺血、缺氧，经复苏处理后可能有四种结果：①意识、自主活动完全恢复。②意识恢复，遗留智力减退、精神异常或肢体功能障碍等。③去大脑皮质综合征：即患者无意识活动，但仍保留呼吸和脑干功能，亦称“植物人”状态。④脑死亡。

3. 器官捐献　所有心搏骤停患者应接受复苏治疗，但继而死亡或脑死亡的患者都可被评估为可能的器官捐献者。

知识链接

不良神经系统预后评估

1. 心搏骤停后 72 h 或以上无瞳孔对光反射。
2. 心搏骤停后最初 72 h 内出现肌阵挛状态（不同于单独的肌肉抽动）。
3. 心搏骤停或恢复体温 24 ~ 72 h 后，无 N_2O 体感觉诱发电位皮质波。
4. 心搏骤停 2 h 后，脑部计算机断层扫描（CT）显示灰质 - 白质比显著减少。
5. 心搏骤停后 2 ~ 6 天脑部磁共振成像（MRI）出现广泛的弥散加权受限。
6. 心搏骤停后 72 h 脑电图（EEG）时外部刺激持续无反应。
7. 恢复体温后，EEG 持续爆发抑制或难治性癫痫持续状态无机体活动、伸展类势或肌阵挛不能单独用来预后。

（二）心搏骤停后的其他治疗措施

心搏骤停后的治疗目标是优化全身灌注，恢复代谢平衡，支持器官系统功能，以增加完整无损神经功能幸存的可能性。心搏骤停后的治疗措施包括维持有效的循环、呼吸与神经系统的功能，特别是脑灌注，及时提供目标温度管理和积极预防各种并发症等。

1. 加强呼吸管理　自主循环恢复后，心搏骤停患者可存在不同程度的肺功能障碍。因此，应注意呼吸管理和吸氧，促进自主呼吸，及时监测动脉血气分析结果和二氧化碳波形图，预防肺部并发症。

2. 维持有效的循环功能　自主循环恢复后，往往伴有血压不稳定或低血压、血容量不足或过多、周围血管阻力增加或降低、心力衰竭、心率过快或过慢引起灌注不足以及急性肺水肿等临床问题。应注意避免低血压，处理可逆性病因，维持有效循环功能，可采取如下措施：

（1）建立或维持静脉通路：如尚未建立静脉通路或应用紧急骨髓通路，应建立静脉通路或保证已插入静脉导管的位置合适和通畅。

（2）心电、血压监测：注意监测脉搏、心率和心律，及时识别心律失常，如室性期前收缩、室速等。密切监测血压，维持正常血压和全身灌注。

（3）有创血流动力学监测：监测有创血流动力学情况，评估全身循环血容量状况和心室功能。

3. 纠正酸中毒和电解质紊乱　密切观察患者出现烦躁不安、呼吸急促、皮肤潮红、多汗和二氧化碳潴留而致酸中毒的表现，及时采取防治措施，维持水、电解质和酸碱平衡，防止感染，及时纠正酸中毒，血糖过高者注意控制血糖。

4. 维持肾功能　注意监测尿量及各项生化改变，防止肾衰竭的发生。

5. 加强基础护理，积极预防并发症。

6. 积极协助患者在出院前进行生理、神经、心肺和认知障碍方面的多模式康复评估和治疗。

（三）复苏后的监测

护士应配合医生进行各项抢救治疗的进行、药品器械的供应，同时应密切观察患者病情的变化。尤其在复苏成功后病情尚未稳定时，更需严密监测各脏器功能、妥善护理，预防各种并发症。具体措施详见“模块四　ICU 患者的监护”。

知识检测

1. 在意外事故现场，对受难者诊断是否心跳停止，最迅速有效的方法是
A. 听心音　　B. 观察心尖搏动
C. 测血压　　D. 做心电图
E. 摸颈动脉搏动

2. 现场心肺复苏操作的首要步骤是
A. 心前区叩击　　B. 心脏按压
C. 口对口人工呼吸　　D. 保持呼吸道通畅
E. 心内注射

3. 患者，男性，38 岁，交通意外致脑出血。医生判断患者脑死亡。下列哪项**不是**脑死亡的诊断依据
A. 无感受和无反应　　B. 无运动，无呼吸
C. 无反射　　D. 心电波平直
E. 脑电波平坦

4. 心脏复苏药主要的给药途径是
A. 心内注射　　B. 皮下注射
C. 静脉给药　　D. 气管内给药
E. 肌内注射

5. 患者心肺复苏后，脑复苏的主要措施的是
A. 维持有效的循环　　B. 确保呼吸道通畅
C. 目标温度管理　　D. 加强基础护理
E. 治疗原发疾病

6. 心室颤动最有效的治疗方法是
A. 人工呼吸　　B. 胸外按压
C. 除颤　　D. 静脉输液
E. 复苏药物的使用

7. 心电 - 机械分离指
A. 心脏停搏
B. 心室停搏
C. 心房、心室肌完全失去电活动能力
D. 心室颤动
E. 有心电活动但无机械收缩和排血

8. 心搏骤停后最容易发生的继发性病理变化是
A. 肺水肿　　B. 急性肾衰竭
C. 急性重型肝炎　　D. 脑缺氧和脑水肿
E. 心肌缺氧性损伤

9. 正常体温时，脑细胞对缺氧耐受的时间是
A. 30 min　　B. 60 min
C. 1 ~ 2 h　　D. 4 ~ 6 min
E. 45 min

10. 男，59 岁，冠心病致心搏骤停。发作时的临床表现**不包括**

A. 突然意识丧失　　B. 对光反射消失

C. 颈股动脉搏动消失　　D. 呼吸断续乃至停止

E. 瞳孔缩小

学习项目四　气道异物梗阻患者院前救护

学习目标

【知识目标】 掌握气道异物梗阻的急救方法；熟悉气道异物梗阻的概念及原因，了解异物梗阻的发生机制及海姆立克法的急救原理。

【能力目标】 准确识别气道异物梗阻的临床表现，根据患者情况正确选择急救技术。

【素质目标】 培养“时间就是生命”的急救意识，培养关爱生命、敬畏生命的职业素养。

学习任务一　概　　述

【工作情境】 患者李某，50 岁，吃饭时突然双手呈“V”形卡住颈部，表现为窒息的痛苦表情，气急、呼吸困难等症状，同时伴有鸡鸣样喘息，患者意识清楚。其女儿拨打 120 电话，你接的急救电话。

【岗位任务】

1. 李先生发生了什么情况？
2. 李先生属于哪种气道梗阻类型？

气道异物梗阻是一种可怕的急症，诊断或治疗上稍有延误，即可发生灾难性或致命性的后果。特别是完全性梗阻，可在几秒钟至几分钟内引起意识丧失、死亡，因此早期识别气道梗阻是抢救成功的关键。

一、概念

气道异物梗阻是指异物不慎被吸入喉、气管、支气管而引起的一系列呼吸道阻塞症状；当异物堵塞人体的气道或咽喉时，造成气流受限，引起通气和换气功能障碍，严重者可因窒息、缺氧危及生命。

二、气道异物梗阻的原因

气道梗阻常好发于老年人及小孩。常见的原因有以下几种。

1. 饮食不慎　特别是婴幼儿和儿童，会厌软骨发育不成熟，反射功能差，防御咳嗽力弱，常有饮食时嬉闹和口含异物的习惯，易将口腔中的物品误吸入呼吸道导致梗阻。成人大多发生在进餐时，因进食急促，尤其是在摄入大块的、咀嚼不全的硬质食物时，若同时大笑或说话，极易使一些食物团块滑入呼吸道引起梗阻。部分老年人可因咳嗽、吞咽功能差，稍有不慎可使食物或活动的义齿误入呼吸道而引起梗阻。

2. 酗酒 大量饮酒时，由于血液中乙醇浓度升高，使咽喉部肌肉松弛而吞咽失灵，食物团块极易滑入呼吸道。

3. 昏迷 各种原因所致的昏迷患者，因舌根后坠，胃内容物反流入咽部，阻塞或误吸入呼吸道导致气道梗阻。

4. 其他 如企图自杀或精神病患者，故意将异物送入口腔而插进呼吸道。

三、气道异物梗阻的发生机制

气道异物的发生和会厌有密切的关系。会厌是由软骨组成的，位于舌根后下方，喉腔入口的前面，厚度 3 mm，表面被附粉红色黏膜疏松组织，黏膜下有一些血管和神经，于舌根部向上挺立。在神经系统的支配下，做挺起和后倾动作，使吞咽和呼吸的功能配合得十分默契。会厌挺立时，呼吸时空气进入气道；会厌后倾时，向下关闭声门，遮盖气管的开口，保证食物顺利通过咽部。因此，如果会厌后倾时没有及时向下关闭声门，就会让食物进入气管，造成气管堵塞，刺激呼吸道黏膜，造成气道黏膜水肿，分泌很多黏液，会加重气道异物梗阻，严重者因缺氧而导致呼吸心跳骤停。

四、气道异物梗阻的类型及临床表现

气道异物梗阻后，患者常表现为急促强烈刺激性咳嗽、咳嗽间歇出现喘息，呼吸困难、声音嘶哑，口唇发绀等。

1. 气道不完全阻塞表现 患者出现咳嗽、喘气或咳嗽微弱无力，呼吸困难，患者张口吸气，可以听到异物冲击性的鸡鸣音或犬吠声，皮肤、甲床和口腔黏膜、面色青紫，口唇发绀。

2. 气道完全阻塞表现 患者面色灰暗青紫，不能说话、不能咳嗽、不能呼吸；失去知觉，不及时处理很快引起意识丧失，呼吸心跳停止，甚至死亡。

3. 气道异物梗阻的特殊表现 由于异物吸入气管时，患者感到极度不适，常不由自主以一手或双手呈“V”形紧贴于颈前喉部，表示痛苦和求救（图 4-1）。

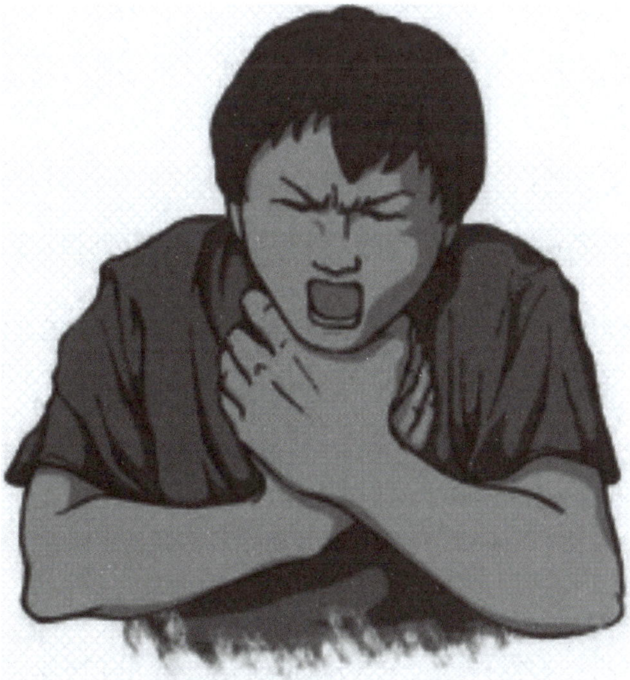

图 4-1 双手呈“V”形

学习任务二 现场救护

【工作情境】患者张某，60 岁，吃饭时突然双手呈“V”形卡住颈部，伴有痛苦表情，气急、呼吸困难，不能咳嗽等，随后意识丧失，倒地不起。

【岗位任务】

1. 如何判断气道异物阻塞呼吸道?
2. 如果你是现场第一目击者，应该如何紧急施救?

一、急救原则

气道梗阻患者常急性发病，病情危重，短时间内便会危及生命，因此急救原则是立即解除呼吸道梗阻，保持呼吸道通畅。

二、异物阻塞呼吸道的判断

1. 气道部分阻塞者，患者能用力咳嗽，但咳嗽停止时出现喘息声。
2. 气道完全阻塞者，患者不能说话和咳嗽，出现痛苦表情并用手掐住自己的颈部。
3. 亲眼目睹异物被吸入者。
4. 昏迷患者在开放气道后，仍无法进行有效通气者。

以上情况中，如患者出现特有的“窒息痛苦样表情”（手掐咽喉部呈“V”形手势），即海姆立克（Heimlich）征象。此时应立即询问，“你卡着了吗？”如患者点头表示肯定，即可确定发生呼吸道异物阻塞。如无以上表情，但观察到患者具有不能说话或呼吸，面色、口唇青紫，失去知觉等征象，亦可判断为呼吸道异物阻塞，应立即施行海姆立克法（Heimlich 法）施救，同时呼叫急救中心。

三、急救措施

现场急救应采用简单易行、实用性强不借助医疗设备的方式，立即将气道异物排出，保持呼吸道通畅。

（一）自救法

适用于不完全气道堵塞患者，意识清醒，具有一定活动能力和相关急救技能，为患者本人自救的方法。

1. 咳嗽 患者意识清楚，异物只是导致气道不完全堵塞，患者能够发出声音，有呼吸和咳嗽，此时鼓励自行咳嗽和尽力呼吸，同时采取不干扰患者自行排出异物的动作。通常此方法适用于排出呼吸道异物。

2. 腹部手拳冲击法（图 4-2） 让患者一手握空心拳，拇指侧置于腹部脐与剑突之间，另一手握紧拳头，双手快速连续用力向内、向上冲击腹部 4 ~ 6 次。

3. 上腹部倾压椅背法（图 4-3） 患者应迅速将上腹部倾压于椅背、桌沿、护栏或其他硬物上，然后用力冲击腹部，重复动作，直至异物排出。

（二）互救法

1. 腹部手拳冲击法 又称海姆立克法（Heimlich 法），是由美国著名医学家亨利·海姆立克教授（Henry J Heimlich）发明的。其原理是将人的肺部设想成一个气球，气管就是气球的气嘴，假如气嘴被异物阻塞，可以用手捏挤气球，气球受压球内空气上移，从而将阻塞气嘴的

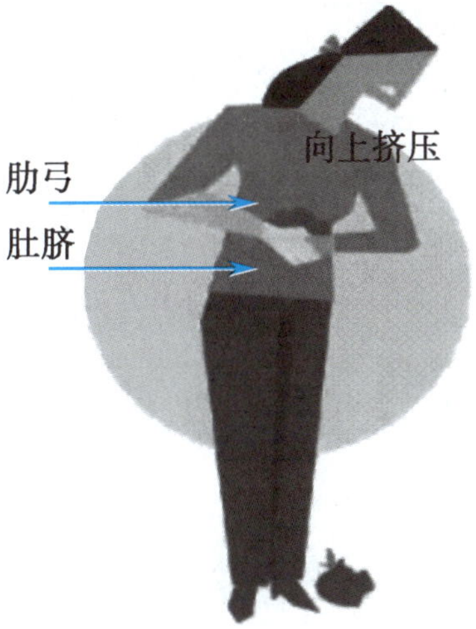

图 4-2 腹部手拳冲击法

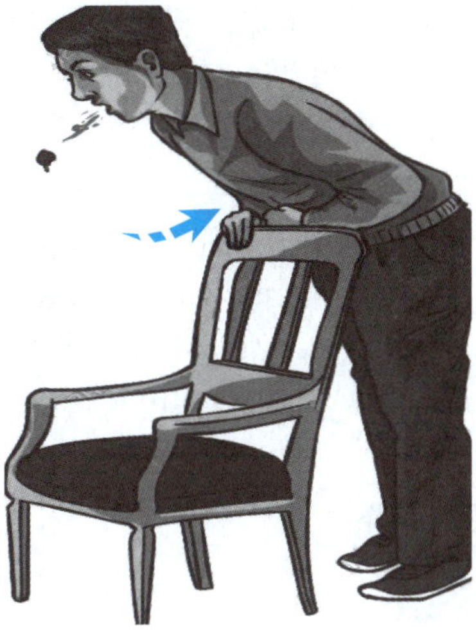

图 4-3 上腹部倾压椅背法

异物冲出。适用于气道堵塞不完全或完全患者。

（1）立位腹部冲击法（图 4-4）：适用于意识清醒者，此方法也适用于 1 岁以上的儿童。

操作方法：救护者站在患者的背后，双臂环绕患者腰部，患者弯腰，头部前倾，手握空心拳，并将拇指侧顶住患者腹部正中线脐上方 2 横指处，剑突下方，另一手紧握此拳，以快速向内、向上冲击，反复有节奏、有力地重复操作步骤若干次，患者头低张口，以便异物吐出。

（2）仰卧式腹部冲击法（图 4-5）：适用于意识不清，不能站立配合者。

操作方法：患者仰卧位，救护者骑跨在患者两大腿外侧，一只手的掌根平放其腹部正中线，脐上方两横指处，不要触及剑突。另一只手直接放在第一只手背上，两手掌根重叠，两手合力快速向内、向上冲击患者的腹部，重复操作若干次，检查口腔，手取异物方法取出，如呼吸心跳停止，应立即实施 CPR。

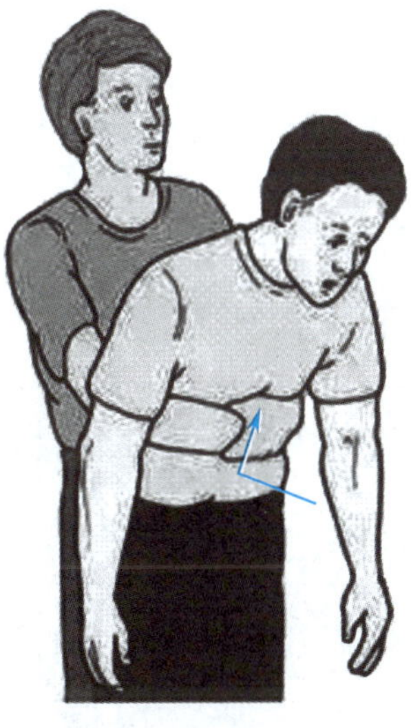

图 4-4 立位腹部冲击法

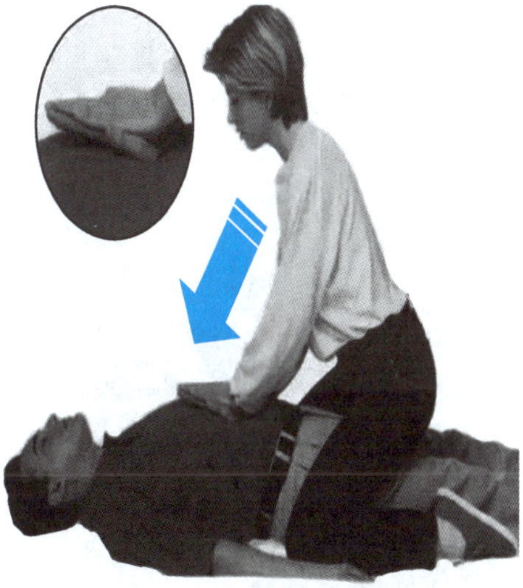

图 4-5 仰卧式腹部冲击法

2. 胸部冲击法 妊娠末期或过度肥胖时，救护者无法用双臂环抱患者腰部，可使用胸部冲击法代替 Heimlich 法。

（1）立位胸部冲击法（图 4-6）：救护人站在患者背后，两臂从患者腋窝下环绕其胸部，一手握空心拳，将拇指侧置于患者胸骨中部，注意避开肋骨缘与剑突，另一只手紧握此拳向内、向上冲击。重复操作步骤若干次，检查异物的排出。

（2）仰卧位胸部冲击法（图 4-7）：患者仰卧位，救护者骑跨在患者两大腿外侧，两手掌根重叠，放在胸骨中下部，快速冲击，重复操作步骤若干次，检查异物是否排出，如呼吸心跳停止，应立即实施 CPR。

3. 手指清除法　适用于昏迷患者，且可看见气道异物。

操作方法：救护者用拇指及其他四指紧握患者下颌，并用力向前下方提拉，使舌离开咽后壁，促使异物上移或松动。然后拇指抵于上面牙齿，示指压在下面的牙齿交叉用力，打开口腔。救护者用另一只手沿患者颊部内侧插入，在咽喉或舌根取出异物。

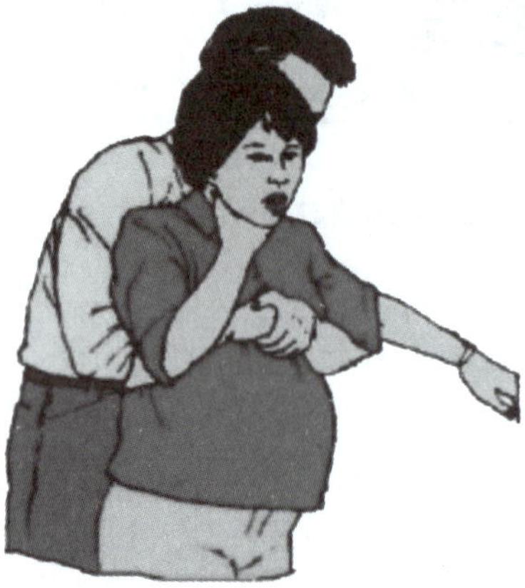

图 4-6　立位胸部冲击法

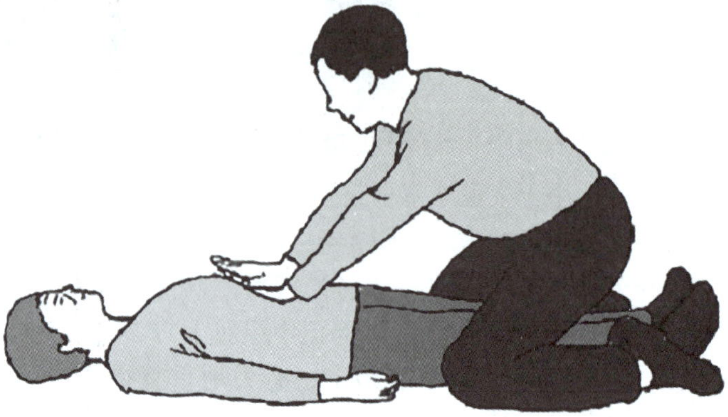

图 4-7　仰卧位胸部冲击法

（三）婴幼儿气道梗阻的现场救护

主要包括背部拍击法和胸部冲击法。

1. 背部拍击法（图 4-8）　将婴儿俯卧位骑跨在一侧的前臂上，同时手掌将后头颈部固定，头部低于躯干，用另一手固定婴儿下颌角，使婴儿呈俯卧位后仰，打开气道，手掌根叩击婴儿背部肩胛区 5 次，使呼吸道内压力骤然升高，有助于异物松动排出体外。

2. 胸部冲击法（图 4-9）　两手前臂将婴儿固定为仰卧位，头部向下，冲击性按压婴儿两乳头连线下一横指处，检查口腔，如异物咳出，迅速采取手取异物法处理；若异物未能咳出，重复背部拍击和胸部冲击动作 4 ~ 6 次。

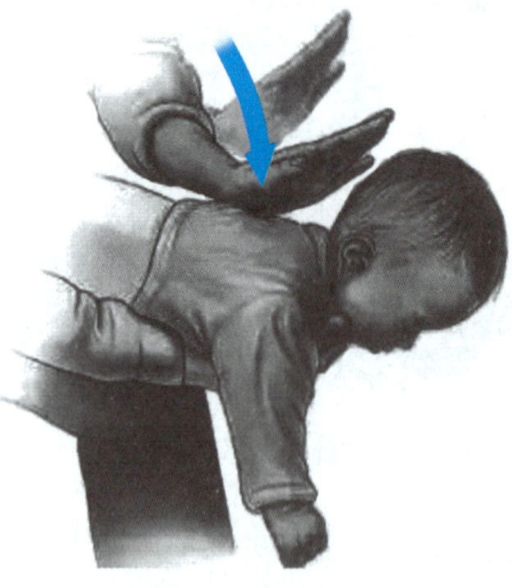

图 4-8　背部拍击法

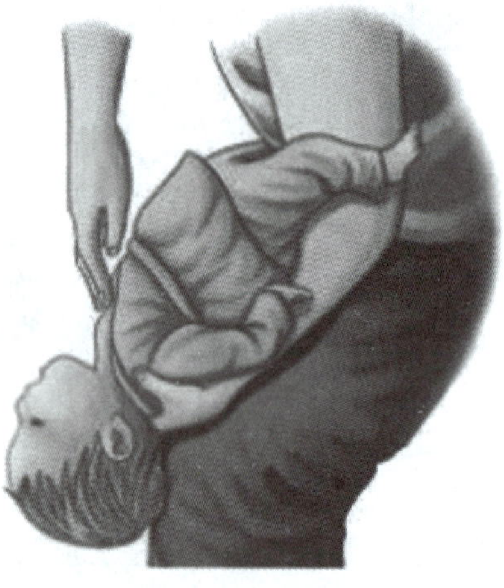

图 4-9　胸部冲击法

（四）注意事项

1. 尽早识别异物梗阻表现，做出判断是抢救成功的关键。如超过 4 min 就会危及生命，即使抢救成功也可能因脑部缺氧过久而出现失语、智力障碍等后遗症，超过 10 min，其造成的损伤几乎不可恢复。

2. 实施腹部冲击法，定位要准确，不要把手放在胸骨的剑突下或肋缘下，否则会造成肝脾损伤或者肋骨骨折。

3. 饱餐后实施海姆立克法，应及时清理口腔，注意胃反流导致的误吸。

4. 注意观察患者的意识、呼吸和瞳孔变化，若患者意识由清醒转为昏迷或颈动脉搏动消失，呼吸心跳停止等，应立即停止排除异物，迅速采取心肺复苏急救。

5. 进行急救的同时应及时呼叫“120”，或请别人帮忙，配合抢救。

6. 各种手法无效时，应根据现场条件采用合适的方式打开气道，可选用环甲膜穿刺或者气管切开后用小管插入呼吸道解决通气障碍，并尽快送医。

知识检测

1. 下列哪一项是完全气道梗阻的表现
   A. 咳嗽
   B. 喘息
   C. 软弱无力
   D. 无法发音，不能呼吸
   E. 头痛

2. 气道异物梗阻常见于
   A. 老年人
   B. 青壮年
   C. 昏迷
   D. 精神病患者
   E. 抽搐患者

3. 下列哪种是气道异物梗阻的特殊表现
   A. 咳嗽，咳痰
   B. 头痛，呕吐
   C. 手呈“V”形贴于颈部
   D. 气促
   E. 呼吸困难

4. 患者，男，60 岁，边吃饭边聊天，突然发生气急，不能发音，随后倒地不起，须立即采取何种急救措施
   A. 自救法
   B. 仰卧式腹部手拳冲击法
   C. 拍背法
   D. 手指清除异物法
   E. 心肺复苏

5. 关于海姆立克法下列说法**错误**的是
   A. 海姆立克法又称腹部冲击法
   B. 为昏迷患者进行急救时，手掌根部放置在腹部正中线脐上 2 横指处
   C. 快速向下、向内冲击
   D. 立位腹部冲击法适用于意识清醒者
   E. 仰卧式腹部手拳冲击法适用于昏迷患者

学习项目五　环境因素所致急症的救护

学习目标

【知识目标】掌握中暑、淹溺、电击伤的院前急救与护理；熟悉中暑、淹溺、电击伤的病因与发病机制、病情评估与判断；了解中暑、淹溺、电击伤的相关概念。

【能力目标】能区别淹溺的类型、电击的致死原因、中暑的类型，并能对患者实施正确的现场救护。

【素质目标】培养护生具备救死扶伤精神，具有争分夺秒的抢救意识，反应敏捷，行动迅速；且在危险情形下护生应具有临危不惧、临危不乱、处事不惊、从容应对的心理素质以及团队协作的精神。

学习任务一　中暑的救护

【工作情境】 患者，女性，34 岁，持续高温劳作 5 h，因“高热、意识障碍”急诊入院。查体：T 42℃（肛温），P 122 次 / 分，R 28 次 / 分，BP 130/80 mmHg，意识模糊，查体不合作，颜面潮红，双侧瞳孔稍大，对光反应迟钝，全身皮肤干燥无汗，颈软，两肺呼吸音粗。心率 122 次 / 分，律齐，无病理性杂音；神经系统检查各项反射存在，但减弱。辅助检查：血、尿、粪常规无异常，血糖 5.4 mmol/L。

【岗位任务】

1. 该患者发生了什么情况，诊断依据是什么？
2. 针对该患者可采取哪些急救措施？请简述。

中暑是指在暑热天气、湿度大和无风的高温高湿环境下，由于体温调节中枢功能障碍、汗腺功能衰竭和水电解质丧失过多而引起的以中枢神经和（或）心血管功能障碍为主要表现的急性疾病，又称急性热致疾病。高温环境下，特殊人群尤其是患有其他基础疾病（基础代谢障碍疾病、免疫功能低下或慢性消耗性疾病）的人群，中暑发病率增高数倍，且重症中暑可以引起死亡。

临床上根据中暑症状的程度将中暑分为先兆中暑、轻度中暑和重度中暑。根据发病机制及临床表现不同，重度中暑又可分为热痉挛（heat cramp）、热衰竭（heat exhaustion）和热射病（heat stroke），但临床上可多种类型混合发生。

一、病因与发病机制

（一）病因

1. 产热增加　在高温或在强热辐射下从事长时间劳动（如炼钢工人）、某些代谢性疾病（如甲状腺功能亢进症）、服用使产热增加的药物（如苯丙胺）等原因，使机体产热增加，发生热能蓄积。如果没有进行及时、有效地防暑降温，就容易发生中暑。

2. 散热减少　在环境相对湿度较高（＞60%）且通风不良的情况下，从事重体力劳动也可发生中暑。皮肤是人体散热的主要器官，当存在皮肤广泛性瘢痕、先天性无汗症、系统性硬化症或使用抗胆碱能药物时可造成汗腺功能障碍，散热减少，引起中暑。

3. 体温调节障碍　正常情况下，人体可通过体温调节中枢对产热和散热进行调控，以维持正常的生命活动，但某些疾病发生时可造成体温调节障碍（如脑血管疾病或感染）。另外，伴有基础疾病（如糖尿病、帕金森病或营养不良者）或年老体弱、肥胖、疲劳人群的体温调节功能较弱，易因代谢紊乱而发生中暑。

（二）发病机制

下丘脑为人体的体温调节中枢，正常情况下体内产热与散热处于动态平衡，体温在37℃左右。当外界环境温度低于人体温度时，人体热量的70%通过辐射、传导、对流散发。当机体产热大于散热或散热受阻时，体内就有过量热蓄积，产生高热，引起组织损害和器官功能障碍。

机体在外界环境高温时，大量出汗导致失水、失盐从而引起水电解质平衡紊乱。当机体以失盐为主或仅补充大量水而补盐不足时，造成低钠、低氯血症，导致肌肉痉挛，发生热痉挛。

大量液体丧失会导致失水、血液浓缩、血容量不足，若同时发生血管舒缩功能障碍，则易发生外周循环衰竭。

当外界环境温度增高，机体散热绝对或相对不足，汗腺疲劳，引起体温调节中枢功能障碍，致体温急剧增高，产生严重的生理和生化异常而发生热射病。当体温高于42℃时可导致蛋白质变性，体温高于50℃会引发细胞死亡，机体可表现为多个系统功能障碍。

二、病情评估

（一）病史

评估患者有无高温接触史或在烈日下头部曝晒史，防暑措施不充分，易导致中暑。评估患者是否存在中暑高发因素，诱因包括慢性病史（心血管疾病、糖尿病、下丘脑疾病）、肥胖、过度疲劳、睡眠不足，以及用药史（如阿托品、巴比妥）等。

（二）临床表现

1. 先兆中暑　该阶段患者会出现多汗、口渴、头晕、头痛、耳鸣、注意力不集中、目眩、胸闷、心悸、恶心、四肢无力、体温正常或略高，但体温总体不超过38℃。

2. 轻度中暑　较先兆中暑而言，轻度中暑患者体温升高且超过38.5℃，患者会出现面色潮红或苍白、大汗淋漓、四肢湿冷、血压下降、心率增快、脉搏细速等早期循环系统功能障碍的表现。

3. 重度中暑　包括热痉挛、热衰竭和热射病。

（1）热痉挛：多发生于健康的青壮年，患者无明显体温升高，神志清醒，热痉挛也可为热射病早期表现。多因大量丢失水和盐且盐补充不足，患者表现为低钠血症和低氯血症，肌肉出现痉挛性、对称性和阵发性疼痛，疼痛数分钟后可缓解。多发生在四肢肌肉、背部肌和腹肌，也可发生于肠道平滑肌，但腓肠肌最常见。

（2）热衰竭：是重度中暑最常见的类型，患者体温可轻度升高，但不超过40℃。多见于老年人、儿童和慢性病患者。由于水和盐的大量丢失，患者可出现脱水、电解质紊乱及周围循环容量不足的表现，但无明显中枢神经系统损伤表现。患者可有虚脱或晕厥，具体可表现为多汗、疲乏、无力、头痛、眩晕、面色苍白、皮肤湿冷、脉搏细速、心律失常、恶心、呕吐和肌痉挛等。热衰竭未及时治疗可进展为热射病。

（3）热射病：是重度中暑最严重的类型，体温骤升导致中枢神经系统以及循环功能障碍，从而引发死亡。患者具体表现为高热、无汗、意识障碍“三联征”，体温短时间内急剧升高，直肠温度可达42℃以上，各系统均出现功能不全，累及器官依次为脑、肝、肾和心脏。其病死率与温度的上升相关，老年人和有基础疾病的患者病死率高于普通人群。

（三）辅助检查

1. 血常规　白细胞总数可增加，以中性粒细胞增高为主，血小板减少。热衰竭可见血细胞比容减少。

2. 尿常规　检查尿肌酸增高，可出现不同程度的蛋白尿、血尿和管型尿。

3. 生化检查　可有血钠和血氯降低，血尿素氮、血肌酐升高，天冬氨酸转氨酶（AST）、丙氨酸转氨酶（ALT）、乳酸脱氢酶（LDH）、肌酸激酶（CK）和淀粉酶（AMY）增高。

4. 电解质检查　可有高钾血症、低钠血症和低氯血症。

5. 动脉血气分析　动脉血氧分压降低和动脉血二氧化碳分压升高。

6. 凝血功能测定　监测凝血酶原时间（PT）、纤维蛋白原和纤维蛋白降解产物，结果异常应考虑弥散性血管内凝血（DIC）。

7. 心电图检查　可见 ST 段降低。

8. 其他　怀疑患者颅内出血或感染时，可行 CT 和脑脊液检查。

三、救治与护理

（一）救护原则

1. 消除中暑因素，脱离中暑环境。

2. 迅速降温。

3. 保护重要脏器功能，预防并发症和后遗症。

（二）院前急救

一般先兆中暑和轻度中暑的患者经现场救护后均可恢复正常，但对疑为重度中暑的患者应边降温边转运。

1. 脱离中暑环境　迅速将患者转移到阴凉通风处或移至 20 ~ 25℃房间内休息，松解或去除衣物。

2. 补充水分、电解质　症状较轻的患者可口服淡盐水或含盐清凉饮料。

3. 降温　通常对轻症中暑患者可采取物理降温，用冷水擦浴全身或将冰袋置于大血管处，促进体温降至 38℃。可用空调、电风扇降低室温。

（三）院内急救

1. 先兆中暑及轻度中暑　立即脱离高温环境，在安静凉爽处休息并补充含盐溶液。有循环衰竭倾向时，可静脉补充葡萄糖生理盐水。

2. 重度中暑

（1）热痉挛：症状轻的患者可采取口服补液盐，症状重的患者可通过建立静脉通道补充生理盐水。

（2）热衰竭：迅速降温，建立静脉通道补充血容量。静脉滴注生理盐水或乳酸林格溶液补充血容量。血压降低者可静脉滴注异丙肾上腺素，尽量避免使用促使血管收缩的药物，以免影响散热。补液在 48 h 内缓慢输入，避免过快纠正高钠血症引发水中毒，导致脑水肿。

（3）热射病：降温速度决定患者的预后，降温速度越快，时间越短，患者的生存率越高。治疗的关键点为：迅速降低体核温度、净化血液、预防 DIC。

1）迅速降温：应在 10 ~ 40 min 内将体核温度降至低于 39℃，2 h 内降至低于 38.5℃。尤其是热射病患者，可根据患者情况采取物理降温和药物降温。物理降温可采用环境降温、体表降温（头部降温和全身降温）和体内降温。药物降温必须与物理降温同时使用，药物降温可防止肌肉震颤，减少机体分解代谢，减少机体产热，扩张周围血管利于散热。可以给予氯丙嗪静脉滴注，以缓解由于快速降温引起的寒战。

2）血液净化：具备以下一条可考虑行持续床旁血滤，如有以下两条或两条以上者应立即行血滤治疗：一般物理降温法无效且体温仍然高于 40℃超过 2 h；血钾 > 6.5 mmol/L；CK > 5000 U/L，或上升速度超过每 12 h 增加 1 倍；少尿、无尿患者；Cr 每日递增值 > 44.2 μmol/L；电解质和酸碱平衡紊乱难以纠正；血流动力学不稳定；严重感染者；合并多脏器损伤或出现多器官功能障碍综合征（MODS）。

如仅肾功能不能恢复，其他器官均恢复正常的患者，可考虑行血液透析或腹膜透析维持治疗。

3）防治并发症：保持呼吸道通畅，必要时进行气管插管或使用呼吸机；对颅内压高者可静脉滴注甘露醇，另外还可以使用一定量的糖皮质激素和白蛋白；对抽搐患者可使用地西泮。给予呋塞米、地塞米松和去乙酰毛花苷 C（西地兰）等药物防止肺水肿。应用 H_2 受体拮抗药或质子泵抑制剂预防和治疗应激性溃疡。防治急性肾功能不全、肝功能不全、心功能不全、脑水肿、DIC 等并发症。

针对热射病患者务必做到“九早一禁”：早降温、早扩容、早镇静、早气管插管、早抗感染、早血液净化、早肠内营养、早免疫调节、早纠正凝血功能紊乱，禁止紊乱期手术。

（四）预期目标

1. 患者体温恢复正常。

2. 患者水、电解质、酸碱保持平衡。

3. 患者无并发症的发生，如休克、心力衰竭、肺水肿、脑水肿、肾衰竭、弥散性血管内凝血。

4. 患者能够复述预防中暑的相关知识。

（五）护理措施

1. 迅速降温

（1）环境降温：将患者置于 20 ~ 25℃的房间内，使用空调或风扇加快散热速度。

（2）患者降温

1）物理降温：①体外降温：去除患者衣物，进行局部降温和全身降温。可采用冰帽或冰槽进行头部降温；采用冰袋包裹毛巾后置于颈动脉、腋窝和腹股沟等部位，冰袋应及时更换位置，避免同一部位长时间直接接触，以免发生冻伤；持续用冷水、冰水或乙醇溶液全身擦浴，应沿着动脉走行方向进行不断擦拭，大动脉处应适当延长时间，以增强降温效果，避开枕后、耳廓、心前区、腹部、阴囊及足底等冷疗禁忌部位；对冷水浸浴或冰水浸浴的患者，护士应用力按摩患者四肢及躯干，以防止周围血管收缩影响散热；使用冰毯全身降温，注意监测肛温和检查机器连接情况。②体内降温：可采用 4℃冰生理盐水 200 ml 注入胃内或直肠；4℃的 5% 葡萄糖盐水溶液 1000 ~ 2000 ml 静脉滴注，开始时应控制滴速为 30 ~ 40 滴 / 分，根据患者情况逐渐增快，应密切观察患者情况，避免出现肺水肿。

2）药物降温：根据医嘱给予降温药物，联合使用冬眠合剂，给药时应注意避免快速推注，并控制降温速度，以免引起体温骤降和大量出汗，导致虚脱或休克。

2. 密切观察病情变化

（1）观察降温效果

1）密切监测生命体征：尤其是体温的变化，每 15 ~ 30 min 测量一次肛温，根据生命体征的变化调整治疗和护理措施。当肛温降至 38℃左右可考虑停止降温。

2）预防冻伤：使用冰袋降温时，应注意观察局部皮肤的情况及反应，以防发生冻伤。

3）灌肠过程中的病情观察：若患者出现脉搏细速、面色苍白、呼吸急促和心律失常等表现，须立即停止操作，报告医生并及时处理。

4）特殊情况的观察：降温过程中患者若出现呼吸抑制、深昏迷或血压下降等情况，应及时抢救，对症治疗。

5）观察末梢循环：以确定降温效果。

（2）监测其他指标

1）严密监测患者的神志、瞳孔、呼吸、心率、心律、血压、中心静脉压、尿量、尿色、尿比重、血氧饱和度等指标的变化。

2）动态监测血常规、尿常规、凝血功能、肝功能、肾功能、心肌酶谱和电解质的变化，以及早发现并发症，及时进行治疗和护理。

3. 对症护理

（1）保持气道通畅：根据病情给予氧气吸入，清除口腔内分泌物，对伴有恶心或呕吐的患者应将其头偏向一侧，避免误吸。

（2）体位安置：心力衰竭患者取半卧位，血压低时患者取平卧位，休克患者取平卧或中凹卧位。

（3）口腔护理：高热患者口腔自净能力降低，容易发生口腔感染，应加强口腔清洁，昏迷患者由护士进行口腔护理。

（4）皮肤护理：中暑患者由于多汗及降温过程中降温设施产生的冷凝水会沾湿衣裤及被服，应及时予以更换，保持床单位干燥、平整，定时翻身、拍背和按摩，防止压疮。

（5）高热惊厥护理：应加床栏预防坠床和继发性损伤，发生惊厥时注意保护舌，以防舌咬伤。

（6）安全护理：病情危重患者可表现为烦躁不安，易发生坠床，应使用床栏和约束带，以保证患者的安全。

4. 心理护理　护士应以热情、亲切的态度对待患者，帮助患者疏导恐惧和焦虑等负面情绪，介绍病情及医院环境，帮助患者树立信心。

（六）健康教育

介绍中暑相关知识，做好自我保护；中暑恢复期间避免接触高温环境和曝晒或者剧烈运动；有高温作业的患者应改善工作环境，做好防暑降温工作；选择健康的生活方式，保证充足的睡眠及休息，防止过度劳累；老弱人群、幼儿、患有基础代谢障碍疾病、免疫功能低下和慢性消耗性疾病者应改善居住环境，注意通风。

知识链接

高热型中暑应与以下疾病进行鉴别

1. 中毒性痢疾　是急性细菌性痢疾的危重型。起病急骤，突发高热、病情严重，反复惊厥、精神萎靡、嗜睡、迅速发生呼吸衰竭及休克或昏迷，用肛门拭子采取粪便标本可见黏液，显微镜下可见白细胞，粪便细菌培养志贺菌呈阳性。

2. 脑型疟疾　起病有剧烈头痛、寒战高热、呕吐、嗜睡、精神错乱、谵妄、惊厥、昏迷、颈项强直，后期可出现脑水肿、呼吸衰竭。血液检查可见疟原虫。

3. 流行性乙型脑炎　起病急骤、高热、头痛、呕吐，可有不同程度意识障碍。脑脊液内白细胞增加，CT 检查有改变。

4. 脑血管意外　常发生在中午后，病前多有高血压、动脉硬化病史。起病急，以偏瘫、昏迷为常见症状，一般先出现昏迷后发生高热，肢体定位体征明显，CT 检查有改变。

学习任务二　淹溺的救护

【工作情境】患者，女性，21 岁，2 h 前在城外湖中游泳时意外溺水，被他人发现后救起，送入医院急诊。查体：患者来时神志不清，烦躁不安、抽搐，呼吸短促，口鼻充满泡沫、淤污，咳粉红色痰。皮肤发绀，球结膜充血，单肺闻及干、湿啰音。

【岗位任务】

1. 如何对该患者进行现场救护？
2. 医院内救护时应采取哪些主要措施？
3. 针对该患者的护理要点有哪些？

淹溺（drowning）又称溺水，是人淹没于水或其他液体中呼吸道和肺泡被液体、污泥、杂草等物堵塞，或因咽喉、气管发生反射性痉挛，肺泡失去通气、换气功能，引起急性缺氧和窒息，使机体陷入危急状态。淹溺后窒息合并心脏停搏者又称为溺死，淹溺是意外死亡的常见原因之一。我国伤害致死排名的第三位原因是淹溺，约 90% 淹溺者发生于河流湖泊的淡水水域，其中 50% 发生在游泳池，多发生在夏季，是儿童伤害死亡的首要死因。

一、病因与发病机制

（一）病因

1. 意外事故　在水上作业或水边玩耍不慎掉入水中；交通意外掉入水中；未做好运动准备或水温过低引起的肢体痉挛；水中运动时间过长引起身体疲劳或遇到水草等障碍物未能解救；被海浪或水流卷走或冲走；过量饮酒及服用损害脑功能的药物后意外落水；跳水时损伤头颈部意外受伤。

2. 自然灾害　水灾、暴雨、泥石流、海啸、龙卷风或飓风灾害等。

3. 自杀事件　放弃生命，投水自杀。

（二）发病机制

根据发生机制，淹溺可分两大类：干性淹溺和湿性淹溺。淹溺后患者因紧张、恐惧，主动屏气避免水进入呼吸道，但无法坚持屏气而主动呼吸，则大量液体伴随泥沙、杂草等涌入口鼻，使喉头、气管阻塞而加重窒息。

1. 干性淹溺　干性淹溺是指人入水后，因受强烈刺激（惊慌、恐惧、骤然寒冷等）引起喉痉挛导致窒息，呼吸道和肺泡很少或无水吸入，干性淹溺占淹溺者的 10% ~ 20%。

2. 湿性淹溺　湿性淹溺是指人入水后，喉部肌肉松弛，吸入大量水分，充塞呼吸道和肺泡，阻塞气体交换，引起全身缺氧和二氧化碳潴留。水大量进入呼吸道数秒钟后神志丧失，发生呼吸停止和心搏停止。湿性淹溺占淹溺者的 80% ~ 90%。

根据浸没的介质不同，分为海水淹溺和淡水淹溺两种类型（表 5-1）。

（1）海水淹溺：海水是高渗性液体，其中含 3.5% 的氯化钠以及大量钙盐、镁盐。其中钠的含量是人体血浆的 3 倍以上。因此，当肺泡吸入海水后，其高渗压使血管内的液体或血浆大量进入肺泡，引起急性肺水肿，海水对肺泡上皮细胞和肺毛细血管内皮细胞的化学损伤作用更易促使肺水肿的发生。机体出现有效循环血容量降低、血液浓缩、低蛋白血症、高钠血症、低氧血症。同时，海水中的钙盐和镁盐还可导致高钙血症和高镁血症。高钙血症可引发心律失常，重者心脏停搏。高镁血症可抑制中枢和周围神经，导致横纹肌无力、扩张血管和血压降低。

（2）淡水淹溺：指发生在江、河、湖、池水域中的淹溺。淡水吸入最重要的临床意义是肺损伤，低渗性液体经肺组织渗透迅速渗入肺毛细血管，损伤气管、支气管和肺泡壁的上皮细胞，使肺泡表面活性物质灭活，肺顺应性下降，肺泡表面张力增加，肺泡容积急剧减少，肺泡塌陷萎缩，进一步阻滞气体交换，造成全身严重缺氧。

淡水渗透压较血浆渗透压低。当吸入大量淡水经呼吸道和胃肠道进入体内后，低渗性的淡水迅速进入血液循环可稀释血液，引起低钠、低氯和低蛋白血症。导致血容量剧增可引发肺水肿和心力衰竭。低渗液使红细胞肿胀、破裂，发生溶血，造成高钾血症和血红蛋白尿。高钾血症可使心搏骤停，过量的血红蛋白堵塞肾小管可引起急性肾衰竭。

表 5-1 淡水淹溺与海水淹溺病理变化的比较

项目	淡水淹溺	海水淹溺
血容量	增加	减少
血液性状	稀释	浓缩
红细胞损伤	大量	较少
电解质变化	低钠血症、低氯血症、低蛋白血症、高钾血症	高钠血症、高钙血症、高镁血症
心室颤动	常见	少见
死因	急性肺水肿、急性脑水肿、心力衰竭、室颤	急性肺水肿、急性脑水肿、心力衰竭

二、病情评估

（一）病史

有溺水史，应向淹溺者的陪同人员详细了解淹溺的发生地点、水源性质、发生的时间，以及现场施救情况，从而确定抢救措施。

（二）临床表现

1. 症状　淹溺的临床表现与溺水持续时间长短、吸水量多少、吸入介质性质和器官损伤严重程度有关。缺氧是淹溺者最主要的临床表现，可出现意识丧失，呼吸、心搏微弱或停止，多器官功能衰竭等。具体表现为：

（1）神经系统：头痛、视觉障碍、烦躁不安、昏睡、昏迷、抽搐及肌张力异常等。

（2）呼吸系统：剧烈咳嗽、胸痛、呼吸困难和咳粉红色泡沫痰。

（3）循环系统：脉搏细速、心率异常、心室颤动、血压升高或降低。

（4）消化系统：胃扩张、恶心或呕吐。

（5）泌尿系统：血红蛋白尿、少尿或无尿。

（6）其他：海水淹溺患者口渴感明显，淡水淹溺后短期内还可出现迟发型肺水肿及凝血障碍，患者还会出现寒战、发热症状。

2. 体征　患者口、鼻腔内充满泡沫或泥污，颜面肿胀，皮肤发绀，球结膜充血，呼吸表浅、急促或停止；肺部可闻及干、湿啰音；心律失常、心音微弱或心搏停止；腹部膨隆，四肢厥冷，部分伴有头颈及其他部位损伤。

（三）辅助检查

1. 血常规　淹溺者常有白细胞、中性粒细胞轻度增高，红细胞正常或减少。

2. 血生化　淡水淹溺者可出现低钠血症、低氯血症、高钾血症；海水淹溺者出现血液浓缩，可有高钠血症、高氯血症、高钙血症、高镁血症。

3. 尿常规　尿中出现游离血红蛋白。

4. 心电图检查　常有窦性心动过速，非特异性 ST 段和 T 波改变，病情严重时出现室性心律失常、完全性心脏传导阻滞。

5. 动脉血气分析　溺水患者都有不同程度低氧血症，约 75% 的患者有明显混合型酸中毒。

6. X 线检查　绝大多数溺水患者胸片显示肺野有绒毛结节密度增高影，有时出现典型肺水肿和肺不张征象。仅约 20% 病例胸片无异常发现。如患者疑有颈椎损伤，应尽早进行颈椎 X 线检查。

三、急救护理

（一）急救原则

迅速将患者救离水面、保持呼吸道通畅，尽早恢复有效通气、实施心肺复苏、根据病情对症处理。

（二）院前急救

淹溺的死亡原因主要为缺氧，预后取决于溺水导致缺氧的时间和程度。有效的现场急救能尽早纠正缺氧，促进自主呼吸和患者意识的恢复，反之则会因缺氧导致心跳、呼吸骤停，多器官功能衰竭。淹溺生存链是根据 2015 版欧洲《特殊场合的心肺复苏指南》制定的现场救护的五大步骤（图 5-1）。

Prevent drowning
Be safe in & around water
Recognize distress
Ask someone to call for help
Provide flotation
To prevent submersion
Remove from water
Only if safe to do so
Provide care as needed
Seek medical attention
预防淹溺
识别和求救
提供漂浮救援物
救离水面
提供医疗救护

图 5-1　淹溺生存链

1. 脱离淹溺环境　淹溺患者缺氧时间和程度是决定预后的关键因素，抢救应争分夺秒，迅速展开。应立刻将淹溺者安全地从水中救出，置于地面或硬质平面上。对于牙关紧闭者，可先捏住两侧颊肌，然后用力将口启开，迅速清除口鼻腔中的分泌物及污水、污物，取下义齿，松解领口和紧裹的内衣与腰带，拍打背部促使气道液体排出，保持呼吸道通畅。

2. 倒水　湿性淹溺患者胃肠内和呼吸道内有大量液体，有条件者可使用吸引器帮助患者排水。无吸引器时可采取以下方法迅速倒出淹溺者呼吸道、胃内积水。倒水时注意使淹溺者头、胸部保持下垂姿势，以利于积水的流出。

（1）膝顶法：施救者一腿屈膝，另一腿跪地，将患者腹部置于施救者屈膝的大腿上，使头处于低位，用手平压其背部，将水倒出（图 5-2）。

（2）肩顶法：施救者抱起患者，将患者腹部放置于施救者的肩上，使患者头、胸下垂，施救者快步奔跑，使积水倒出（图 5-3）。

（3）抱腹法：施救者从患者背后双手抱住其腰腹部，使患者背部在上，头、胸部下垂，摇晃患者，以利于倒水（图 5-4）。

注意倒水时间不宜过长（一般不超过 1 min），若患者已有心搏和呼吸停止，应立即实施心肺复苏，避免因倒水时间过长而延误心肺复苏等措施的进行。

3. 心肺复苏　对于经呼叫无意识、心搏和呼吸停止者，立即现场施行心肺复苏术，溺水患者心肺复苏步骤为“ABC”，应注意患者有无颈椎损伤，选择适宜的开放气道方法，直到患者心搏和呼吸恢复或“120”急救人员到场。有条件者可行气管内插管、电除颤和吸氧（图

5-5）。

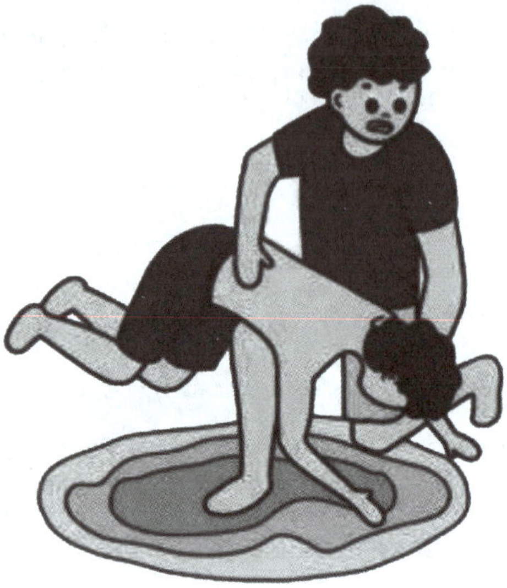

图 5-2　膝顶法

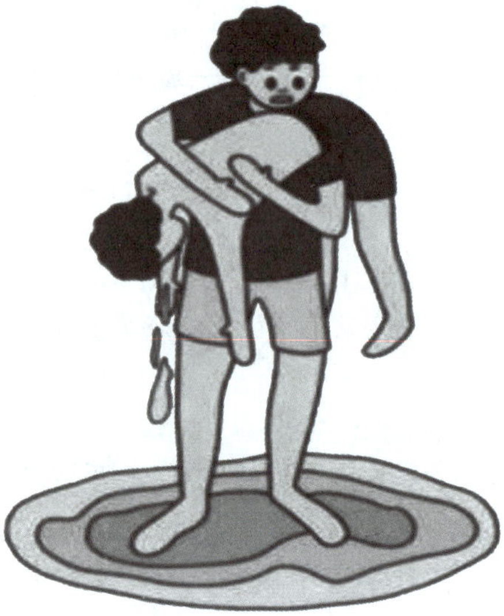

图 5-3　肩顶法

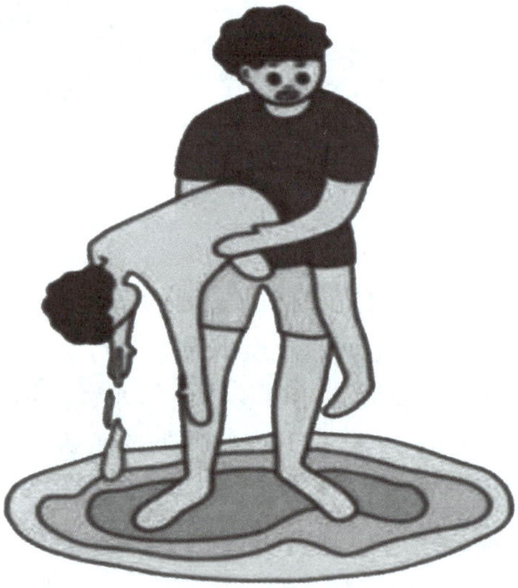

图 5-4　抱腹法

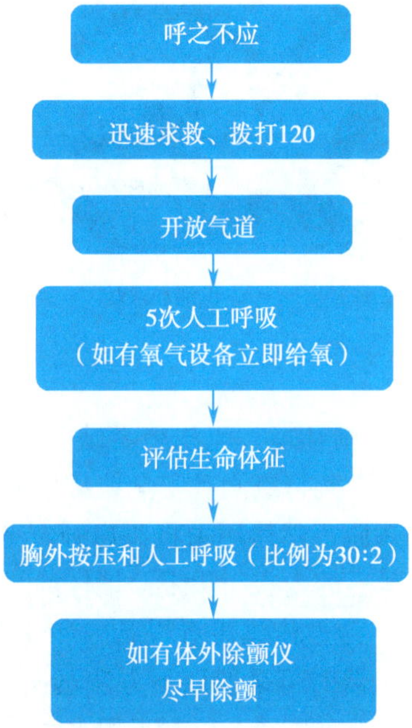

图 5-5　溺水现场复苏流程图

4. 迅速转运　转运途中应密切观察病情变化，保持气道通畅，持续吸氧，注意保暖。对呕吐的患者应将其头部偏向一侧，以防误吸。若心搏、呼吸未恢复，转运过程中继续进行心肺复苏。检查有无其他部位损伤，若伴有颈部损伤，应使用颈托保护。

（三）院内急救

1. 吸氧　保持呼吸道通畅，高浓度吸氧或高压氧治疗。

2. 机械通气　对严重或进行性呼吸窘迫、缺乏气道反射保护或合并头胸部损伤的患者应行气管内插管或气管切开。对意识不清、呼吸急促、全身发绀、血压下降、肺水肿、$SPO_2 < 85\%$、$PaCO_2 > 50$ mmHg 病情严重的患者采用机械通气。当患者意识恢复，血气分析数值正常，呼吸功能和循环功能恢复后可撤机。必要时可静脉注射呼吸兴奋剂，如尼可刹米、洛贝林。

3. 维持循环及水、电解质与酸碱平衡

（1）淡水淹溺：淡水淹溺伴有血液稀释的患者，需控制水的入量，应该使用脱水剂，适当补充氯化钠、血浆和白蛋白，纠正高钾血症及酸中毒。

（2）海水淹溺：海水淹溺患者多伴有低血容量，应及时补充血容量，给予葡萄糖溶液、低分子右旋糖酐、血浆等液体，因患者伴有高钠血症或高氯血症等，应限制氯化钠入量。

4. 肺损伤的治疗　应用糖皮质激素（如甲泼尼龙），还可以使用东莨菪碱、纳洛酮进行治疗。

5. 脑损伤的治疗　颅内压增高时给予甘露醇、甘油果糖和白蛋白等进行治疗。若发生抽搐，可给予地西泮、苯巴比妥或水合氯醛等进行治疗。

6. 恢复体温　低温液体淹溺可导致患者体温过低，可通过加盖被子、电热毯及饮用热水等方法进行复温。对于体温过高者，可采用物理或药物进行降温。

7. 抗感染治疗　对污水淹溺、有感染体征或脓血症的淹溺患者应使用抗生素。

8. 对症治疗　针对血红蛋白尿、少尿、无尿、低血压、心律失常、急性呼吸窘迫综合征（ARDS）、溶血、应激性溃疡伴出血及多器官功能障碍等进行相应处理。

（四）预期目标

1. 患者意识障碍减轻或消失。

2. 患者情绪反应正常，无恐惧。

3. 患者呼吸困难、发绀减轻。

（五）护理措施

1. 吸氧　将患者安置于抢救室内，保证呼吸道通畅，给予高流量吸氧。

2. 气管插管和机械通气的护理　定期检查气管插管的固定和呼吸机的连接，保证患者的有效呼吸。根据患者情况进行吸痰，吸痰前后应给予吸氧，并观察患者的心率和血氧饱和度的变化，患者出现明显低氧血症时应避免频繁的吸痰操作。

3. 建立静脉通路　使用留置针建立有效的静脉通路，以保证液体的快速输入。对出现休克的患者则应建立两条以上静脉通路，保证抢救的顺利实施。

4. 病情监测　加强对生命体征的测量：①给予床旁心电监测，密切观察心率、心律、血压及血氧饱和度的变化；②观察患者意识障碍的程度及瞳孔变化，观察其是否出现各种病理反射；③动态监测中心静脉压、肺毛细血管楔压，严格记录患者的出入量；④观察尿液的颜色和量；⑤ 观察有无咳嗽和咳痰，痰液的颜色、性状；⑥听诊肺部是否存在干、湿啰音；⑦ 根据医嘱及时、有效地留取各项标本，为治疗提供更有效的依据；⑧有条件者行中心静脉压（CVP）监测，将 CVP、动脉压和尿量三项结合，用于分析、指导输液治疗。

5. 体温过低的护理　复温过程中应保证患者安全，避免烫伤。对重度低温者复温速度应加快。

（1）环境温度：将室温调节至 22 ~ 24℃。

（2）体表复温：脱去患者湿冷的衣物、鞋袜进行全身保暖，通过加盖毛毯和应用电热毯、给予热饮等方法进行复温。冻伤者可浸泡温水中复温，水温从 34 ~ 35℃开始，5 ~ 10 min 后逐步提高到 42℃，当患者生命体征平稳，肛温达到 34℃时，可停止复温。

（3）体内复温：如采用加温加湿给氧、加温静脉输液（加温到 43℃后静脉输入）。还可采取体外循环血液加温以及腹膜透析等方式复温。

6. 静脉输液的护理　淹溺患者多数伴有肺水肿，输液过程中应严格控制输液种类、量及速度，防止因输液而加重肺水肿。

7. 基础护理　保证室内环境安静、整洁、通风，每日进行消毒，护士严格执行无菌操作，以降低患者感染的概率；对清醒患者加强口腔清洁，昏迷患者由护士进行口腔护理，动作应轻柔，避免损伤口腔黏膜；保持床单位平整、干燥，定时帮助患者翻身、拍背，以预防压疮和肺内感染。

8. 后遗症的护理　约20%淹溺者恢复后遗留不同程度的脑功能障碍、中枢性四肢瘫痪、锥体外系综合征和外周神经或肌肉损伤，应对症进行护理。

9. 心理护理　经历淹溺的患者大多处于恐惧的情绪中，缺乏安全感。护士应做好患者的心理护理。关注患者的精神及性格变化，耐心倾听患者的诉说，稳定患者情绪，鼓励患者，帮助其树立战胜疾病的信心。对有自杀倾向的患者应多巡视，多沟通交流，开导患者，帮助患者树立正确的人生观和价值观，使其放弃自杀念头，避免再次发生意外事故。

（六）健康教育

1. 讲解淹溺的相关知识，教育水上作业的工人下水作业前不饮酒，并应定期检查身体，有基础疾病的患者尽量避免水中运动，以防意外，下水前要做好充分的准备活动。宣教淹溺的自救和互救知识与技能，配备水上救生器材。

2. 对少年儿童宣教谨记防溺水“六不”：不私自下水游泳，不擅自与他人结伴游泳，不在无家长或教师带领的情况下游泳，不到无安全设施、无救援人员的水域游泳，不到不熟悉的水域游泳。不熟悉水性的未成年人不擅自下水施救。

知识链接

溺水发生时的自救和他救

1. 自救　不会游泳者落水后不要紧张，保持头脑清醒。自救方法是采取仰面位，头顶向后，口向上，保持口鼻露出水面能呼吸。不可将手上举或挣扎，否则更易使人下沉。会游泳者如出现转筋首先要保持冷静：①如出现大腿转筋，使转筋的腿屈曲，然后双手抱住小腿用力，使其贴向大腿后侧；②如出现小腿腓肠肌转筋，立刻深吸口气，把头潜入水中，背部浮上水面，双手抓住脚尖，用力拉伸腿部，直至痉挛疼痛消失；③如出现上臂转筋，可握拳，并尽量屈腕关节，然后用力伸直，反复数次，直至痉挛疼痛消失；④如出现手指转筋，可将手用力握拳，然后用力伸开，快速连做数次，直至痉挛疼痛消失（图5-6）。

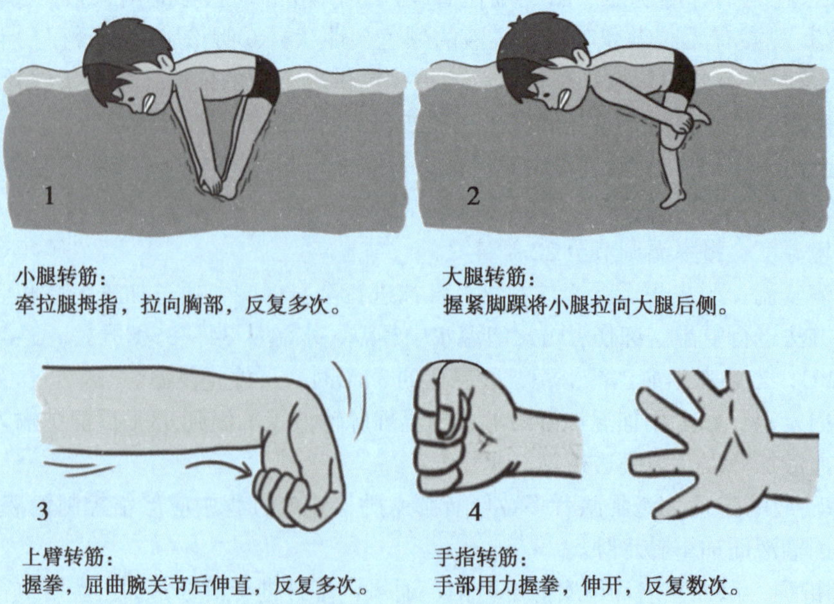

图5-6　游泳转筋自救法

2. 他救　急救者会游泳时，应保持沉着冷静，脱去鞋袜外套，游到溺水者后方，用左手从溺水者左臂和上半身中间握对方的右手，或拖住溺水者头部，用仰泳方式将其推到岸边，也可从其背部抓住腋窝推出。注意急救者不要被溺水者紧抱缠身以免双双发生危险，万一被抱住，急救者立刻放手自沉，脱离溺水者后再救。

急救者不会游泳时，应使溺水者拉住绳索、竹竿、木板或救生圈拖其上岸。现场无任何救生材料时，应高声呼叫他人。

学习任务三　电击伤的救护

【工作情境】 患者，男，42岁，电工。患者30 min前在电厂线路检修过程中不慎触电，当时意识丧失，呼吸心跳停止，双手被电击烧伤形成焦痂，在场工友拨打“120”，随后急诊入院。

【岗位任务】

1. 电烧伤后该患者可能发生哪些并发症？
2. 电烧伤后应如何实施现场救护？
3. 应采取哪些医院内救护措施？护理上应如何配合？

一定强度的电流或电能量（静电）通过人体引起组织不同程度损伤或器官功能障碍甚至死亡称为电击伤（electric shock injury），俗称触电。

一、病因与发病机制

（一）病因

电击伤常见原因是人体直接接触电源，或在高压电和超高压电场中电流或静电电荷经空气或其他介质电击人体。意外电击伤常发生于缺乏电学知识或违反用电操作规程者，以及风暴、地震、火灾使电线断裂、雷雨天气在树下避雨或使用铁杆伞等。触电致死者约60%发生在工作场所，30%在家中；雷击常见于农村旷野。

（二）发病机制

电击通过产热和电化学作用引起人体器官生理功能障碍，可导致机体出现充血、水肿、出血、坏死、呼吸中枢麻痹、心室颤动和心搏骤停和组织损伤等。电击伤对人体的危害与损伤程度和很多因素有密切的关系，具体如下。

1. 电压高低　电压越高，流经人体的电流量越大，机体的损伤程度也越高。1000 V以上电压可使呼吸中枢麻痹，导致患者死亡。另外，高压电还可引起机体的深部灼伤，导致严重烧伤。220 V的低压电可造成心室颤动等心功能障碍，患者由于心脏停搏导致死亡，死亡率较高。

2. 电流类型　电流包括直流电和交流电两种。500 V以下的交流电对人体的危害是直流电的3倍，因为交流电可以促使肌细胞膜去极化导致肌肉持续收缩，出现痉挛状态，使触电者不能自行脱离电源。另外，人体对交流电的敏感性要高于直流电3～4倍。

3. 电流频率　不同频率的交流电对人体损伤程度不同，低频交流电较高频交流电危险，50～60 Hz低频家用交流电更易引发心室颤动。

4. 电流强度　一般通过机体的电流越强，对机体造成的损伤就越严重。

5. 触电部位　机体不同组织的电阻不同，一定电压下，皮肤电阻越低通过的电流越大，机体的损伤就越严重。人体电阻由小到大依次为血管、神经、肌肉、皮肤、脂肪、肌腱、骨骼。皮肤干燥时电阻高，出汗、潮湿时低。电流在体内一般沿电阻小的组织前行，进而引起损伤。

6. 通电时间　一般通电时间越长，损伤越严重。

7. 电流途径　电流通过人体的途径不同，其损伤程度也不同。若电流从头顶或上肢进入体内，纵贯身体由下肢流出，或由一手进入，另一手流出，可致心室颤动或心搏骤停，损伤较严重。若电流从一侧下肢进入，由另一侧下肢流出，则损伤较小。

8. 环境及气象　潮热或下雨的天气可以降低皮肤的电阻，电击损伤程度加大。

二、病情评估

（一）病史

有直接或间接接触电流或被雷电或高压电击中史。

（二）临床表现

轻者可有瞬间的感觉异样，严重者可当场死亡。

1. 全身症状

（1）轻型：触电时患者可出现痛性肌肉收缩、头痛、头晕、惊恐、心悸、面色苍白、四肢松软、表情呆滞、心动过速、皮肤灼伤处疼痛等。

（2）重型：高压电击，尤其是雷电击时患者可出现意识丧失，心搏、呼吸骤停。根据电流损伤的组织器官和程度不同，患者可出现：①损伤心肌和传导系统时，患者可出现心室颤动或心肌梗死，其中心室颤动是低压电电击后常见的表现，也是患者致死的主要原因；②大面积烧伤或机体损伤导致大量液体丢失，患者可出现低血容量性休克；③中枢神经系统受损时可出现呼吸暂停、意识丧失和癫痫发作；④肾损伤和组织肌肉坏死产生的肌球蛋白尿、肌红蛋白尿、血红蛋白尿都可引起急性肾衰竭。

2. 局部症状　电流直接接触部位接收到的电流最强，其损伤程度最为严重，而周围皮肤一般损伤较轻，若电击引起衣物燃烧，抢救不及时则可导致电击周围皮肤出现大面积烧伤。

（1）高压电引起电烧伤的典型特点：①烧伤面积大、伤口深（可深达血管、神经和骨骼），有“口小底大，外浅内深”的特征；②有一处进口和多处出口；③伤口呈干性创面，可有水疱或坏死、炭化，肌肉组织常呈夹心性坏死；④电流可造成血管壁变性、坏死或血管栓塞，从而引起继发性出血或组织的继发性坏死。

（2）低压电引起电烧伤的典型特点：伤口呈椭圆形或圆形，直径小，无痛干燥，边缘整齐，创面中央凹陷，呈焦黄或灰白色，与正常皮肤分界清楚，一般不损伤内脏。

3. 并发症　电击伤后 24 ~ 48 h 易引发心律失常、心肌损伤、心功能障碍、可有短期精神异常、听力障碍、视网膜剥离、视力障碍、肺水肿和吸入性肺炎、肝功能障碍和胃肠道功能紊乱、急性肾衰竭、溶血或弥散性血管内凝血、关节脱位，孕妇被电击后常导致死胎、流产或胎儿宫内发育迟缓等。

（三）辅助检查

1. 尿液检查　尿液呈浓茶色或酱油色，可见肌球蛋白尿、血红蛋白尿、肌红蛋白尿。

2. 心电图检查　可出现传导阻滞或房性、室性期前收缩，心室颤动等心律失常和心肌损伤的表现。

3. 血生化检查　早期可出现肌酸磷酸激酶（CPK）、乳酸脱氢酶（LDH）、丙氨酸转氨酶（ALT）、天冬氨酸转氨酶（AST）等心肌生化标志物活性增高，血淀粉酶增高，血肌酐、尿素增高，高血钾。

4. 动脉血气分析　低氧血症、酸中毒。

5. X 线检查　可有骨折和肺水肿的表现。

6. 动脉血管造影　用于肢体被电击后怀疑深部组织损伤者。

三、急诊救护

（一）急救原则

施救者的救护原则为迅速脱离电源，脱离危险的环境。分秒必争地实施有效的心肺复苏及心电监护。

（二）院前急救

1. 迅速脱离电源　根据触电现场情况，采用最安全、最迅速的办法脱离电源。

（1）断开电源：拔除电源插头或拉开电源闸刀（图 5-7）。

（2）挑开电线：应用绝缘物或干燥的木棒、竹竿、扁担等将电线挑开（图 5-8）。

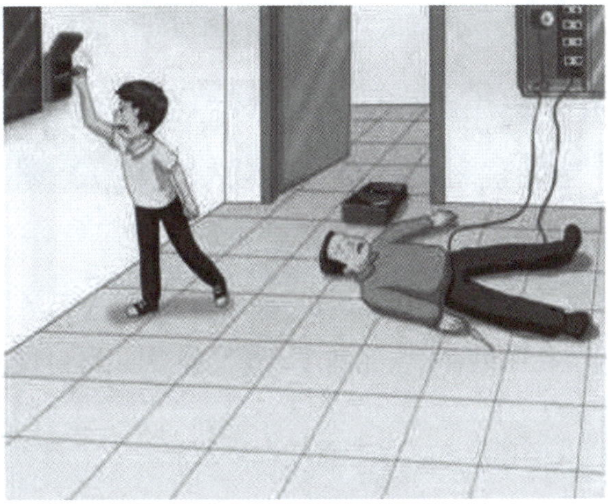

图 5-7　断开电源

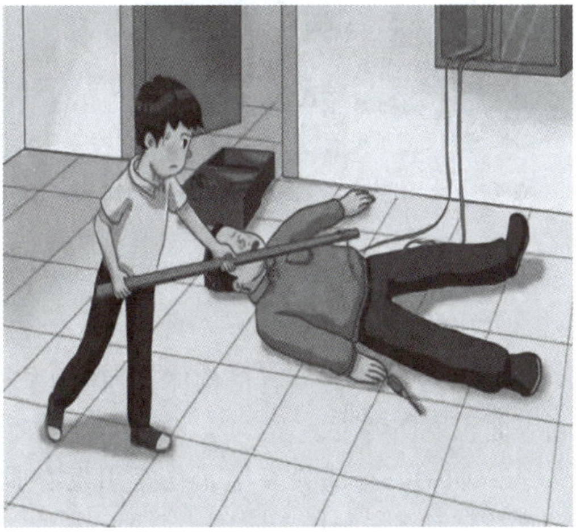

图 5-8　用绝缘体挑开电线

（3）切断电线：如在野外或远离电源闸以及存在电磁场效应的触电现场，施救者不能接近触电者，不便将电线挑开时，可用干燥绝缘的木柄刀、斧或锄头等物将电线斩断，中断电流，并妥善处理残端，使触电者脱离电源再抢救（图 5-9）。

（4）拉开触电者：急救者可穿胶鞋站在木凳上，用干燥的绳子、围巾或干衣服等拧成条状套在触电者身上拉开触电者（图 5-10）。

应注意：避免给触电者造成其他伤害。如人在高处触电时，应采取适当的安全措施，防止脱离电源后从高处坠下造成骨折或死亡。抢救者必须注意自身安全，严格保持自己与触电者的绝缘，未断离电源前绝不能用手牵拉触电者。脚下垫放干燥的木块、厚塑料块等绝缘物品，使自己与地面绝缘。

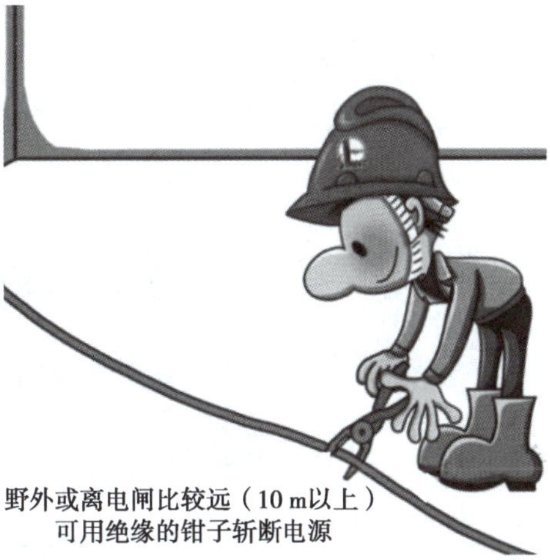
野外或离电闸比较远（10 m以上）
可用绝缘的钳子斩断电源

图 5-9　切断电线

2. 心肺复苏

（1）轻型触电患者：触电者就地卧床休息 1 ~ 2 h，严密观察；保持呼吸道通畅，维持有效呼吸。

（2）重型触电患者：患者呼吸停止、心搏骤停的患者应立即行心肺复苏术，必要时行气管插管、呼吸机辅助通气。电击伤常引起心肌损伤和心律失常，出现心室颤动时应立即进行电除颤。盐酸肾上腺素是触电导致心搏骤停时的首选药物。一般采取静脉注射或气管内滴入，每次 1 ~ 5 ml，可反复使用。

3. 创面保护　保护好烧伤创面预防二次损伤，用清洁包布或无菌辅料覆盖，防止感染。

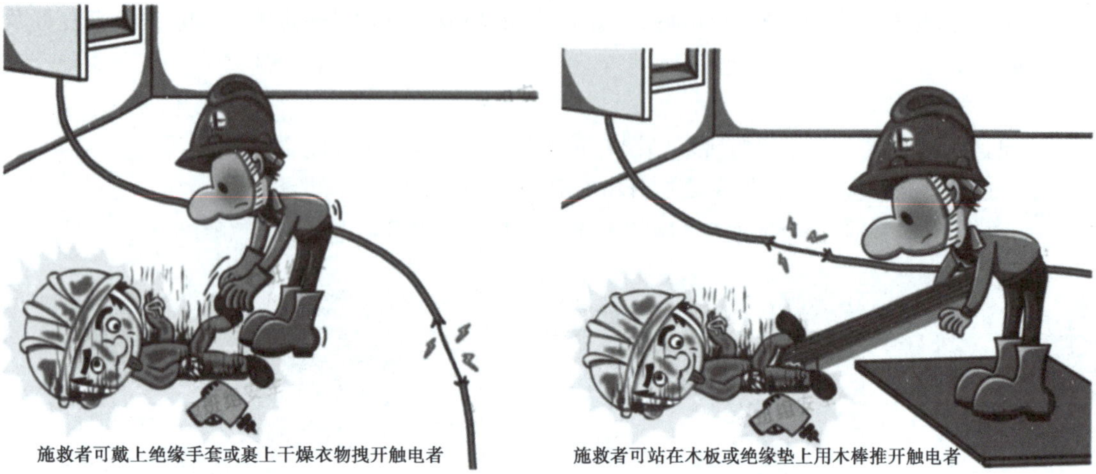

图 5-10　拉开触电者

（三）院内急救

1. 补液　对低血容量性休克和组织严重电烧伤的患者，应迅速予以静脉补液，补液量较同等面积烧伤者要多。

2. 防治心律失常　电击伤常引发心肌损伤及心律失常，最严重的心律失常为心室颤动，对此类患者需尽早给予除颤。

3. 烧伤创伤治疗　清除电击烧伤创面的坏死组织，预防性使用破伤风抗毒素及抗厌氧菌药物，预防创面污染和感染。对于深部组织的损伤、坏死，伤口常采用开放治疗。

4. 对症治疗　触电后若伴有骨折、烧伤或创伤，应立即给予包扎、固定等对症处理；若有肢体筋膜间隔综合征出现，应立即行筋膜间隔切开减压，以免引起肢体坏死；若患者有伤口存在，应常规应用破伤风抗毒素、大剂量抗生素，以防止厌氧菌感染；如皮肤缺损较大，可给予植皮，对肢体发生坏死无法挽救者需进行截肢。

电击伤急救处理流程见图 5-11。

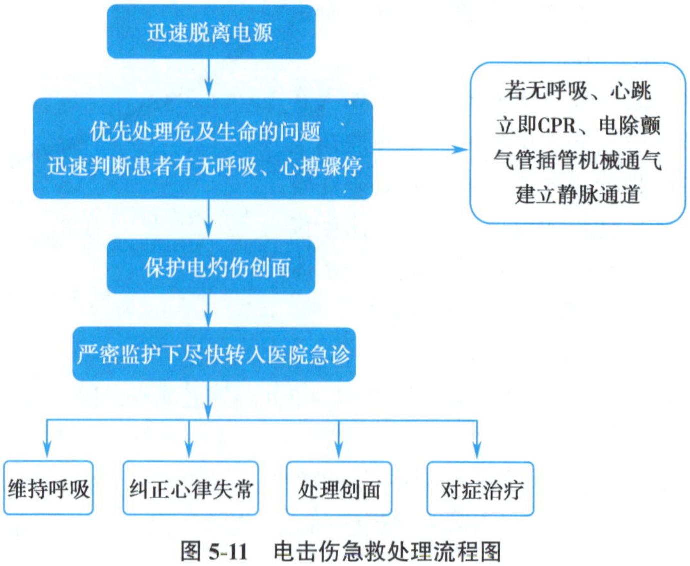

图 5-11　电击伤急救处理流程图

5. 防治并发症

（1）防治脑水肿：可用冰帽、冰袋以降低脑部温度，减少耗氧量，给予甘露醇、肾上腺皮质激素以预防或减轻脑水肿。

（2）预防肾衰竭：如果出现肌红蛋白尿，用5%碳酸氢钠碱化尿液，输入大量液体的同时静脉滴注25%甘露醇125 ml，每6 h重复一次，使尿量保持在50 ml/h，促进肌红蛋白随尿液排出，防止沉积于肾小管引起急性肾衰竭。

（3）纠正电解质紊乱：电击后电流的直接影响及组织损伤后产生的高血钾和缺氧可引起心脏损害，导致心律失常，应及时对症处理。

（四）预期目标

1. 意识障碍程度减轻或消失。

2. 皮肤损伤减轻，痛苦减少。

3. 患者及家属了解安全用电常识。

（五）护理措施

1. 常规急救护理　保持呼吸道通畅，去除口腔内分泌物，对无呼吸者应尽早使用人工气道和机械通气，高浓度吸氧。对于呼吸、心搏未恢复者，应将患者置于硬板床上，以便继续进行心肺复苏。

2. 用药护理　尽快建立静脉通路，按医嘱及时给药，恢复循环血量。遵医嘱应用抗生素，以预防和控制电击伤损害深部组织造成厌氧菌感染，注射破伤风抗毒素预防破伤风。

3. 严密观察病情变化

（1）监测生命体征：密切监测呼吸、脉搏、血压、瞳孔、意识变化，以及血氧饱和度、末梢循环情况。

（2）心电监测：进行床旁心电监护，动态观察心电图变化，及时发现心律失常。

（3）肾功能监测：观察尿的颜色和量的变化，准确记录尿量。

（4）心肌损伤监测：根据心肌酶学检查、肌钙蛋白测定来判断有无心肌损伤。

4. 合并伤的护理　应注意观察患者有无其他合并伤存在，因触电后弹离电源或自高空跌下患者常伴有颅脑损伤、气胸、血胸、内脏破裂、四肢与骨盆骨折等。搬运患者过程中应注意有无头、颈部损伤和其他严重创伤，颈部损伤者用颈托保护，对可疑脊柱骨折患者使用硬板床。

5. 并发症的护理

（1）肾衰竭的护理：无尿期应严格限制水和蛋白质的入量，每天补液量应为显性失液量与非显性失液量之和减去内生水量，应坚持“量出为入”的原则，控制液体入量。减少钠、钾的摄入，选择清淡、易消化的食物。对进行血液透析的患者应加强巡视，预防低血压和体外循环凝血，做好动、静脉的护理。

（2）低血容量性休克的护理：采取中凹卧位，建立两条以上静脉通路，按医嘱迅速扩充血容量，保持呼吸道通畅，给予氧气吸入，保暖，观察病情变化，准确记录出入量。

（3）心功能的护理：卧床休息，按医嘱给予高浓度吸氧和药物治疗，控制输液速度和输液量。对出现心室颤动的患者应准备好除颤器，配合医生进行除颤治疗。

6. 基础护理　对病情严重者应加强口腔清洁和皮肤护理，定时对患者进行翻身、拍背、吸痰，预防口腔感染和压疮的发生。保持患者伤口敷料的清洁、干燥，防止脱落。

7. 消毒与隔离　电击伴有烧伤的患者免疫力低，易发生感染，护士应严格执行无菌操作，每日对病房进行消毒，并对患者进行保护性隔离，以预防感染的发生。

8. 心理护理　出现电击伤，患者及家属都非常惊恐，特别是危重电击伤会危及生命，治疗缓慢且常有不同程度的后遗症。护士应安抚危重患者及家属的情绪，耐心做好鼓励工作，提供心理支持。

（六）健康教育

大力宣传和普及安全用电知识，定期检修各种电器设备，雷雨天气不在树下躲雨或使用金属柄伞在外行走，应远离折断的高压电线至少 10 m，避免形成跨步电压等（图 5-12）。

进行触电急救知识技能培训，指导现场急救人员，发现触电者应立即切断电源，如拉开电闸，用不导电的木棒、竹竿等拨开电线，使患者尽速脱离电源。在未脱离电源前不可用手接触患者。

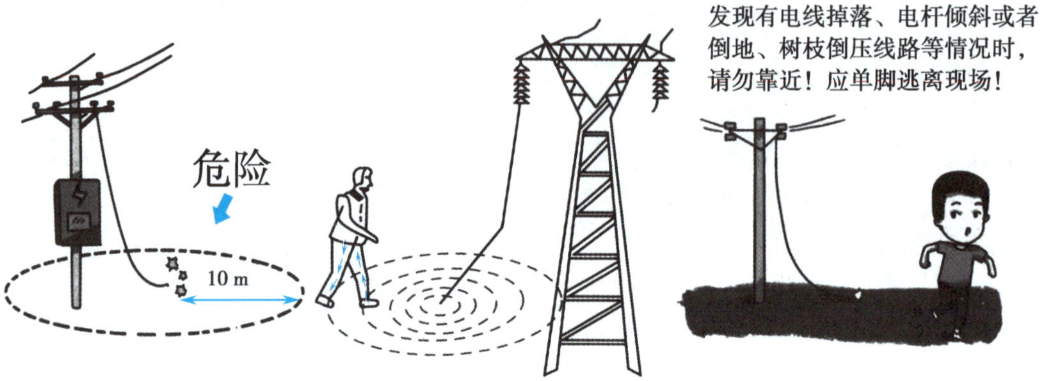
危险
10 m
发现有电线掉落、电杆倾斜或者倒地、树枝倒压线路等情况时，请勿靠近！应单脚逃离现场！

图 5-12　跨步电压

知识链接

人体触电方式

1. 单相触电　人体接触一根电线，电流通过人体经皮肤与地面接触后由大地返回，形成电流环形通路。此种触电是日常生活、生命中最常见的电击方式。

2. 两相触电　人体不同的两处部位同时接触同一电路的 2 根电线，电流从电位高的一根经人体传导流向电位低的一根电线，形成环形通路而触电。

3. 跨步电压触电　当一根电线断落在地上时，由于电磁场效应，以此电线落地点为中心，在 20 m 之内的地面有许多同心圆周，这些不同直径的圆周上的电压各不相同，离电线落地点中心越近的圆周电压越高，离中心越远电压越低，这种电位差称为跨步电压。人一走进此电场感应区，特别是在离电线落地点 10 m 以内的区域，前脚跨出着地，后脚尚未离地，此时两脚接触在相距约 0.8 m 的两个不同电位差的带电点上，即存在电位差，电流就会自前脚流入，经躯干再自后脚流回大地，形成环形通路，造成触电。这种触电，离电线落地点越近，电压越高，危险越大；跨步距离越大，电位差越大，危险也越大。

知识检测

1. 患者男性，48 岁。炎热夏天，在外高空作业 3 h，出现头痛、头晕、口渴、皮肤苍白、出冷汗，体温 37.2℃，脉搏 110 次 / 分，血压 90/50 mmHg，最可能的诊断是

A. 热衰竭　　B. 轻度中暑

C. 热痉挛　　D. 日射病

E. 热射病

2. 患者男性，38 岁，炎热夏天，在外连续工作 6 h，出现剧烈头痛、头晕、目眩、耳鸣、呕吐、烦躁不安等症状，体温不高。考虑为

A. 热衰竭　　B. 热痉挛
C. 日射病　　D. 热射病
E. 中暑

3. 中年女性，45 岁。炎热夏天，天气闷热，在外面连续工作 5 h，由于大量出汗导致失水、失钠等引起的周围循环灌注不足属于

A. 热痉挛　　B. 日射病
C. 热衰竭　　D. 热辐射
E. 热射病

4. 患者男性，45 岁，特殊工种，炎热夏天在高温下工作数日，近日出现全身乏力、多汗，继而体温升高，有时可达 40℃，并出现皮肤干热，无汗、谵妄和抽搐，脉搏加快，血压下降，呼吸浅速等表现，考虑可能是热射病（中暑高热）。热射病的“三联征”是指

A. 高热、无汗、意识障碍　　B. 高热、烦躁、嗜睡
C. 高热、灼热、无汗　　D. 高热、疲乏、眩晕
E. 高热、多汗、心动过速

5. 患者男性，45 岁。特殊工种，炎热夏天在高温下工作数日，近日出现全身乏力，多汗，继而体温升高，有时可达 40℃以上，并出现皮肤干热，无汗、谵妄和抽搐，脉搏加快，血压下降，呼吸浅速等表现，考虑可能是热射病（中暑高热）。采取物理降温时应暂停降温的肛温是

A. 36℃　　B. 36.5℃
C. 37℃　　D. 37.5℃
E. 38℃

6. 患者男性，56 岁。建筑工人，在高温闷热的夏天室外工作，近日出现全身乏力，继而体温升高，有时可达 40℃，并出现皮肤干热，无汗、谵妄和抽搐，脉搏加快，血压下降，呼吸浅速等表现，来急诊室就诊。考虑可能是热射病（中暑高热），应保持病室内温度为

A. 18 ~ 20℃　　B. 20 ~ 22℃
C. 22 ~ 24℃　　D. 20 ~ 25℃
E. 18 ~ 22℃

7. 患者男性，56 岁，建筑工人。在高温闷热的夏天室外工作，近日出现全身乏力，继而体温升高，有时可达 40℃以上，并出现皮肤干热，无汗、谵妄和抽搐，脉搏加快，血压下降，呼吸浅速等表现，来急诊室就诊，考虑可能是热射病（中暑高热）伴休克，最适宜的降温措施是

A. 冰帽　　B. 冬眠合剂
C. 冰盐水灌肠　　D. 静脉滴注 4℃等渗盐水
E. 静脉快速滴注 4℃ 5% 葡萄糖盐水

8. 溺水急救首先应

A. 保持呼吸道通畅　　B. 倒水处理
C. 口对口人工呼吸　　D. 胸外心脏按压
E. 给予强心药

9. 溺水患者经抢救心跳呼吸复苏成功，下列生化监测结果与病情**不符合**的是

A. 高血钠　　B. 高血氯
C. 高血钙　　D. 高血镁
E. 高血钾

10. 溺水现场的急救措施不包括

A. 清除口鼻异物　　B. 控水处理

C. 人工呼吸　　D. 胸外心脏按压

E. 气管切开

11. 患者男，32岁。在游泳时因腿部痉挛，发生溺水事件，在现场倒水最简单的方法是

A. 抓住患者的双腿，头朝下

B. 抱起患者的腰部，使其背部向上，头下垂

C. 抱起患者的腰部，使其腹部向上，头后仰

D. 让患者平卧

E. 让患者侧卧

12. 关于电击的临床表现，错误的是

A. 一般有一个进口和两个出口或多个出口

B. 出口处比进口处的创面严重

C. 触电的皮肤可呈现灰白色或焦黄色

D. 严重者可并发急性肾衰竭

E. 入口处比出口处创面严重

13. 当怀疑电击伤患者有心跳呼吸骤停时，为迅速确诊首先应

A. 听心音　　B. 数呼吸

C. 测血压　　D. 做心电图检查

E. 扪颈动脉或股动脉搏动

14. 高压电击，特别是雷击，最常发生致命性的是

A. 前臂腔隙综合征　　B. 神志丧失，心跳、呼吸停止

C. 皮肤肌肉烧伤　　D. 鼓膜破裂

E. 急性肾衰竭

15. 关于电击，下列说法不正确的是

A. 低频交流电危害性较高频交流电高

B. 交流电危害性较直流电大

C. 电流能量可转化为热能，引起灼伤

D. 雷击常见于农村旷野

E. 中枢神经系统即使接触较小电流，也可引起神经阻断

学习项目六　创伤的救护

学习目标

【知识目标】掌握几种特殊创伤及创伤现场的救护原则；熟悉创伤产生的原因、临床表现及救护程序；了解创伤的分类及严重程度的判断。

【能力目标】能对创伤患者做出正确的病情评估，并能及时给予救护。

【素质目标】具备强烈的社会责任心，牢固扎实的的急救意识；具备健康的体魄和良好的心理素质，以及不怕脏累、不畏危险的献身精神；具有良好的管理协调能力、急救服务及普及推广意识。

随着社会工业和交通运输的不断发展，意外造成的创伤日益增多，其已对人类的生存和健康构成严重的威胁。据统计，我国工业、交通等意外事故造成的死亡率远高于西方发达国家，因此提高院前急救水平和规范院内救护的流程是降低创伤死亡率、致残率的关键。积极开展创伤救护亦是急诊医学和急救护理学的重要任务。

目前认为创伤的死亡有3个高峰时间：第一个高峰为伤后数分钟内，主要死亡原因为重要动脉损伤致大出血、脑或脑干严重损伤等。第二个高峰为伤后6～8小时，主要死因有颅内血肿、血气胸、肝脾破裂、盆骨骨折伴大出血等。第三个高峰为伤后数天至数周，主要原因为严重感染和多器官功能不全。因此，London等提出伤后1小时是挽救生命、减少伤残的“黄金时间”。近年来，提出“新黄金时间”，即把重度创伤患者从院外转运至急诊科，到出现生理极限之前的一段时间，其最终目标是缩短创伤至手术时间或被送到ICU的时间，实现“早期确定性救治”。因此，充分发挥急救医疗服务体系的作用尤为重要。

学习任务一　创伤的评估

【工作情境】 2016年12月12日下午，一辆私营客车（核载52人）从某中心小学接送49名学生回家，途中有2名学生下车。17时45分，当车辆由南往北行至一条村道时，侧翻滑入路边水沟，导致车内15人死亡、8人受伤。

【岗位任务】 如果你正好路过，如何利用现场资源开展现场救护？

在我国每年死于创伤的人数有10余万，创伤已成为继心脏疾病、恶性肿瘤、脑血管疾病之后的第四大死亡原因。严重创伤患者常因伤情复杂、病情变化快、失血性休克等而迅速死亡。

创伤（trauma）有广义和狭义之分。广义的创伤是指机体遭受外界某些物理性（如机械力、高热、电击等）、化学性（如强酸、强碱等）、生物性（如虫、蛇、狂犬的咬蛰等）致伤因素作用后引起的人体结构破坏与功能障碍。狭义的创伤是指机体被机械性致伤因素所造成的损伤，为动力作用造成的组织连续性破坏和功能障碍。严重创伤是指危及生命或肢体功能的创伤，它常为多部位、多脏器的多发伤，病情危重，伤情变化迅速，死亡率高。创伤的救治与护理现已成为急诊医学、急危重症护理学的重要内容。

一、常见原因评估

为了准确了解创伤的性质、部位及严重程度，以便有效进行病情评估和及时救治，因此对创伤进行分类。

（一）按创伤的原因分类

1. 交通伤　占创伤的首位。因车祸而受的伤，大体可分为减速伤、撞击伤、碾挫伤及压砸伤等，其中以减速伤、撞击伤为多。交通伤以高能创伤（高速行驶所发生的交通伤）为特点。常导致头部头皮、颅骨、颅脑损伤，胸部肋骨骨折、胸壁、肺、心脏损伤，腹腔脏器损伤，以及四肢骨折等。

2. 坠落伤　从高处坠落，可引起头、胸、腹、四肢和脊柱等不同部位的损伤，以头部、四肢、脊柱伤最常见。随着高层建筑增多，坠落伤的比重逐渐加大，坠落伤通过着地部位直接作用和力的传导致伤，以脊柱和脊髓损伤、骨盆骨折为主，也可造成多发骨折、颅脑损伤、肝脾破裂等。

3. 机械伤　以绞伤、挤压伤为主，常导致单肢体开放性损伤或离断伤，损伤并发软组织挫伤，血管、神经、肌腱损伤和骨折。

4. 锐器伤　由锐利的物体刺入人体引起的损伤，损伤的程度和范围视致伤物的大小、长短、形状及作用强度而定。通常伤口深易致深部组织损伤，尤其是胸腹部锐器伤可导致内脏或大血管损伤，出血量大。

5. 跌伤　多见于老年人，常造成前臂、骨盆、大腿骨折，脊柱压缩性骨折。青壮年严重跌伤也可造成骨折。

6. 火器伤　伤口小而深，常损伤深部组织、器官等，也可表现为穿通伤，入口伤小，出口伤严重。

（二）按皮肤完整性分类

1. 闭合性损伤　见于钝器伤、跌伤和撞伤，体表无伤口。受伤处肿胀、青紫，可伴有骨折及内脏损伤。内脏损伤和骨折出血可导致休克。

2. 开放性损伤　见于锐器和其他严重创伤，体表有伤口，感染概率大，失血较多。如有大动脉损伤，出血为喷射性，短期内会出现休克，需要立即止血、包扎。应注射破伤风抗毒素预防破伤风的发生。

（三）按受伤组织、器官的分类

1. 多发伤　同一致伤因素同时或相继造成 2 个或 2 个以上部位的创伤，且其中至少有一处是可以危及生命的严重创伤。多发伤时组织、脏器损伤严重，死亡率高。现场救护要特别注意呼吸、脉搏及脏器损伤的判断，防止遗漏伤情。

2. 复合伤　是由不同致伤原因同时或相继造成的不同性质的损伤，如车祸致伤的同时又受到汽车水箱热水的烫伤。复合伤增加了创伤的复杂性。现场救护要针对不同性质的损伤进行相应救护。

二、症状与体征评估

（一）局部表现

1. 疼痛　创伤后均有疼痛，疼痛的程度与创伤的部位、范围、性质、机体的敏感性等有关。活动时疼痛加剧、制动后疼痛减轻。严重创伤并发休克或昏迷的患者不能主诉疼痛。内脏损伤所致的疼痛定位一般不确切。

2. 肿胀　由创伤局部出血或炎性渗出所致。肿胀于 2 ~ 3 天达到高峰，此后逐渐消退。肿胀处可有触痛、发红、青紫、瘀斑和血肿，组织疏松和血管丰富的部位尤其明显。严重肿胀可导致创伤局部或远端肢体压迫性血供障碍。

3. 功能障碍　由于解剖结构破坏、疼痛或炎症所致，如骨折，脱位造成肢体活动障碍，咽喉损伤后导致呼吸困难甚至窒息。

4. 创口或创面　是开放性创伤所共有的表现，其形状、大小、深浅不一，有出血或血凝块，还可能有异物存留。

（二）全身表现

1. 意识　创伤后由于精神紧张、疼痛、失血、失液等会引起意识改变。

2. 生命体征　由于炎性介质作用于下丘脑体温中枢可引起体温升高，一般在 38.5℃左右。颅脑损伤或继发感染会引起体温过高。创伤后由于精神紧张、疼痛、失血、失液等会引起呼吸加深与加快、脉搏加快、血压上升或下降等。

3. 其他　由于失血、失液、疼痛及精神紧张等会导致口渴、尿少、疲倦、失眠、消化不良、腹胀等。

三、严重程度评估

（一）伤情严重程度分类

1. 轻伤 伤员无生命危险，现场无需特殊处理。患者意识清楚，损伤轻，如轻度撕裂伤、扭伤、局部烧伤等。

2. 重伤 伤员暂时无生命危险，生命体征平稳，力争在 12 小时内急救处理。如胸部外伤不伴有呼吸衰竭，腹部损伤不伴有大出血，深部软组织伤未导致休克，颌面部损伤未导致窒息等。对此类患者要严密观察病情变化，注意避免转为危重患者。

3. 危重伤 有生命危险，需紧急处理。分流核查表（triage check list）列出的危及生命的条件包括：

（1）收缩压< 90 mmHg、脉搏> 120 次 / 分、呼吸次数> 30 次 / 分或< 12 次 / 分。

（2）头、颈、胸、腹部或腹股沟部穿透伤。

（3）意识丧失或意识不清。

（4）腕或踝以上创伤性断肢。

（5）连枷胸。

（6）有两处或两处以上长骨骨折。

（7）3 m 以上高空坠落伤。

符合以上一项者即为危重伤。

（二）严重创伤评分方法

创伤严重程度评分用量化标准来判定创伤的严重程度，对患者进行创伤分类和确定需转运医院的要求及制订救治方案、预测治疗效果和预后有十分重要的意义。

1. 创伤指数（trauma index，TI）评分法 主要参照创伤部位及患者生理变化，加上创伤类型估计测算的分数，按照其异常程度各评 1 分、3 分、5 分、6 分，相加积分（5 ~ 30 分）即为 TI 值。TI 值 5 ~ 9 分为轻伤，10 ~ 16 分为中度伤，17 ~ 20 分为重伤，死亡率高，≥ 21 分为危重伤。现场急救人员可将 TI 值> 10 分的患者送往创伤中心或大医院救治。创伤指数评分方法见表 6-1。

表 6-1 创伤指数（TI）

指数分值	1 分	3 分	5 分	6 分
部位	肢体	躯干、背部	胸、腹	头、颈
创伤类型	切割伤或挫伤	刺伤	钝挫伤	弹道伤
循环	正常	BP < 102 mmHg（13.6 kPa） P > 100 次 / 分	BP < 79.5 mmHg（10.6 kPa） P > 140 次 / 分	无脉搏
意识	倦怠	嗜睡	半昏迷	昏迷
呼吸	胸痛	呼吸困难	发绀	呼吸暂停

2. CRAMS 评分法 CRAMS 是循环（circulation）、呼吸（respiration）、腹部（abdomen）、运动（motion）及语言（speech）5 个英文单词第一个字母组成的缩写。按照各参数表现分 3 级，分别评定为 0 分、1 分、2 分。把 5 项指标的积分相加即为 CRAMS 总分。CRAMS 总分 9 ~ 10 分为轻伤，7 ~ 8 分为重伤，CRAMS ≤ 6 分为危重伤。CRAMS 的救治标准为≤ 8 分。此评分方法简单易行，适用于院前创伤评分。文献报道 CRAMS 的灵敏度为 83% ~ 91.7%，特异性为 49.9% ~ 89.8%。CRAMS 评分法见表 6-2。

表 6-2 CRAMS 评分

指标分值	2分	1分	0分
循环（C）	毛细血管充盈正常 收缩压≥100 mmHg	毛细血管充盈迟缓 收缩压 85～99 mmHg	无毛细血管充盈 收缩压＜85 mmHg
呼吸（R）	正常	浅或费力，＞35 次 / 分	无自主呼吸
胸腹（A）	无压痛	胸或腹压痛	连枷胸、板状腹或贯通伤
运动（M）	遵嘱动作	只有疼痛反应	无反应
语音（S）	回答切题	错乱、语无伦次	发声听不懂或不能发声

3. 简明创伤定级法（abbreviated injury scale，AIS） 是院内评分的主要方法，将各种损伤予以数字化，目的是便于资料收集、积累和计算机输入。AIS 由诊断编码和伤情评估两部分组成。AIS-90 字典中将身体分为 9 个区域，共 7 位数组成，第 1 位数表示身体区域，用数字 1～9 分别代表头部、面部、颈部、胸部、腹部及盆腔脏器、脊柱、上肢、下肢、体表；第 2 位数表示损伤的解剖结构类型，用数字 1～6 分别代表全区域、血管、神经、器官、骨骼、LOC（头伤者意识丧失）；第 3、4 位数表示具体受伤器官代码，使用 02～99 表示；第 5、6 位数字表示损伤类型、性质、程度；第 7 位数即小数点后的数字为伤情评分，分为六级：1 为轻度、2 为中度、3 为较严重、4 为严重、5 为危重、6 为致死性；器官 / 部位不明确或资料不详的损伤为 9。

4. 创伤严重度计分法（injure severity score，ISS） 是以解剖损伤为基础的相对客观和容易计算的方法，适用于多部位、多发伤和复合伤者的伤情评估。将人体分为 6 个分区（表 6-3）。使用 ISS 时只将全身 6 个分区损伤较严重的 3 个分区中，各取一个最高 AIS 值求得其平方之和。ISS≥16 分为重伤标准，分值越高，创伤越严重，死亡率越高。

表 6-3 ISS 的区域编码

编码	代表区域
1	头部或颈部：脑、脊髓、颈椎、耳
2	口、眼、鼻和颌面骨髓
3	胸部：内脏、膈、胸廓、胸椎
4	腹部或盆腔内脏、腰椎
5	肢体或骨盆、肩胛带
6	体表

学习任务二 创伤的现场救护

【工作情境】 一辆载有 30 名乘客的客车与一辆大货车相撞，你作为急诊科护士跟随 120 急救车到达现场，消防员也将部分伤员救出，许多伤者不同部位在出血。

【岗位任务】

1. 到达现场后如何进行检伤分类？
2. 如何开展现场救护？

创伤的现场救护包括救护目的、检伤分类、心肺复苏、维持通气、止血、包扎、固定、搬运和心理支持等技术，如果每个急救从业人员和医护人员及第一目击者和周围的人能熟练掌握这些技术，就可以使伤员在专业人员到达现场前得到初步的救护，从而有效地降低伤亡率，提高专业救护质量。

一、现场救护目的

创伤现场环境复杂多样，均为突发事件，现场条件差给救护带来一定困难。因此，明确现场救护目的有助于迅速选择救护方法，防止惊慌失措延误抢救。现场救护通常由“第一目击者”或救护人员以及院外急救工作人员完成，是转入医院进一步治疗的基础，其目的主要有以下几个方面：

1. 维持生命　创伤伤病员由于重要脏器损伤（心、脑、肺、肝、脾及脊髓损伤）及大出血导致休克，可出现呼吸、循环功能障碍。故在循环骤停时，要立即实施正确的救护，维持基础生命体征，为医院进一步治疗赢得时间。

2. 减少出血，防止休克　严重创伤或大血管损伤出血量大。现场救护要迅速用一切可能的方法止血，有效的止血是现场救护的基本任务。

3. 保护伤口　开放性损伤的伤口要妥善包扎。保护伤口能预防和减少伤口污染，减少出血，保护深部组织免受进一步损伤。

4. 固定骨折　现场救护要用最简便有效的方法对骨折部位进行固定，以减少骨折端对神经、血管等组织结构的损伤，同时能缓解疼痛。颈椎骨折给予妥善固定，对防止搬运过程中的脊髓损伤具有重要意义。

5. 防止并发症及伤势恶化　现场救护过程中要注意防止脊髓损伤、止血带过紧造成肢体缺血坏死、胸外按压用力过猛造成肋骨骨折，以及骨折固定不当造成血管、神经、皮肤损伤等并发症。

6. 快速转运　现场经必要的止血、包扎、固定后，用最短的时间将伤病员安全转运到就近医院。

二、快速检伤分类

在事故现场，如果伤员多，伤情复杂，而人力、物力、时间有限，为了使不同程度伤情的伤员都能尽快得到救治，就需要快速准确地检伤和分类。在检伤和分类中必须采取检伤、抢救、分类并举的原则，同时注意做好意识清醒患者的心理抚慰。下面介绍简单检伤分类与快速急救系统，该系统已在许多国家和地区采用，适用于初步检伤，可将伤员快速分类，此法分A、B、C、D 四个步骤完成（图 6-1）。

1. A 步骤（行动能力检查，ambulation）　首先引导行动自如的伤员到轻伤接收站，暂不进行处理或仅提供敷料、绷带等，通常不需要救护人员立即处理。但其中仍有个别伤员可能存在潜在重伤或可能发展为重伤，故需要复检判定（图 6-2）。

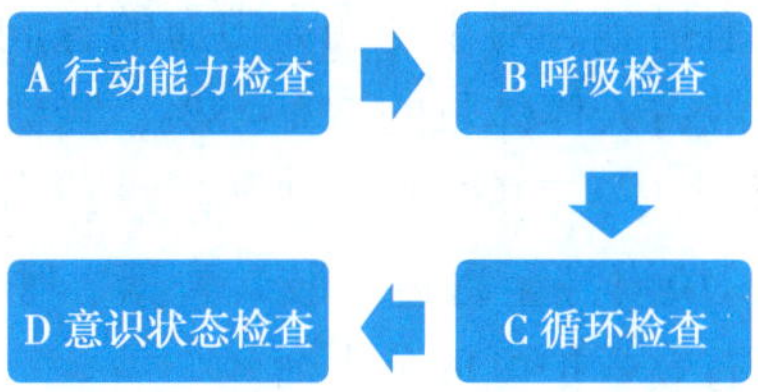

图 6-1　A、B、C、D 四个步骤

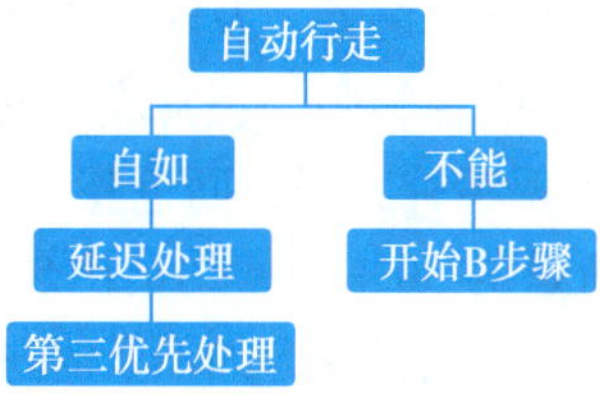

图 6-2　行动能力检查

2. B 步骤（呼吸检查，breathing）　对于不能行走的伤员，在检查呼吸前先打开气道，同时注意保护颈椎，然后判断呼吸。没有呼吸者用黑色标记，暂不处理；自主呼吸存在，但呼吸次数每分钟超过 30 次或少于 6 次者用红色标记，属于危重伤员，需优先处理；每分钟呼吸次数在 6～30 次者，进入下一步骤（图 6-3）。

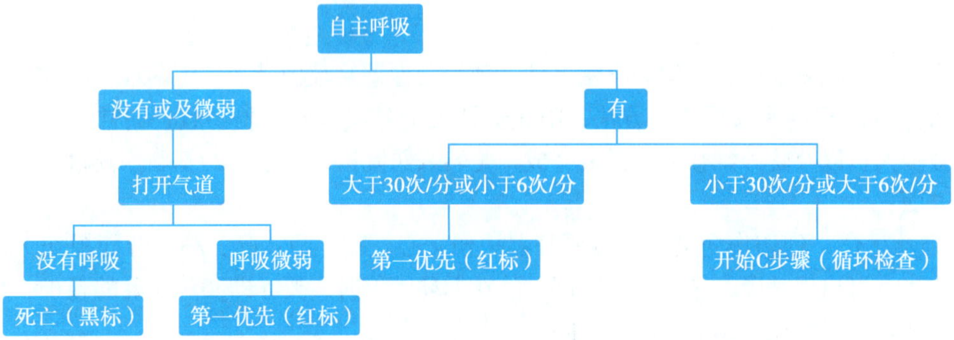

图 6-3　呼吸检查

3. C 步骤（循环检查，circulation）　伤员循环状况的快速检查，可以通过触及桡动脉搏动和观察指端毛细血管再充盈时间来完成。搏动存在和再充盈时间小于 2 s 者为循环良好，进入下一步骤；搏动不存在且再充盈时间大于 2 s 者为循环衰竭的危重伤员，应用红色标记并优先救治，这类伤员多合并活动性大出血，需立即给予有效的止血措施及补液处理（图 6-4）。

4. D 步骤（意识状态检查，disability）　在判断意识状态前，首先检查伤员是否有头部外伤，然后简单询问并指令其做张口、睁眼、抬手等动作。不能正确回答问题或按照指令动作者，多为危重伤员，用红色标记并给予优先处理；能够准确回答问题并按照指令动作者，可按轻伤员处理，用黄色标记（图 6-5）。

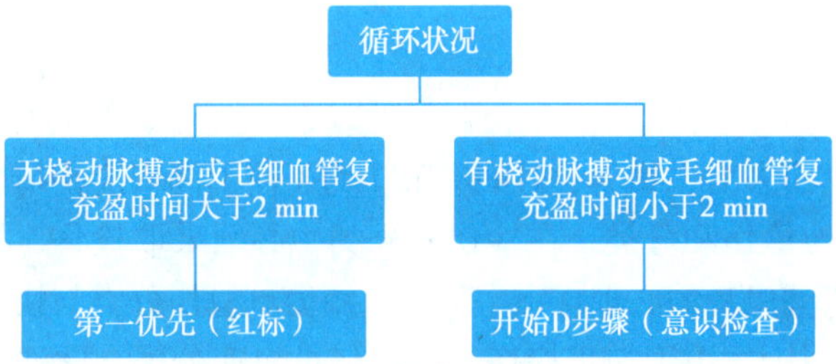

图 6-4　循环检查

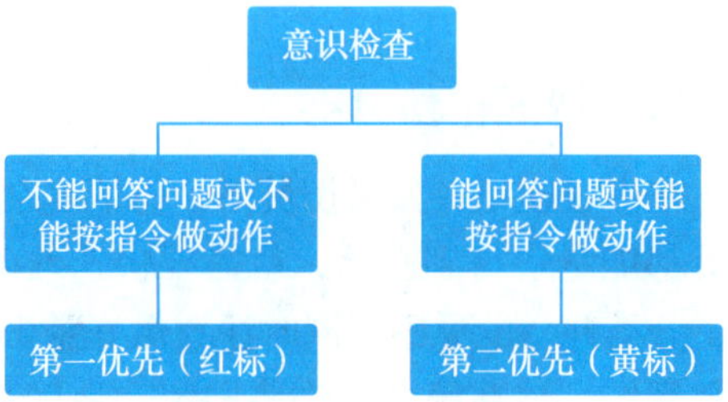

图 6-5　意识状态检查

三、止血、包扎、固定、搬运

（一）止血

止血是创伤急救技术之首。及时有效的止血措施，对于外伤大出血的急危重症患者极为重要，直接关系患者的病情转归。正常成人的血液占人体体重的 7%～8%，当失血量达到总血量的 20% 时，伤员出现精神紧张，面色苍白，出冷汗，四肢湿冷，呼吸浅快，心悸气短等症状。当出血量达到总血量的 30% 时，伤员出现意识淡漠甚至昏迷、肢端青紫、呼吸衰竭、脉搏细弱、血压测不出、少尿或无尿，如不及时进行有效救护可危及生命。

知识链接

出血分类及特点

外伤出血按出血部位分为内出血和外出血两类。内出血主要在医院抢救，而外出血是现场抢救的重点。按损伤血管分为：①动脉出血：鲜红色，呈喷射状，压力高、血流速度快。②静脉出血：暗红色，血液持续缓慢不断涌出，出血量逐渐增大。③毛细血管出血：鲜红色，呈渗出性，出血量少，可自行凝固止血。

止血方法有加压包扎止血法、指压迫止血法、止血带止血法、填塞止血法、屈曲关节加垫止血法。毛细血管出血和静脉出血一般选用加压包扎止血法（一般伤口出血）；中等或较大动脉出血紧急时可先选用指压止血法（头部、四肢某些部位出血），后改用止血带止血或其他方法止血；填塞止血法适用于肌肉、腋窝等处较大而深的伤口出血。常用的止血材料有无菌敷料、绷带、三角巾、创可贴，在现场可用毛巾、布料、衣物等代替。医护人员在为伤员止血时要做好自我防护，尽可能戴手套、口罩，必要时戴防护眼镜或防护罩。

1. 加压包扎止血法　适用于四肢、头部、躯干等体表血管损伤时的止血。先用无菌纱布或洁净敷料覆盖伤口，再用三角巾或者绷带适当加压包扎，力量以能止血而肢体远端仍有血液循环为度。较深大的出血伤口可先用敷料填充，再用绷带加压包扎。

2. 指压迫止血法　适用于头部和四肢中等或较大的动脉出血的临时止血，是止血短暂应急措施。其方法为用手指用力压迫出血部位的近心端动脉，将动脉压向深部的骨面从而阻断血液流通，达到临时止血的目的。

（1）前额或者颞部出血：在伤侧耳前，一手拇指对准耳屏前方颧弓根部的搏动点（颞浅动脉），将动脉压向颞骨，另一手固定伤员头部（图 6-6）。

（2）颜面部出血：用一手拇指、示指分别压迫双侧下颌骨下缘、咬肌前缘的搏动点（面动脉），将动脉压向下颌骨（图 6-7）。

（3）耳后部、头后部出血：用一手的拇指压迫伤侧耳后乳突下稍后方的搏动点（耳后动脉），将动脉压向乳突，另一手固定伤员头部（图 6-8）。

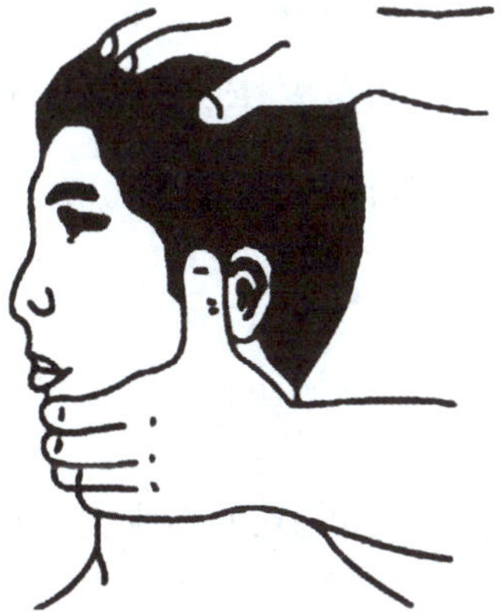

图 6-6　颞浅动脉止血

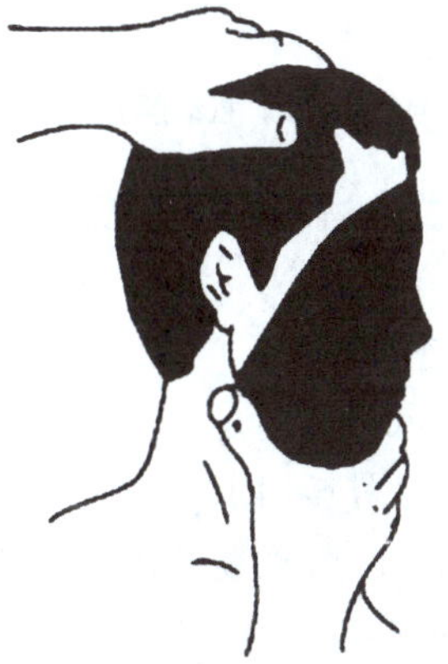

图 6-7　面动脉止血

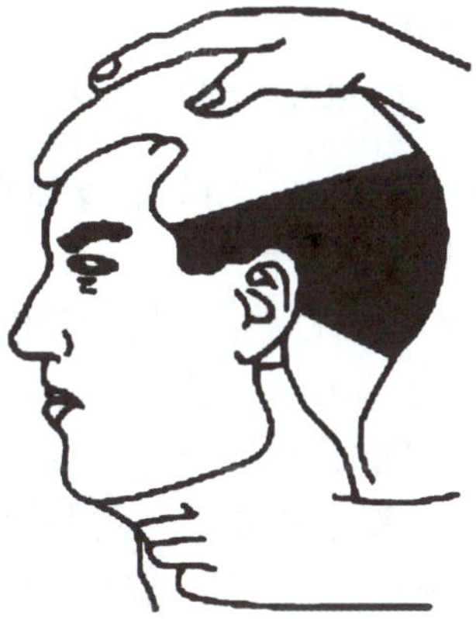

图 6-8　耳后动脉止血

（4）颈部、头面部出血：用一手拇指或其他四指压迫同侧甲状软骨外侧与胸锁乳突肌前缘中点之间的搏动点（颈总动脉），用力向后将动脉压向第 5 颈椎横突上（图 6-9）。禁止同时压迫两侧的颈总动脉，以免引起脑缺氧。

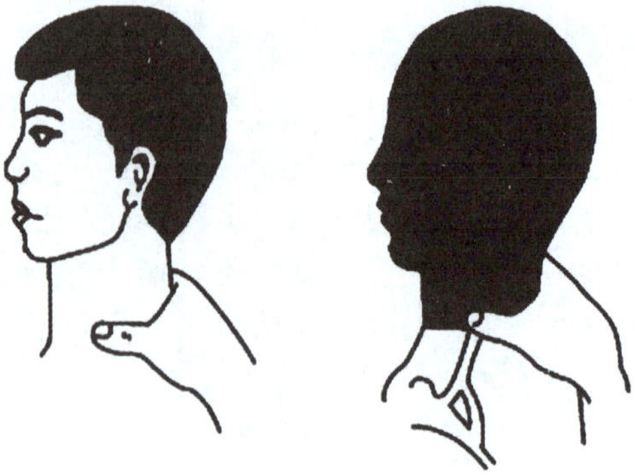

图 6-9　颈总动脉止血

（5）肩部、腋窝、上臂出血：压迫同侧锁骨上窝中部的搏动点（锁骨下动脉），将动脉压向第一肋骨（图 6-10）。

（6）前臂出血：用拇指压迫伤侧肘窝肱二头肌腱内侧的搏动点（肱动脉），将动脉向外压向肱骨干（图 6-11）。

（7）手掌、手背出血：救护者用双手拇指或患者用自己健侧手的拇指、示指分别压迫伤侧手腕内外侧的搏动点（尺、桡动脉），将动脉分别压向尺骨和桡骨（图 6-12）。

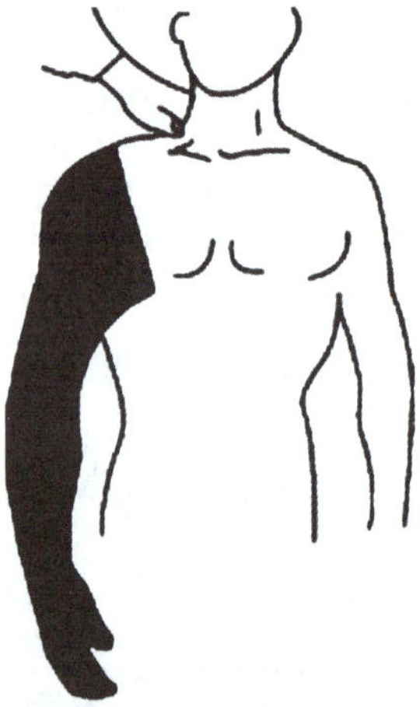

图 6-10　锁骨下动脉止血

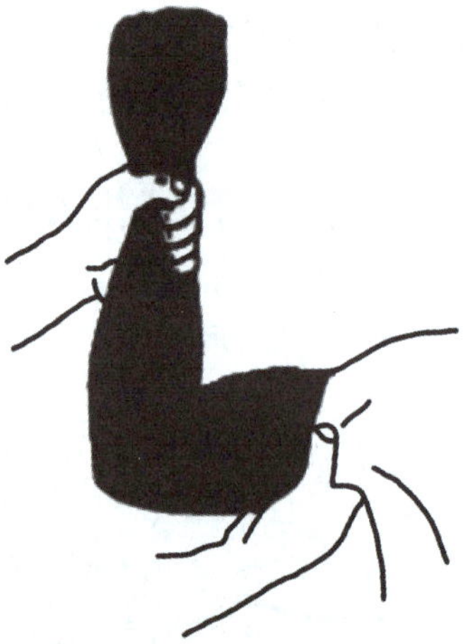

图 6-11　肱动脉止血

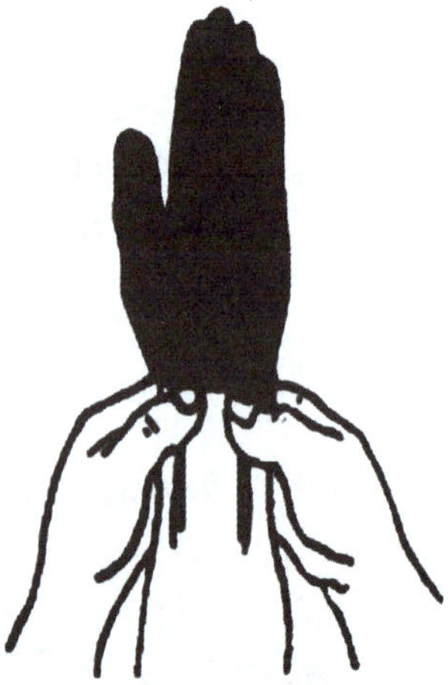

图 6-12　尺、桡动脉止血

（8）大腿出血：用双手拇指重叠向后用力压迫腹股沟中点稍下方的搏动点（股动脉），将动脉压向耻骨上支（图 6-13）。

（9）小腿出血：在腘窝中部压迫腘动脉。

（10）足部出血：用双手拇指或示指压迫足背中部靠近脚踝处的搏动点（胫前动脉）和足跟与内踝之间的搏动点（胫后动脉）（图 6-14）。

3. 止血带止血法　一般只适用于四肢大动脉出血，或采用加压包扎或其他止血方法后不能有效控制的大出血时才选用，使用不当会造成更严重的出血或肢体缺血坏死。目前止血带有橡胶管止血带、表带式止血带、充气式止血带、卡式止血带等，在紧急情况下，也可用绷带、三角巾、布条等代替止血带。

（1）橡皮止血带止血法：在出血肢体伤口的近心端，先用棉垫、绷带或布块等作为衬垫，选一条长 1 m 的橡皮管，以左手的拇指、示指、中指持止血带的头端，两手将止血带中段适当拉长，绕肢体一圈后压住头端，再绕肢体两圈，用左手示指、中指夹住尾端后将尾端从止血带下牵出，使之成为一活结（图 6-15）。

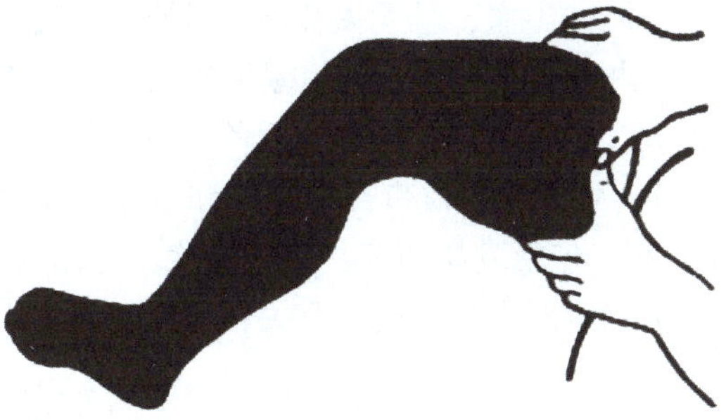

图 6-13 股动脉止血

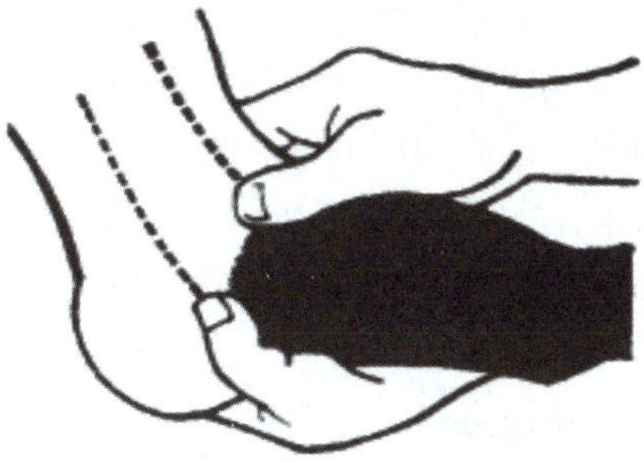

图 6-14 胫前、后动脉止血

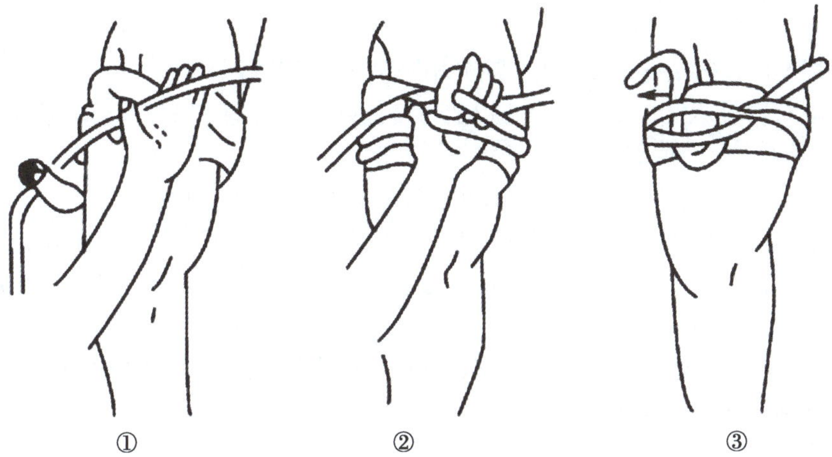

图 6-15 橡皮止血带止血法

（2）充气压力止血带止血法：常用血压计袖带，在出血部位近端绑扎，均匀施压。

（3）绞紧止血法：用三角巾叠成带状或布条、手帕等绕肢体一圈，打一活结，取一小木棒、笔杆、筷子等作绞棒，穿进活结下，绞紧，再将小木棒一端插入活结套内，拉紧固定木棒即可（图 6-16）。

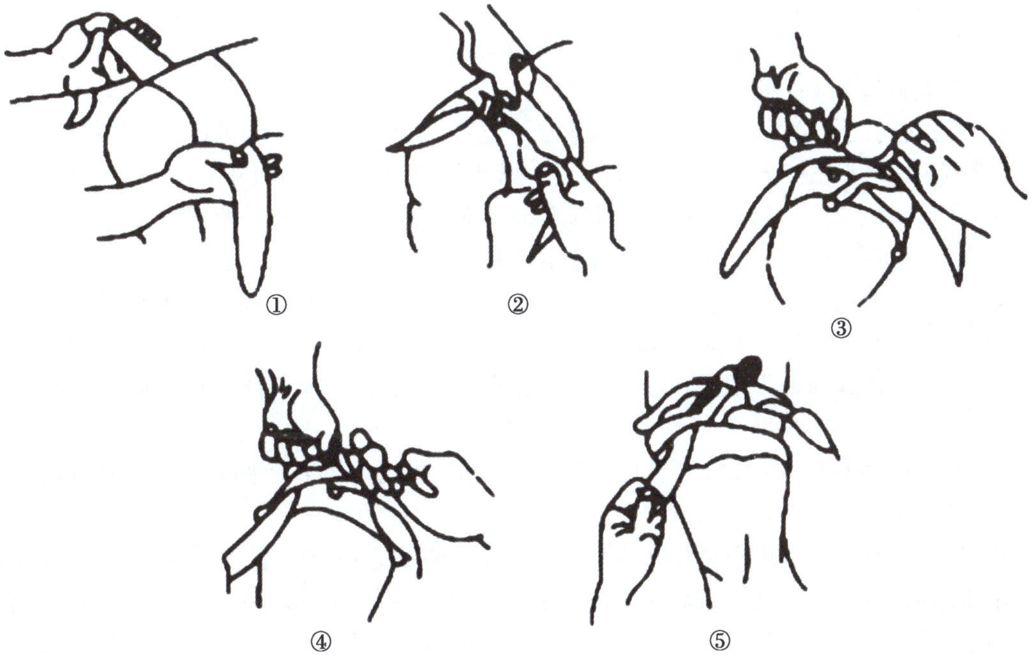

图 6-16 绞紧止血法

（4）屈肢加垫止血法：适用于肘或膝关节以下的肢体出血，且无关节损伤时使用。其方法是在肘窝或腘窝处加垫子（纱布卷或棉垫卷等），屈曲肘或膝关节，再用绷带或三角巾等将屈肢缠紧，以达到压迫止血的目的。此法对伤员痛苦大，不宜首选。疑有骨折者禁用。

4. 注意事项　止血带止血具有潜在的不良后果，可导致止血带部位神经和血管的暂时性或永久性损伤，以及肢体局部缺血导致的系统并发症，包括乳酸血症、高钾血症、心律失常、休克、肢体损伤和死亡，这些并发症与止血带的压力和阻断血流的时间有关，因此使用止血带时要特别注意以下几点：

1）止血带止血的部位应在伤口的近心端，上肢出血在上臂的上 1/3 处，下肢出血在大腿的中上部，对于毁损的肢体也可把止血带结扎在靠近伤口的部位，有利于最大限度地保存肢体。

2）止血带不可直接结扎在皮肤上，应先用平整的衬垫垫好。

3）止血带松紧要适度，以伤口停止出血为度，过紧容易造成肢体损伤或缺血坏死，过松可使静脉回流受阻，反而加重出血。

4）使用止血带后要在明显部位做好标记，注明时间，应精确到分。

5）止血带使用的时间一般不能超过 5 小时。为了防止伤肢缺血坏死，每隔 40 ~ 60 min 放松止血带一次，每次 1 ~ 2 min。放松期间压迫止血，然后在比原来结扎部位稍低的位置重新结扎止血。

6）解除止血带应在输液、输血与采取其他的止血措施后进行，如止血带以下组织已经明显广泛坏死，在截肢前不宜松解止血带。

（二）包扎

体表各部位的伤口除采用暴露疗法者外，一般均需包扎，以保护伤口，减少污染，固定伤肢，同时也可起到压迫止血，减轻疼痛的作用。正常情况下可用卷轴绷带或三角巾（某些特殊部位可用多头细带或丁字带）、尼龙网套及创可贴，在急救现场，如无绷带或纱布，可用洁净的毛巾、衣服、被单等代替。包扎要求牢靠、快速、舒适、美观，且肢体的包扎必须维持在功能位。

1. 卷轴绷带基本包扎法

（1）环形包扎法：此法用于绷带包扎开始与结束时，用于包扎颈、腕、胸、腹等粗细相等部位的小伤口。伤口先用敷料覆盖，绷带环形缠绕肢体 4 ~ 5 层，每圈盖住前一圈，绷带缠绕范围要超出敷料边缘（图 6-17a）。

（2）蛇形包扎法：适用于需由一处迅速延伸至另一处时，或做简单的固定。夹板固定多用此法。绷带先以环形法开始，然后以绷带宽度为间隔斜形上缠（图 6-17b）。

（3）螺旋形包扎法：用于包扎直径基本相同的部位如上臂、手指、躯干、大腿等。绷带以环形法开始，然后逐渐上缠，每圈盖住前圈的 1/3 ~ 1/2（图 6-17c）。

（4）螺旋反折包扎法（折转法）：用于直径大小不等的部位，如前臂、小腿等。注意不可在伤口上或骨隆突处反折。每圈缠绕时均将绷带反折，盖住前圈的 1/3 ~ 1/2，反折部位在同一直线上。目前使用弹力绷带用螺旋形包扎法包扎直径不等的部位，也能达到止血和固定的作用（图 6-17d）。

（5）8 字形包扎法：在弯曲关节的上下方，将绷带重复呈 8 字形来回缠绕，每圈盖住前圈的 1/3 ~ 1/2（图 6-17e）。

（6）回返包扎法：多用来包扎没有如指端、头部或截肢的残端。先环形缠绕两圈，由助手或手指固定后面绷带，经肢体顶端或断肢残端向前。然后固定前面绷带，再向后反折，如此反复，每次均覆盖上次的 1/3 ~ 1/2，直至完全覆盖伤处顶端，最后环形缠绕两圈，将反折处压住固定（图 6-17f）。

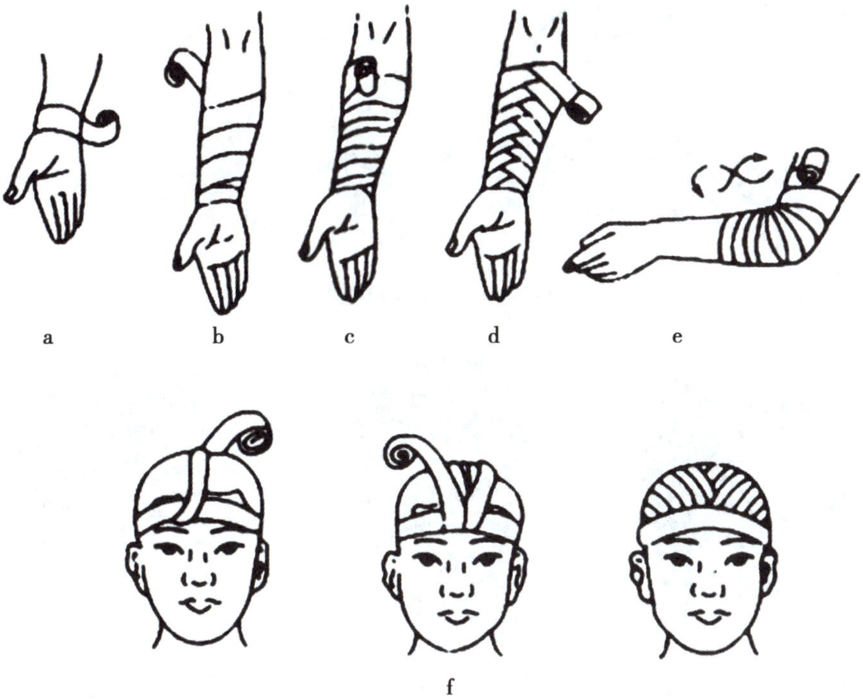

图 6-17　绷带的包扎法

2. 三角巾包扎法　使用三角巾时注意边要固定脚，脚要拉紧，中心伸展，敷料贴实。在使用时按需要折叠成不同的形状，用于不同部位的包扎。

（1）头面部包扎

1）头顶部包扎法：将三角巾底边向上翻折两指宽，盖住头部，从眉上、耳上过，两底脚压住顶角在枕后交叉，回前额中央打结，顶角向下拉紧后向上塞入（图 6-18）。

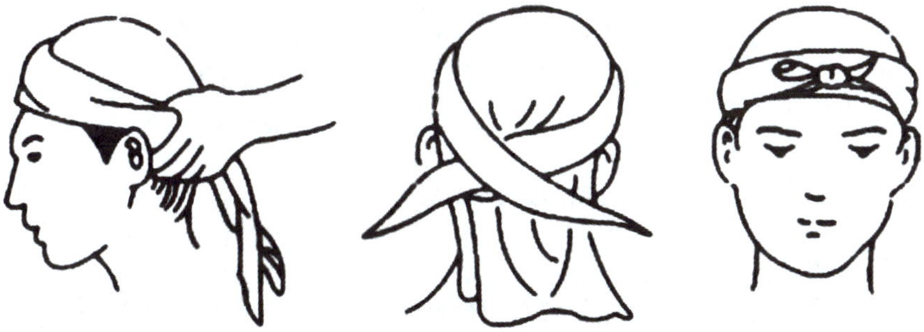

图 6-18　三角巾头顶部包扎法

2）风帽式包扎法：将三角巾顶角和底边中央各打一个结成风帽状。顶角放于额前，底边结放在后脑勺下方，包住头部，两角往面部拉紧向外反折包绕下颌（图 6-19）。

3）下颌部包扎法：将三角巾折成三指宽带形，留出系带一端从颈后包住下颌部，与另一端在颊侧面交叉反折，转回颌下，伸向头顶部在两耳交叉打结固定（图 6-20）。

4）眼部包扎法：将四头带中间未剪开的部分盖住眼部，两端分别于颈后打结（图 6-21）。

5）鼻部包扎法：将四头带中间未剪开的部分盖住鼻部，上面的两端于颈后打结，下面的两端也于颈后打结（图 6-22）。

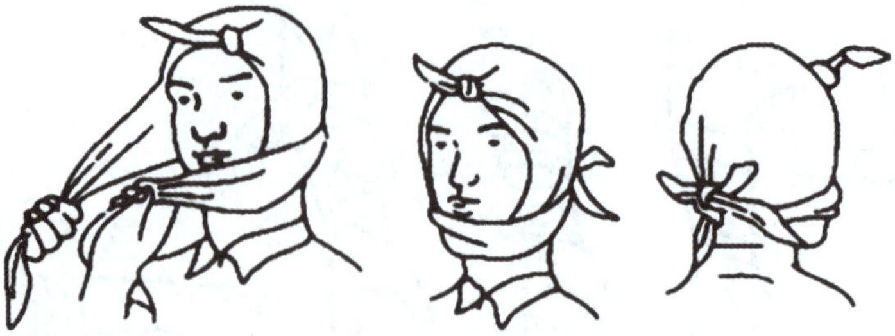

图 6-19　风帽式包扎法

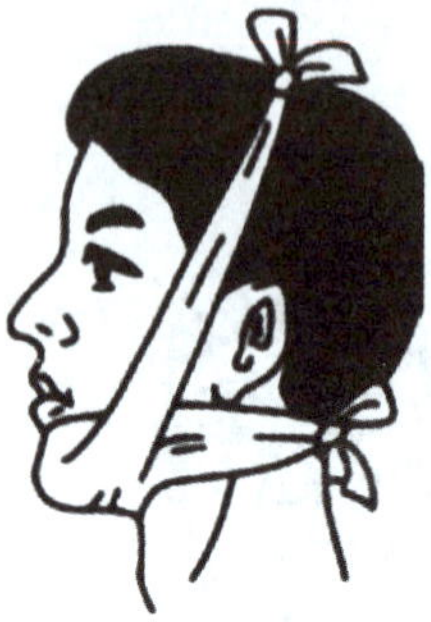

图 6-20　下颌部包扎法

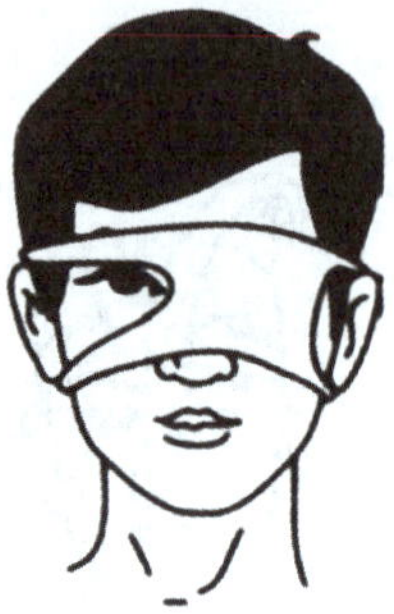

图 6-21　眼部包扎法

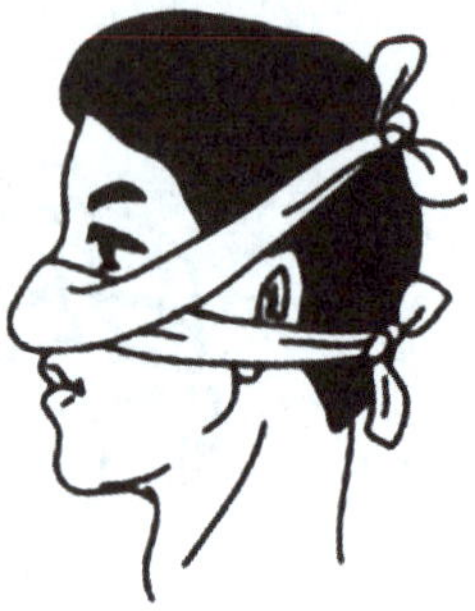

图 6-22　鼻部包扎法

6）面部面具式包扎法：用于广泛的面部损伤或烧伤。方法是将三角巾的顶部打结后套在下颏部，罩住面部及头部拉到枕后，将底边两端交叉拉紧后到额部打结，然后在口、鼻、眼部剪孔、开窗（图 6-23）。

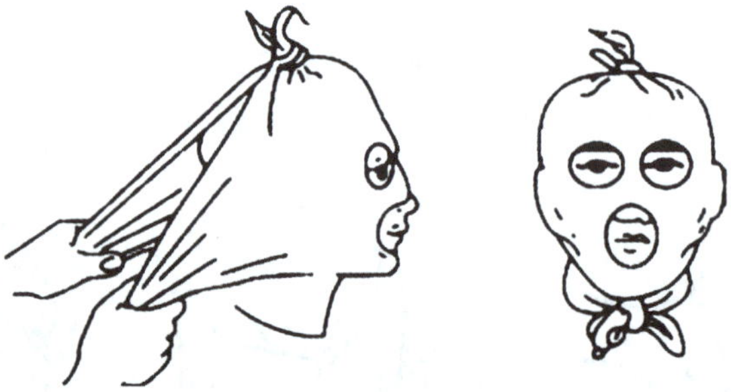

图 6-23　面具式包扎法

（2）肩、胸背部包扎

1）燕尾巾包扎单肩：燕尾夹角朝上放在伤侧肩上。向后的一角压住向前的一角并稍大于向前的一角。燕尾底边两角包绕上臂的上 1/3 处打结，拉紧两燕尾角，分别经胸背于对侧腋下打结（图 6-24）。

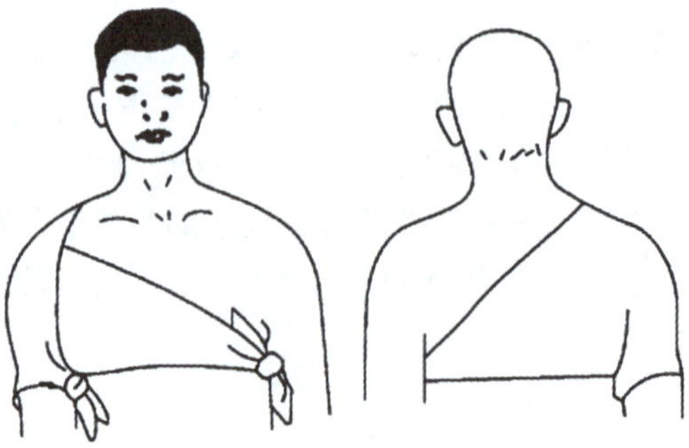

图 6-24　燕尾式单肩包扎法

2）燕尾巾包扎双肩：两燕尾角等大，夹角朝上对准颈后正中，燕尾披在两肩上，两燕尾角过肩由前往后包肩到腋下与燕尾底边相遇打结。

3）三角巾包扎胸（背）部：一侧胸部包扎时将三角巾的顶角放在伤侧肩上，然后把左右底角经两腋下拉至背部打结，再把顶角拉过肩部与双底角结系在一起（图 6-25）。全胸包扎时将三角巾折成燕尾状，底边折一道，横放于胸前，两角向上置于两肩并拉至颈后打结，再将两顶角带子绕至对侧腋下打结。背部包扎法和胸部相同，只是位置相反，结打于胸前（图 6-26）。

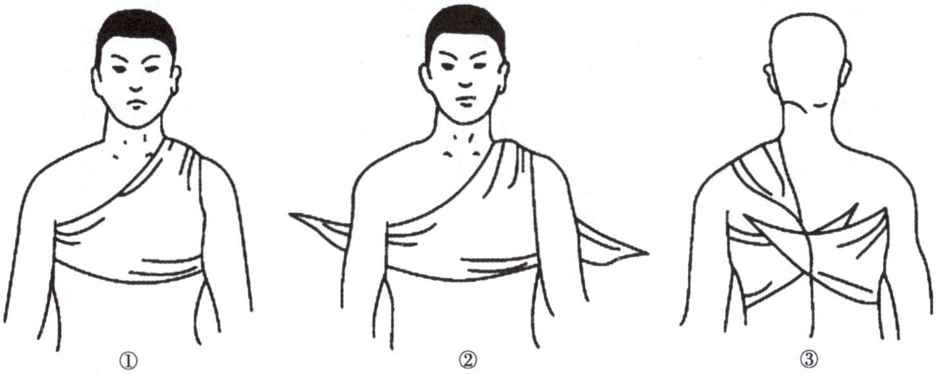

图 6-25　三角巾单胸包扎法

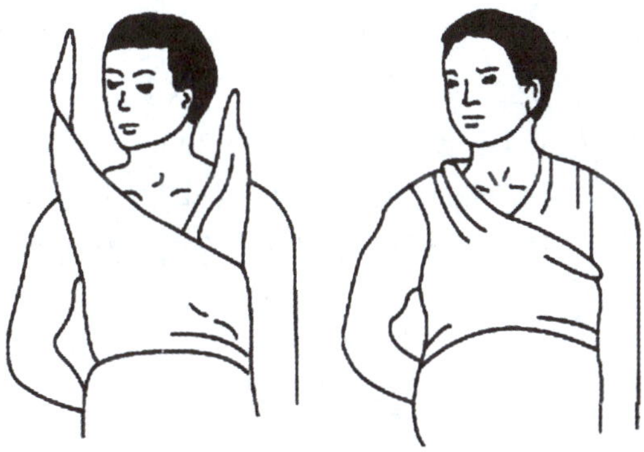

图 6-26　双胸包扎法

（3）腹、臀部包扎（图 6-27）

1）燕尾巾包扎腹（臀）部：燕尾巾底边系带围腰打结，夹角对准大腿外侧中线，前角大于后角并压住后角。前角经会阴向后拉与后角打结。臀部包扎方法与腹部相同，只是位置相反，后角大于前角。

2）三角巾包扎腹（臀）部：三角巾顶角朝下，底边横放于脐部并外翻 10 cm 宽，拉紧底角至腰背部打结，顶角经会阴拉至臀上方，同底角余头打结。

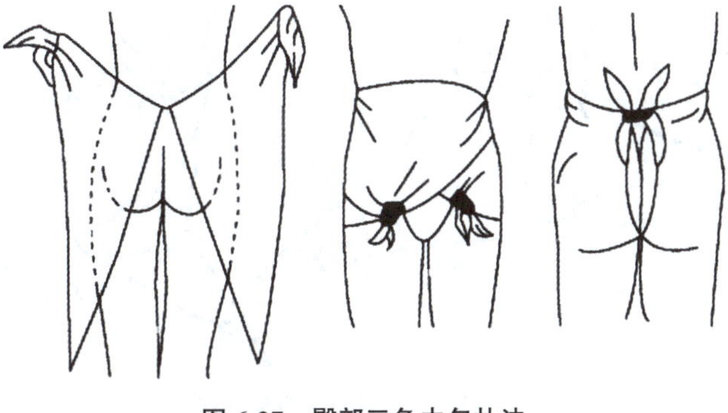

图 6-27　臀部三角巾包扎法

（4）四肢包扎

1）三角巾包扎上肢：将三角巾一底角打结后套在伤侧手上，结的余头留长些备用，顶角包裹伤肢并简单固定，伤侧前臂曲至胸前，另一底角沿手臂后方拉至对侧肩上，拉紧两底角打结（图 6-28）。

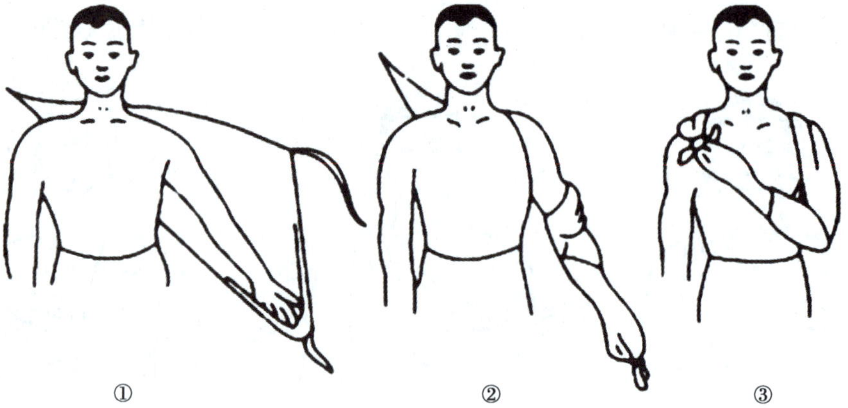

图 6-28 上肢包扎法

2）三角巾包扎手、足：将三角巾展开，将患者受伤的手掌（足）平放在三角巾的中央，手指（脚趾）尖对向三角巾的顶角。在患者伤指（趾）缝间放入敷料。将三角巾顶角折起，盖在患者手背（足背）上面，顶角达到腕关节（踝关节）以上。将三角巾两底角折起到患者手背（足背）交叉，再围绕手腕（踝部）一圈后打结（图 6-29）。

3）三角巾包扎小腿和足部：脚朝向三角巾底边，把脚放进底角底边一侧，提起顶角与较长一侧的底角交叉包裹，在小腿打结，再将另一底角折到足背，绕脚腕与底边打结（图 6-30）。

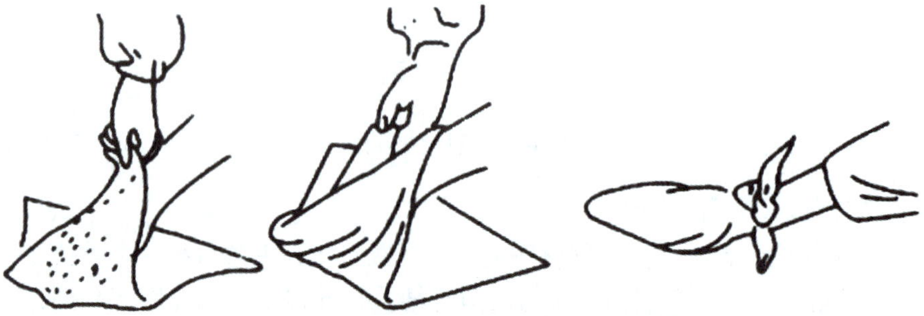

图 6-29 手和足部包扎法

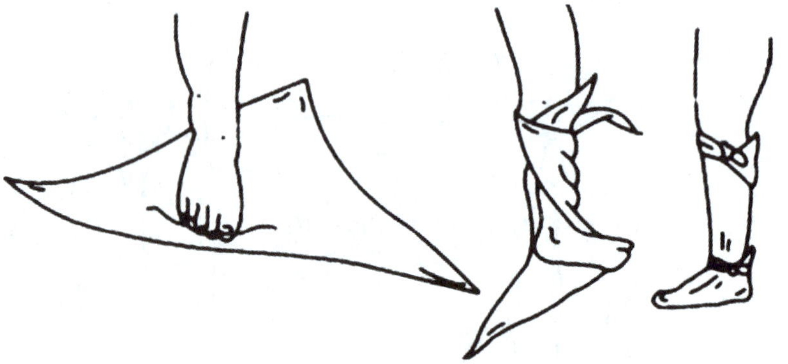

图 6-30 小腿和足部包扎法

3. 尼龙网套及创可贴包扎 这是新型的包扎材料，应用于浅表伤口、头部及手指伤口的包扎，现场使用方便快捷。

（1）尼龙网套包扎：尼龙网套有良好的弹性，使用方便。头部及肢体均可使用。先用敷料覆盖伤口并固定，再将尼龙网套套在敷料上。

（2）各种规格的创可贴包扎：创可贴透气性良好，具有止血、消炎、止疼、保护伤口等作用，使用方便，效果佳。选择大小合适的创可贴，除去包装，将中央部位对准伤口贴上即可。

4. 注意事项

（1）包扎伤口时，先简单清创并盖上消毒纱布后进行包扎。动作要轻巧，不要触及伤口，以免加重疼痛或导致伤口出血及污染。

（2）根据包扎部位，选择适宜的绷带、三角巾或多头带等。敷料应干燥，无污染。

（3）包扎时要使伤员的体位保持舒适。在皮肤皱褶处如腋下、乳下、腹股沟及骨隆突处，应用棉垫或纱布保护。需要抬高肢体时，应给予适当的扶托物。包扎的肢体必须保持功能位。包扎肢端时应将指趾外露，便于观察末梢血液循环状况。

（4）包扎时松紧要适宜，过紧会影响局部血液循环，过松易致敷料脱落或移动。

（5）包扎方向为自下而上，由左向右，从远心端向近心端包扎，以利于静脉血液的回流。

（6）包扎结束后应在肢体的外侧面打结，避免在伤口、骨隆突处或易于受压的部位打结。

（三）固定

固定是对骨折或怀疑骨折的伤员所采取的局部或全身的制动措施，可以限制受伤部位的活动，从而减轻疼痛，避免骨折断端再移位或摩擦而损伤周围重要的血管、神经乃至脏器，同时固定也利于防治休克，便于伤员的搬运。所有的四肢骨折均应进行固定，脊椎损伤和骨盆骨折在急救中应相对固定。固定最好用夹板，目前使用的有充气式夹板铝芯塑形夹板、带有衬垫和固定带的四肢各部位夹板以及不同型号的小夹板等。在抢救现场，还可因地制宜选用竹板、木棒、镐把、枪托等代替。紧急情况下，可直接借助患者的衣服、健侧肢体或躯干等进行临时固定。

1. 固定材料

（1）夹板：是最理想的固定材料。目前临床使用的有木制夹板、钢丝夹板、塑料制品夹板、充气式夹板、真空夹板等。

（2）敷料：衬垫，如棉花、衣物等，也可用绷带、三角巾固定。

（3）颈托、颈围或器具。

（4）如抢救现场一时找不到夹板，可就地取材，用竹板、木棒或直接借助伤员的健侧肢体或躯干进行临时固定。

2. 固定方法

（1）锁骨骨折固定：用毛巾垫于两腋窝前上方，将三角巾折叠成带状，两端分别绕两肩呈“8”字形，尽量使两肩后张，拉紧三角巾的两头在背后打结（图 6-31）。

（2）肱骨骨折固定：用长、短两块夹板，长夹板放于上臂的后外侧，短夹板置于上臂前内侧（如只有一块夹板，则放在上臂外侧），在骨折部位上下两端固定，肘关节屈曲成 90°，用三角巾将上肢悬吊，固定于胸前（图 6-32）。

（3）前臂骨折固定：取两块合适的夹板，其长度超过肘关节至腕关节的长度，分别置于前臂的内、外侧，用绷带固定夹板上下两端，肘关节屈曲成 90°，拇指向上，用三角巾将前臂悬吊于胸前（图 6-33）。

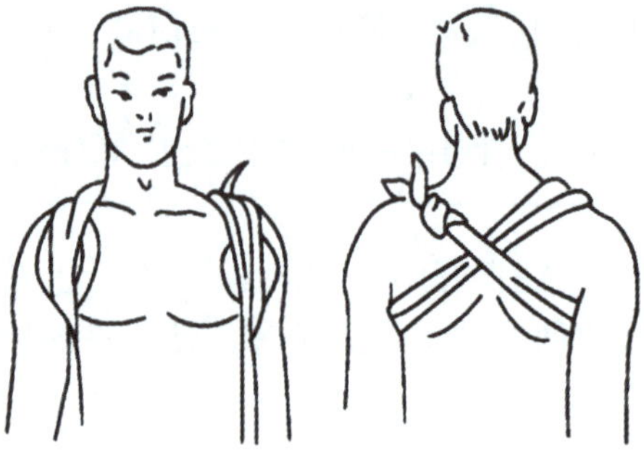

图 6-31　锁骨骨折固定

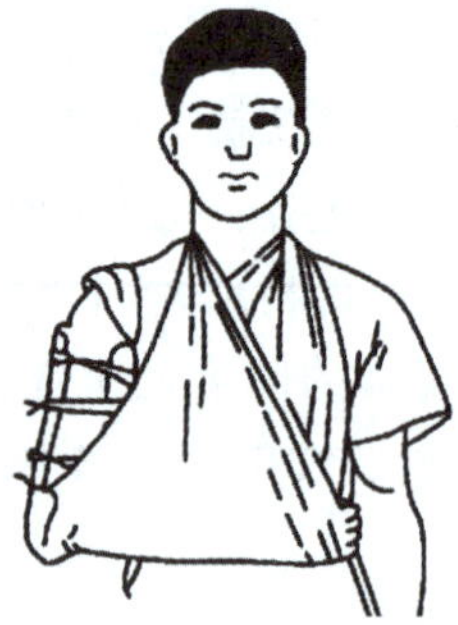

图 6-32　肱骨骨折固定

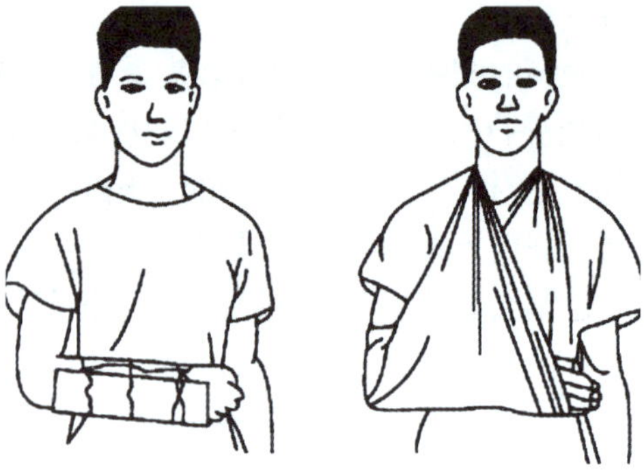

图 6-33　前臂骨折固定

（4）大腿骨折固定：用两块夹板（内侧夹板长度为上至大腿根部，下过足跟；外侧夹板长度为上至腋窝，下过足跟）分别放在伤腿内外两侧（如只有一块夹板，则放在伤腿外侧），并将健肢靠近伤肢，使双下肢并列，两足对齐。关节处及空隙部位均放置衬垫，用 5 ~ 7 条三角巾或布带先将骨折部位的上下两端固定，然后分别固定腋下、腰部、膝、踝等处。足部用绷带“8”字形固定，踝关节保持在背屈 90° 位置（图 6-34）。

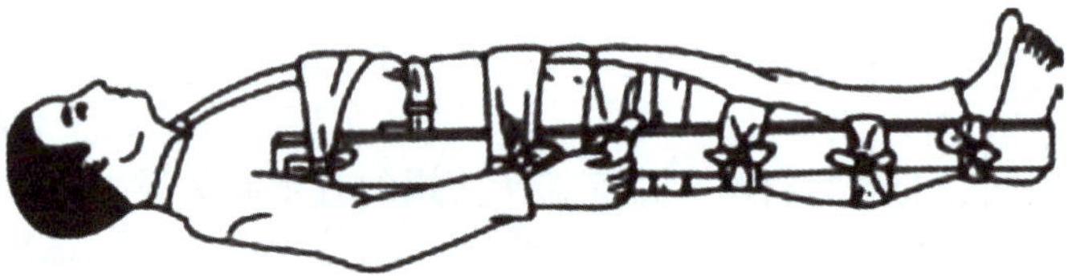

图 6-34　大腿骨折固定

（5）小腿骨折固定：两块夹板分别放在小腿的内侧和外侧，关节处垫棉垫，长度从足跟至大腿。用三角巾或绷带分段扎牢固定。首先固定小腿骨折的上下两端，然后固定大腿中部、膝关节、踝关节等处，足部用绷带“8”字形固定，踝关节保持在背屈 90° 位置。

（6）脊柱骨折固定：协助患者俯卧于硬板床上，取三块平板以“工”字形固定，垫好衬垫后将横板压住竖板，并分别置于两肩以及腰骶部，用三角巾先固定两肩部的横板，然后固定腰骶部的横板（图 6-35a）。如现场没有夹板，也可让患者俯卧于硬板上，不予固定，但不能随意搬动患者，并禁止患者翻身（图 6-35b）。

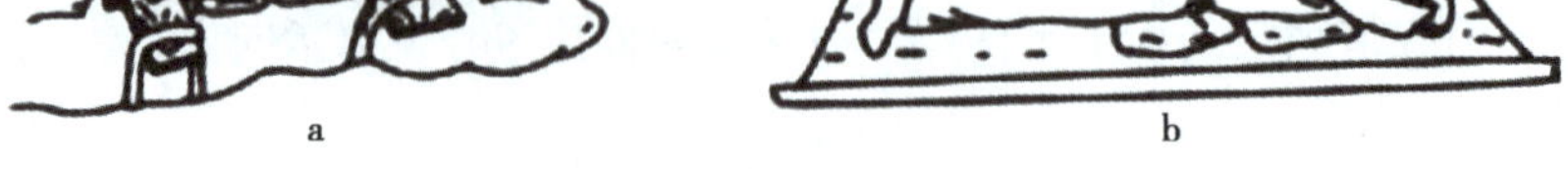

a　　b

图 6-35　脊柱骨折固定法

（7）胸、腰椎骨折固定：伤员平卧于硬质担架上，用衣服垫塞颈、腰部，用布条将患者固定在担架上。

3. 注意事项

（1）如有伤口和出血，应先止血、包扎，然后再固定骨折部位，如有休克，应先行抗休克处理。

（2）在处理开放性骨折时，不可把刺出的骨端送回伤口，以免造成感染。

（3）夹板的长度与宽度要与骨折的肢体相适应，其长度必须超过骨折的上、下两个关节。

（4）夹板不可与皮肤直接接触，其间应垫棉花或其他物品，尤其在夹板两端，骨突出部位和悬空部位应加厚衬垫，防止受压或固定不妥。

（5）固定应松紧适度，以免影响血液循环。肢体骨折固定时，一定要将指（趾）端露出，以便随时观察末梢血液循环情况，如发现指（趾）端苍白、发冷、麻木、疼痛、水肿或青紫，说明血运不良，应松开重新固定。

（四）搬运

搬运主要是指将伤员迅速、安全地脱离灾害事故现场和转移到运输工具上所采取的方法和技术。搬运伤员的基本原则是及时、迅速、安全地将伤员搬至安全地带，防止再次受伤。

1. 担架搬运法

（1）担架的种类：有帆布担架、绳索担架、被服担架、板式担架、铲式担架、四轮担架等。

（2）担架搬运的要领：3 ~ 4 人一组将患者移上担架；患者头部向后，足部向前，这样后面抬担架的人可以随时观察患者的变化；抬担架者步调要一致，平稳前进；向高处抬时（如过台阶、过桥、上桥），前面的人要放低，后面的人要抬高，使患者保持水平状态；下台阶时，则相反。

2. 徒手搬运法

（1）单人徒手搬运：①扶持法：用于清醒并能行走的伤员。搬运者站在伤员一侧，使伤员靠近并用手臂揽住自己的颈部，用外侧手牵拉伤员的手腕，另一手扶持伤员的腰背部走（图 6-36a）。②抱持法：用于体重轻的伤病员。搬运者将伤员抱起，一手托其背部，一手托其大腿，能配合者可抱住搬运者颈部（图 6-36b）。③背负法：搬运者站在伤员前面，微弯腰部，将伤员背起，此法不适用于胸部损伤的伤员（图 6-36c）。

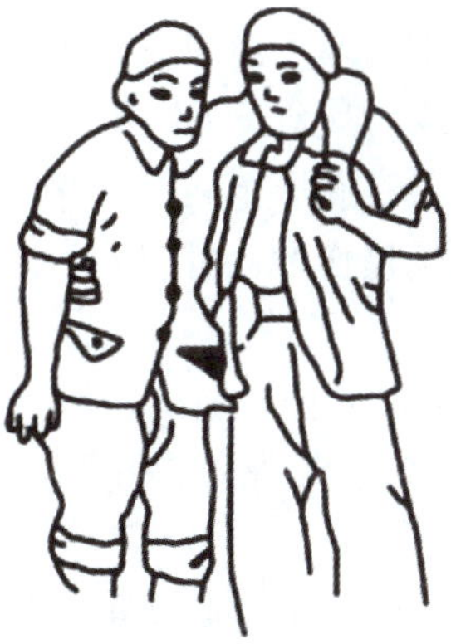

a.扶持法

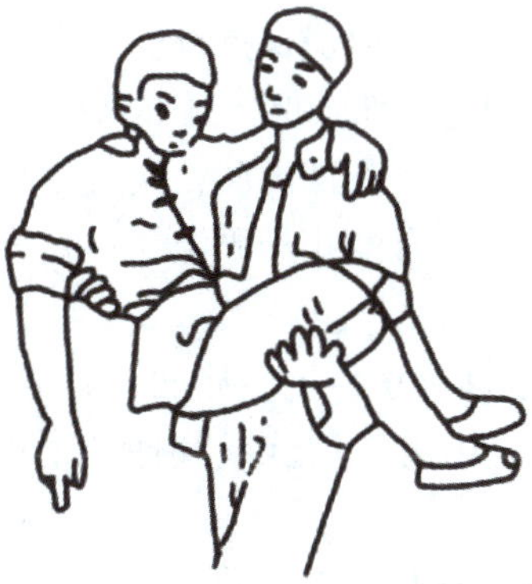

b.抱持法

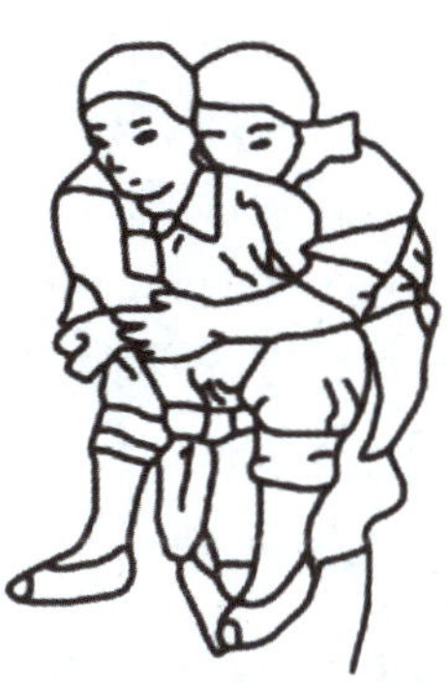

c.背负法

图 6-36 单人搬运法

（2）双人徒手搬运：①拉车式搬运法：指一人站在伤员头侧，两手插于伤员腋下，将伤员抱在怀里，另一人立于伤员两腿之间，将两腿抬起，两人同方向步调一致前行（图 6-37）。②椅托式搬运法：指两人分别以左、右膝跪地，各自用外侧的手伸至伤员大腿下并相互紧握，另一手彼此交叉支撑伤员背部，慢慢将其抬起（图 6-38）。③平抬或平抱搬运法：指两人一左一右或一前一后将伤员平抬，注意此法不适用于脊柱损伤者。

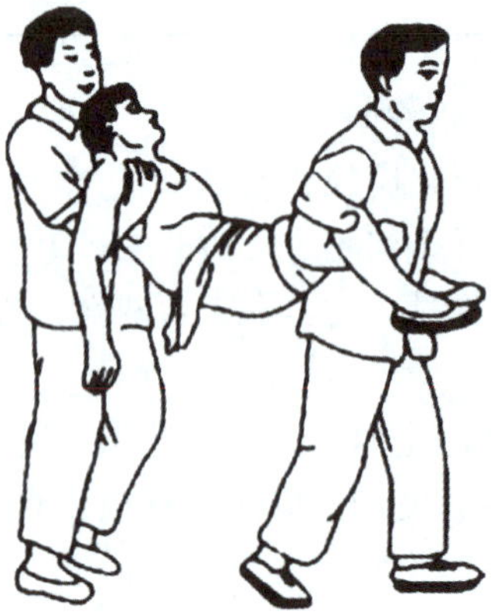

图 6-37 拉车式搬运法

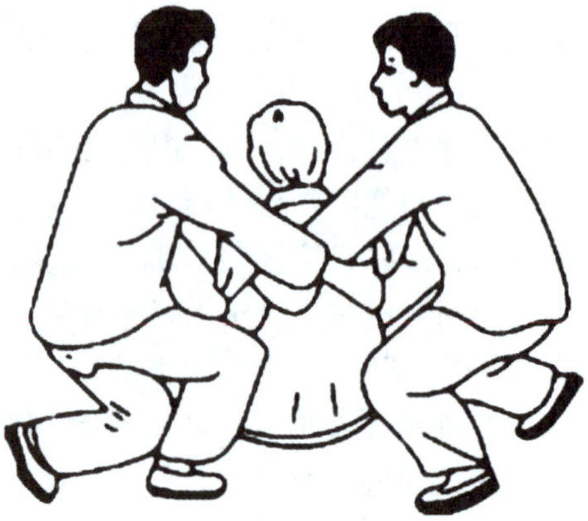

图 6-38 椅托式搬运法

（3）多人徒手搬运：三人可并排将伤员抱起，齐步前行，第四人可固定头部，多于四人时，可面对面平抱搬运（图 6-39）。

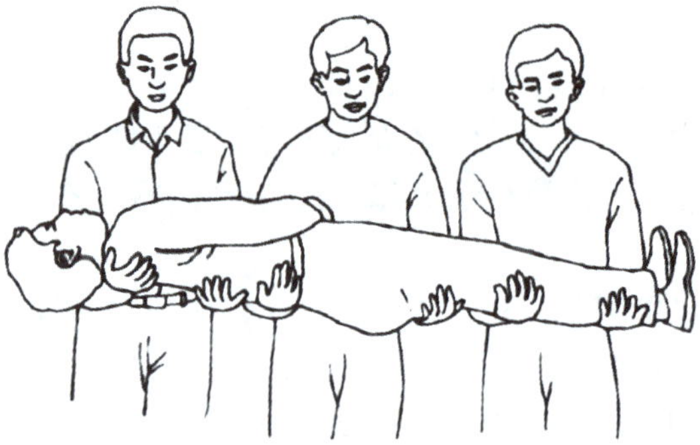

图 6-39 三人搬运法

3. 特殊伤员的搬运方法

（1）脊柱损伤伤员：搬运这类伤员时应保持脊柱伸直，严防颈部与躯干前屈或扭转。颈椎损伤者需 3 ~ 4 人搬运，可一人固定头部，保持颈部与躯干成一直线，其余三人蹲于伤员同一侧，一人托胸背部，一人托臀部，一人托两下肢，四人一起将伤员放在硬质担架上，并用沙袋固定伤员头部两侧，胸部、腰部、下肢与担架固定在一起。胸、腰椎损伤者，可三人于伤员同一侧搬运，方法同颈椎损伤者。

（2）腹部损伤伤员：伤员取仰卧位，下肢屈曲，膝下加垫，尽量放松腹肌。若腹部内脏脱出，不应回纳，以免感染，应用清洁的碗或其他合适的替代物扣于其上，包扎固定后再搬运。

（3）骨盆损伤伤员：先将骨盆做环形包扎后，让伤员仰卧于硬质担架上，微屈膝，膝下加垫后再搬运。

（4）身体带有刺入物的伤员：应先包扎伤口，妥善固定好刺入物才可搬运。搬运途中应避免碰撞挤压，以防刺入物脱出或继续深入。刺入物外露部分较长时，应有专人负责保护刺入物。

（5）昏迷伤员：侧卧或仰卧于担架上，头偏向一侧，以利于呼吸道分泌物排出。

4. 注意事项 ①移动伤者时，首先应检查伤者的头、颈、胸、腹和四肢是否有损伤，如果有损伤，应先做急救处理，再根据不同的伤势选择不同的搬运方法。②伤情严重、路途遥远者，要做好途中护理，密切注意伤者的神志、呼吸，脉搏以及病情的变化。③上止血带的伤者，要注意上止血带和放松止血带的时间。④搬运脊椎骨折的伤者，要保持伤者身体的固定。颈椎骨折的伤者除了身体固定外，还要有专人牵引固定头部，避免移动。⑤用担架搬运伤者时，一般头略高于脚，休克的伤者则脚略高于头。行进时伤者的脚在前、头在后，以便观察伤者情况。⑥用汽车、大车运送时，床位要固定，防止起动、刹车时晃动使伤者再度受伤。

知识检测

1. 止血带止血法连续阻断血流的时间一般不超过
   A. 1/2 h　　B. 1 h
   C. 2 h　　D. 1 ~ 2 h
   E. 不一定
2. 心搏骤停最常见的心电图类型是
   A. 心房颤动　　B. 心室颤动
   C. 心脏停搏　　D. 心电 - 机械分离
   E. 心房扑动
3. 心肺复苏后，关键处理是
   A. 纠正酸中毒　　B. 脑复苏
   C. 治疗原发病　　D. 维持良好的通气
   E. 密切监测病情变化
4. 适用于夹板固定的绷带包扎法是
   A. 环形包扎　　B. 蛇形包扎法
   C. 螺旋形包扎法　　D. “8”字形包扎法
   E. 回返包扎法
5. 对于胸部创伤的伤员，不能采用的搬运方法是
   A. 扶持法　　B. 抱持法
   C. 背负法　　D. 担架搬运
   E. 平车搬运

学习项目七　动物咬伤患者的院前救护

学习目标

【知识目标】 掌握动物咬伤的概念、紧急处理和救护措施；熟悉动物咬伤患者的护理评估、健康教育；了解动物咬伤的病因、分类和治疗原则。

【能力目标】 能对动物咬伤患者进行院前紧急处理。

【素质目标】 培养学生应对突发情况的处理能力，善于分析在抢救中遇到的各种问题；具备责任心和临危不乱的专业道德素质，经过科学的思考，提高分析问题、解决问题的能力；具有良好的应急协调能力、急救服务意识及急救普及推广意识，提高抢救成功率。

学习任务一 犬咬伤

【工作情境】小王是一名三甲医院的实习护士，她像往常一样下夜班回家，进入电梯在即将关门时，突然一条家养犬扑向其中一名同乘人员，死死咬住他的大腿，第一次遇见这样的突发状况，小王应该如何做好现场的紧急处理？

【岗位任务】

1. 狂犬病的定义是什么？
2. 犬咬伤的现场紧急救护措施是什么？

随着人民生活水平的不断提高，家养宠物数量也不断增多，犬咬伤的发生率也相应增加。若咬伤人的犬感染狂犬病病毒，则被咬伤者可能发生狂犬病。狂犬病病毒主要存在于病畜的脑组织及脊髓中，其涎腺和涎液中也有大量病毒，该病毒对神经组织有强大的亲和力，在伤口及附近组织内停留并生长繁殖，若未被迅速灭活，病毒会沿周围神经上行到达中枢神经系统，诱发狂犬病。目前对狂犬病缺乏有效的治疗手段，预后较差，全世界每年约有 3 万人死于该病，犬咬伤是主要的原因。

一、狂犬病的定义

狂犬病又称恐水病或疯狗病，是由狂犬病病毒导致的人兽共患急性传染病，常见的是犬、猫等咬伤、抓伤、舔舐伤口或黏膜而引起。狂犬病主要影响中枢神经系统，人患病后的特征性临床表现为恐水、恐风、畏光、吞咽困难、狂躁等，最后死于呼吸、循环和全身衰竭。一旦发病，目前尚没有有效的临床治疗方法，病死率是所有传染病中最高的。狂犬病在我国属于乙类法定报告传染病。狂犬病是一种完全可以预防的致死性疾病（表 7-1）。

表 7-1 狂犬病暴露后免疫预防处置

暴露类型	接触方式	暴露程度	暴露后免疫预防处置
Ⅰ	符合以下情况之一者： 1. 接触或喂养动物[a, b] 2. 完整皮肤被舔舐 3. 完好的皮肤接触狂犬病动物或人狂犬病病例的分泌物或排泄物	无	确认接触方式可靠，则不需处置
Ⅱ	符合以下情况之一者： 1. 裸露的皮肤被轻咬 2. 无出血的轻微抓伤或擦伤，当肉眼难以判断时，可用乙醇擦拭暴露处，如有疼痛感，则表明皮肤存在破损（此法仅适于致伤当时测试使用）	轻度	1. 处理伤口 2. 接种狂犬病疫苗

续表

暴露类型	接触方式	暴露程度	暴露后免疫预防处置
Ⅲ	符合以下情况之一者： 1. 单处或多处贯穿皮肤的咬伤或抓伤 2. 破损的皮肤被舔舐[c] 3. 开放性伤口或黏膜被唾液污染（如被舔舐） 4. 暴露于蝙蝠[d]（当人与蝙蝠之间发生接触时应考虑进行暴露后预防，除非暴露者排除咬伤、抓伤或黏膜的暴露）	严重	1. 处理伤口 2. 注射狂犬病被动免疫制剂（抗狂犬病血清 / 狂犬病人免疫球蛋白） 3. 注射狂犬病疫苗[e]

注：a. 暴露于啮齿类动物、家兔或野兔时，通常无需接受狂犬病暴露后免疫预防

b. 禽类、鱼类、昆虫、蜥蜴、龟和蛇不会感染和传播狂犬病［美国疾病预防控制中心（CDC）明确指出：所有的哺乳动物都可患狂犬病。禽类、鱼类、昆虫、蜥蜴、龟和蛇不属于哺乳动物，不会感染和传播狂犬病］

c. 发生在头、面、颈部、手部和外生殖器的咬伤属于Ⅲ级暴露（WHO 推荐：由于头、面、颈、手和外生殖器部位神经丰富，建议这些部位的暴露属于Ⅲ级暴露）

d. 暴露于蝙蝠属于Ⅲ级暴露

e. 暴露后预防处置应立即开始。如果伤人动物在 10 日观察期内保持健康，或经可靠的实验室使用恰当的诊断技术证明该动物未患狂犬病，则可以终止免疫接种

二、护理评估

1. 健康史　询问犬咬伤发生的时间、咬伤部位、咬伤后处理情况，还应询问犬的状况，是否接受过免疫注射。狂犬病一般在犬咬伤后 10 日到数月发病，平均 30 ~ 60 日。咬伤越深，越靠近头面部，其潜伏期越短，发病率越高。

2. 身体状况　被犬咬伤后，局部疼痛，可见利齿所致的窄而深的伤口，伴出血和周围组织水肿。若引发狂犬病，在发病初期，切口周围麻木、疼痛，逐渐扩散到整个肢体；继而出现发热、烦躁、全身乏力、恐水、怕风、咽喉痉挛，伴流涎、多汗、心率快；最后出现肌瘫痪、昏迷、循环衰竭而死亡。

3. 心理—社会状况　被犬咬伤后，部分患者出现焦虑不安和恐惧心理，担心会感染狂犬病，或对接种狂犬病疫苗有顾虑；部分患者则不以为然，抱有侥幸心理。多数狂犬病患者（除后期昏迷者外）神志清醒，恐惧不安，恐水使患者更加痛苦。

三、犬咬伤的紧急救护措施

1. 被犬、猫等宿主动物咬抓伤后，凡不能确定伤人动物是否健康，都要采取积极措施。

2. 局部伤口的处理越早越好。

3. 彻底冲洗伤口——决定抢救成败的关键。立即用肥皂水或清水（1000 ml 以上）冲洗伤口 15 min，若周围一时无水源，可用人尿代替清水冲洗，然后再设法找水。彻底冲洗后用稀聚维酮碘（0.025% ~ 0.05%）、苯扎氯铵（0.005% ~ 0.01%）或其他具有病毒灭活效力的皮肤黏膜消毒剂消毒涂擦或消毒伤口内部，且不可马虎冲洗一下，甚至涂点汞溴红包扎好伤口就到医院，这是绝对错误的做法。

4. 伤口处理冲洗和消毒后，只要未伤及大血管，尽量不要缝合，也不应包扎，不涂软膏，不用粉剂，以利伤口排毒。如伤及头面部，或伤口大而深，或伤及大血管需要缝合包扎时，应在不妨碍引流、保证充分冲洗和消毒的前提下，做抗毒血清处理后再缝合。

5. 健康指导

（1）立即就近到狂犬病免疫预防门诊接种全程、足量的狂犬病疫苗。严重的还应注射抗狂犬病血清或免疫球蛋白。

（2）接种期间避免剧烈活动，忌用免疫抑制剂药物。

（3）忌酒、咖啡、浓茶和辛辣刺激性食物。

（4）伤口较深、污染严重者酌情进行抗破伤风处理和使用抗生素等。

四、犬咬伤暴露后处置

1. 暴露后预防处置的内容

（1）尽早进行伤口局部处理。

（2）尽早进行狂犬病疫苗接种。

（3）需要时，尽早使用狂犬病被动免疫制剂（狂犬病人免疫球蛋白、抗狂犬病血清）。

2. 判定暴露级别后，应根据需要尽早进行伤口处理；在告知暴露者狂犬病危害及应当采取的处置措施并获得知情同意后，采取相应处置措施。

（1）判定为Ⅰ级暴露者，无需进行处置。

（2）判定为Ⅱ级暴露者，应立即处理伤口，并按相关规定进行狂犬病疫苗接种。

（3）判定为Ⅲ级暴露者，应立即处理伤口，并按照相关规定使用狂犬病被动免疫制剂，并接种狂犬病疫苗。

1）伤口的外科处置：暴露后伤口处置有两个主要目标：一是预防狂犬病的发生，二是预防伤口继发细菌感染，促进伤口愈合和功能恢复。对于Ⅱ级和Ⅲ级暴露，彻底的伤口处理是非常重要的。伤口处理包括对伤口内部进行彻底的冲洗、消毒以及后续的外科处置，这对于预防狂犬病发生，避免继发细菌感染具有重要意义。

2）疫苗接种

①应用人群：Ⅱ级和Ⅲ级暴露者。

②接种程序：5针法程序：第0、3、7、14和28天各接种1剂，共接种5剂；“2-1-1”程序：第0天接种2剂（左右上臂三角肌各接种1剂），第7天和第21天各接种1剂，共接种4剂（此程序只适用于我国已批准可以使用“2-1-1”程序的狂犬病疫苗产品）。

③接种途径、部位和剂量：肌内注射，2岁及以上儿童和成人在上臂三角肌注射；2岁以下儿童可在大腿前外侧肌注射。每剂0.5 ml或1.0 ml。

④使用禁忌：具体参照产品规格或产品说明书。狂犬病为致死性疾病，暴露后狂犬病疫苗使用无任何禁忌，但接种前应充分询问受种者个体基本情况（如有无严重过敏史、其他严重疾病等）。即使存在不适合接种疫苗的情况，也应在严密监护下接种疫苗。如受种者对某一品牌疫苗的成分有明确过敏史，应更换无该成分的疫苗品种。

⑤接种延迟：狂犬病疫苗接种应当按时完成全程免疫，按照程序正确接种对机体产生抗狂犬病的免疫力非常关键，如某一针次延迟一天或数天注射，其后续针次接种时间按原免疫程序的时间间隔相应顺延。

⑥疫苗品牌更换：尽量使用同一品牌狂犬病疫苗完成全程接种。若无法实现，使用不同品牌的合格狂犬病疫苗继续按原程序完成全程接种，原则上不建议就诊者携带狂犬病疫苗至异地注射。

3）被动免疫制剂注射：狂犬病被动免疫制剂的作用机制是在主动免疫诱导的保护力空白区，通过在暴露部位即刻提供所需的中和抗体，中和伤口处理时残留在伤口内部的病毒，发挥快速保护效果。所有首次暴露的Ⅲ级暴露者，以及患有严重免疫缺陷、长期大量使用免疫抑制剂、头面部暴露的Ⅱ级暴露者均应使用狂犬病被动免疫剂。被动免疫制剂应尽早使用，最好在伤口清洗完成后立刻开始。如未能及时注射，在第一剂狂犬病疫苗接种后的7天内均可使用。7天后疫苗引起的主动免疫应答反应已经出现，此时再使用被动免疫制剂的意义不大。

狂犬病被动免疫制剂应严格按照体重计算剂量，一次性足量使用。狂犬病免疫球蛋白（RIG）为 20 IU/kg，狂犬病病毒 ERA 株（ERA）按照 40 IU/kg 计算。如所用总剂量不足以浸润注射全部伤口，可用生理盐水适当稀释。ERA 注射前必须严格按照产品说明书进行过敏试验。

如果解剖结构允许（但应避免因注射引起骨筋膜室综合征），应当按照计算剂量，仔细将狂犬病被动免疫制剂全部浸润注射到伤口周围，所有伤口无论大小均应进行浸润注射，当全部伤口进行浸润注射后尚有剩余时，应将其注射到远离疫苗注射部位的肌肉（建议腰部以上注射到伤口同侧的后背肌群，腰部以下注射到伤口同侧的大腿中段外侧肌群）。不得把狂犬病被动免疫制剂和狂犬病疫苗注射在同一部位；禁止用同一注射器注射狂犬病疫苗和狂犬病被动免疫制剂。

对于黏膜暴露者，可将狂犬病被动免疫制剂滴 / 涂在黏膜上。如果解剖学结构允许，也可进行局部浸润注射。剩余狂犬病被动免疫制剂参照前述方法进行肌内注射。

五、犬咬伤的预防

1. 了解有关狂犬病的知识，加强自我保护意识和对儿童的保护，尽量避免去狗市或有狗的地方。
2. 在喂狗时，不要突然伸手或拿石头、木棒之类的物品，以免引起动物的误会而遭咬伤。
3. 见到狗后不要突然伸手去摸，也不要拼命奔跑。
4. 加强动物的管理是预防狂犬病的关键。

学习任务二　毒蛇咬伤

【工作情境】 小李是一名刚入职的护理实习生，趁着夏季天气好想约同学一起爬山游玩，因夏季毒蛇出没较多，担心被毒蛇咬伤，小李打算出发前深入学习毒蛇咬伤的急救处理，如怎样判断蛇是否有毒，被毒蛇咬伤后的现场急救处理。

【岗位任务】

1. 怎样区分蛇咬伤？
2. 毒蛇咬伤的现场急救原则是什么？

一、蛇的分类

蛇咬伤（snake bite）多发生于夏、秋两季，南方较多。蛇可分为无毒蛇和毒蛇两类（图 7-1）。我国有毒蛇 50 多种，以眼镜蛇、竹叶青蛇、五步蛇、银环蛇、眼镜王蛇、蝮蛇、金环蛇、蝰蛇等较为常见。毒蛇咬伤后留下一对较深齿痕，蛇毒注入体内可引起严重的全身中毒症状。无毒蛇咬伤只在局部皮肤留下两排细小的对称锯齿状齿痕，局部稍痛，无全身反应。

知识链接

毒蛇咬伤的病理生理

蛇毒是含有多种毒蛋白、溶组织酶以及多肽的复合物。按照毒性可分为神经毒素、血液毒素及混合毒素 3 类。蛇毒从局部进入淋巴液和血液循环后必须紧急治疗。

1. 神经毒素　以金环蛇、银环蛇为代表，可引起呼吸肌麻痹和其他神经肌肉瘫痪，对局部组织破坏较小。

2. 血液毒素　以竹叶青、五步蛇为代表，可引起全身广泛出血、溶血，甚至心力衰竭和肾衰竭，局部症状出现早且严重。

3. 混合毒素　兼有神经毒素和血液毒素的作用，以眼镜蛇和蝮蛇为代表。

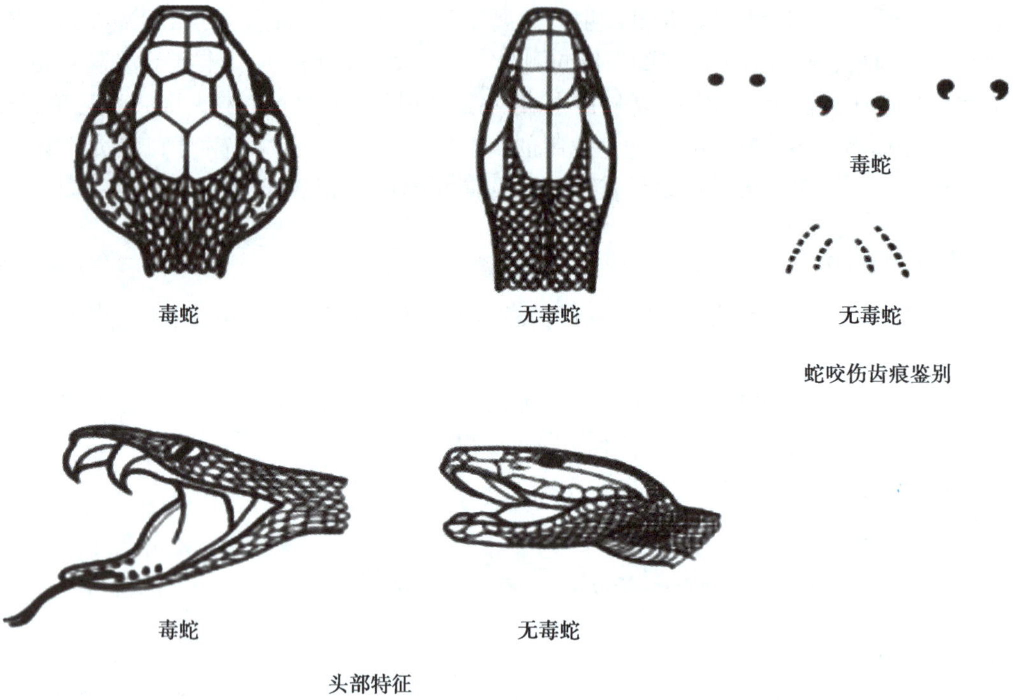

图 7-1　无毒蛇与有毒蛇的鉴别

二、护理评估

1. 健康史　了解患者的性别、年龄、职业、饮食等。询问被何种蛇咬伤、咬伤时间、咬伤部位、咬伤后的处理经过及蛇的形态，查看齿痕特点，局部有无出血或坏死、有无毒牙残留等。

2. 身体状况　毒蛇咬伤中毒程度与毒蛇种类、咬伤的深度和时间、蛇毒吸收量及吸收速度有关，其临床表现依蛇毒的性质而异。

（1）局部症状：被咬处出现疼痛或麻木、红肿、瘀斑、水疱或血疱，局部肿硬，严重时发生坏死。伤口周围或伤肢可发生淋巴管炎及淋巴结肿大、触痛。

（2）全身表现

1）神经毒素：咬伤后局部症状较轻，伤口仅有轻度红肿、麻木、流血较少，所以较易被忽视，耽误抢救时间。随着时间延长，可出现肢体麻木甚至瘫痪，眼睑下垂，视觉、嗅觉、听觉异常或减退，各种反射减退或消失，呼吸困难，脉搏细弱，血压下降，可因呼吸麻痹而死亡。

2）血液毒素：咬伤局部剧痛、红肿，可致溶血症状，如口腔、鼻腔、胃肠出血而致吐血、鼻出血、血尿及便血，被咬伤的皮肤流血不止；也可见凝血症状，患肢青紫发凉，呼吸困难，血压下降及休克。

3）混合毒素：患者兼有神经毒素及血液毒素引起的症状。

4）大多数患者被毒蛇咬伤后数分钟内，甚至几秒钟内即感恶心、呕吐、口渴、眩晕、倦急、胸部及腹部疼痛等。

3. 心理—社会状况　安慰患者，告知被毒蛇咬伤后有中成药物、新鲜草药及抗蛇毒血清等用于治疗，解释治疗方法及治疗过程，帮助患者树立战胜疾病的信心和勇气，使其保持情绪稳定，积极配合治疗和护理。

三、毒蛇咬伤的紧急救护措施

急救原则是阻止蛇毒吸收和使蛇毒从局部排出。

（一）院外救护

1. 保持镇静　被蛇咬伤后，伤者应保持情绪稳定，就地休息，切勿走路或惊慌奔跑，以免毒素加快吸收和扩散。移除伤肢上的束缚物，如戒指、手镯等，以避免加重伤肢肿胀。将伤肢制动和放置低位，及时联系送往医院。

2. 减少毒素吸收和扩散　在现场立即就地取材，用衣物等条带绑紧咬伤肢体近心端 5 ~ 10 cm 处，如足部咬伤者在踝部和小腿绑扎两道，松紧以阻止静脉血和淋巴回流为度，绑扎应每 20 ~ 30 min 松开 1 ~ 2 min，注意记录缚扎时间，以防止肢体静脉过度淤血及组织坏死。在运送途中可用凉水湿敷伤口，预防毒素扩散。

3. 促进毒素排出　使用挤压法，逆行推挤（由近心端向肢体远端、由外周向中心）挤压伤口。

（二）院内救护

1. 伤口护理　伤者到达医疗单位后，及时清除变性及坏死组织。先用 0.05% 高锰酸钾溶液或 3% 过氧化氢冲洗伤口，处理残留的毒蛇牙。对伤口较深者切开真皮层少许，或在肿胀处以三棱针平刺皮肤层，使用拔罐法、吸乳器抽吸或注射器反复抽吸等方法，促使部分毒液排出，若伤口流血不止，则禁忌切开。伤口可用多层纱布浸湿高渗盐溶液湿敷，勤换药。遵医嘱使用胰蛋白酶，有止痛、抗炎、消肿和减轻过敏的作用。

2. 伤肢降温　将伤肢浸于冷水中（4 ~ 7℃）3 ~ 4 h，然后改用冰袋冰敷；也可使用 1 : 5000 冷高锰酸钾溶液浸泡或冲洗，可以减轻疼痛，减慢毒素吸收，降低毒素中酶的活力和局部代谢。

3. 全身支持疗法　严密观察伤者的生命体征和尿量变化，遵医嘱给予输血和抗休克治疗，有溶血或出血现象时，严禁使用库存血。保持呼吸道通畅，吸氧，必要时进行辅助呼吸。每日补充足够热量和维生素 B、维生素 C，以增强机体抵抗力。因蛇毒对心、肾的毒性较大，因此不宜大量、快速输液，在补液过程中注意观察是否有中毒性休克、急性肾衰竭、心力衰竭、呼吸衰竭以及内脏出血等严重并发症的发生。

4. 药物治疗　蛇药是治疗毒蛇咬伤有效的中成药，有南通（季德胜）蛇药、上海蛇药、广州（何晓生）蛇药等，可以口服或敷贴局部，还有注射剂，具体用法见说明书。此外，一部分新鲜草药也对毒蛇咬伤有疗效，如七叶一枝花、八角莲、半边莲、田基黄、白花蛇舌草等。抗蛇毒血清有单价和多价两种，单价抗毒血清对已知的蛇类咬伤有较好的效果，用前须做过敏试验，结果阳性应用脱敏注射法。治疗过程中禁用中枢神经抑制药、肌肉松弛药、肾上腺素和抗凝血药。

四、健康教育

1. 在野外游玩、工作时，尽可能避开丛林茂密的地段，穿长裤或高筒靴，戴手套，将裤口和袖口扎紧。夜间行进需携带照明工具，以防踩踏到毒蛇，露营时帐篷周围可点燃火焰。

2. 学会自救或互救。一旦发生蛇咬伤，立即取坐位或卧位，伤肢下垂，不惊慌失措，不奔跑，不乱动肢体，以免加速血液循环，增加毒素的吸收。在现场采取急救措施后，尽快将伤者转送到正规医院进行后续治疗。

知识检测

1. 裸露的皮肤被轻咬，或者无出血的轻微抓伤、擦伤为

A. Ⅰ级暴露　　B. Ⅱ级暴露

C. Ⅲ级暴露　　D. Ⅳ级暴露

E. Ⅰ~Ⅱ级暴露

2. 被动免疫制剂严格按照体重计算使用剂量，狂犬病人免疫球蛋白按照每公斤体重多少国际单位计算

A. 10　　B. 20

C. 30　　D. 40

E. 50

3. 狂犬病病毒最不可能感染的动物是

A. 狗　　B. 猫

C. 蝙蝠　　D. 家禽

E. 犬

4. 狂犬病的临床表现有

A. 怕水、怕光、怕声的“三怕”症状

B. 流涎

C. 咽肌痉挛

D. 进行性瘫痪

E. 以上全是

（5～7 题共用题干）

患者，男性，26 岁。在树丛行走时被蛇咬伤，局部皮肤留下一对大而深的齿痕，伤口流血不止，周围皮肤迅速出现瘀斑、血疱。

5. 应优先采取下列何种急救措施

A. 伤口排毒　　B. 首先呼叫

C. 早期绑扎伤处近心端的肢体　　D. 立即奔跑到医院

E. 反复挤压伤口

6. 为减慢毒素吸收，伤肢应

A. 制动并下垂　　B. 抬高

C. 局部热敷　　D. 与心脏置于同一高度

E. 局部按摩

7. 为降解伤口内的蛇毒，可用于伤口外周封闭的是

A. 糜蛋白酶　　B. 胰蛋白酶

C. 淀粉酶　　D. 脂肪酶

E. 地塞米松

学习项目八　灾难救护

学习目标

【知识目标】掌握灾难的定义、分类，灾难现场的救护原则；熟悉各种不同灾难类型的特点，灾难现场检伤分类原则；了解灾难现场初级检伤分类标志。

【能力目标】在灾难医学救援时，能正确实施职业安全防护，开展伤员初级检伤分类。

【素质目标】培养良好的团队合作和沟通能力，树立以人为本、生命至上的理念；具备健康的体魄、良好的心理素质，以及不怕脏、累、危险的献身精神。

近年来，世界各地灾难性事件频繁发生，造成大量的人员伤亡，财产损失。目前，我国已成为世界上第三个灾难损失最严重的国家。发展灾难医学和救援医学，对于提高应对灾难的能力，减少灾难带来的损失，及时、有效救治伤病员等具有重要意义。护士是医疗救援队伍的主力军，在灾害预防、灾难现场紧急救援及灾后康复等救援医疗活动中起重要作用。

学习任务一　灾难概述

【工作情境】2021 年 7 月，河南郑州遭遇千年一遇特大暴雨，引发全国关注，截至 8 月 2 日，此次特大洪涝灾害已致 302 人遇难，50 人失踪，河南省共有 1453.16 万人受灾。小张是一名护理专业学生，暑假在家时密切关注了此次灾难的相关新闻，他忧心受灾群众，很想学有所成后利用自己的专业技能帮助他人。他对即将开设的急危重症护理课程充满期待，下决心要好好学习灾难救护相关知识，以后能学以致用。

【岗位任务】

1. 灾难的定义是什么?
2. 灾难的分类是什么?

一、灾难的定义

灾难（disaster），释义为灾祸苦难，指自然的或人为的严重损害带来对生命的重大伤害，出自《晋书·刘乔传》:“灾难延於宗子，权柄隆於朝廷。”2002 年，世界卫生组织（World Health Organization，WHO）定义灾难为“一个对社区或社会功能的严重损坏，包括人员、物资、经济或环境的损失和影响，这些影响超过了受灾社区或社会应用本身资源应对的能力。”

知识链接

《国家突发公共事件总体应急预案》介绍

2005 年 1 月 26 日，国务院第 79 次常务会议通过了《国家突发公共事件总体应急预案》(以下简称“总体预案”)，2006 年 1 月 8 日发布并实施。这是全国应急预案体系的总纲，明确了各类突发公共事件预案框架体系，规定了国务院应对特别重大突发公共事件的组织体系、工作机制等内容，是指导预防和处置各类突发公共事件的规范性文件。根据总体预案规定，突发公共事件分为四类：自然灾害、事故灾难、公共卫生事件和社会安全事件。总体预案明确提出了应对各类突发公共事件的6条工作原则：以人为本，减少危害；居安思危，预防为主；统一领导，分级负责；依法规范，加强管理；快速反应，协同应对；依靠科技，提高素质。

二、灾难的分类

（一）按灾难发生的原因分类

1. 自然灾难

（1）气象灾难：台风、龙卷风、暴风雪等。

（2）水文灾难：洪涝灾、旱灾、沙尘暴等。

（3）地质灾难：崩塌、滑坡、地震、火山爆发、泥石流等。

（4）生物灾难：病虫害、鼠疫等。

2. 人为灾难　主要包括火灾、交通事故、化学事故、各类工伤事故和其他事故（如恐怖活动、战争、核泄漏等）。

（二）按灾难发生的先后顺序分类

1. 原生灾难　灾难反应链中最早发生作用的灾难称为原生灾难，如地震、火山爆发等。

2. 次生灾难　是指原生灾难后引发的不同性质的灾难，如地震后引发的堰塞湖与海啸、洪水过后的饥饿与疫病流行及火山爆发造成的火灾、缺氧窒息等。

3. 衍生灾难　是指原生、次生灾难造成的较间接的灾难，如灾后环境污染、生态平衡破坏、核事故后对遗传与发生肿瘤的影响等。

学习任务二　灾难救护组织建设

【工作情境】 小张对2021年暑假发生的河南特大暴雨灾情十分关注，开学就要学习急危重症护理课程了，他非常想了解发生这种特大灾难时，各级政府部门及相关医疗机构是如何统筹协调组织、实施救援的。

【岗位任务】 请说出灾难医学救援组织体系。

一、我国应急管理体系发展历程

我国应急管理体系发展经历了2个阶段：

1. 防灾减灾。20世纪50年代，我国建立了地震局、水利局、气象局等专业性或兼职性的防灾减灾机构，各部门几乎是独立负责管辖范围内的灾害预防和抢险救灾。这一时期，政府对洪水、地震的预防与应对最为重视，但当时负责推行综合减灾的“中国国际减灾委员会”（2005年更名为“国家减灾委”）只是一个议事协调机构，并非政府职能部门，更无相关法律保障。

2. 综合性应急管理体系。2003年发生的严重急性呼吸综合征（“非典”）暴露了我国在新型传染病预防与应对上的不足，人们意识到单一防灾减灾的传统体制难以应对各种新的威胁。

在总结抗击“非典”经验与教训的基础上，国家开始着手建立综合应急管理体系。在这套体系中，各类灾难被统一抽象为“突发公共事件”，各类灾难的预防与应对被统一抽象为“应急管理”，进而确立了突发事件应急管理的组织体系、一般程序、法律规范与行动方案，综合应急管理体系初步确定。

二、灾难医学救援组织指挥

（一）灾难医学救援组织指挥的基本概念

医学救援（medical rescus）是指灾难发生后，政府、社会团体等各级各界力量，特别是广大民众、医护人员参与救灾，以减轻人员伤亡和财产为目标的行为。灾难造成大批量的病员，需要现场由他人帮助脱离险境，进行抢救、治疗和转送。特别是灾难现场的各级医疗机构，在一定时间内也会有成批的伤病员不断地涌入，经过救治再成批地转送。而此时由于灾难的破坏，当地的医疗机构有可能难以正常工作，甚至瘫痪。此时，灾难伤病员的脱险、抢救、治疗、转送等工作的涉及面极广，影响因素众多，为使整个救援工作高效有条不紊地进行，必须要有经过训练的、具有一定组织能力的人进行指挥调度、协调，这种对灾难伤病员救护工作的管理活动称为灾难医学救援组织指挥。

（二）灾难医学救援组织指挥的特点

大型灾难来势凶猛，受难面积广，瞬间可造成巨大财产损失和大批人员伤亡；原有的医疗卫生设备、交通运输、人力资源以及生命给养系统也可在灾难发生的刹那间遭到破坏，甚至瘫痪；惨不忍睹的财产损失与人员伤亡给人以莫大的精神刺激，造成严重心理创伤及各种应激性心身疾病；灾后一旦爆发流行病，更是雪上加霜。所以，灾难事故医疗卫生救援工作，绝不同于通常的门诊急救、住院治疗和卫生防疫。其主要特点有：

1. 突发性与急迫性　灾难突然发生，有可能出现水源、食物污染甚至断水、断食，伤病员人数骤增，传染病暴发流行等现象。做好饮食、环境卫生，疾病监测，预防灾后疫情等是当务之急的事情。

2. 复杂性与不可预测性　灾难所致伤害的性质、种类、程度是极其复杂、难以预测的，灾难医学救援也变得复杂而又难以预先准备。加上救援队伍来自四面八方，也为协调医学救援增加了难度和复杂性。

3. 综合性与艰巨性　灾难事故医疗救援是一项复杂的系统工程，不仅要有多学科与医疗卫生技术的综合应用，还需要整个救灾系统如排险、运输、通讯、给养、后勤、公安、法制等各个部门的默契配合。艰巨、复杂的救灾防病工作需要各级政府统一调度、统一指挥。

（三）灾难医学救援组织指挥的要求

1. 制定救灾预案　当地政府、救灾防病系统和民众应按照国家制定的各类“救灾防病预案”做好灾前各种必要的准备，才能具备灾害事故的应急能力。

2. 灾难评估　组织实施医学救援的前提是及时了解、分析、判断灾情。各级领导应积极获取与医学救援有关的信息，如灾难发生程度、灾情变化、伤病员数量、开展救治情况、卫生资源耗损等。对所了解的信息及时分析、判断，依据灾情伤情评估做出医学救援决策。

3. 周密组织计划　在遭遇灾难后，当地政府要采用一切可能的方式向上级、近邻驻军、地方政府、救援组织、社团报告灾情和发出求救信号。上级政府部门根据灾难疫情信息网络监测情况，立即组织并派出“救灾防病医疗队”与所有医学卫生救援力量协同作战，紧急救灾防病。卫生部门领导应立即到达救灾防病第一线，指挥救灾防病工作。救援力量的使用应当以保障主要受灾方向、兼顾次要受灾方向，使伤病员得到及时、良好、安全的医疗护送为原则。

4. 搞好卫生防疫　做好灾民心理、食物、饮水、环境卫生，免疫预防，解决营养以及疾病监测与报告工作，确保灾难之后不发生传染病的暴发与流行。

5. 灾难救援的启动与终止　灾难应急医疗救援涉及多个部门、多个环节的共同协作，因此需要建立一个有效、科学的救援体系和应急预案。根据不同的灾难等级设立不同等级的启动和终止级别，并制定相应的标准和流程。

三、灾难医学救援组织体系

（一）医疗卫生救援领导小组

国务院卫生行政部门成立突发公共事件医疗卫生救援领导小组，负责领导、组织、协调、部署特别重大突发公共事件的医疗卫生救援工作，国务院卫生行政部门卫生应急办公室负责日常工作。省、市（地）、县级卫生行政部门成立相应的突发公共事件医疗卫生救援领导小组，领导本行政区域内突发公共事件医疗卫生救援工作，承担各类突发公共事件医疗卫生救援组织、协调任务，并指定机构负责日常工作。

（二）医疗卫生救援专家组

各类卫生行政部门应组建专家组，对突发公共事件医疗卫生救援工作提供咨询建议、技术指导和支持。

（三）医疗卫生救援机构

各级各类医疗机构承担突发公共事件的医疗卫生救援任务。各级医疗急救中心（站）、化学中毒和核辐射事故应急医疗救治专业机构承担突发公共事件现场医疗卫生救援和伤员转送；各级疾病预防控制机构和卫生监督机构根据各自职能做好突发公共事件中的疾病预防控制和卫生监督工作。

（四）现场医疗卫生救援指挥部

各级卫生行政部门根据实际工作需要在突发公共事件现场设立现场医疗卫生救援指挥部，统一指挥、协调现场医疗卫生救援工作。

四、护士在灾难医学救援中的作用

目前，灾难救护在组织形式上一般以急救医学为基础，与其他救援人员共同组成急救医疗服务体系，护士是中坚力量，在灾难救援中发挥非常重要的作用。

（一）灾难前

护士应参与灾难医学救援组织结构的建设和修改，灾难救援计划的制订；参与医疗、护理设备的维修配备；参与相应培训，开展对公众的健康教育，如灾难自救、互救知识，传染病的预防等。

（二）灾难暴发应对期

主要任务包括寻找、救护伤员，灾难现场救治条件差、时间紧、任务重，护士应以抢救生命为主，如开展心肺复苏、止血、包扎、固定等救护工作；协助医生进行伤员分类；参与运输和疏散伤员时，要严密观察危重伤病员的病情变化，维持生命、减轻疼痛；还应在流行病的疫情监测、报告中起到一定的作用。

（三）灾难结束恢复期

完成住院伤员的治疗护理；参与灾后心理应激评估和咨询疏导工作；参与灾难后传染病的预防和控制工作；完成对公众进行相关疾病预防知识的宣教等。

为提高护士灾难救援的能力，充分发挥护士在灾难医学救援中的作用，考虑到灾难医学学科涉及面广，应对护士展开相应知识和技术的继续教育与培训；定期组织大型急救演习或进行救护、心肺复苏、急救知识考核等。此外，灾难医学救援中，护理装备的数量、质量和组织模式与灾难中医疗护理保障的质量有着密切的关系，应加大护理装备研究的力度，增强技术储备。

五、灾难现场救护的原则

灾难现场救护总体上须遵循“三快”原则，即快抢、快救、快送。先抢后救，抢中有救；根据伤情先救命后治伤，先重后轻；自救互救相结合，协助医生将伤病员迅速脱离现场，到达安全场地。灾难救护的原则具体如下：

1. 保持镇静　遇到意外灾难发生时，要保持镇静，不要惊慌失措，越慌张越易出差错。同时，还要设法维持好现场秩序。

2. 求助原则　如发生意外而现场无人时，应向周围大声呼救，请求他人帮忙或设法联系有关部门援助，切记不要单独留下伤病员无人照管。

3. 抢救伤员　根据伤情对伤病员进行分类抢救，总的处理原则是：先重后轻，先急后缓，先近后远。现场要求医护人员以救为主，其他人员以抢为主，各负其责，相互配合，提高抢救效率。

4. 原地抢救　对呼吸困难、窒息和心跳停止的伤病员，要快速将其头部置于后仰位并托起下颌，使其呼吸道通畅，同时实施人工呼吸、胸外心脏按压等心肺复苏操作，原地抢救。

5. 快速转运　对伤情稳定、估计转运途中不会加重伤情的伤病员，迅速将其转运到相关的医疗单位进行抢救，途中应不断观察伤病员的病情变化。

6. 服从指挥　现场救援的一切行动必须服从统一的指挥，以便对伤员实施快捷、有序、有效的现场救治并合理分流伤员。

学习任务三　灾难应对措施

【工作情境】 某市发生了 7 级地震，你作为急救医护人员赶到现场展开救助。在你所负责的区域里发现 1 人股骨开放性骨折，1 人疑有颈椎损伤，1 人开放性气胸，1 人左手掌离断伤，1 人肠外溢，14 人皮肤擦伤及裂伤，1 人死亡。

【岗位任务】

1. 请对这些伤员进行检伤分类与标识。
2. 请对这些伤员实施现场救护。

灾难应对（抢险），是指在意料之外的事故发生时，第一时间的有效救护，包括急救与自救方法。灾难现场医疗救援的程序包括搜救、评估和检伤分类、现场救治、转运及灾难恢复过程中的防疫、治病等。

一、检伤分类

（一）检伤分类概述

检伤分类（triage）是指根据患者需要得到的医疗救援的紧迫性和救治的可能性决定哪些人优先治疗的方法，是灾害医学的重点内容和核心手段，是针对突发公共事件开展现场医疗救援的首要环节。事发现场面对 3 人以上群体性伤病员，第一步救援措施必须是通过检伤分类将危重伤及重伤员尽快从一批伤亡人群中筛选出来。其主要目的是在救援资源有限的情况下，让尽可能多的伤病员获得最佳的治疗效果，这可以用来决定优先救治的顺序及转送医院的方式与顺序。

（二）检伤分类的种类

1. 收容分类　接受伤员的第一步，通过简单的询问和检查，快速识别需救援的伤员，帮助其脱离危险环境，到相应区域进一步检查治疗。

2. 救治分类　决定救治实施顺序的分类，按轻、中、重区分伤员，确定优先救治顺序。

3. 后送分类　根据伤员的诊断、预后和进一步救治的需要，确定伤员后送的顺序、转运工具和送达医院。

（三）现场救治顺序

1. 第一优先　危重伤（生命体征极不稳定，有亟时的生命危险，预后很差）。

2. 第二优先　重伤员（生命体征不稳定，有潜在的生命危险，预后较差）。

3. 延迟处理　轻伤员（生命体征稳定，不会有生命危险，预后良好）。

4. 最后处理　死亡遗体（创伤造成的当场死亡不可逆转，已丧失抢救价值）。

（四）常用检伤分类方法

灾难发生后，救护人员到达现场迅速对患者进行全身体检。检伤时注意“三清”，即听清患者或家属的主诉，问清与创伤有关的细节，看清与主诉相符合的症状及局部表现。检伤分类包括第一次现场检伤分类、第二次检伤分类复检。

1. 第一次现场检伤分类采用定性评估法　需限时 10 min 完成并进行信息报告，目前最常采用简明检伤分类与快速急救系统（simple triage and rapid treatment，START），即简单的分类和快速治疗，详见图 8-1 和图 8-2。适用于灾难现场短时间内大批伤病员的检伤分类。对伤病员的通气、循环和意识状态进行快速判断，并分别用红色、黄色、绿色和黑色标识。在检伤分类过程中救护人员仅为伤病员提供应急的救护措施，如开放气道、止血、包扎等。

（1）分类出轻伤员：用口令将现场所有的伤病员迅速分成两大群，可大声命令道：“凡是能自己走动的，请马上走到我的左 / 右手边！”（选择安全而且不阻挡救援道路的地点），只要能立即执行命令并且自行走动的伤员，原则上都可以分类为轻伤员。

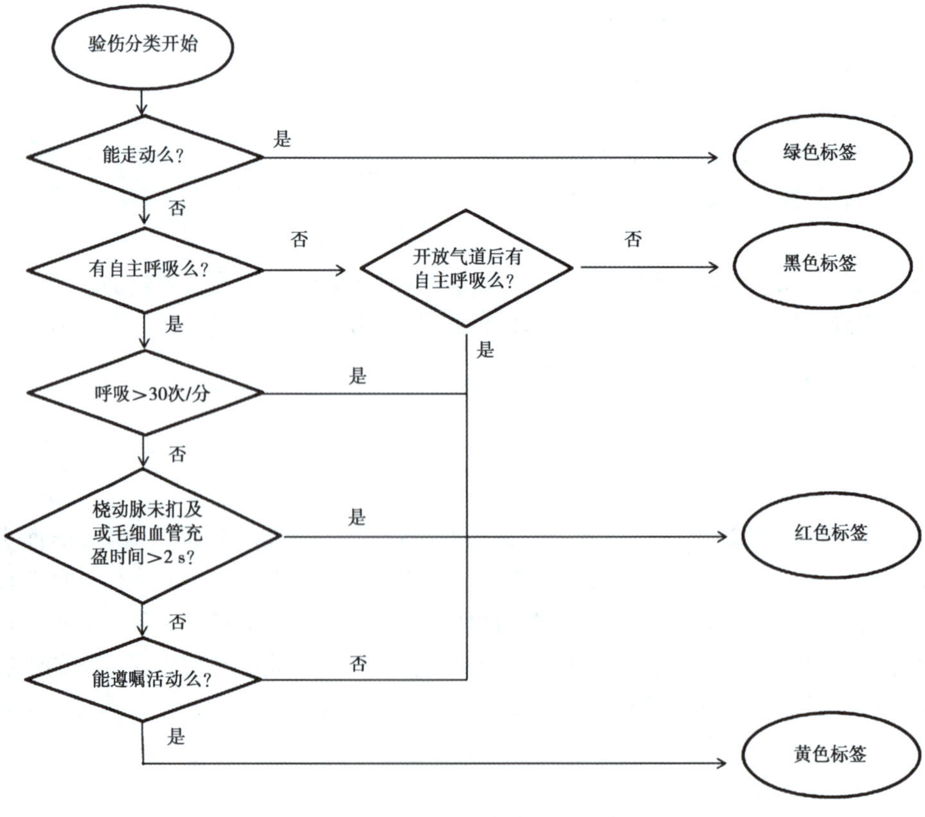

图 8-1　适用于成人的 START 方案

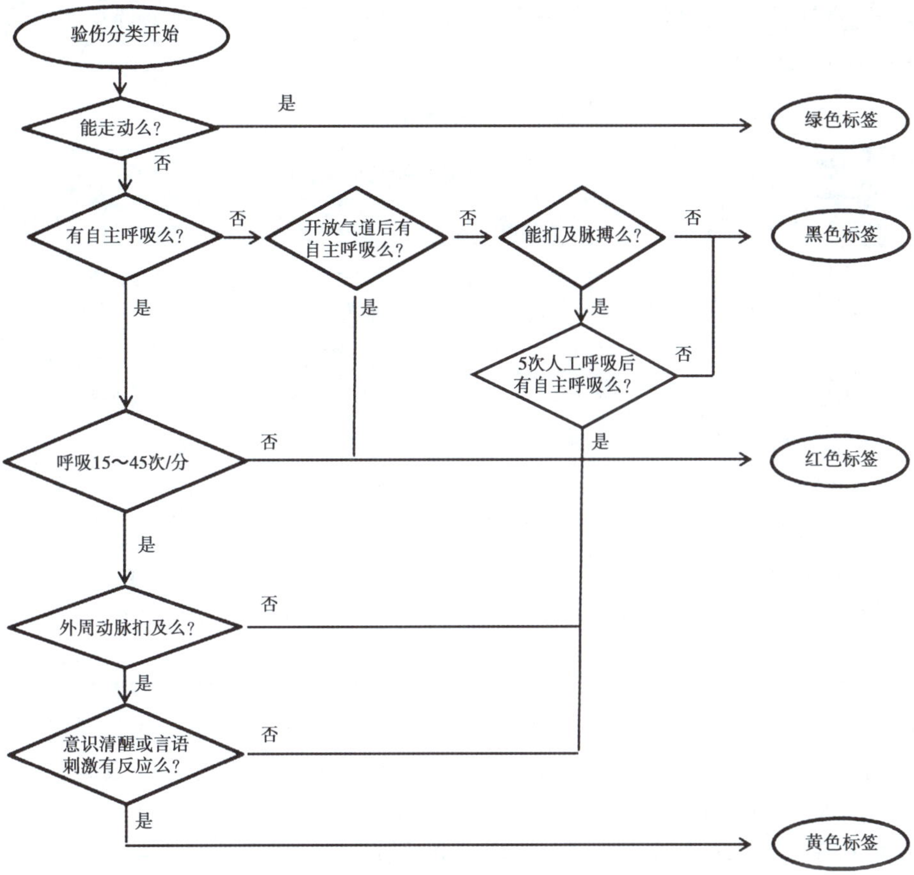

图 8-2 适用于儿童的 jump-START 方案

（2）筛选出危重伤员：仅针对原地留下的、不能自行走动甚至已经倒地不起的伤员，采用 ABCD 法进行徒手快速检伤分类，从中迅速筛选出危重伤员。

A.（Asphyxia）：窒息与呼吸困难（常见于胸部伤、气胸、肺挫伤或上呼吸道梗阻），快速评估方法为一看伤员喘息状，二问是否胸闷，2 s 内即可判断为呼吸困难。

B.（Bleeding）：出血与失血性休克（短时间内导致急性出血量超过 800 ml）快速评估方法为一看伤员精神紧张、面色苍白，二摸脉搏细数、手足冰冷，2 s 内即可判断已发生休克。

C.（Coma）：昏迷与颅脑外伤（往往伴有双侧瞳孔改变和神经系统定位体征），快速评估方法为一看伤员倒地不起，二唤没有睁眼反应，2 s 内即可判断伤员已经昏迷。

D.（Dying）：正在进行中的死亡（刚发生的心搏骤停、时间不超过 10 min）快速评估方法为一看呼吸不正常（特指临终前出现的各种异常缓慢呼吸类型），二摸颈动脉搏动消失，5 s 即可判断为心搏骤停；便可快速评估为危重伤员（异常的项目越多，伤情越严重）。

（3）辨别重伤员：如果原地滞留的伤病员没有上述 ABCD 中的任何一项情形，但受伤部位恰好在人体重要的解剖位置，如 CHANS，即胸（C，Chest）、头（H，Head）、腹（A，Abdomen）、颈（N，Neck）和脊柱（S，Spine）。其中任何一处存在开放伤、骨折或者深Ⅱ度以上烧灼伤，即使该伤病员此时全部生命体征都保持稳定，也应该归类为重伤（国际标准称为“中度伤”）。而对于受伤部位不在 CHANS，且神志清楚、对答如流，并且生命体征全部稳定的伤病员，即使不能自行走动仍可初步判断为轻伤（应选择适当时机进行第二次检伤分类复检）。

2. 第二次检伤分类复检使用定量评估法 限时 1 h 完成并进行信息报告。第一次现场检伤分类方法仅适用于事发现场的最初快速筛选，初步筛选出危重伤及重伤员；在救援力量较充裕时，可结合定量评分法进行第二次检伤分类复检以保证评估准确。推荐比较简单实用的院前指数法（Prehospital Index，PHI），见表 8-1。

表 8-1　PHI 具体评分表

评估指数	参数级别与量化分值			
	无异常（0 分）	轻度异常（1 分）	明显异常（3 分）	严重异常（5 分）
1. 收缩压（mmHg）	＞100 记为 0 分	＜100 记为 1 分	＜85 记为 3 分	＜75 记为 5 分
2. 脉 搏（次 / 分）	51 ~ 119 记为 0 分	忽略记分	过速＞120 记为 3 分	过缓＜50 记为 5 分
3. 呼 吸（次 / 分）	14 ~ 28 记为 0 分	忽略记分	急促＞30 记为 3 分	缓慢＜10 记为 5 分
4. 神 志	神志清楚 记为 0 分	忽略记分	模糊或烦躁 记为 3 分	不可理解的言语 记为 5 分
5. 附加伤部位及伤型	胸部或腹部无穿透伤 记为 0 分	忽略记分	胸部或腹部仅闭合伤 忽略记分	胸部或腹部有穿透伤 记为 4 分

将表中上述 5 项指数的分值相加（每一项只取其中一个对应分值），进行评判：评分 0 ~ 3 分为轻伤；评分 4 ~ 5 分为重伤；评分 6 分以上为危重伤。

（五）检伤分类的等级和标识

按照 2006 年我国卫生部颁布的《国家突发公共事件医疗卫生救援应急预案》，将现场检伤分类划分为四个等级，伤情识别卡使用统一的颜色标识：

1. 死亡　黑色标识（与国际标准保持一致）。
2. 危重　红色标识（国际标准称为“重伤”）。
3. 重伤　黄色标识（国际标准称为“中度伤”）。
4. 轻伤　绿色标识（国际标准采用绿色标识）。

（六）检伤分类的注意事项

1. 绝对不可以根据伤员的呻吟喊叫程度来判断伤情的轻重，但应体现人文关怀。

2. 第一个到达事发现场的应急医疗救援队医生，就是现场医疗急救的当场责任人和临时指挥员，即刻实施第一次检伤分类。

3. 当现场环境处于危险或在伤病员情况允许时，要尽快将其转送到现场医疗救援指挥部指定的医院，在转运前尽量对已经检伤分类待送的伤病员再进行第二次复检。

4. 如果现场只有 1 ~ 2 个伤病员，或者待伤病员被转送到医院急诊科以后，仍按照先危重、再重伤、后轻伤的原则（与现场救治顺序一致），对已经初步筛选出来的每一个伤员，特别是危重伤及重伤员个体，实施规范性接诊与检查。如其中任何一步需要紧急干预，必须暂停检查，立即采取医疗急救措施。查体时要将伤员全身充分暴露，受伤部位的定位必须具体化准确描述，如上下、左右、前后等，并尽量用数字表达受伤范围。

知识链接

《灾难检伤分类技术规范》介绍

《灾难检伤分类技术规范》是由中国医学救援协会在 2019 年 5 月 1 日发布，2019 年 5 月 12 日实施的行业团体标准，由中国医学救援协会提出并负责解释。标准起草单位包括四川大学华西医院在内的共15所我国三甲级医院、医学研究院、医学中心、医学救援协会、医学救援综合基地等。正文部分规定了灾难检伤分类技术的范围、规范性引用文件、术语和定义，以及检伤分类与标签设置，创伤性灾难情况下的检伤分类技术，核化生灾难情况下的检伤分类技术，检伤分类专业人员培训等。

（七）检伤分类的原则

1. 简单快速　每一名伤员分类时间评价不超过1 s。

2. 分类分级　灵活掌握分类标准，先重后轻、合理调整。

3. 优先救命　灾难现场检伤分类一般不包括伤员的治疗，但现场发现危及生命的情况，可简单采用手法即可缓解伤员紧急情况的，则先救命后分检或边救命边检伤。

4. 自主决策　检伤人员有权根据现场需求和可利用资源自主决定伤员的流向和医学处置类型。

5. 重复检伤　医护人员应每隔一段时间再次对伤病员进行伤情评估。

6. 公平有效　尽可能挽救更多伤员，兼顾公平和有效性是现场检伤分类的基本伦理原则。

二、伤病员的安置与救护

（一）伤病员的安置

灾后伤病员可以通过步行或轮椅、担架等辅助设施运送至相对安全的伤病员集中区，该区通常远离灾难现场。在不影响急救处理的情况下，将患者放置为安全、舒适、放松的体位，保持呼吸道通畅，注意保暖。长时间受困伤病员应在现场给予适当的处置后再移动，避免增加其死亡率。

在检伤分类区进行伤（病）情分类后，将伤病员安置于治疗区，一般设在比较安全的建筑物或帐篷内。如果伤病员人数不多，治疗区可与检伤分类区合并，以减少对伤病员的搬动。如果人数众多，则还要将治疗区细分为轻、重和危重区，可更有效地运用人力，提高抢救效率。

（二）伤病员的现场救护

救护以维持生命器官的治疗为主，实施救护的原则是“先排险后施救，先救命后治病”。

1. 现场救护的内容　①呼吸、心搏骤停患者：立即行初级心肺复苏。②昏迷伤员：安置合适体位，保持呼吸道通畅，防窒息。③张力性气胸患者：用带有单向引流的粗针头穿刺排气，或有条件时行胸腔闭式引流。④创伤出血者：采取有效止血、包扎措施。对疑有骨折的伤员进行临时固定；对肠膨出、脑膨出的伤员行保护性包扎。⑤休克患者：即刻建立静脉通路，对休克或有休克先兆的伤病员行抗休克治疗。⑥疼痛患者：对有明显疼痛的伤病员给予止痛药。⑦伤口处理：对大面积烧伤患者给予创面保护；对伤口污染严重者给予抗菌药物，防止感染。⑧中毒患者：对中毒的患者及时给予洗胃或冲洗，注射解毒药以促进毒素排泄。

2. 现场救护的程序　①评估判断：对伤病员的伤情或病情进行初步评估，迅速判断伤（病）情严重程度。②对症施救：根据伤病员的症状、体征立即实施急需的救护措施，如开放气道、心肺复苏、止血、给氧、抗休克等。③心理干预：稳定伤病员的情绪，减轻或消除强烈刺激对其造成的心理影响。

三、伤病员的转送

灾难救援现场环境恶劣、条件有限，快速、安全地转运伤病员至相对安全的地方或医院，对抢救成功有着重要作用。但无视病情而一味强调迅速转运，可导致严重的不良后果。如外伤大出血未进行止血处理即运送可导致失血性休克，甚至死亡；脊椎骨折未进行初步的固定即搬动和转运，可导致截瘫等严重的并发症；心搏骤停患者在现场不及时进行心肺复苏即转运，可导致患者失去宝贵的抢救时机。因此，做好转送前准备、转送中护理和转送后的交接工作，以保障伤病员的安全，减轻痛苦，预防和减少并发症，提高救治效果。

（一）伤病员转送指征

1. 转送指征　①现场实施的救治措施均已完成，如出血伤口的止血、包扎和骨折的临时固定等；②确保伤病员不会因搬动和转送而使伤情恶化而危及生命。

2. 缓转送指征　①病情不稳定，如出血未完全控制、休克未纠正、骨折未妥善固定等；②颅脑外伤疑有颅内高压、可能发生脑疝者；③颈髓损伤有呼吸功能障碍者；④心、肺等重要器官功能衰竭者。

（二）伤病员转送前要求

做好必要的医疗处置，严格掌握转送指征，确保转送途中伤病员的生命安全；准备好转送工具和监护、急救设备及药品；转送前对每一位伤病员进行全面评估和处理，注意保护伤口；做好伤病员等级和伤情标记，并准备好相关的医疗文件。

学习任务四　灾难心理干预

【工作情境】 李某，女性，25 岁，与家人外出自驾游玩时发生车祸，同车人员全部死亡，3 个月后李某出现了自言自语，夜晚多次从梦中惊醒，情绪敏感，外出使用交通工具表现为恐惧、抗拒等。今来院就诊。

【岗位任务】 如果你是李女士的责任护士：

1. 请帮助医生找出李女士出现上述问题的原因。
2. 请采取相应措施照顾李女士。

灾难给人类带来物质损失、身体创伤的同时，也会严重影响人的精神和心理，造成心理危机。最常见的灾后心理危机包括急性应激障碍和创伤后应激障碍。已证实，针对整个受灾人群和高危人群的心理社会干预能够预防或减轻灾后的不良心理反应，避免心理痛苦长期化、复杂化，促进灾难事件后的适应于心理康复。

一、灾难后心理危机表现

（一）急性应激障碍

急性应激障碍（acute stress disorder，ASD）又称急性心因性反应或急性应激反应，是由剧烈的、异乎寻常的精神刺激、生活事件或持续困境的作用引发的精神障碍。ASD 以急剧、严重的精神打击作为直接原因。在受刺激后立刻（1 h 之内）发病，表现有强烈恐惧体验的精神运动性兴奋，行为有一定的盲目性或为精神运动性抑制，甚至木僵。如果应激源被消除，症状往往历时短暂，预后良好。

主要临床表现为：有异乎寻常的、严重的精神刺激病史，并至少有下列 1 项：①有强烈恐惧体验的精神运动性兴奋，行为有一定盲目性；②有情感迟钝的精神运动性抑制（如反应性木僵），可有轻度意识模糊。此外，严重者可表现为社会功能严重受损。发病时间为受刺激后若干分钟至若干小时，病程短暂，一般持续数小时至 1 周，通常在 1 个月内缓解。如处理不当，20% ~ 50% 的患者可转为创伤后应激障碍。需排除癔症、器质性精神障碍、非成瘾物质所致精神障碍及抑郁症。

（二）创伤后应激障碍

创伤后应激障碍（post traumatic stress disorder，PTSD）又称延迟性心因性反应，是指由异乎寻常的威胁性或灾难心理创伤导致延迟出现和长期持续的精神障碍，通常在创伤事件发生3个月后出现，但也可能在事发后数个月至数年间延迟发作。PTSD患者多为直接或间接接触创伤事件的幸存者（受害者）、目击者与救援者。症状持续视患者状况的不同而各异。

主要临床表现为：遭受过严重的创伤事件或处境；反复出现创伤性体验，至少有以下1项表现：①不由自主地回想受打击的经历；②反复出现有创伤内容的噩梦；③反复发生错觉、幻觉；④反复有触景生情的精神痛苦。持续的警觉性增高，并至少有以下1项：①入睡困难或睡眠不深；②易激惹；③集中注意困难；④过分担惊受怕。对于刺激相似或有关情景的回避，并至少有以下2项：①极力不想有关创伤的人与事；②避免参加能引起痛苦回忆的活动，或避免到会引起痛苦回忆的地方；③不愿与人交往，对亲人变得冷淡；④兴趣爱好范围狭窄，但对于创伤经历无关的某些活动仍有兴趣；⑤选择性遗忘；⑥对未来失去希望和信心。此外，严重者可表现为社会功能严重受损。精神障碍在遭受创伤后数日至数月后，罕见者延迟半年以上才发生，即延迟发生，符合标准至少已3个月。但需排除情感性精神障碍、其他应激障碍、神经症、躯体形式障碍等。

二、灾难伤病员的心理干预

灾难伤病员的心理危机具有突发性的特点，主要表现为三大症状，分别是紧张、焦虑和抑郁，严重的心理危机会导致自杀。

（一）需要心理干预的人群

心理危机干预人群分为四级。第一级人群为亲历灾难的幸存者，如死难者家属、伤病员、幸存者。第二级人群为灾难现场的目击者，如目击灾难发生的灾民、现场指挥、救护人员（消防及武警官兵、医疗救护人员和其他救护人员）。第三级人群为与第一级、第二级人群有关的人，如幸存者和目击者的亲人等。第四级人群为后方救援人员、灾难发生后在灾区开展服务的人员或志愿者。干预重点应从第一级人群开始，逐步扩展。一般性宣传教育要覆盖到四级人群。

（二）心理评估

整个心理评估的过程包括：筛选受灾人群中需要进行心理干预的高危人群；针对重点人群进行详细心理评估，判定其心理问题及严重程度；在不同时间点进行阶段性评估，以了解前期干预的效果，并为下一阶段干预措施的制订和调整提供依据。通常可分急性期和恢复期两个阶段。

1. 急性期评估　在灾难发生后1个月内评估。评估的主要内容：①幸存者当前的需要和担忧的问题；②识别筛查高危人群。

2. 恢复期评估　在灾难发生后3个月、6个月、1年、2年分别进行评估，了解受灾人群整体心理健康状况，并对PTSD、适应障碍、抑郁、焦虑、恐惧等心理障碍进行判断。

（三）心理干预

1. 一般干预　①通过首次接触建立咨询关系；②确保干预场所的安全性；③安抚和引导情绪崩溃的幸存者，保证情绪稳定；④收集伤病员信息，识别求助对象的需求与担忧，制订有针对性的干预措施；⑤从最紧迫的需求着手，满足伤病员对物质和身心的需求；⑥帮助求助对象尽可能利用社会支持资源；⑦药物干预。

2. ADS的干预　①认知干预：改变干预对象对灾难性事件的错误思维，尤其是改变其认知中的非理性和自我否定，而不是事件本身的事实。②社会支持：给予干预对象物质和心理的支持，可来自家庭、社区、干预的自助群体等，其中家庭支持效果最为明显。③药物治疗：对急性期有明显紧张、焦虑、恐惧、抑郁反应、心悸、出汗等躯体症状的患者，适当使用药物可缓解症状，有助于心理干预的开展和起效，但注意药物使用剂量要小，疗程要短。

3. PTSD 的干预　干预原则是帮助患者提高应对技巧和能力，发现和认识其应对资源，尽快摆脱应激状态，恢复心理和生理健康，避免不恰当的干预造成更大损害。干预焦点是帮助有心理危机的个体认识和矫正因创伤性事件引发的暂时认知、情绪和行为扭曲。干预重点是预防疾病和缓解症状，以心理干预为主，药物治疗为辅。

三、救援人员的心理干预

由于救援人员在灾难救援工作中长期的精神紧张等因素可导致救援人员出现不良的心理应激反应。研究显示，在地震救灾中救援人员有 9% 会出现与其受助者同样严重的症状。救援人员本身的心理应激给救援行动及其效率带来一定的影响，因此对救援人员的心理疏导显得尤为重要。

救援人员的心理危机可能与其个性因素密切相关，如对刺激的容忍、坚持、积极归因等起正向调节作用，低自尊、自我中心主义、A 型人格等起负向调节作用；也与工作任务、工作环境、角色特点有关；灾难救助中有双重职业、社会角色的变化、工作家庭的冲突，可造成严重的心理应激反应；此外，对应急情景时表现出敌意反应、逃避现实的想法、自责、服镇静药、隐退和优柔寡断等，极易诱发心理创伤。

通过认知干预、情感干预、行为干预、社会支持、药物干预、小组晤谈等形式，帮助救援人员应对应激时，应帮助其调控应对方式，有效地应对压力，从而渡过心理危机，预防应激相关障碍的发生。

学习任务五　常见灾难的救护

【工作情境】 某市一栋高楼起火，市民拨打 120、119 请求救援，你作为 120 出警医护人员之一，赶到火灾现场时发现受灾群众数量较多，伤情复杂多变，人们痛苦呻吟不断。

【岗位任务】

1. 请预判火灾会导致哪些常见伤情出现。
2. 请对这些伤病员开展医疗救援。

一、地震救护

地震发生突然、不可预见，受灾地域广阔。对环境、社会功能、人身财产安全破坏力强、伤亡非常惨重，还可造成山体滑坡、泥石流、海啸、水灾、瘟疫、火灾、爆炸、毒气泄漏、放射性物质扩散等一系列的因地震引起的灾害，统称为地震次生灾害。

（一）主要伤情

主要可造成：①机械性损伤，坍塌、砸压、掩埋所致的机械力学损伤，如四肢远端骨折和软组织伤，占 60% ~ 70%，其次为脊柱损伤、胸腹部损伤；②坠落伤，受灾人员在地震发生时跳楼所致；③完全性饥饿，人员长期被困，断食断饮，能量耗竭，代谢紊乱，濒临死亡；④挤压综合征，长时间受重物挤压，肌肉组织缺血坏死，并释放大量有害物质进入体内，可导致休克和肾衰竭；⑤引发次生灾害，如火灾、水灾、毒气泄漏等。

（二）医疗救援要点

地震灾害的现场医疗救援应在现场地震灾害医疗救援领导小组的统一指挥下进行。医疗救援人员进入灾区后，在救灾部门救险人员支持帮助下，首先搜寻、集中伤员，然后检伤分类，先重后轻，现场抢救，及时转送。

1. 检伤分类 用绿、黄、红、黑四种颜色，对轻、重、危重伤病员和死亡人员做出标志，以保证危重伤员及有抢救价值的伤员优先得到抢救。

2. 现场救护 清除伤员呼吸道异物、血块、黏痰和呕吐物，防止舌后坠，保持呼吸通畅。心跳、呼吸骤停、脑外伤昏迷或严重胸外伤造成呼吸困难及窒息的，要尽早气管插管及辅助呼吸。创伤、出血应立即采取止血、补液等处理。凡是骨折、关节损伤、大面积软组织损伤者均应予以临时固定。完全性饥饿可给予静脉输液、保温、吸氧和适当的热饮内服，在严密观察下后送医。挤压伤员应尽快解除压迫，伤肢不应抬高，限制活动，不应热敷、按摩伤肢，以防加重肢体缺氧。口渴者可给予碱性饮料。

3. 转送护理

（1）搬动要点：怀疑有脊柱骨折时，搬运应防止脊柱弯曲和扭转，以免加重伤情。严禁一人抱胸、一人抬腿的方式搬动，极易造成脊髓损伤而致终生截瘫。正确的做法是由 3 ~ 4 人托扶伤员的头、背、臀、腿部，抬放至平板（或其他硬质担架）上，固定后运送。

（2）转运：若伤员多，需通过不同运输手段，将伤员分散到外地进行治疗，转运中要严密观察病情。应成立转运小组，全面负责伤员的转运，并设立中转救援所，指定护送医疗队具体负责汽车、火车、飞机等不同交通工具、途径的转运。

二、水灾救护

水灾是指一个流域内因集中大暴雨或长时间降雨，导致该流域内江、河、湖水位异常升高、超过其泄洪能力而漫溢两岸或造成堤坝决口致使水泛滥的自然灾害。水灾受灾面积大，持续时间长。

（一）主要伤情

主要可造成：①淹溺，最为多见，可导致窒息、肺水肿、电解质紊乱、低体温，甚至呼吸心跳停止；②机械性创伤，洪水冲刷致建筑物、山石、树木倒塌，冲撞导致挤压伤、骨折等；③电击伤，输电设备、电器毁坏，致人触电；④虫蛇咬伤，躲避洪水居住野外时受到蛇、虫的袭击致伤；⑤传染性疾病，水灾后人畜尸体腐烂、水源污染严重、蚊蝇孳生，可导致流行病暴发。

（二）医疗救援要点

1. 检伤分类 由经验丰富的医护人员在较宽敞的场所进行伤情评估，快速识别需紧急救治的伤员，注意对可疑传染病员的防护与隔离。

2. 现场救护 淹溺者应立即从水中救出，清除口鼻内异物，保持呼吸道通畅。呼吸心跳停止者，立即行心肺复苏术。注意保暖，去除湿衣物，口服热饮；机械性损伤者按照相应医疗救援程序进行处理；电击伤者迅速离断电源，施救者自己应与地面绝缘，保持伤员呼吸道通畅；毒蛇咬伤者立即用绷带由伤口的近心端向远心端包扎，以减少毒素扩散与吸收。有条件时用清水、双氧水或肥皂水冲洗伤口，可口服和外敷蛇药片，尽早应用抗蛇毒血清；传染性疾病应从管理传染源、切断传播途径及保护易感人群等环节进行救护。

3. 转送护理 水灾伤员的转送原则是尽早、尽快、就近。

三、火灾救护

火灾是指在时间或空间上失去控制的燃烧。在各种灾害中，火灾是最经常、最普遍地威胁公众安全和社会发展的主要灾害之一。燃烧的三要素为可燃物、助燃物、着火源。灭火的主要措施就是控制可燃物、减少氧气、降低着火点，化学抑制（针对链式反应）。

（一）主要伤情

主要可造成：①烧伤，在火灾中，人体直接与大火接触引起烧伤；②热烟灼伤，火灾中烟雾流动，高温烟雾可致呼吸道灼伤，可阻塞呼吸道；③浓烟窒息，人吸入火灾中物体燃烧生成的大量烟气，阻塞气管及支气管，损伤肺泡壁，造成严重缺氧而窒息死亡；④中毒，火灾燃烧后的烟雾含有毒气体，可刺激的呼吸中枢等，致人昏迷甚至死亡，资料显示，火灾中死亡人数的 80% 是因吸入有毒气体所致；⑤机械性损伤，火灾导致建筑物坍塌、物体坠落等，导致砸伤、埋压人员，建筑材料爆裂及玻璃碎裂形成各种形式的利刃物体，可致机体刺伤、割伤，甚至引起失血性休克而死亡。

（二）救援要点

1. 检伤分类　初步估计烧伤面积、深度、程度，注意有无吸入性损伤、窒息、低血容量性休克、骨折、中毒等情况。

2. 现场救护　首先迅速远离火源，保持呼吸道通畅，现场可给予镇痛药，口服淡盐水，现场对烧伤创面一般不作特殊处理；化学烧伤者立即脱掉被污染的衣物，用清水持续冲洗创面 30 min 以上；中毒者迅速移至通风处，清除口鼻分泌物和炭粒，保持呼吸道通畅，给氧；呼吸、心跳骤停者立即行心肺复苏；机械性损伤者按照相应医疗救援程序予以处理。

3. 转送　现场急救后，应尽早转送伤员至医院接受治疗。特大面积烧伤患者（烧伤面积大于 70%）应在伤后 1 h 内送到指定医院，特重烧伤者（总面积大于 50% 或Ⅱ度烧伤大于 20%）应在伤后 4 h 内送到。临床上应根据具体情况而定，伤员一旦休克，均应就地进行抗休克治疗，不可匆忙转运，以免加重伤情。转运途中需及时补液，并进行血流动力学和血氧饱和度监测。

四、交通事故救护

交通事故是指车辆在道路上因过错或者意外造成人身伤亡或者财产损失的事件。交通事故不仅是由不特定的人员违反交通管理法规造成的，也可以由于地震、台风、山洪、雷击等不可抗拒的自然灾害造成。

（一）主要伤情

主要可造成：①机械性损伤，以头面部及四肢损伤比例最高，其次为胸腹部和脊柱伤，骨折发生率高，再次为多发伤、复合伤，严重颅脑、胸部损伤及大出血为主要致死原因；②非机械性损伤，如淹溺、烧伤等。

（二）救援要点

1. 检伤分类　首批救援人员赶到现场后应迅速评估现场情况，确定是否需要增援，并设置必要的警戒线和警戒标志，使正在受到威胁的人员和财产脱离险境；检伤分类并填写伤员分类卡，确定需立即现场处置生命垂危的伤员及需优先送到医院的重伤员。

2. 现场救护　创伤出血需进行加压包扎止血，如果伤口内有碎骨片、玻璃碎片或插入异物、腹腔脏器脱出等情况，则包扎时可不加压。内出血时，应迅速建立静脉通道，立即送往附近医院手术止血；损伤性窒息者予半卧位、头偏向一侧，清除口鼻腔异物，防止舌后坠，保持呼吸道通畅；头部损伤者注意观察有无颅内出血及颅骨骨折等情况；胸腹损伤者注意危及生命伤情的处理，如出血性休克、血气胸、脏器破裂等；骨折者应在现场加以固定，如夹板固定、躯干或健肢固定，脊柱损伤采取轴线搬运，防止继发性损伤；肢体离断者包扎离断肢体残端，止血，离断肢体用洁净敷料包裹并低温保存，迅速随伤员送往医院。

3. 转送　根据检伤分类情况，对伤员实施恰当的搬运与转送。

知识检测

1. 地震灾害的主要伤情包括

A. 劳累性损伤　　B. 失用性损伤

C. 动物咬伤　　D. 火器伤

E. 挤压综合征

2. 关于急性应激障碍的陈述，正确的是

A. 一般在刺激后 1 天内发病

B. 以急剧、严重的精神打击为直接原因

C. 表现平静

D. 应激消除者症状历时 20 天左右

E. 通常 6 个月内症状缓解

3. 某车祸现场，一患者出现休克征象，如果给予检伤分类，应该是

A. 黑色　　B. 红色

C. 黄色　　D. 绿色

E. 蓝色

4. 某地发生 7.8 级地震，由于当时是深夜 12 点，大部分居民在熟睡中，现场情况非常惨烈，余震也还在持续发生，部分居民在现场挖掘亲人，一位母亲因为孩子都在地震中丧生，一个人呆坐在废墟上自言自语，出现木僵，她可能出现的疾病是

A. 精神分裂　　B. 抑郁

C. 神经症　　D. 急性应激障碍

E. 创伤后应激障碍

（5～7 题共用题干）

李某，女性，16 岁。由于乘坐的旅游大巴着火并爆炸，同行团员死伤惨重。2 个月后李某被家人发现精神情绪不稳定，有自言自语及夜晚多次梦中惊醒，成绩大幅度下降，对巨大响声反应强烈。

5. 该患者可能的疾病诊断是

A. 精神分裂　　B. 抑郁

C. 神经症　　D. 急性应激障碍

E. 创伤后应激障碍

6. 在此情况下，护士首先应该采取的措施是

A. 给予适当安慰　　B. 告知家人，要求家人陪伴

C. 送患者进精神病院　　D. 任其自我平复

E. 给予心理危机护理干预

7. 以下是常用检伤分类方法的是

A. OPEN 法　　B. Finish 法

C. Threeways 法　　D. Sell 法

E. START 法

模块三

急诊科救护

学习项目九　急诊科的设置与管理

学习目标

【知识目标】掌握急诊科的首诊负责制、急诊抢救室管理制度、急救绿色通道制度；熟悉急诊科涉及法律问题的伤病员处理办法；了解急诊科的布局和一般设置情况。

【能力目标】能够遵守急诊科的管理制度，进行规范化的护理工作。

【素质目标】树立法律意识、风险意识、自我保护意识和证据意识。

急诊科（emergency department）是医院急危重症患者最集中、病种最多、病情最复杂的科室，是实施院内救治的主要场所。它除了承担接收急诊患者、对危及生命的患者组织抢救、对无生命危险的急性病患者进行及时有效的处理外，还承担院前抢救工作。因此，急诊科工作水平的高低直接关系患者的生命安全，也集中反映了其所在医院的科学管理水平。

学习任务一　急诊科的任务与布局

【工作情境】护士小张在进入急诊科实习的第一天，应带教老师的要求，将一位“上消化道出血”患者的血样标本送到急诊检验科进行凝血功能、肝肾功能等检查。由于小张没有听清老师的要求，误将患者的血液标本送到门诊检验室，导致检查结果迟迟没有出来。后经带教老师询问，小张才知道将患者的血液标本送错了地方。

【岗位任务】

1. 急诊科的任务是什么？
2. 急诊科的布局是什么？

急诊科是医院独立的业务科室，是实行院长领导下的科主任及科护士长负责制的一级临床科室。急诊科同其他临床科室一样也承担着医、教、研三大任务，有着“急诊、急救”的学科特点。因此，急诊科的设置与布局应以方便急诊患者就诊、快捷、简便、安全为原则。

一、急诊科的任务

1. 急诊　这是急诊科的主要任务。急诊科接待与处理日常急诊就诊的各种患者，24 h

随时接诊患者，分诊护士负责接诊、分诊急诊患者，急诊护士根据病情轻重缓急给予分级处理、分区安置。随时接收院外救护转运来的患者，并对其进行及时、合理、有效的后续治疗。

2. 急救　这是急诊科的重要任务。负责院内的急诊就诊和院外转运到急诊科的危重患者的抢救、诊疗、病情观察工作，必要时可派救护车参加院外的现场急救和患者的转运工作。急救工作要做到及时、迅速、准确。

3. 灾害救护　急诊科承担灾害事故的急救工作，当发生自然灾害或突发公共卫生事件时，医护人员应服从组织安排，快速前往第一现场参加救护，并将患者安全送到医疗单位继续救治。急诊科应建立完善的突发事件应急预案，有紧急扩容的临时急救组织、分流批量患者的方案，以及与多家医院协调抢救的能力。

4. 急救护理的科研、教学与培训　对急诊专科护士进行培训，加速急诊人才的成长是提高急诊护理质量的重要手段。急诊科承担对医护人员进行专业培训，不断更新知识，定期组织学习，掌握急救专业前沿动态、新技术和新知识。急诊科还承担急救知识的宣传教育、公众急救知识普及等任务。同时，急诊科还承担临床医疗护理教学工作，包括对在校生、实习生的临床教学，对急诊进修人员培训、轮转人员的临床教学等。急诊科可以获得急危重症患者病情变化的第一手资料，积极开展有关急症的病因、病程、发病机制、诊断、紧急救护等方面的研究，从而提高急救治疗的质量，促进急救专业的快速发展。

二、急诊科的布局

急诊科应设在医院前侧或一侧最显著的位置，宽敞独立，自成一区。要有醒目的标志，夜间有灯光标识，便于急诊患者辨识和就诊。急诊科应设有急诊与急救两条通道，各自有独立的进出口，要求设有专用急救绿色通道的出入口，门前有专用停车场和电话通讯设备，以便抢救工作顺利进行。建筑格局和设施合理布局有利于缩短急诊检查和抢救的距离，同时应当符合医院感染管理的要求。根据急诊的基本医疗流程分诊挂号、抢救和诊断、治疗和处置、留院观察这四个基本过程，急诊科主要布局包括以下几个方面：

（一）基础设施与布局

1. 预检分诊处（室）　是院内急诊患者就诊的第一站，应设在急诊科的入口处，光线充足，通风良好，有保护患者隐私的设施，有可直达救护车的通道，方便接收或转运患者。备有必要的体格检查用物，如血压计、听诊器、手电筒、压舌板等。还可配置电话传呼系统、对讲机、广播系统等，目前绝大多数医院配有监控装置。另外，为方便患者还应放置平车、轮椅、饮水设施等，并配有保安、志愿者、护工等。预检分诊护士是急诊就诊环境与诊疗过程的主要管理者，一般由经验丰富的护士担任，具体负责引导就诊流程，进行电脑信息登记等。分诊护士每天要对备用物品进行检查，对各种通讯设备进行调试，以确保急诊工作的正常进行，保证急救质量。

2. 抢救复苏室　是抢救急诊患者的场地，应靠近预检分诊处，应有足够的空间，充足的照明，配备电动推拉门或双向可开大门，以便搬运和抢救患者。抢救室内的设置需要遵循以下原则：①抢救室内必须配备必要的抢救仪器和器械，并应当具备有必要时施行紧急外科处理的功能，如呼吸机、除颤仪、多功能心电监测仪、人工简易呼吸器、心电图机、洗胃机、抢救车、输液输血泵、中心供氧和吸引装置、气管插管包、气管切开包等。②常备急救药品有：心脏复苏药物，呼吸兴奋药，血管活性药、利尿及脱水药，抗心律失常药，镇静药，止痛药，止血药，常见中毒的解毒药，纠正水、电解质失衡类药，局部麻醉药，激素类药等。这些药品根据编号顺序放置在急救车的固定位置，便于抢救时取用。③根据医院总体规模设置相应数量的抢救床，抢救床最好是多功能、可移动、可升降、无需电源的转运床，床头设有供氧装置、吸引装置、遮帘等。每张抢救床净使用面积不小于 12 m^2。有足够的电源插座，每床装配电源插座 10 ~ 12 个。④墙壁应配有常用抢救流程图，如危重患者抢救流程图、心肺复苏抢救流程图、输血（输液）反应抢救流程图等。

3. 诊疗室　诊疗室的设置可根据医院的特色和条件因地制宜。急诊室的医师由专职和各专科派值班医师轮岗相结合。综合性医院设有内科、外科、妇科、骨科及儿科等科室，有条件的医院还可增设创伤科、脑外科、神经内科等分科诊室。室内除必要的诊查床、办公桌椅、计算机外，还需按照各专科特点备齐急诊所用的各科器械和抢救用品。需要注意的是，诊疗室一般是诊疗区域，如果发现危重患者，应立即转送到抢救室救治。

4. 清创室或急诊手术室　清创室的位置应与抢救室、外科诊室毗邻。目前，多数医院的急诊科只设置了清创室，《急诊科建设与管理指南（试行）》（卫医政发〔2009〕50 号）规定，三级综合医院和有条件的二级综合医院应当设急诊手术室，使急危重外伤患者能就近进行紧急外科手术。急诊手术室应设无菌手术间、清洁手术间和清创室各一间，并有相应附属房间，如敷料间、器械准备间、洗手间及更衣室等。其设置除一般手术室的仪器设备和药品外，应重点突出手术抢救设备。手术间应备有多功能手术床、无影灯、紫外线消毒灯、器械柜、麻醉桌、托盘等设备；还应配备中心供氧和吸引装置、麻醉机等抢救用品及常用的麻醉、急救药品等。

5. 治疗室　急诊科应有独立的治疗室，一般设在靠近护士站或各诊查室中央，便于为急诊患者进行各种护理操作。治疗室内有操作台、消毒溶液、棉签等，还应备有无菌物品柜、治疗车、注射器、输液器等。治疗室内要安装紫外线消毒灯，每日进行空气消毒。

6. 急诊观察室　对短时间内不能明确诊断，需较长时间治疗，病情较重需继续观察以明确诊断者或者抢救处置后需等待病床进一步住院治疗的患者，收入急诊观察室。急诊患者留观时间原则上不超过 72 h。按普通病房的设施要求，如设有治疗室、处置室、医护办公室、配餐间、库房、卫生间等。病室内设立正规床位，床号固定。各项护理工作和护理管理与普通病房基本相同。

7. 急诊重症监护室（emergency intensive care unit，EICU）　收治危重患者进行抢救、集中治疗和监护的场所，最好与急诊抢救室毗邻。EICU 的床位数根据医院急诊人数、危重患者所占比例以及医院有无其他相关 ICU 等因素来确定。EICU 各种监护抢救设施设备齐全，可实行 24 h 不间断监护，发现异常可及时抢救处理。监护室应备有重症多功能监护装置、呼吸机、除颤仪、血透机、临时心脏起搏器、各种型号的通气导管和气管插管等急救设备和器材。

8. 其他　如隔离室、洗胃室等。遇有疑似传染病患者，护士及时通知专科医师到隔离室诊治，患者的排泄物要及时处理。有条件的医院应设疑似传染病患者专用卫生间。凡确诊为传染病的患者，应及时转入传染科或传染病医院。

（二）辅助设施与布局

包括急诊医技部门，如药房、X 线检查室、心电图室等，以及辅助支持部门，如急诊挂号收费室、药房、急诊检验室、后勤服务及安全保卫部门等，应根据医院的情况配套完善。

学习任务二　急诊科的管理

【工作情境】 2021 年 6 月 5 日 23 时左右，某医院急诊科李护士正在值班。一名头面部受伤、满身血迹的患者被三名男子搀扶着走进急诊科，当他们走近时，李护士闻到一股浓浓的酒气，患者意识不清，身上有多处开放性伤口，衣服均被血液浸湿，初步判断为交通事故所致。同行的三名男子情绪激动，拒不配合李护士的分诊工作且阻止保卫人员报警。

【岗位任务】

1. 急诊科的主要工作制度是什么？

2. 涉及法律问题的伤病员应如何处理？

加强急诊科的管理是提高救护质量的保证。在临床实践中应根据现代急诊急救护理特点，建立合理的管理模式、可行的工作制度，使工作规范、有章可循，保障急危重症患者得到及时、迅速、准确、有效的救护。急诊科的管理应达到最优化、标准化、程序化、制度化和科学化。因此，急诊科管理的要求是：抢救优先，标识醒目；配置合理，培训规范；分诊准确、救治及时，首诊负责，无缝衔接；分区救治，分级管理。

一、急诊科的人员管理

1. 急诊科护理人员编制　床位与医师之比为 1∶0.3；床位与护士之比为 1∶0.6；重症监护床位与护士之比为 1∶（3～4）。

2. 实行护理部、科主任领导下的护士长责任制，护士长作为急诊科护理质量第一责任人，负责本科室的全面护理工作。

3. 急诊科应选具有 5 年以上临床实践经验的住院医师或全科医师和具有一定临床经验的护士，从事急诊工作的护士必须接受过正规护理学历教育，取得护士执业资格证书，具有 3 年以上临床工作经验且取得急诊护士上岗证，并定期接受急救技能的再培训，再培训间隔时间原则上不超过 2 年。

4. 急诊科的实习生、进修医师及考核不合格的人员不得单独值班。

二、急诊科的主要工作制度

1. 首诊负责制

（1）首诊负责制是急诊科的工作制度之一。凡是第一个接待急诊患者的科室、医师、医院即是首诊科室、首诊医师、首诊医院。

（2）首诊科室和首诊医师应对其所接诊患者，特别是对危、急、重患者的诊疗、会诊、转诊、转科、转院、病情告知等医疗工作负责到底。

（3）首诊医师检查患者后，判断确实为其他科疾患，亦应书写病历，做必要的检查和处理，尤其对危重患者，首诊医师必须及时实施抢救措施，之后请有关科室会诊或申请转科，在与有关科室当面交接患者后方可离开，在患者未正式转科前，严格执行首诊负责制。

（4）凡涉及多科室的危重患者，相关科室必须以患者为中心，协同抢救，不得擅自离开，各科室所做的相应检查和处理应及时记录。首诊科室在抢救过程中起主要协调作用。

（5）急诊一线医师无权将患者转院，如患者病情确需转院，必须经上级医师诊查患者，同意后方可转院。患者生命体征不平稳或在转院途中可能出现生命危险时，不得转院，如家属强行要求转院必须履行签字手续。

2. 急诊抢救室管理制度

（1）急诊抢救室主要是为危及生命和重要脏器功能障碍患者提供紧急救治和高级生命支持。一旦生命体征平稳，脱离危险，要及时转到相应专科或 ICU 治疗，不得滞留在抢救室。抢救室要保证有空的抢救床，以备急危重症患者的到来。

（2）抢救时，医护人员应按岗定位，按照相应疾病的抢救程序开展工作，严密观察患者的病情变化，及时详细做好记录，严格执行查对制度，防止差错事故，护士执行口头医嘱时，应大声复述一遍，确认无误后方可执行。

（3）根据病情及时给予吸氧、吸痰，建立静脉通道，人工呼吸，胸外心脏按压，止血等应急处置，待病情稳定后方可移动患者。

（4）急诊抢救室应备齐各种抢救药品、物品、器械和敷料等。各类仪器要定点放置，做到防潮、防震、防热、防尘、防腐蚀、上油保养，设置专人管理，要有明显标记，不准随意挪动、挪用或外借。药品、器械用后应立即清理消毒，然后放回原处；消耗部分及时补充，以备再用。药品应经常检查，发现变质、过期等情况应及时报告并更换。抢救室的一切物品、药品、器械，每日应核对一次，做到班班交接，账物相符。急救物品应性能良好，完好率达 100%。

（5）新仪器调试合格后方可使用，遵循“定使用寿命、定收费标准、定使用效率”原则。使用人员应严格培训，正确掌握仪器的使用方法。

（6）常见急危重症应制定抢救护理预案或流程图。医护人员应有丰富的临床抢救经验，能熟练掌握各种抢救仪器的性能、操作技术和排除一般故障。

（7）抢救过程中注意与患者家属或联系人取得沟通，详细交代病情。

3. 急救绿色通道制度　急救绿色通道是指医院为急性危重患者提供接诊、分诊、检查、诊断、抢救全程医疗服务行为，使急性危重患者得到及时、规范、高效、周到的医疗服务。需进入急救绿色通道的患者是指在短时间内发病，所患疾病可能在短时间内（<6 h）危及患者生命，如急性创伤引起的大量外出血、气道异物梗阻、急性心肌梗死、急性脑卒中等。

急救绿色通道即是对急危重症患者实行优先抢救、优先检查、优先住院的原则，延后补办医疗相关手续。

（1）对所有生命体征不稳定和预见可能危及生命的各类急危重症，应第一时间开启急救绿色通道。

（2）急救通讯设备要有效便捷：根据不同地区的不同情况，可选择对讲机、有线电话、无线电话、可视电话等通讯设备，并设立急救绿色通道专线，不间断地接收院内、院外的急救消息。

（3）急救绿色通道流程图要明了：在急诊大厅制作简洁明了的急救绿色通道流程图，方便患者及家属直接快速进入急救绿色通道（图 9-1）。

（4）急救绿色通道标识要醒目：急救绿色通道的各个环节，包括分诊室、抢救室、抢救通道、急诊诊疗室、急诊手术室、急诊药房、急诊化验室、急诊输液室、急诊影像中心、急诊观察室等都应有醒目的标识，可采用红色或绿色的标牌或箭头做指示。

（5）急诊绿色通道医疗设备要齐全：不同地方不同医院相差较大，一般应备有可移动推车或病床、氧气设备、吸引设备、多参数监护仪、气管插管设备、除颤起搏设备、简易呼吸器、输液泵、常规心电图机、呼吸机等。

（6）进入急救绿色通道的急危重症患者应有详细的登记，包括姓名、性别、年龄、地址、就诊时间、陪护人员及联系方式、病情和初步诊断等。患者的处方、辅助检查申请单、住院单等单据上应加盖“急救绿色通道”的标识，保证患者抢救、检查、转运的顺畅。

4. 急诊观察室管理制度

（1）急诊观察室收治对象：危重症不宜搬动的患者，符合住院条件，无床位不能入院的患者、某些病症经治疗病情尚未稳定者，如高热、腹痛等不能立即确诊，离院后病情有可能突然变化者。注意传染病患者不予留观。

（2）急诊值班护士要按时、详细、认真地进行交班接班工作，重要情况应书面记录；要主动巡视患者，并及时记录和反映情况。

（3）急诊患者留观时间原则上不应超过 3 天，特殊情况除外。

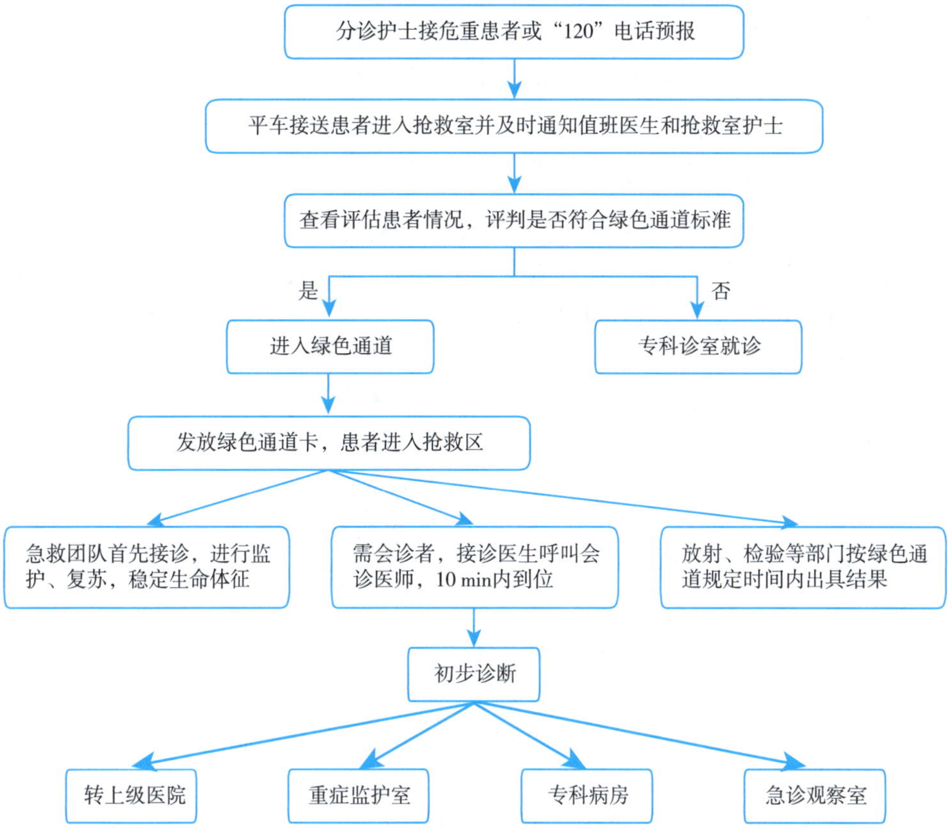

图 9-1　急诊绿色通道流程图

（4）留观患者离开急诊观察室时，需由值班医生下达离院或住院医嘱，护士向患者交代相关手续，患者办理后方可离开。

5. 急诊科预检分诊制度

（1）预检分诊处（台）由业务熟练、责任心强的护士担任。预检护士必须坚守岗位，临时因故离开时，必须由护士长安排能胜任的护士代替。

（2）预检护士接待每一位前来就诊的患者，需简要了解病情，观察体征，进行必要的初步检查，尽量予以合理的分诊。遇有分诊困难时，可请有关医生协助，及时做好分诊登记。

（3）根据“重病优先”的原则，优先安排病情危重患者就诊。对危重患者一边予以紧急处理，一边及时通知有关医护人员进行抢救。危急患者先抢救后协助办理相关手续及缴费。

（4）预检护士应准确记录患者的到达时间、送入病区时间。

6. 涉及法律问题的伤病员处理办法

（1）对于刀枪伤、他杀、交通事故、打架斗殴致伤及其他涉嫌法律问题的伤病员，医护人员应实行人道主义精神积极救治，同时增强法律意识，提高警惕；立即通知科主任、医务科并上报公安部门。

（2）病历书写要实事求是、准确清晰，并妥善保管，切勿遗失或被涂毁；开具验伤单及诊断证明要实事求是，并经上级医师核准；对医疗工作以外的问题不随便发表自己的看法。

（3）保留服毒或吸毒人员的呕吐物、排泄物，以便做毒物鉴定。

（4）昏迷患者的财物保管：交给家属（要有第三者在场）；值班护士代为保管（需两人签字）；留观期间要有家属或公安机关人员陪守。

知识检测

1. 关于急诊科的布局，错误的是
   A. 急诊科要设置白天和夜间都能看得见的醒目标志
   B. 急诊科各功能部门的布局应以减少交叉穿行，减少院内感染和节省时间为原则
   C. 预检分诊处设在急诊科入口最醒目的位置
   D. 急诊科抢救室应邻近急诊分诊处，每张抢救床净使用面积不少于 12 m^2
   E. 为节省资源，可将成人及儿童急诊设在同一区域
2. 关于抢救药品及设备的管理，错误的是
   A. 定人管理　　B. 定品种数量
   C. 定期检查　　D. 定位放置
   E. 外借时一定要登记
3. 关于急诊科的设置，错误的是
   A. 急诊科应当设有急诊通讯装置（电话、传呼、对讲机）
   B. 配备心脏起搏、除颤仪、心肺复苏机、简易呼吸气囊等仪器设备
   C. 配备可用于一般急救搬动、转运及各种基本手术的急救器械
   D. 常备急救药品
   E. 配备排队系统，便于急诊患者有秩序就诊
4. 关于急诊科的布局，下列哪项不正确
   A. 有专门的出入口通道
   B. 预检分诊处（台）设在急诊科入口最醒目的位置
   C. 清创室应紧靠外科诊疗室或与诊疗室成套间
   D. 抢救室应邻近急诊分诊处
   E. 为方便管理尽量设置一个出口
5. 交警了解病情，护士处理正确的是
   A. 向交警讲解抢救经过　　B. 护士通知保卫部
   C. 护士通知分诊护士　　D. 护士向交警出示抢救记录
   E. 护士让家属讲解

学习项目十
数字资源

学习项目十　常用急诊技术

学习目标

【知识目标】 掌握急诊科分诊的概念及多功能监护仪的使用方法；掌握维持气道通畅、呼吸支持和循环支持的各种方法；熟悉急诊的分诊思路；了解呼吸支持和循环支持各种方法的工作原理。

【能力目标】 能按急诊分诊流程进行分诊；能运用所学知识维持急诊患者的气道通畅，进行呼吸和循环支持。

【素质目标】 热爱急诊工作，具备高度的责任心与争分夺秒的急救意识；在护理工作中有较高的伦理道德水平及强烈的法律法规意识；身体及心理素质良好，能应对复杂多变的临床工作；拥有细心的观察力、准确的判断力及团结合作的精神。

急诊是紧急情况下的治疗，急诊技术保证了我们在突发疾病、意外伤害时，能在最快时间内得到专业、科学的救治。常用的急诊技术包括急诊患者的评估与分诊，急诊患者的病情监测，维持呼吸道通畅，呼吸及循环支持等。

学习任务一　急诊患者的评估与分诊

【工作情境】 傍晚总是急诊科最忙碌的时间段之一，今天傍晚同一时间段来了3位患者：张先生，56岁，30 min前突然出现剧烈的心前区疼痛，满头大汗，家人拨打120急诊入院；李女士，40岁，20 min前发生车祸，左大腿肿胀明显，可见骨折端外露，足背动脉搏动弱，神志清楚，面色苍白，心肺腹检查无明显异常，120急诊入院；王先生，18岁，踢足球时摔倒，手背出现3 cm×3 cm的擦伤，有少量渗血，同学陪同来急诊科处理伤口。

【岗位任务】

1. 请对这三位患者进行急诊分诊。
2. 请安排这三位患者的就诊顺序。

急诊是为急危重患者提供及时生命支持的部门。由于医疗资源有限，而来诊人数不定且不具备计划性与预见性，有可能不能为所有来诊患者第一时间提供诊疗，因而所有来医院就诊的急诊患者需经过评估、分诊，按照一定的标准安排就诊顺序，提供相应的诊疗。

一、急诊护理评估

急诊护理评估，亦称急诊患者评估（patient assessment in emergency department），是常规收集急诊患者主观和客观信息的过程。急诊护士需掌握系统的急诊护理评估方法，第一时间识别危及患者生命的状况，准确判断疾病或损伤的症状、决定救治级别，最大限度挽救患者生命。急诊护理评估分为初级评估（primary assessment）和次级评估（secondary assessment）。

（一）初级评估

初级评估的目的是快速识别有生命危险、需要立即抢救的患者。评估内容包括A、B、C、D、E五个方面（表10-1）。

表10-1　初级评估内容

初级评估类别	评估内容
A 气道及颈椎（airway）	观察患者能否说话，发音是否正常，气道是否通畅等；观察有无舌后坠、松脱牙齿、口腔内异物、呕吐物、分泌物、血块、咽喉肿胀等
B 呼吸功能（breathing）	观察患者是否有自主呼吸；观察患者呼吸频率、节律和深度是否正常；观察患者胸廓起伏、颈静脉充盈度、气管位置等
C 循环（circulation）	观察患者有无脉搏及血压数值；观察心率及脉搏的频率、节律；观察毛细血管充盈时间，皮肤颜色、湿度和温度
D 神志（disability）	可使用格拉斯哥昏迷量表分级评分 观察患者是否清醒，对声音有无反应，对疼痛有无反应等
E 暴露患者 / 环境控制（exposure/environment）	评估需要移除患者的衣物，方便识别任何潜在的疾病或损伤症状。但需保暖，保护患者隐私

（二）次级评估

初级评估后患者初步情况稳定、没有生命危险时，可进行次级评估。次级评估的目的是识别疾病与损伤的指征，完成分诊级别的确定，时间在 3 ~ 5 min。次级评估包括问诊、生命体征测量、重点评估三个环节。

1. 问诊　问诊是了解患者就诊原因、症状及过程最主要的方法，通过问诊收集相关患病细节；找出诊断线索，而各种辅助性器械检查、实验室检查结果必须结合临床症状和病情，才能得出正确诊断。问诊时护士应善于运用护患沟通技巧，具有同理心、友善、亲和，保持客观、中立，可交替使用开放性问题与闭合性问题。要尊重患者的隐私。儿童、老人、意识不清等沟通困难或无法沟通者应询问陪诊者。在倾听患者及家属的言语回答时更应注意他们的情绪反应、面部表情等。问诊需做到系统完整、客观真实、重点突出、避免暗示、分析归纳。

2. 生命体征测量　生命体征测量是用来判断患者的病情轻重和危急程度的重要指征。急诊护士可根据患者需要测量体温、脉搏、呼吸、血压等。救治危重或受伤患者时可首先测量生命体征，并观察患者细节，如血氧饱和度、瞳孔、角膜反射等。

3. 重点评估　主要是采集病史和对患者全身各系统的检查。主要从以下九个方面进行评估。①精神：观察患者的精神状态、说话能力、行为和外表等。②脑：观察有无头面部的损伤，评估患者意识状况、格拉斯哥昏迷量表分级评分等。③评估患者眼、耳、鼻、喉状况。④心脏：评估心率、脉搏有无异常，有无胸痛、气促、水肿等。⑤胸、肺：评估呼吸频率、节律、深浅异常及伴随的气促、出汗、喘鸣、咳嗽、咳痰等。⑥胃、肠：评估有腹泻、便秘、恶心、呕吐、腹痛、肠鸣音异常。⑦泌尿系统：评估排尿次数、尿量等异常，有无尿痛或、血尿、腰痛或肾区叩痛。⑧生殖系统：评估女性患者的经期；如为妊娠期，评估其胎数、周数、预产期或生产／流产史，胎儿活动、胎心或阴道分泌或出血情况。⑨骨骼和肌肉：评估有无红、肿、受伤、变形、骨折、关节脱位、局部疼痛、活动受限等。

二、急诊预检分诊

（一）急诊分诊的概念

急诊分诊是指对急诊患者进行快速评估，根据其急危重程度进行优先顺序的分级与分流，科学合理地分配急诊医疗资源的过程。急诊分诊人员应在短时间内实现快速、准确、高效的分诊。在分诊时应遵循急危重症优先就诊，准确快速分级分区，动态评估及时预警，以人为本，有效沟通等原则。

（二）急诊分诊方法

1. 分诊公式

S（subjective，主观感受）：收集患者的主观资料，包括主诉及伴随的症状。

O（objective，客观现象）：收集患者的客观资料，包括体征及异常征象。

A（assess，估计）：将收集的资料进行综合分析，得出初步判断。

P（plan，计划）：根据判断结果，进行专科分诊，按轻、重、缓、急有计划地安排就诊。

2. 收集资料　分诊护士仔细观察，注意收集患者的症状和体征资料。一般通过问、视、触、听、嗅、叩等途径获取资料，进行分析。①问：询问患者或陪同人员，了解患者既往史、用药史、过敏史和现病史。②视：用眼观察患者的一般情况及身体各部位的异常情况。③触：通过触摸进行评估，如心率、心律、血管充盈度、皮温等。④听：观察患者呼吸、咳嗽、心音、心律、肠鸣音等。⑤嗅：观察患者是否有异常味道。如酒精味、烂苹果味等。⑥叩：观察肺尖的宽度和肺下界的定位，胸腔积液、积气，心界的大小与形态，肝脾的边界，腹水的有无与多少等。

3. 分诊级别　按病情危急程度将患者分为四级，分诊级别并非固定不变，可随患者的病情变化及时调整。

Ⅰ级为急危患者，需要立即得到救治。急危患者是指正在或即将发生生命威胁或病情恶化，需要立即进行积极干预。

Ⅱ级为急重患者，往往评估与救治同时进行。急重患者是指病情危重或迅速恶化，如不能进行即刻治疗则危及生命或造成严重的器官功能衰竭，或短时间内进行治疗可对预后产生重大影响。

Ⅲ级为急症患者，需要在短时间内得到救治。急症患者存在潜在的生命威胁，如短时间内不进行干预，病情可能进展至威胁生命或产生十分不利的结局。

Ⅳ级为亚急症或非急症患者。亚急症患者存在潜在的严重性，此级别患者到达急诊一段时间内如未给予治疗，情况可能会恶化或出现不利的结局，或症状加重及持续时间延长；非急症患者具有慢性或非常轻微的症状，即便等待较长时间再进行治疗也不会对结局产生大的影响。

（三）急诊患者的管理

医院急诊科区域设置应以病情需求为中心，分诊分级与病情分区相结合，充分考虑将患者分配到最适合其评估和治疗的区域。Ⅰ级患者需要进入复苏区进行即刻抢救，Ⅱ级患者需要进入抢救区进行支持和救治，Ⅲ级患者需在优先诊疗区进行诊治，Ⅳ级患者在普通诊疗区顺序就诊。各级别患者的就诊通道和救治区域互不干扰，分区管理具体见表 10-2。

表 10-2　急诊患者分级、分区

分诊级别	区域	功能作用
Ⅰ级患者	复苏区	立即抢救患者，给予基础生命支持和高级生命支持
Ⅱ级患者	抢救区	10 min 内给予患者紧急救治措施和能够影响患者临床结局的治疗措施
Ⅲ级患者	优先诊疗区	快速给予患者需要医疗资源支持的相关措施，如吸氧、心电图、快速补液等，快速评估及处置危重患者的潜在危险
Ⅳ级患者	普通诊疗区	在合理应用医疗资源基础上，按急诊患者就诊顺序依次给予患者诊疗措施

学习任务二　急诊患者的病情监测

【工作情境】张先生，57 岁，农民。主诉“心悸、胸痛 30 min”入院。半小时前突发胸痛，呈压榨性，并向左肩部放射，伴大汗、恶心，无呕吐，非常恐惧，急诊入院。小王护士是一名刚入院不久的实习护生，他在带教老师的指导下为患者连接心电监护仪，监测生命体征，结果显示：T 37.0℃，P 114 次 / 分，R 25 次 / 分，BP 160/90 mmHg。心电图显示为窦性心律，V1 ~ V5 呈 ST 段弓背向上抬高 ≥ 2 mV，V6 T波倒置。血清坏死标志物：肌酸磷酸激酶 450 IU/L。

【岗位任务】

1. 描述急诊科危重患者监测病情的方法。
2. 熟练使用心电监护仪监测急诊科患者。

所有进入急诊科的患者都需要进行护理评估与预检分诊，从而分级诊疗，而对于病情较为危重的患者，还需要更进一步的病情监测，观察患者的心率、血压、呼吸、体温、血氧饱和度、神志、瞳孔、血糖、血气分析结果等。其中，急诊科最为常用的病情监测手段之一是使用多功能心电监护仪，下面将针对多功能心电监护仪的使用进行说明。

一、心电监护与多功能心电监护仪的概念

心电监护是监测心脏电活动的一种手段。普通心电图只能简单描记当时短暂的心电活动情况；心电监护则是通过无创的监测方法，用显示屏连续观察监测心脏电活动的情况，可实时观察病情，并指导实时处理，因此对于有心电活动异常的患者及危重症患者都有重要的意义。

多功能心电监护仪是医院实用的精密医学仪器，能同时监护患者的动态心电图形、呼吸、体温、血压（分无创和有创）、血氧饱和度、脉率等生理参数。该设备结合心电监测技术与移动计算技术，可采集、存储、智能分析、预警各指标异常变化，具备精准监测、触屏操控、简单便捷等特点。

二、多功能心电监护仪的使用

（一）适应证

各种心血管疾病患者，急性心肌梗死、心律失常、心肌病等患者；其他脏器疾病导致急性循环衰竭的患者，创伤严重引发感染的患者，大量失血致电解质紊乱的患者。

（二）禁忌证

没有绝对禁忌证。

（三）操作方法

多功能心电监护仪的操作方法见表 10-3。

表 10-3　多功能心电监护仪操作方法

简要流程	操作要点
评估	1. 患者年龄、病情、意识状态 2. 胸部皮肤情况、指甲情况 3. 心理状态、对心电监护的认知和合作程度 4. 周围环境有无电磁波干扰和光照情况
操作准备	1. 环境　整洁、温湿度适宜、遮挡患者 2. 护士　着装规范、洗手、戴口罩 3. 用物　治疗车上层：心电监护仪、导联线、电极片、治疗碗（内置 75% 乙醇棉球、纱布数块）、弯盘、监护记录单、笔；胸部汗毛较重者准备备皮用物。治疗车下层：医疗垃圾桶、生活垃圾桶 4. 患者　了解操作目的，愿意配合
核对解释	1. 核对医嘱执行单、腕带，床头卡上的床号、姓名 2. 解释心电监护的目的、方法和可能出现的不适，取得患者理解和合作
连接电极片	1. 取出心电导联线，将其插头凸面对准面板上的“心电”插孔的凹槽插入 2. 打开电源开关，观察心电监护仪运作是否正常 3. 将心导联的电极头与电极片连接
定位	1. 协助患者取平卧位，解开上衣，暴露前胸 2. 确定电极安装部位 3. 用 75% 乙醇棉球擦拭安装电极部位皮肤

续表

简要流程	操作要点
安放电极	1. 正确放置电极片，注意避开伤口和敷料 右上（RA）：右锁骨中线第 1 肋间 左上（LA）：左锁骨中线第 1 肋间 左下（LL）：左锁骨中线平剑突处 右下（RL）：右锁骨中线平剑突处 中间（C）：胸骨左缘第四肋间 2. 协助患者穿好衣服，注意保暖
测血压	1. 血压计袖带缠于患者的右（左）上臂肱动脉搏动上两横指处 2. 按下血压“启动”键，进行血压测量，观察显示屏上出现相应的血压数值
测血氧	1. 血氧饱和度探头置于患者左（右）指端，有灯泡（光束）面位于患者的指甲背面 2. 观察显示屏上出现相应的血氧饱和度曲线和数值
设置参数	1. 选择 P、QRS 和 T 波显示较清晰的导联，一般选用Ⅱ导联 2. 根据调节心电图振幅 3. 打开报警系统，根据患者情况设定各监护参数的报警界限（一般设定：收缩压 80 ~ 150 mmHg，舒张压 50 ~ 90 mmHg，心率 50 ~ 120 次 / 分，呼吸 10 ~ 30 次 / 分，血氧饱和度 90% ~ 100%）
记录	1. 观察监护仪显示屏上显示的参数，洗手，记录各数值 2. 发现异常及时报告医师 3. 询问患者感受，向患者和家属交待注意事项
停机	1. 核对，解释 2. 关闭监护仪，断开电源 3. 去除血压计袖带、血氧饱和度探头 4. 分离导联线与电极片，去除电极片
整理	1. 检查并清洁局部皮肤 2. 协助患者穿好衣服，取舒适卧位，整理床单位
用物处置	1. 整理用物，分类处理 2. 用 75% 乙醇溶液擦拭监护仪及导线，保持其清洁，备用 3. 洗手，记录

（四）注意事项

1. 患者胸部皮肤保持清洁，保证电极片与皮肤表面接触良好。

2. 使用心电监护仪时应避免电磁波干扰，以免信号出现偏差。

3. 长时间监测者，应每隔 2 h 检查检测部位的皮肤和末梢血液循环情况；躁动者可适当约束；固定好电极和导线，避免导线打折或缠绕；患者如涂抹指甲油可能影响检测结果。

4. 选择波形清晰、无干扰的导联，正确设置报警参数。

5. 输液体或做治疗的一侧胳膊避免测量血压，不在同侧肢体同时监测血压与血氧饱和度。

6. 保暖并保护患者隐私。

7. 停止心电监护时应先断开电源，再取下电极片，并用纱布或棉球清洁患者贴电极片处皮肤，最后清洁消毒监护仪机壳和各导联线，并将各导联线顺势盘绕、妥善固定。

知识链接

多功能心电监护仪报警设置

设置心电监护仪的报警范围时应注意避免漏报及无效报警，应根据病情及监护需要调整参数报警上下限。①心率报警设置：正常心率者设置为 60 ~ 100 次 / 分，异常心率者设置上限为当前值加 5%，下限为当前值减 5%。②血压报警设置：正常血压者设置为 90 ~ 140/60 ~ 90 mmHg，血压异常高者设置收缩压、舒张压上限为目前血压值加 5%，血压异常低者设置收缩压、舒张压下限为目前血压值减 5%。③呼吸报警设置：正常呼吸者设置下限 12 次 / 分，上限 24 次 / 分，呼吸过快时，上限为当前值加 5%；呼吸减慢时，下限为当前值减 5%。④氧饱和度报警设置：正常情况下设置上限为 100%，下限为 90%，氧饱和度偏低时设置下限为当前值减 5%。

学习任务三　维持呼吸道通畅

【工作情境】 张先生，47 岁，工人。患者半小时前突发呼吸心跳骤停，行心肺复苏术并拨打 120 急诊送入医院。

【岗位任务】

1. 采用什么手法为张先生开放气道？
2. 使用喉罩保持患者呼吸道通畅。

呼吸道通畅是人体进行气体交换的前提条件，呼吸道受阻可引起呼吸困难，引发身体组织缺氧，甚至导致呼吸及心跳停止。呼吸道受阻短短数秒即可引起意识丧失、呼吸停止，6 min 左右可导致脑神经发生不可逆病变。所以，保持呼吸道通畅是生命支持中需要优先确保的环节。

一、常见呼吸道阻塞的原因

临床上导致呼吸道阻塞的原因有很多，比较常见的原因如下：

（一）气管、支气管异物

主要多发于小儿或酒醉、全身麻醉后的成人。异物进入气管、支气管可引起黏膜水肿，较大异物可完全阻塞气管造成该侧肺不张。可借助内窥镜检查及时摘取异物，若不及时取出，患者随后可能出现肺部炎症，肉芽增生，咳嗽，痰中带血或咳臭痰，容易漏诊或误诊。

（二）急性喉痉挛、水肿

儿童和成人中均常见。婴儿如果体内缺乏维生素 D，可导致手足搐搦症，少数患儿合并突发喉痉挛，可因窒息死亡。急性喉水肿是成人和儿童均可发生的急性喉变态反应性疾患。食物、药物变态反应，或者输血、疫苗等引起的喉血管神经性水肿也会导致喉梗阻，起病骤然，严重可有窒息。可用 1 : 1000 肾上腺素溶液 0.2 ml 皮下注射治疗。

（三）支气管哮喘

可引起周期性急性呼吸道阻塞，患者在哮喘发作时常伴有呼吸窘迫、端坐呼吸，发绀，使用支气管扩张药能够缓解。此外，婴幼儿也可见过敏原刺激引起的突发性哮喘，称为婴幼儿哮喘症。

（四）分泌物、血块等物质阻塞或压迫

某些肺炎，如腺病毒肺炎，呼吸道会分泌大量黏液，可表现为阻塞性呼吸困难。昏迷患者多见舌根下坠，阻塞气道；呼吸道分泌物、颈部伤口出血可压迫气管，造成气道阻塞。

二、开放气道手法

（一）仰头举颏法

护士将一手掌小鱼际（小拇指侧）置于患者前额，下压使其头部后仰，另一手的示指和中指置于靠近颏部的下颌骨下方，将颏部向前抬起，帮助头部后仰，气道开放。必要时拇指可轻牵下唇，使口微微张开。注意：示指和中指尖不要深压颏下软组织，以免阻塞气道，下颌角与耳垂间连线与地面垂直，开放气道要在 3 ~ 5 s 内完成（图 10-1）。

（二）仰头抬颈法

患者仰卧，护士一手抬起患者颈部，另一手以小鱼际侧下压患者前额，使其头后仰，气道开放（图 10-2）。

（三）双手抬颌法

患者平卧，护士双手从两侧抓紧患者的双下颌并托起，使头后仰，下颌骨前移，打开气道，操作中不能将患者头部后仰或左右转动。注意：颈部有外伤者只能采用双手抬颌法开放气道，以免进一步损伤脊髓（图 10-3）。

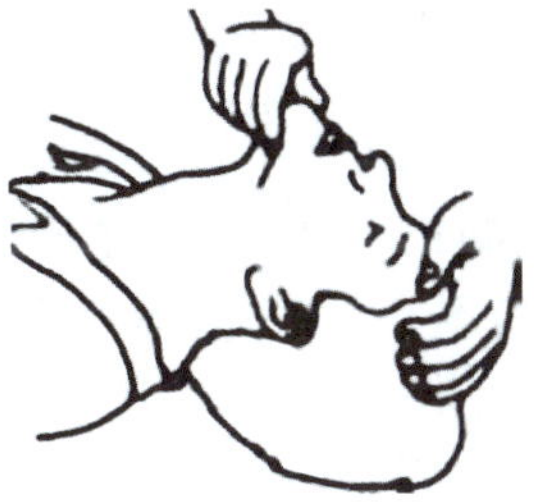

图 10-1　仰头举颏法

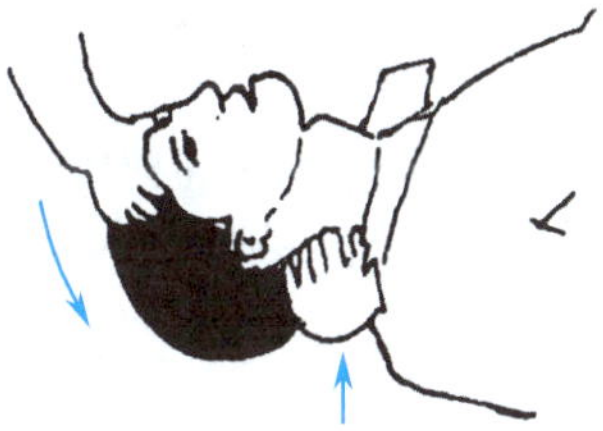

图 10-2　仰头抬颈法

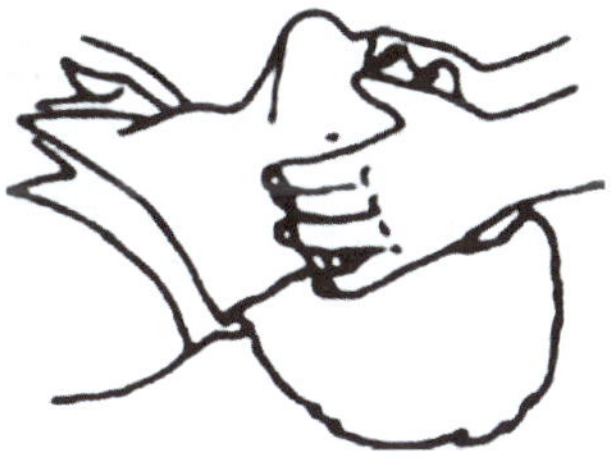

图 10-3　双手抬颌法

三、咽部通气法

咽部通气法是指用特殊管道插入咽部，使舌根前移，达到解除呼吸道阻塞的目的，适用于没有咳嗽反射或咽反射的无意识患者，可避免长时间托下颌的疲劳，包括口咽通气法、鼻咽通气法。

（一）口咽通气管置入术

1. 适应证

（1）有自主呼吸者。

（2）舌后缀致呼吸道梗阻、气道分泌物多需吸引、抽搐时防舌咬伤。

（3）癫痫发作或抽搐患者保护舌、齿免受损伤。

（4）同时有气管插管时，取代牙垫作用，避免牙关紧闭，压迫气管导管。

2. 禁忌证

（1）喉头水肿、气管内异物、哮喘、咽反射亢进。

（2）口腔内四颗门牙有折断或脱落危险的患者。

（3）有误吸危险的患者。

（4）有心脑血管疾病的患者不适合长时间使用。

（5）口腔及上、下颌骨创伤者。

3. 操作方法　见表 10-4。

表 10-4　口咽通气管置入术操作方法

简要流程	操作要点	
评估	1. 患者年龄、病情、意识状态 2. 口腔或鼻腔、咽部及气道分泌物情况 3. 心理状态、有无活动性义齿	
操作准备	1. 环境　整洁、温湿度适宜、遮挡患者 2. 护士　衣帽整齐、规范洗手、戴口罩 3. 用物　治疗车上层：手电筒、无菌棉签、纱布、石蜡油、合适型号口鼻咽通气管、吸氧装置、吸痰装置。治疗车下层：医疗垃圾桶、生活垃圾桶 4. 患者　了解操作目的，愿意配合	
核对解释	1. 核对医嘱执行单、腕带，床头卡上的床号、姓名 2. 解释置入口咽通气管的目的、方法和可能出现的不适，取得理解和合作	
摆放体位	放平床头，协助患者取平卧位，头后仰，使口、咽、喉三轴线尽量重叠	
恰当放置	清洁口腔内分泌物，保持呼吸道通畅，选择恰当的放置方法	直接放置法：将通气管的咽弯曲沿舌面顺势送至上咽部，将舌根与口咽后壁分开。意识不清者可用开口器或压舌板将口咽通气管从后臼齿处插入，操作时注意动作轻柔（图 10-4） 反向插入法：把口咽管的咽弯曲部分向腭部插入口腔，当其内口接近口咽后壁时（已通过腭垂），即将其旋转 180°，借患者吸气时顺势向下推送，弯曲部分下面压住舌根，弯曲部分上面抵住口咽后壁（图 10-5）
整理	1. 检查并记录 2. 协助患者取舒适卧位，整理床单位	
用物处置	1. 整理用物，分类处理 2. 洗手，记录	

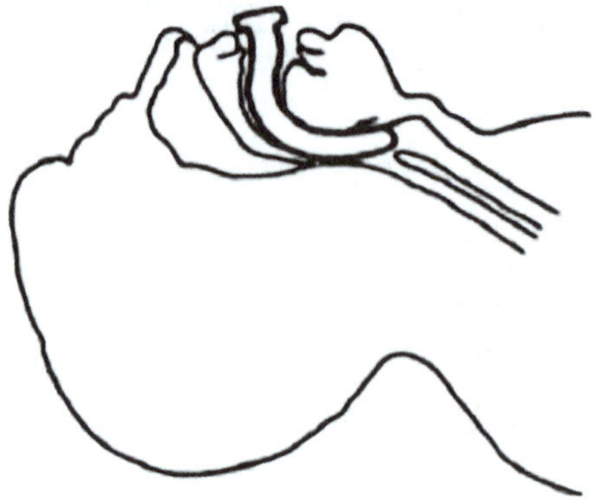

图 10-4　直接放置

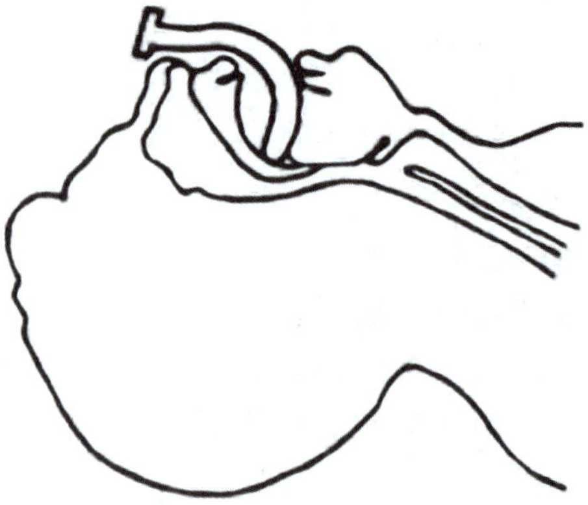

图 10-5　反向插入

4. 注意事项

（1）保持管道通畅：及时清理呼吸道分泌物，防止误吸，甚至窒息。注意密切观察有无导管脱出而致阻塞气道的现象。

（2）加强呼吸道湿化：口咽通气管外口可盖一层生理盐水纱布，既湿化气道又防止吸入异物和灰尘。

（3）监测生命体征：严密观察病情变化，随时记录，并备好各种抢救物品和器械，必要时配合医生行气管内插管术。

（二）鼻咽通气管置入术

1. 适应证

（1）舌根后坠造成呼吸道不完全梗阻患者，舌根后坠是意识障碍患者常见的并发症。

（2）呼吸困难，通过鼻咽通气管进行氧气吸入者，如睡眠呼吸暂停综合征。

（3）咳痰无力，需经上呼吸道进行吸引者，慢阻肺、气管插管脱机后。

（4）防止反复经鼻腔吸引易引起鼻腔黏膜破损。

（5）牙关紧闭不能经口吸痰者，癫痫、帕金森患者。

2. 禁忌证

（1）鼻息肉、鼻腔出血或有出血倾向、鼻外伤、鼻腔畸形、鼻腔炎症、明显的鼻中隔偏曲。

（2）凝血机制异常、颅底骨折、脑脊液耳鼻漏。

3. 操作方法　见表 10-5。

表 10-5　鼻咽通气管置入术操作方法

简要流程	操作要点
评估	1. 患者年龄、病情、意识状态 2. 口腔或鼻腔、咽部及气道分泌物情况 3. 心理状态、有无活动性义齿
操作准备	1. 环境　整洁、温湿度适宜、遮挡患者 2. 护士　着装规范、洗手、戴口罩 3. 用物　治疗车上层：方盘、生理盐水、有盖容器（盛放生理盐水）、一次性吸痰管、无菌手套、口咽通气道、无菌纱布、弯盘、手消毒液、胶布 / 系带、压舌板 / 舌拉钩、吸引装置，棉签，石蜡油）。治疗车下层：医疗垃圾桶、生活垃圾桶 4. 患者　了解操作目的，愿意配合
核对解释	1. 核对医嘱执行单、腕带，床头卡上的床号、姓名 2. 解释置入鼻咽通气的目的、方法和可能出现的不适，取得理解和合作
摆放体位	选择合适体位，侧卧或头偏向一侧
插管	1. 选择较通畅的一侧鼻腔，清洁鼻腔并用棉签蘸石蜡油润滑鼻孔 2. 润滑鼻咽通气管外壁，将鼻咽通气管弯度向下、弧度朝上，内缘口向下沿垂直鼻面部方向缓缓插入鼻孔至管的外口缘，遇到阻力不要强行硬插，要稍做调整或换另一侧鼻孔 3. 手掌或少许棉花放于通气管外侧，感受是否有气流呼出，观察胸壁运动幅度，听诊双肺呼吸音
检查固定	1. 检查口腔，以防唇舌夹置于牙和口咽通气管之间 2. 置管成功后，将通气管固定于面颊两侧
整理	1. 记录 2. 协助患者取舒适卧位，整理床单位
用物处置	1. 整理用物，分类处理 2. 洗手，记录

4. 注意事项

（1）保持鼻咽通气管通畅：每日做好鼻腔护理。鼻孔与鼻咽通气管间涂油，及时清除鼻腔分泌物。

（2）做好气道湿化，防止鼻黏膜干燥出血。

四、喉罩通气道

喉罩，全称喉罩通气道（laryngeal mask airway insertion），是安置于咽喉腔，用气囊封闭食管和咽喉腔，经喉腔通气的人工气道（图 10-6，图 10-7）。喉罩由 Archie Brain 博士在 1983 年发明，由通气管和围绕喉部的环形封闭罩两部分构成。喉罩是一种临床在急救复苏以及全身麻醉等过程中常用的一种介于面罩和气管插管之间的新型通气工具，主要用来保持气道通畅，保证患者的通气和氧合。由于其具有操作简便，效果可靠，损伤小，术后并发症少等优点，现已在临床特别紧急气道的开放中得到广泛应用。

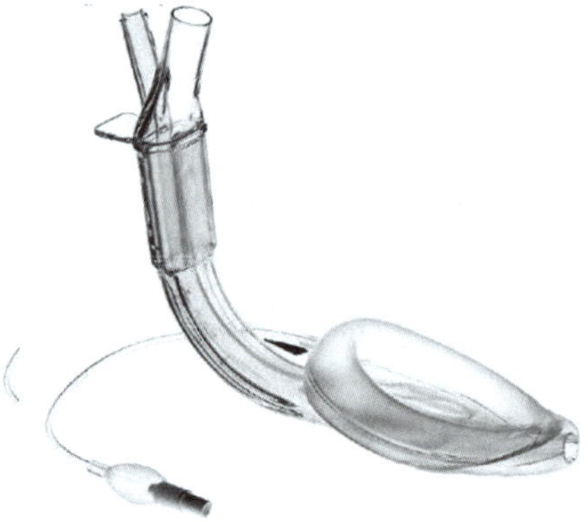

图 10-6　喉罩

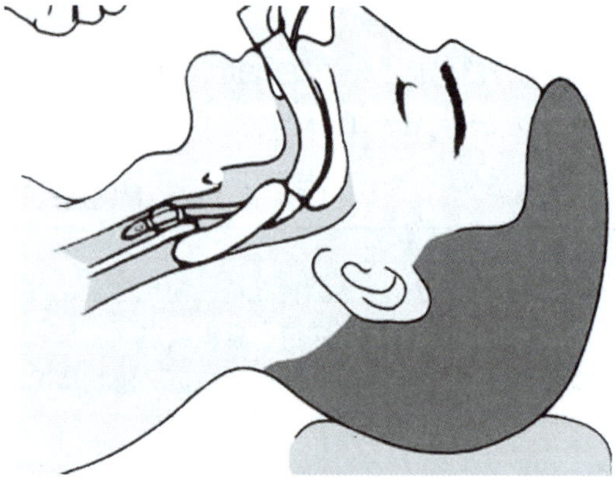

图 10-7　喉罩使用示意图

（一）适应证

1. 无呕吐反流危险的手术，对插管困难病例在应用标准面罩呼吸囊不能维持有效通气时。

2. 颈椎不稳定患者进行气管内插管时最适宜使用喉罩通气，无须对头颈部施行任何移动操作。

3. 现场急救复苏时。

4. 适用于不需要肌肉松弛的体表、四肢全麻手术，也适用于面部烧伤患者。

5. 眼科手术适宜使用喉罩，不易引起眼压增高，术后较少咳呛、呕吐，喉罩拔除反应较轻，利于保证眼科手术的疗效。

6. 用于腹腔镜检查，因气腹致膈肌抬高而影响呼吸，插入喉罩有利于患者通气。

（二）禁忌证

1. 饱食、腹内压过高、有胃内容物反流误吸危险者。

2. 肺顺应性降低或气道阻力高需正压通气者。

3. 咽喉部病变致呼吸道梗阻、张口度小、扁桃体异常肿大而难以置入者。

4. 呼吸道出血的患者。

（三）操作方法

喉罩通气的操作方法见表 10-6。

表 10-6　喉罩通气道操作方法

简要流程	操作要点
评估	1. 患者年龄、病情、意识状态 2. 呼吸状态 3. 有无活动性义齿
操作准备	1. 环境　整洁、温湿度适宜、遮挡患者 2. 护士　着装规范、洗手、戴口罩 3. 用物　治疗车上层：喉罩、负压吸引装置、简易呼吸器、10 ml 注射器、吸痰管、胶布（盘带）、手套、标识等。治疗车下层：医疗垃圾桶、生活垃圾桶 4. 患者　了解操作目的，愿意配合
核对解释	1. 核对医嘱执行单、腕带，床头卡上的床号、姓名 2. 解释目的、方法和可能出现的不适，取得理解和合作
摆放体位	平卧，头后仰
插管	1. 戴手套，用吸痰管吸净口、鼻、咽分泌物，去除义齿 2. 选择合适大小喉罩，检查喉罩前端气囊是否漏气，将气囊前端气囊抽空，成扁平状，石蜡油润滑气囊 常规法：用左手从后面推患者的枕部，使颈伸展、头后仰；右手示指和拇指握持充分润滑的喉罩，喉罩的开口面向患者颏部，紧贴上切迹的内面将喉罩的前端插入口腔内；向上用力将喉罩紧贴硬腭推送入口腔，用示指放在通气导管与通气罩的结合处向里推送喉罩，尽可能用示指将喉罩推送至下咽基底部直至感到有明显阻力，罩内的通气口正对声门，喉罩位置恰当时可有落空感，同时还会感到有阻力 逆转法：置入方法与常规法基本相同，只是先将喉罩口朝向硬腭置入口腔至咽喉底部后，轻巧旋转 180°（喉罩口对向喉头）后，再继续往下推置喉罩，直至不能再推进为止 侧位法：喉罩以 45° 角滑过硬腭，同时通气罩近端压向一侧，通气罩远端压向另一侧。置入过程中应以通气罩的远端侧面作为与硬腭的接触边，顺势将喉罩以 45° 角滑过硬腭并推入口咽部，一旦通气罩到达喉咽位置，即将其放正（开口面向咽喉）
检查固定	置入喉罩后，套囊注气（$<60\ cmH_2O$）施行正压通气，观察胸廓起伏的程度 1. 听诊两侧呼吸音是否对称和清晰 2. 听诊颈前区是否有漏气杂音 3. 确定喉罩位置正确，用长胶布妥善固定导管和牙垫
整理	1. 记录患者情况及导管外露长度 2. 协助患者取舒适卧位，整理床单位
用物处置	1. 整理用物，分类处理 2. 洗手，记录

（四）注意事项

1. 使用喉罩前禁食。
2. 喉罩不能防止胃内容物误吸，使用过程中应及时清除气道内的分泌物。
3. 喉罩不适用于长期机械通气者。
4. 注意观察喉罩使用后患者的呼吸改善情况，听诊双肺呼吸音。
5. 拔出喉罩前尽量避免咽喉部刺激。

五、环甲膜穿刺

环甲膜穿刺是当危及生命的气道梗阻出现时，使用针头紧急在环甲膜处刺入，建立新的呼吸道的一项急救技术。临床上对于有呼吸道梗阻、严重呼吸困难的患者可采用的急救方法之一。它具有简便、快捷、有效的优点，可为气管切开术赢得时间。

（一）适应证

1. 急性的严重喉梗阻，严重呼吸困难，来不及做或不具备做气管切开术条件时。
2. 临时性气管内给药。
3. 气管插管失败、需紧急建立气道者。
4. 12 岁以下的儿童需要紧急建立气道维持短时间通气者。

（二）禁忌证

1. 有出血倾向者慎重使用。
2. 明确呼吸道梗阻发生在环甲膜水平以下者。

（三）操作方法

环甲膜穿刺操作方法见表 10-7。

表 10-7　环甲膜穿刺操作方法

简要流程	操作要点
评估	1. 患者年龄、病情、意识状态 2. 咽喉部有异物阻塞 3. 意识、呼吸形态、脉搏、血压等
操作准备	1. 环境　整洁、温湿度适宜、遮挡患者 2. 护士　着装规范、洗手、戴口罩 3. 用物　治疗车上层：手消毒液、环甲膜穿刺针或 16 号抽血用粗针头、T 型管（或三通阀）、无菌注射器、无菌手套、棉签、皮肤消毒剂、给氧装置、盛污物容器。治疗车下层：医疗垃圾桶、生活垃圾桶 4. 患者　了解操作目的，愿意配合
核对解释	1. 核对医嘱执行单、腕带，床头卡上的床号、姓名 2. 解释操作方法、目的，取得合作
摆放体位	确认患者咽喉部有异物阻塞，予患者去枕仰卧，肩背部垫起 20 ~ 30 cm，头后仰。不能耐受者可取半卧位
穿刺	1. 选择穿刺部位　甲状软骨下缘与环甲软骨弓上缘之间与颈部正中线交界的凹陷处即为穿刺点（图 10-8） 2. 常规消毒穿刺部位，戴无菌手套，左手以示指、中指固定环甲膜两侧，右手持环甲膜穿刺针或粗针头从环甲膜垂直刺入 3. 针头刺入环甲膜后，即可感到阻力突然消失，将穿刺针芯取出，穿刺针管口有空气排出，患者可出现咳嗽反射 4. 将金属手柄与穿刺针管连接，连接上呼吸装置，连续给氧，同时可根据穿刺目的进行其他操作
观察	吸出气道内的分泌物，观察患者胸廓是否起伏，呼吸是否改善
整理	1. 协助患者取舒适卧位，整理床单位 2. 安慰患者，致谢
用物处置	1. 整理用物，分类处理 2. 按消毒技术规范要求分类整理使用后的物品 3. 洗手，记录

（四）注意事项

1. 环甲膜穿刺仅仅是呼吸复苏的一种急救措施，不能作为确定性处理。因此，在初期复苏成功、呼吸困难缓解、危急情况好转后，应改做气管切开或立即做消除病因的处理（如清除异物等）。

2. 进针不宜过深，避免损伤气管后壁黏膜。

3. 环甲膜穿刺针头与T形管接口连接时，必须连接紧密不漏气。

4. 穿刺部位若有明显出血应及时止血，以免血液流入气管内。

5. 作为一种应急措施，穿刺针留置时间不宜超过24 h。

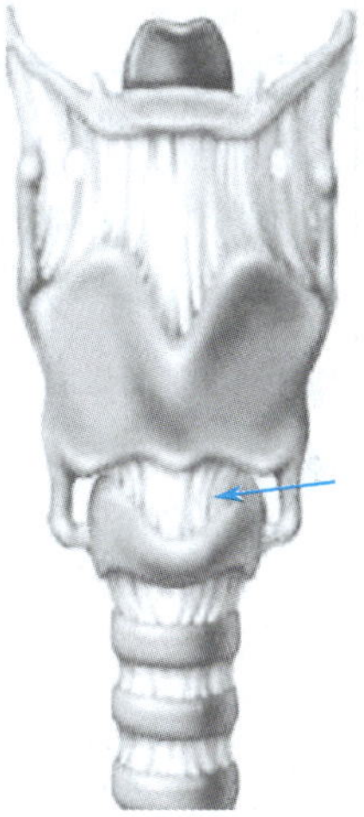

图 10-8　环甲膜穿刺点

六、气管插管

气管内插管术是指将特制的气管导管，通过口腔或鼻腔插入患者气管内，是一种气管内麻醉和抢救患者的技术，也是保持上呼吸道通畅的最可靠手段。气管或支气管内插管是实施麻醉的一项安全措施。气管插管的操作简便易行，仅需喉镜引导，不需要特殊的仪器设备，通常作为机械通气或急救的首选途径。

（一）适应证

1. 全身麻醉且呼吸道难以保证通畅者，如颅内手术、开胸手术、颈部肿瘤压迫气管，颌、面、颈、五官等全麻大手术，极度肥胖患者全麻手术。

2. 危重患者抢救时，如呼吸衰竭需要进行机械通气者，心肺复苏、药物中毒以及新生儿严重窒息时。

3. 某些特殊麻醉，如并用降温术、降压术及静脉普鲁卡因复合麻醉等。

（二）禁忌证

1. 绝对禁忌　喉头水肿、急性喉炎、喉头黏膜下血肿、插管损伤可引起严重出血。

2. 相对禁忌　呼吸道不全梗阻者有插管适应证，禁忌快速诱导插管；血液病（如血友病、血小板减少性紫癜等）者；主动脉瘤压迫气管者。

（三）操作方法

根据插管时是否利用喉镜显露声门分为明视插管和盲探插管，临床急救中最常用经口明视插管术（表10-8）。

表 10-8　气管插管操作方法

简要流程	操作要点
评估	1. 患者年龄、病情、意识状态 2. 气道情况、有无缺氧征象 3. 颈椎有无损伤、凝血功能
操作准备	1. 环境　整洁、温湿度适宜、遮挡患者 2. 护士　着装规范、洗手、戴口罩 3. 用物　治疗车上层：①常规消毒治疗盘：内有麻醉喉镜、气管导管、管芯、牙垫、5 ml注射器、听诊器、胶布、简易呼吸器、吸引器、吸痰管等。②喉镜：镜片有直、弯两型，分成人、儿童、幼儿3种规格。成人用弯型，以减少对迷走神经的刺激。使用前应检查镜片与镜体连接是否松动，光源是否明亮。③气管导管：确认导管气囊不漏气，管芯插入导管，距导管前端开口约1 cm处，涂抹石蜡油。治疗车下层：医疗垃圾桶、生活垃圾桶 4. 患者了解操作目的，愿意配合

续表

简要流程	操作要点
核对解释	1. 核对医嘱执行单、腕带、床头卡上的床号、姓名 2. 解释操作方法、目的，取得合作
摆放体位	患者仰卧，颈部抬高，口、咽、气管基本重叠于一条轴线，取出义齿（图 10-9）
插管	1. 呼吸困难或呼吸停止者，插管前用简易呼吸器充分供氧，以防插管费时而加重缺氧 2. 操作者位于患者头顶侧，以右手拇指抵住下门齿、示指对着上门齿，借旋转力量使口张开，左手持喉镜柄将喉镜片由右口角斜形置入 3. 喉镜片将舌体稍向左推开，移至正中，显露腭垂（此为显露声门的第 1 标志），然后沿舌背弯度伸入至舌根，即可见到会厌（此为显露声门的第 2 标志） 4. 如用弯镜片，可继续伸入镜片至会厌与舌根交界处，稍向上提起喉镜（切勿以门齿为支点，应以左手腕为支点），使舌骨会厌韧带紧张，会厌翘起紧贴喉镜片，即显露声门；如用直镜片插管，应直接挑起会厌，声门即可显露 5. 助手充分吸引视野内的分泌物，右手持气管导管，斜口端对准声门，在吸气末，轻柔地将导管插过声门，过声门后约 1 cm，迅速拔出管芯，继续置管，直到气管导管的套囊进入声带下 3 ~ 4 cm 的位置 6. 轻压胸部，导管口有气流，接简易呼吸器人工呼吸时两肺可听到对称、清晰的呼吸音
固定	1. 气管导管放置牙垫于上、下唇之间，退出喉镜，用长胶布固定牙垫与导管，并向气囊内注入 5 ~ 10 ml 空气，以恰好封闭气道不漏气为准 2. 充分吸引气道分泌物并连接人工通气装置
整理	协助患者取舒适卧位，整理床单位
用物处置	1. 整理用物，分类处理 2. 按消毒技术规范要求分类整理使用后物品 3. 洗手，记录

（四）注意事项

1. 插管时，尽量使喉部充分暴露，视野清楚，动作轻柔、准确，以防造成损伤。

2. 动作迅速，勿使缺氧时间过长而致心搏骤停。

3. 操作者熟练插管技术，尽量减少胃扩张引起的误吸，30 s 内插管未成功应先给予 100% 氧气吸入后再重新尝试。

4. 导管插入深度合适，太浅易脱出，太深易插入右总支气管，造成仅单侧肺通气，影响通气效果。置管的深度，自门齿起计算，男性为 22 ~ 24 cm，女性为 20 ~ 22 cm。气管导管顶端距气管隆嵴大约 2 cm。小儿可参照公式：插管深度（cm）= 年龄 ÷2+12。应妥善固定导管，每班记录导管置入长度。

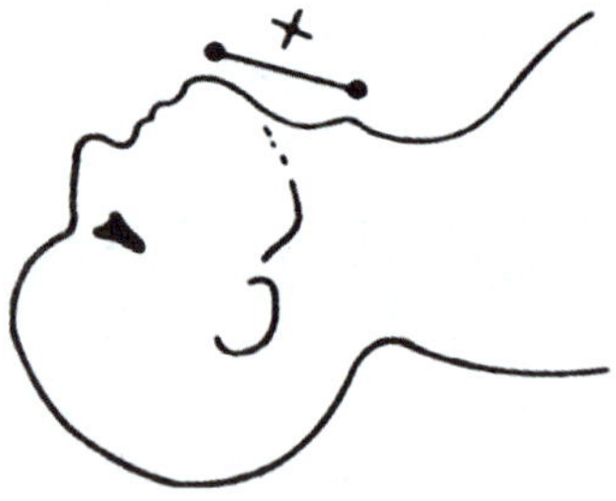

图 10-9　气管插管体位

5. 评估患者是否存在非计划性拔管的危险因素，例如插入深度、导管的固定情况、气囊压力、吸痰管的选择、气道湿化、呼吸机管路支架的固定、患者躁动、心理状况等，及时制订防范计划，并做好交接班。

七、气管切开

气管切开术是指切开颈段气管，放入金属气管套管和硅胶套管，是解除喉源性呼吸困难、呼吸功能失常或下呼吸道分泌物潴留所致呼吸困难的常见手术。气管切开可充分吸除呼吸道分泌物、防治气道梗阻和肺部感染。其套管易于固定，患者耐受度较好，可长期置管，但也有一定的并发症，如感染、出血、术后留瘢痕等。

（一）适应证

1. 喉部炎症、肿瘤、外伤、异物等引起的严重上呼吸道阻塞。

2. 颅脑外伤、胸腹外伤及脊髓灰质炎等所致下呼吸道分泌物潴留可考虑气管切开。

3. 咽部肿瘤、脓肿伴呼吸困难；口、鼻、颌面、咽、喉部全麻手术者，可预防性施行气管切开。

4. 需行人工呼吸者，且估计病情短期难以恢复或气管插管时间过长者。

（二）禁忌证

严重出血性疾病或气管切开部位感染、占位性病变。

（三）操作方法

气管切开插管操作方法见表 10-9。

表 10-9　气管切开插管操作方法

简要流程	操作要点
评估	1. 患者年龄、病情、意识状态 2. 全身和颈部局部情况 3. 常规颈部备皮，做普鲁卡因皮试
操作准备	1. 环境　整洁、温湿度适宜、遮挡患者 2. 护士　着装规范、洗手、戴口罩 3. 用物　治疗车上层：气管切开包（内有甲状腺拉钩、气管扩张钳、手术刀组织剪、止血钳、持针钳、医用缝针、手术镊子、乳胶管和无菌孔巾等），气管切开套管（按年龄、性别备好气管套管。成年男性一般采用 10 mm 管径，成年女性采用 9 mm 管径套管）、生理盐水、无菌手套、简易呼吸器（含加压面罩）、吸引器、氧气装置、呼吸机、吸痰用物、麻醉用物（1% ~ 2% 普鲁卡因或 2% 利多卡因）、10 ml 注射器、急救药品、消毒药品、无菌手套。治疗车下层：医疗垃圾桶、生活垃圾桶 4. 患者　了解操作目的，愿意配合
核对解释	1. 核对医嘱执行单、腕带、床头卡上的床号、姓名 2. 清醒患者予解释，取得合作 3. 昏迷患者向家属说明气管切开的意义和可能发生的并发症 4. 签订气管切开术知情同意书
摆放体位	仰卧位，肩下垫一小枕，头后仰，充分暴露气管；助手坐于头侧，固定头部，保持正中位。常规消毒，铺无菌巾
插管	1. 沿颈前正中，上自甲状软骨下缘，下至胸骨上窝，以利多卡因浸润麻醉，对昏迷、危重或窒息患者，若已无知觉，可不予麻醉 2. 多采用直切口（全麻患者可用横切口），自甲状软骨下缘至接近胸骨上窝处，沿颈前正中线切开皮肤和皮下组织 3. 分离气管前组织：用血管钳沿中线分离胸骨舌骨肌及胸骨甲状肌，暴露甲状腺峡部。两个拉钩均匀用力分离，使手术视野保持正中 4. 确定气管后，于第 2 ~ 4 气管环处用尖刀片自下向上弧形切开 1 ~ 2 个气管环前壁，形成气管前壁瓣，待插管后固定皮下，刀尖勿插入过深，以免刺伤气管后壁和食管前壁而引起气管食管瘘 5. 以弯钳或气管切口扩张器撑开气管切口，插入大小适合、带有管芯的气管套管（图 10-10），随后取出管芯，放入内管，吸净分泌物，并检查有无出血

续表

简要流程	操作要点
固定	1. 将气管套管上的带子系于颈部，打成死结以牢固固定（图 10-11） 2. 切口一般不予缝合，用一块开口纱布垫于伤口与套管之间
整理	协助患者取舒适卧位，整理床单位
用物处置	1. 整理用物，分类处理 2. 按消毒技术规范要求分类整理使用后物品 3. 洗手，记录

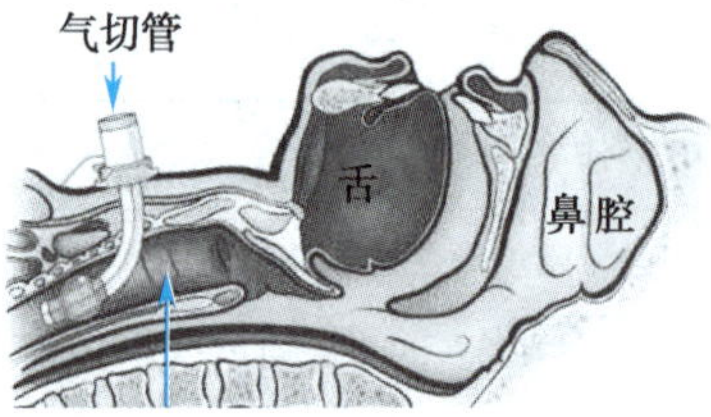

图 10-10　气管切开插管示意图

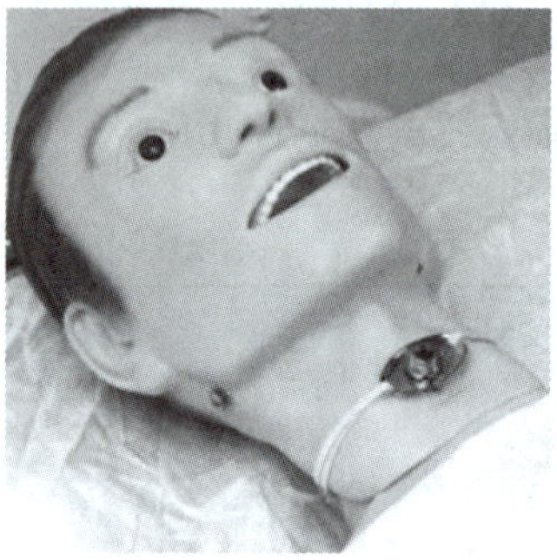

图 10-11　气管套管固定

（四）注意事项

1. 术前　床边备急救药物与用物，以及同型气管套管，以防脱管或堵塞时急用。

2. 术中　患者头始终处于正中位，便于操作，避免切开第 1 环以防引起喉狭窄，也不低于第 5 环，以防伤及颈总动脉和甲状腺。

3. 术后　①防脱管窒息：套管一旦脱出，应立即将患者置于气管切开术的体位，用事先备妥的止血钳等器械在良好照明下分开气管切口，将套管重新置入。②保持气管套管通畅：手术初观查切口出血情况，随时清除套管内分泌物。③维持下呼吸道通畅：湿滑空气，室内应保持适当的温湿度（温度 22℃左右，湿度 90% 以上），也可以采用主动湿滑（呼吸机湿化罐或雾化器）和被动气道湿化（人工鼻）防止分泌物干结堵管。④防止伤口感染：每天至少更换消毒剪口纱布和消毒伤口一次。经常检查创口周围皮肤有无感染或湿疹。

4. 防止意外拔管　患者经气管切开术后不能发声，可采用书面、示意图或肢体语言交谈，24 h 后切口肿胀减轻，应及时调整固定系带，必要时行保护性约束，预防意外。

5. 拔管　如原发病已愈、炎症消退、呼吸道分泌物不多，便可考虑拔管。拔管时间一般在术后一周以上。拔管前先试堵管 1 ~ 3 天，从半堵到全堵管口，如无呼吸困难即可拔管。拔管后，用蝶形胶布拉紧伤口两侧皮肤，使其封闭。外敷纱布，每日或隔日换药一次，一周左右即可痊愈。如不愈合，可考虑缝合。拔管后床边仍需备气管切开包，以便病情反复时急救处理。

学习任务四　呼吸支持

【工作情境】 张先生，47 岁，工人。患者半小时前突发呼吸心跳骤停，行心肺复苏术并拨打 120 急诊送入医院。患者呼吸困难，口唇发绀，R 35 次 / 分，SpO_2 85%，P 125 次 / 分，BP 80/50 mmHg，血 pH 7.30，PaO_2 58 mmHg，$PaCO_2$ 50 mmHg。

【岗位任务】

1. 医生是否会对此患者采取机械通气支持？
2. 最可能选择哪一种人工气道？
3. 如何选择机械通气模式和设置参数？
4. 机械通气过程中应如何进行病情观察？

一、概述

呼吸支持技术（breathing support technique）是指一系列改善、维持、替代自主呼吸作用的技术手段的总称，是2018年公布的呼吸病学名词。呼吸支持技术包括开放气道、吸氧、气管插管、气管切开、机械通气、体外膜肺和血管内氧合等技术。本节主要介绍机械通气技术。

机械通气（mechanical ventilation，MV）是利用人工方法或机械装置来代替、控制或辅助患者呼吸，以达到增加通气量、改善气体交换、减轻呼吸功能消耗、维持呼吸肌功能的一种通气方式，临床上包括球囊-面罩通气、球囊与人工气道的连接通气和呼吸机的使用，根据呼吸机与患者的连接方式不同又分为无创机械正压通气和有创机械通气。

（一）机械通气的目的

机械通气不是一种病因治疗，而是一种功能替代疗法，为针对呼吸衰竭的各种病因治疗争取时间和创造条件。机械通气的目的是：

1. 改善通气功能　通过气管插管或气管切开维持呼吸道通畅，通过呼吸机正压通气维持患者足够的潮气量、保证代谢所需的肺泡通气量。

2. 改善换气功能　使用呼气末正压（positive end-expiratory pressure，PEEP）等方法可防止肺泡塌陷、使肺内气体分布均匀，改善通气/血流比例，减少肺内分流，改善氧运输，纠正低氧血症。

3. 减少呼吸功耗　使用机械通气可减少呼吸肌做功，降低呼吸肌耗氧量，缓解呼吸肌疲劳。

（二）机械通气的应用指征

1. 适应证　机械通气目前已不局限于抢救危重呼吸衰竭及呼吸停止，任何原因引起严重呼吸功能障碍，出现严重缺氧或二氧化碳潴留，均能使用机械通气治疗。

（1）通气功能障碍为主的疾病：慢性阻塞性肺疾病（COPD）、支气管哮喘、重症肌无力、格林-巴利综合征、多发性肌炎、胸廓畸形、胸部外伤或胸部手术后等所致外周呼吸泵衰竭；脑炎、外伤、肿瘤、脑血管意外和药物中毒等引起的中枢性呼吸衰竭。

（2）换气功能障碍为主的疾病：急性呼吸窘迫综合征（ARDS）、肺炎、间质性肺疾病、肺栓塞等。

（3）需强化气道管理者：使用某些呼吸抑制药时；各种外科手术常规麻醉和术后管理的需要；体弱或患有心脏疾病者需行手术治疗。

（4）患者出现意识障碍；呼吸频率＞35～40次/分或＜6～8次/分、呼吸节律异常或自主呼吸微弱或消失；PaO_2＜50 mmHg，氧疗仍无改善；$PaCO_2$进行性升高，血pH进行性下降；呼吸衰竭经常规治疗后效果不佳，有病情恶化趋势。

2. 禁忌证　无绝对禁忌证。张力性气胸或纵隔气肿未引流前；肺大疱和肺囊肿；活动性大咯血（已有呼吸衰竭或窒息表现者除外）；低血压（未经治疗前）；食管-气管瘘等属于相对禁忌证。

二、简易呼吸器

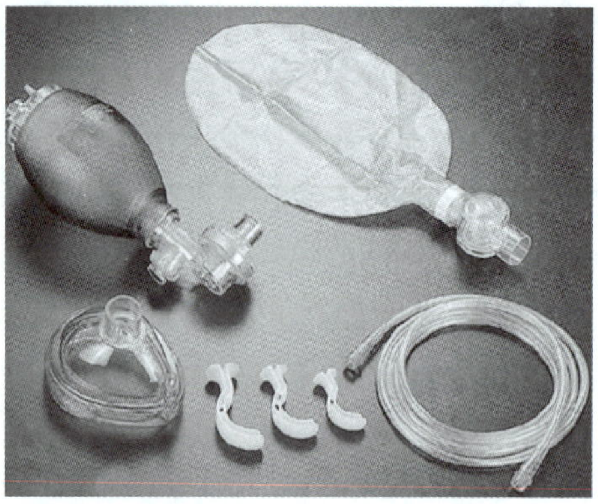

图 10-12 简易呼吸器

简易呼吸器又称复苏球、气囊、皮球等。适用于需人工呼吸急救的场合，如窒息、呼吸困难或需要提高供氧量的情况。其有使用方便、痛苦轻、并发症少、便于携带、有无氧源均可立即通气的特点。简易呼吸器由进气阀、压缩单元（如气囊）和患者阀组成，一般配有储气袋、呼吸面罩等附件（图 10-12）；是一种通过操作者按压设备上压缩单元（如气囊），从而实现向患者肺部通气的复苏装置。

（一）适应证

1. 心肺复苏。
2. 各种中毒，电解质紊乱，神经、肌肉疾病等所致的呼吸抑制。
3. 手术中使用。
4. 运送病员时使用。
5. 呼吸机障碍、停电等特殊情况，可临时应用简易呼吸器替代机械呼吸机。

（二）禁忌证

1. 无绝对禁忌证。
2. 相对禁忌证 肺部有中等以上活动性出血；颌面部外伤或严重骨折时不宜使用面罩通气；大量胸腔积液。

（三）操作方法

简易呼吸器的操作方法见表 10-10。

表 10-10 简易呼吸器的操作方法

简要流程	操作要点
评估	1. 患者年龄、病情、意识状态 2. 呼吸形态，有无自主呼吸，呼吸道是否通畅，有无义齿 3. 脉搏、血压等
操作准备	1. 环境 整洁、温湿度适宜、遮挡患者 2. 护士 着装规范、洗手、戴口罩 3. 用物 治疗车上层：简易呼吸器（呼吸囊、呼吸活瓣、患者适宜的面罩、固定带及衔接管），氧气装置、纱布。治疗车下层：医疗垃圾桶、生活垃圾桶
核对解释	1. 核对医嘱执行单、腕带、床头卡上的床号、姓名 2. 昏迷患者向家属说明操作意义，取得合作
摆放体位	患者去枕仰卧，开放气道，清理口咽分泌物
通气	1. 护士位于患者头后方，患者头部后仰，托牢下颏使其朝上，使气道保持通畅 2. 用 CE 手法（图 10-13）固定面罩，使其扣住口鼻，即拇指和示指紧紧按住面罩，其他手指则紧按住下颏 3. 用另一只手规律性地挤压球体，将气体送入肺中，成人 10 ~ 12 次 / 分，如果建立了高级气道，可以以每 6 s 进行一次人工通气（即每分钟 10 次通气）。如果患者尚有微弱呼吸，应注意挤压球囊的频次和患者呼吸协调，尽量在患者吸气时挤压气囊，避免呼气时进行

续表

简要流程	操作要点
观察	1. 观察患者胸部是否随着球体压缩而规律性上升与下降 2. 观察患者嘴唇与面部颜色及血氧饱和度的变化 3. 观察面罩内是否呈雾气状
整理	协助患者取舒适卧位，整理床单位
用物处置	1. 整理用物，分类处理 2. 按消毒技术规范要求分类整理使用后物品 3. 洗手，记录

三、无创正压机械通气

无创正压机械通气（non-invasivel positivel pressurel ventilation，NIPPV）是指人机连接界面相对无创，主要通过鼻面罩或口鼻面罩进行的正压通气。此种通气方式保留了人体正常的呼吸气体交换通路，有效避免了有创正压通气的常见并发症，相对简便，易于接受。随着对面罩、无创通气机内置自动漏气补偿系统、人机同步性能以及机械通气模式等方面的不断改进与完善，NIPPV 在临床应用日趋广泛，应用指征逐渐扩展，在急慢性呼吸衰竭的救治中发挥越来越重要的作用。

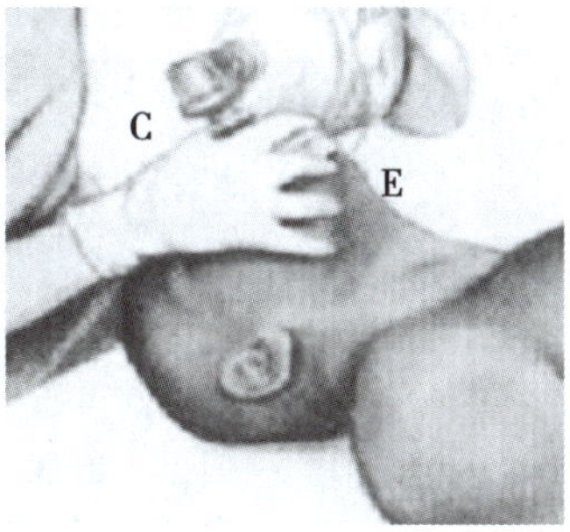

图 10-13　CE 手法

（一）适应证

主要适用于轻中度呼吸衰竭的患者，如慢阻肺急性发作、神经肌肉疾病、手术后呼吸衰竭等，可参考以下应用指征。

1. 中至重度的呼吸困难，呼吸急促，COPD 患者的呼吸频率＞24 次 / 分，充血性心力衰竭患者的呼吸频率＞30 次 / 分。

2. 动用辅助呼吸肌或胸腹矛盾运动。

3. 血气异常 pH＜7.35，$PaCO_2$＞45 mmHg，或氧合指数＜200 mmHg（氧合指数：动脉血氧分压 / 吸入氧浓度）。

（二）禁忌证

1. 呼吸、心跳停止。
2. 窒息性低氧血症。
3. 面部手术、创伤或畸形。
4. 上呼吸道损伤、阻塞、气管食管瘘。
5. 血流动力学不稳定。
6. 上消化道大出血。
7. 不合作者。

（三）操作方法

无创正压机械通气的操作方法见表 10-11。

表 10-11 无创正压机械通气的操作方法

简要流程	操作要点
评估	1. 患者年龄、意识、活动是否受限、自理程度 2. 面部皮肤情况、鼻腔有无破损、鼻中隔有无歪曲 3. 生命体征值变化情况
操作准备	1. 环境 整洁、温湿度适宜、遮挡患者 2. 护士 着装规范、洗手、戴口罩 3. 用物 治疗车上层：无创呼吸机 1 台、无创呼吸机管路 1 套（检查呼吸机性能良好）、无创呼吸机面罩 1 个、灭菌注射用水 1 瓶、吸氧装置 1 套、吸氧管 1 根，监护设备。治疗车下层：医疗垃圾桶、生活垃圾桶 4. 患者 解释操作的意义与并发症，强调舒适的照料，消除恐惧，提高依从性，训练用鼻呼吸
核对解释	1. 核对医嘱执行单、腕带、床头卡上的床号、姓名 2. 向患者（昏迷患者向家属）说明操作意义，取得合作
连接呼吸机	1. 为避免误吸风险，病情允许者抬高床头或半坐卧位 2. 呼吸机连接电源，接氧气，调整氧流量，设置参数，待机
选择模式	原则上所有的呼吸机都可用于无创正压通气，但由于漏气的存在，故使用控制压力的模式优于控制容量的模式。最常用的模式有 CPAP 模式和 S/T 模式 CPAP 模式 呼吸机给予患者一个基线压力，在吸气时不增加压力来降低呼吸功。常用于睡眠呼吸暂停、急性心源性肺水肿等患者。设置参数包括 CPAP 和 FiO_2，CPAP 一般设置为 6 ~ 10 cmH_2O，FiO_2 根据患者氧合情况调整，一般不超过 60% S/T 模式 即自主呼吸 / 时间触发模式。有自主呼吸时，患者在 IPAP、EAP 和 FiO_2 的帮助下进行呼吸。在规定时间内没有自主呼吸时，患者的吸气由呼吸机预设的吸气时间、IPAP、EPIP、压力上升时间和 FiO_2 等参数决定。S/T 模式能保证患者在有 / 无自主呼吸下的通气，可用于所有无创通气患者。一般 IPAP 设置为 8 ~ 12 cmH_2O，EPAP 为 2 ~ 4 cmH_2O，10 ~ 16 次 / 分，吸气时间占总呼吸周期的 30% 左右
设置参数	1. 协助患者摆好体位，选择好给氧的通路，选择适合脸型的鼻、面罩，将鼻、面罩正确置于患者面部，鼓励患者扶持鼻、面罩，用头带将面罩固定；调整好鼻、面罩的位置和固定带的松紧度，要求头带下可插入 1 或 2 根手指，使之佩戴舒适，漏气量最小 2. 连接呼吸机管道，打开呼吸机，观察患者情况
观察整理	1. 嘱患者配合呼吸机进行呼吸，观察患者生命体征有无变化、血氧、面色及患者自我感受有无改善 2. 协助患者取舒适卧位，整理床单位
用物处置	1. 整理用物，分类处理 2. 按消毒技术规范要求分类整理使用后物品 3. 洗手，记录

（四）无创机械通气的护理

1. 常规护理 无创机械通气患者病情相对较轻，部分患者具有一定的活动能力和自理能力，在护理上要为患者提供一个舒适的病室环境；尽可能采取半卧位促进呼吸；根据患者活动能力、自理能力情况提供适宜的基础护理、生活照顾；协助患者进行适当的运动和活动；加强营养；不能自行翻身的患者采取必要措施预防压疮发生；做好各种管道护理，保证安全；做好治疗、护理相关健康教育，提高患者理解、配合能力，避免紧张、焦虑和恐惧等异常心理反应。

2. 无创机械通气患者的观察

（1）生命体征：包括意识、体温、心率、血压、呼吸、SpO_2 等指标，评估通气效果。

（2）呼吸状况：包括呼吸频率、节律、呼吸动度，评估有无呼吸困难、呼吸辅助肌参与呼吸等异常。

（3）呼吸机监测：观察呼吸机工作状况，监测患者气道压力、潮气量、通气量等。

（4）漏气情况：一般呼吸机有漏气补偿，允许 60 L/min 以下的气体漏出。若漏气过多，应调整鼻罩或口鼻罩位置，必要时增加固定带拉力或更换合适的鼻罩或口鼻罩。

（5）人 - 机配合：人机配合程度直接影响通气效果。人机配合不良表现为烦躁、呼吸状态差、生命体征无改善或恶化、呼吸机显示漏气明显等。引起人 - 机配合不良的因素包括病情过重、人 - 机连接不适、漏气过多、呼吸机选择不当、模式或参数设置不当，患者理解、配合能力低下等。

（6）血气分析：是判断通气效果的重要参考指标。

（7）气道分泌物：评估患者咳嗽、咳痰情况，观察痰液量、色、性状等。

（8）其他：评估患者有无气压伤、胃肠胀气、反流误吸等异常反应。

3. 常见报警原因与处理　无创机械通气过程中，由于患者病情、呼吸回路、气源、参数设置等原因，容易出现各种报警，常见报警信息、原因及处理可参考有创机械通气。

4. 常见并发症与护理

（1）漏气：与留置鼻胃管、面罩性能、面型、固定方式、固定程度和气道峰压等有关。为减少漏气，应选择密闭性和舒适性好的鼻罩（口鼻罩或面罩），必要时可适当增加固定带的拉力，减少漏气。选择定压型或自主性通气模式，降低通气压力或潮气量，减少漏气。

（2）面部压疮：与面罩对面部的压力、面罩性能、固定方式和面部潮湿等有关。为减少压疮发生，应选择舒适性较好的面罩，保持面部清洁干燥，减小固定带的拉力，进而减轻面罩对面部的压力，必要时预防性使用减压贴（或敷料）（图 10-14），间断停用呼吸机可使受压面部皮肤得到充分减压，降低压疮发生率，但须在病情允许情况下采用。

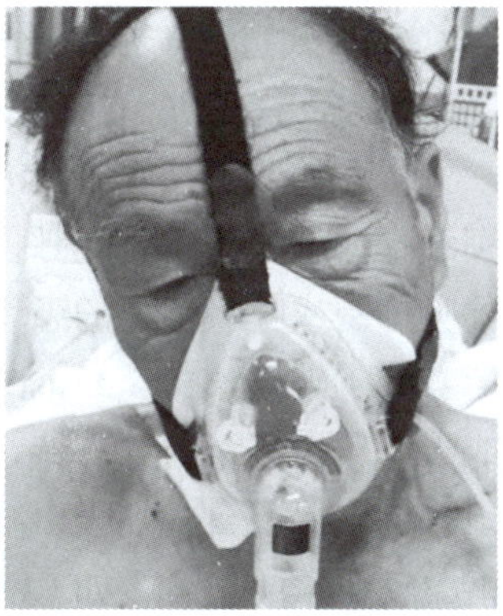

图 10-14　减压贴（或敷料）

（3）胃肠胀气：主要与通气压力过高和患者依从性差有关。应根据患者情况选择合适的通气压和面罩，指导患者学会配合呼吸机进行呼吸。气道压力过高和昏迷患者常规留置胃管，一旦出现胃肠胀气，应立即进行胃肠减压。

（4）吸入性肺炎：与胃内容物反流误吸有关。预防重点包括：①抬高床头 30° ~ 45°，呈半卧位；②减少胃肠胀气；③少食多餐；④昏迷患者取侧卧位，可减少反流物误吸。

（5）呼吸机相关性肺损伤：主要与通气压力过高有关，合理设置通气压力可降低其发生率。

（6）刺激性结膜炎：与面罩漏气有关，减少面罩漏气可降低其发生率。

（7）幽闭恐惧症：与使用口鼻罩、全脸面罩等有关。应对患者做好健康教育和心理疏导，减轻患者恐惧程度，必要时改变呼吸机与患者的连接。

（8）口、咽部干燥：与经口漏气有关，多见于使用鼻罩患者。选择合适的鼻罩 / 口鼻罩、定时饮水保持机体水平衡、对吸入气体进行合理的温化湿化等可改善口、咽干燥。

（9）排痰障碍：与患者咳痰能力差有关。应保证患者水平衡，鼓励患者主动咳嗽、咳痰，必要时使用吸痰管或纤维支气管镜进行吸痰。

四、有创机械通气

（一）操作前准备

1. 物品的准备

（1）急救物品的准备：机械通气前应准备好急救物品与药物，如气管插管用的喉镜、纤维支气管镜、吸痰机、急救车等。有创机械通气需建立人工气道，配合医生做好气管插管或气管切开置管。

（2）呼吸机准备：呼吸机应有专人管理与维护，随时处于备用状态。①根据患者基本情况选择合适的呼吸机与呼吸机管道湿化系统；②连接好电源、气源和呼吸机湿化管道系统；③设置呼吸机模式、参数和报警上下限；④机器自检各功能部件有无障碍，呼吸机各功能部件检查有无异常；⑤用模拟肺测试呼吸机处于正常运行状态，将呼吸机调至待机模式备用。

2. 患者准备

（1）清醒患者心理准备：护士应对清醒的患者解释机械通气的目的、治疗作用与配合、注意事项等，解除其紧张和恐惧心理。

（2）患者基本情况准备：明确患者的病情、诊断、既往史、年龄、性别、身高、体重及对机械通气的特殊要求。

（3）患者体位准备：选择患者舒适的体位，根据病情给予平卧位、半坐卧位等。

3. 呼吸机准备　连接呼吸机管道和模拟肺，连接电源和氧气装置。开机自检：接通电源，打开呼吸机和加温湿化器开关，待呼吸机自检，确认呼吸机正常运作。加温湿化器通电加温 5 min 后方可给患者使用，温度一般设置为 32 ~ 36℃。正确选择通气模式：根据患者需要在呼吸机面板上选择通气模式。通气参数选择与调节：根据患者情况设定各参数。

（二）模式选择与参数设置

1. 模式选择　常用通气模式包括控制通气、辅助通气、辅助 / 控制通气、同步间歇指令通气、压力支持通气、持续气道正压等。

（1）控制通气（control ventilation，CV）：呼吸机完全代替患者的自主呼吸，呼吸频率、潮气量或吸气压力、吸呼比、吸气流速由呼吸机控制，呼吸机提供全部的呼吸功。适用于严重呼吸抑制或呼吸停止的患者，如呼吸、心搏骤停、严重脑外伤等情况。

（2）辅助通气（assist ventilation，AV）：依靠患者的自主吸气触发呼吸机按预设的潮气量或吸气压力进行通气支持，呼吸功由患者和呼吸机共同完成。该模式通气时可减少或避免应用镇静剂，保留自主呼吸以减轻呼吸肌萎缩，改善机械通气对血流动力学的影响。适用于呼吸中枢驱动正常的患者，如 COPD 急性发作、重症哮喘等。

（3）辅助 / 控制通气（assist-control ventilation，ACV）：是辅助通气（AV）和控制通气（CV）两种模式的结合，当患者自主呼吸频率低于预置频率或患者吸气努力不能触发呼吸机送气时，呼吸机即以预置的潮气量及通气频率进行正压通气，即 CV。当患者的吸气能触发呼吸机时，以高于预置频率进行通气，即 AV。

（4）同步间歇指令通气（synchronized intermittent mandatory ventilation，SIMV）：是自主呼吸与控制通气相结合的呼吸模式，在触发窗内患者可触发和自主呼吸同步的指令正压通气，在两次指令通气之间触发窗外允许患者自主呼吸。SIMV 能与患者的自主呼吸同步，减少患者与呼吸机的对抗，减低正压通气的血流动力学影响，适用于长期带机患者的撤机。

（5）压力支持通气（pressure support ventilation，PSV）：属部分通气支持模式，是患者在自主呼吸的前提下，当患者触发吸气时，呼吸机以预设压力释放出气流，患者每次吸气都能接受一定水平的压力支持，以克服气道阻力，减少呼吸做功，增强患者吸气能力，增加吸气幅度和吸入气量。主要用于机械通气的撤机过渡。

（6）持续气道正压（continuous positive airway pressure，CPAP）：是在自主呼吸条件下，整个呼吸周期内气道均保持正压，患者完成全部的呼吸做功，是 PEEP 在自主呼吸条件下的特殊技术。用于通气功能正常的低氧患者，可防止气道和肺泡的萎陷，增加肺泡内压和功能残气量，增加氧合，改善肺顺应性，降低呼吸功，CPAP 过高可增加气道压，减少回心血量，出现低血压、气压伤等表现。

2. 参数设置　机械通气参数设置时应注意设置参数与实际输出参数可能不同，同时应考虑不同参数之间的相符关系，根据病情、治疗需求与目标等合理设置参数（图 10-15）。

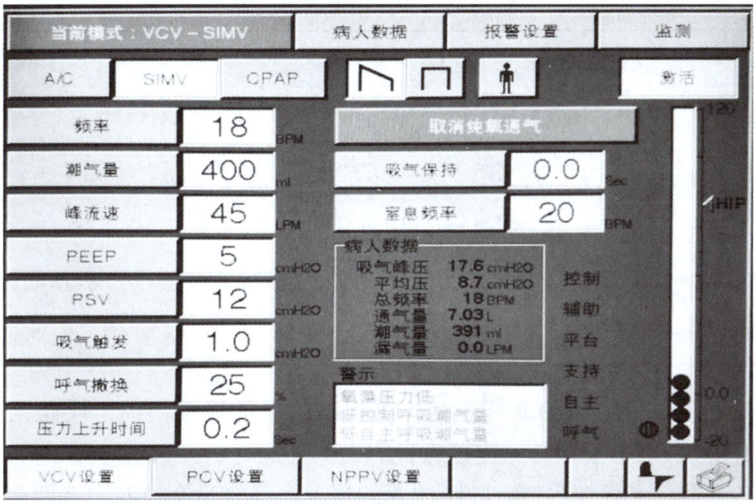

图 10-15　呼吸机参数设置

（1）潮气量（tidal volume，VT）：通常依据体重选择（5 ~ 12）ml/kg 并结合呼吸系统的顺应性、阻力进行调整，避免气道平台压超过（30 ~ 35）cmH_2O。在压力控制通气模式时，潮气量主要由预设的压力、吸气时间、呼吸系统的阻力及顺应性决定。最终应根据动脉血气分析进行调整。

（2）吸气压（inspiratory pressure，PI）：一般成人先预设（15 ~ 20）cmH_2O，小儿（12 ~ 15）cmH_2O，然后根据潮气量进行调整。原则上以最低的吸气压力获得满意的潮气量，避免出现气压伤和影响循环功能。

（3）呼吸频率（respiratory rate，RR）：呼吸频率的选择根据分钟通气量、目标 $PaCO_2$ 水平进行，一般成人通常设定为（12 ~ 20）次 / 分。

（4）吸气时间（inspiratory time，Ti）与（I：E ratio）：基于原发疾病、自主呼吸水平、氧合状态、血流动力学及人 - 机同步性，吸气时间一般为 0.8 ~ 1.2 s，吸呼比为 1：1.5 ~ 3。

（5）峰值流速（peak flow）：采用容量控制通气时通过调节峰值流速来调节吸气时间，VT= 峰值流速 × 吸气时间。理想的峰流速应能满足患者吸气峰流速的需要，成人常用的流速设置（40 ~ 60）L/min 之间，根据分钟通气量和呼吸系统的阻力和肺的顺应性调整，流速波形在临床常用减速波或方波。

（6）触发灵敏度：一般情况下，压力触发常为 -1.5 ~ -0.5 cmH_2O，流速触发常为（2 ~ 5）L/min。灵敏度过高会使机器产生误触发，灵敏度过低会增加患者的吸气负荷，消耗额外呼吸功。

（7）吸入氧浓度（FiO_2）：机械通气初始阶段，可给予高浓度的氧（甚至是纯氧）以迅速纠正严重缺氧，以后依据目标 PaO_2、MAP 水平、PEEP 水平和血流动力学状态，酌情降低 FiO_2 至 50% 以下，并设法维持 SpO_2 90%，若不能达到上述目标，即可加用 PEEP、增加

MAP，应用镇静剂或肌松剂。若适当 PEEP 和 MAP 使 SpO_2 90%，应保持最低的 FiO_2。

（8）呼气末正压：设置的作用是使萎陷的肺泡复张，增加功能残气量，提高肺顺应性，改善通气和换气功能。PEEP 常应用于以 ARDS 为代表的Ⅰ型呼吸衰竭，一般初设在 5 cmH_2O，然后根据氧饱和度进行调整，直至获得满意的氧饱和度。PEEP 可增加胸内压，设置过高易出现气压伤和低血压等表现。

（9）报警参数：包括压力报警、呼出潮气量报警、呼出分钟通气量报警、呼吸频率报警、窒息时间报警等（表 10-12）。

表 10-12　常见报警参数设置

报警参数	上限	下限
气道压力	吸气峰压 +（5 ~ 10）cmH_2O	吸气峰压 –（5 ~ 10）cmH_2O
呼出潮气量	V_T 实测 +1/3 V_T 实测	V_T 实测 –1/3 V_T 实测
呼出分钟通气量	MV 实测 +1/3 MV 实测	MV 实测 –1/3 MV 实测
呼吸频率	＜35 次 / 分	6 ~ 8 次 / 分
窒息时间	30 s	15 s

3. 连接人工气道　待模拟肺充气正常，再次确认管道连接正确，仪器无漏气无报警后，协助患者取舒适体位，取下模拟肺，连接患者的人工气道。

4. 观察通气效果　密切观察患者呼吸改善的情况，通气量合适时患者两侧胸壁运动对称，听诊两肺呼吸音清晰、一致。生命体征平稳，呼吸机与患者呼吸一致，提示机器工作正常。

5. 用物处理与健康指导　洗手，整理床单位，物品归还原处。向患者及家属交待呼吸机使用过程中的要求和注意事项。

6. 观察和记录　严密监测生命体征、皮肤颜色和血气分析结果，并做好记录，登记呼吸机开始使用的时间、有关呼吸模式及参数设置情况。

五、有创机械通气的护理

（一）常规护理

1. 环境　室温控制在（24 ± 1.5）℃，湿度控制在 55% ~ 65%，保持空气清新，为患者提供安静、安全、整洁、舒适、美观的住院环境。

2. 体位　若无禁忌一般抬高床头 30° ~ 45° 呈半卧位，可减少回心血量，减轻肺淤血，增加肺活量，改善心肺功能。

3. 基础护理

（1）口腔护理：根据患者具体情况，做好口腔护理和口腔吸引。口腔护理时可配合使用牙刷、牙擦或氯己定等提高口腔护理质量。

（2）翻身与拍背：若病情许可，每 1 ~ 3 h 翻身一次，翻身时配合拍背，促进肺部分泌物排出。

（3）呼吸回路的管理：妥善固定呼吸回路；积水杯应处于回路最低点，方向向下，便于收集冷凝水；翻身、活动时预先固定呼吸回路，避免压闭呼吸回路或牵拉引起人工气道异位；及时清除呼吸回路和积水杯，避免重力牵拉呼吸回路或引起误触发；无需定期更换呼吸回路，但管路破损或污染时应及时更换。

（4）运动与活动：病情稳定后尽早进行被动或主动运动，改善呼吸肌肌力，降低谵妄、肌萎缩、深静脉血栓和压疮等发生率。

（5）压疮预防：对卧床不能自行翻身的患者使用气垫床、减压敷料和采取翻身等措施，预防压疮发生。

4. 营养　根据患者营养状况、病情需要给予肠内或肠外营养支持，提高机体抵抗力，改善呼吸肌肌力。

5. 安全护理　保持各种留置管道通畅、妥善固定，规范护理，防止脱落、堵塞和感染等发生。对烦躁、昏迷患者采取约束、使用床栏等保护性措施，防止坠床发生。

6. 心理护理　由于对机械通气的不理解、沟通交流障碍、担心呼吸机出现故障、担心痰液堵塞气道、担心医护人员不能及时发现病情变化、担心管道脱落和撤机困难等原因，患者容易出现焦虑、恐惧，缺乏安全感等。应根据原因予相应的心理护理。

（二）有创机械通气患者的观察

应注意评估机械通气效果，及时发现相关并发症，提高机械通气的安全性。机械通气患者病情观察重点如下：

1. 呼吸功能　观察呼吸节律、呼吸深度，评估有无呼吸困难、人机对抗等。机械通气患者缺氧时可出现脉搏、呼吸增快，需严密观察。注意气道压力、呼出潮气量、SpO_2，评估通气和氧合状况。观察患者皮肤黏膜、口唇和甲床。二氧化碳潴留时可出现皮肤潮红、多汗和浅表静脉充盈。口唇和甲床青紫提示低氧血症。当患者病情严重必须给予高浓度氧时，应避免长时间吸入，氧浓度尽量不超过 60%，同时密切观察有无氧中毒所致肺损伤出现。加强营养支持可以增强或改善呼吸肌功能。

2. 循环功能　机械通气可使胸腔内压升高，静脉回流减少，心脏前负荷降低和后负荷增加，出现心排血量降低，组织器官灌注不足，表现出低血压、心律失常、末梢循环灌注不良、尿量减少等。

3. 意识　缺氧和（或）二氧化碳潴留所致意识障碍患者，若呼吸机支持适当，患者意识状况应逐渐好转。若意识障碍程度加重，应考虑呼吸机支持是否适当或患者病情发生变化。因此，应严密观察患者意识状况，出现异常及时通知医生处理。

4. 血气分析　机械通气 30 min 后应做动脉血气分析，以评估机械通气的效果和是否需要调整呼吸机模式和参数。若治疗有效，患者血气分析结果应趋于正常。若治疗无效，血气分析结果显示无改善或继续恶化。在机械通气治疗过程中，需根据患者病情严密监测动脉血气状况。

5. 体温　观察气道分泌物量、色、性状和气味，评估肺部感染变化情况。患者出现呼吸机相关性肺炎和原有肺部感染恶化时，可出现体温异常改变，应严密监测，及时报告医生。

6. 其他　观察有无消化道出血、腹胀，评估肠鸣音变化情况；严密监测尿量，准确记录出入量；观察有无水肿、黄疸，监测转氨酶有无异常；评估心理状况，有无紧张、焦虑或谵妄等。

（三）人工气道护理

1. 人工气道固定

（1）气管插管：可使用一次性固定器、胶布或棉带固定，每班记录导管固定情况、深度，及时发现导管移位、器械相关压疮和医用黏胶相关性皮肤损伤等并发症。保持固定装置清洁、干燥，定时或及时进行更换。

（2）气管切开：使用带有衬垫的棉带进行固定，固定松紧度以可通过一根手指为宜。密切观察气管切开口皮肤情况，评估有无炎性红、肿和分泌物表现。观察导管固定带与颈项皮肤的接触处，评估有无压疮、浸渍发生。保持固定装置清洁、干燥，定时或及时进行更换。

2. 气管内吸引

（1）吸引原则：气管内吸引是一种具有潜在损害的操作，不应该把吸引作为常规，应在有临床指征时进行。尽量鼓励患者把分泌物自行咳出。

（2）吸引指征：①在气管导管内看见明显分泌物。②患者频繁或持续呛咳。③听诊在气管和支气管处有明显痰鸣音。④呼吸机流速 - 时间曲线呼气相出现震动。⑤呼吸机出现高压或低潮气量报警。⑥可疑为分泌物引起的 SpO_2 降低。⑦患者突发呼吸困难等。

（3）吸引压力：一般适宜的负压为 150 ~ 200 mmHg。

（4）吸引方式：包括开放式和密闭式吸引方式，目前有条件者推荐后者。

（5）其他：吸引时有氧合明显降低者吸引前应充分氧合；对于婴儿和儿童，推荐浅吸引代替深吸引；不主张吸痰前常规向气管内滴入生理盐水；对于儿童和成人，吸痰管直径不超过气管导管内径的 50%，对于婴儿，吸痰管直径不超过气管导管内径的 70%；每次吸痰间不超过 10 ~ 15 s，以降低低氧血症发生率；为颅脑损伤患者吸痰时，吸引的间隔时间应尽量超过 10 min，以免引起颅内压累积性升高。

3. 人工气道湿化　对吸入气体进行温化和湿化补充治疗维持气道黏膜完整、纤毛正常运动及气道分泌物的排出，降低呼吸道感染发生的重要手段之一。常见的温化和湿化方法包括加热湿化器（图 10-16）、常温水 - 气接触加湿、雾化加湿、使用热湿交换器（人工鼻）（图 10-17）和气管内滴注（或输注）加湿等方法。理想的气道湿化状态是使吸入气体温度达 36 ~ 37℃，相对湿度达 100%。机械通气时使用加热湿化器对吸入气体进行温化和湿化，湿化器内需加入无菌蒸馏水，不能加入生理盐水或其他药液。为保证温化、湿化效果，可使用吸气回路带加热导丝的加热湿化器。

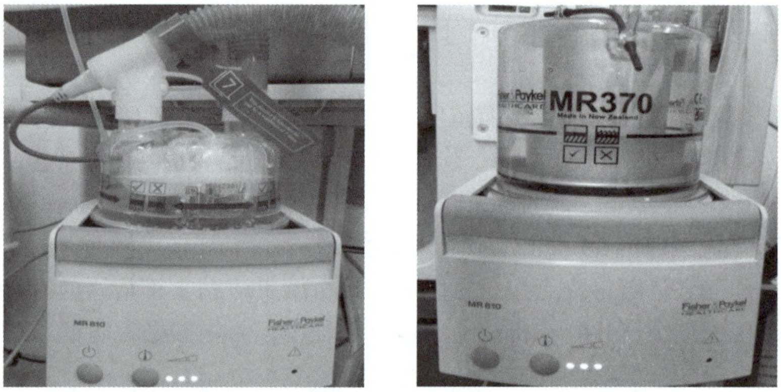

图 10-16　加热湿化器

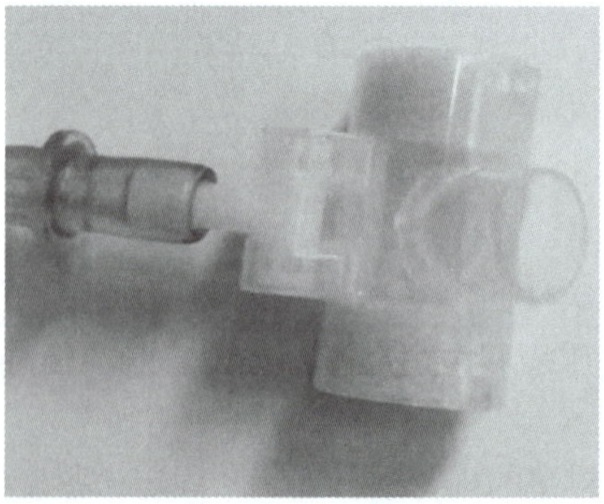

图 10-17　人工鼻

4. 气囊护理　气囊的目的是封闭气管导管与气管壁之间的间隙，保证有效的通气，同时可减少口咽部、声门下分泌物移位到气管深部。护理重点包括：①推荐使用高容量低张力气囊导管。②采用测压法（维持气囊压力在 25 ~ 30 cmH_2O）、最小闭合容积法或最小漏气技术进行气囊注气，首选前者。③定时（推荐每 4 h）监测气囊压力，及时调整。④采用测压法进行气囊注气，不需对气囊进行常规放气。⑤脱机状态下建议气囊充分放气，利于咳嗽排痰。

（四）常见报警原因与处理

报警功能是呼吸机必备的功能之一，引起呼吸机报警的原因很多，有的报警需要立即处理，否则会危及患者生命，如高压报警、窒息报警等。常见报警类别、原因及处理见表 10-13。

表 10-13　常见报警类别、原因及处理

报警类别	原因	处理
电源报警	停电；电源插头松脱；电源掉闸；蓄电池电量低	将呼吸机与患者断开并行人工通气支持；同时修复电源
气源报警	压缩氧气或空气压力低；气源接头未插到位；氧浓度分析错误	将呼吸机与患者断开；给患者行人工通气支持；同时调整或更换气源，或校对 FiO_2 分析仪，必要时更换氧电池
断开报警	呼吸回路、人机连接脱开或漏气量过大	检查回路及人机连接，确保两者正常连接及固定
呼出 V_T 降低	患者呼吸减弱；呼吸回路漏气；气囊充气不足；气体经胸腔闭式引流管漏出；压力控制通气时肺顺应性降低；呼出流量传感器监测错误	检查患者呼吸；检查呼吸回路；检查气囊压力；检查胸腔闭式引流管；吸痰；检测校正呼出流量传感器
吸气压降低	呼吸回路漏气；导管脱出；气囊充气不足气管食管瘘；峰流速低；设置 V_T 低；气道阻力降低；肺顺应性增加	检查呼吸回路；检查导管位置；检查气囊压力；检查胸腔闭式引流管；重新设置峰流速和潮气量，检查患者是否出现较强自主呼吸
气道高压	呛咳；肺顺应性降低（肺水肿、支气管痉挛、肺纤维化等分泌物过多，气道阻力增加；导管移位；呼吸回路阻力增加（如管路积水、打折等）吸入气量太多或高压报警限设置不当；患者兴奋、激动、想交谈	吸痰；解除支气管痉挛；听呼吸音；检查呼吸回路并保持通畅；检查导管位置；调整呼吸参数；安抚患者；使用药物镇痛、镇静
呼吸增快	代谢需要增加；缺氧；高碳酸血症；酸中毒；疼痛；焦虑；害怕	监测动脉血气；纠正缺氧和酸中毒；镇痛；镇静；安抚患者
分钟通气量过高	病情变化，患者呼吸增快，潮气量增加；参数设置不当	处理原发疾病，必要时镇痛、镇静；重新调整参数
窒息报警	患者病情改变，呼吸减慢或停止	根据患者病情调整呼吸模式和参数

（五）常见并发症与护理

1. 人工气道相关并发症

（1）脱管：与导管固定不佳和牵拉等有关，表现为呼吸机低潮气量报警、喉部发声和窒息等。应紧急处理，保持气道通畅、通气和供氧，必要时重新置管。

（2）气道堵塞：由痰栓、异物、导管扭曲、气囊脱出嵌顿导管口、导管远端开口嵌顿于气管隆嵴、脱管等引起，表现为不同程度的呼吸困难，严重时出现窒息。应针对原因及时处理，如调整人工气道位置、抽出气囊气体、试验性插入吸痰管等。如气道梗阻仍不缓解，则应立即拔除气管导管，重新建立人工气道。

（3）气道损伤：与插管时机械损伤、气道内吸痰、气道腐蚀、导管压迫气道和气囊压迫气管黏膜等有关，表现为出血、肉芽增生、气管食管瘘等。为避免气道损伤，插管前应选择合适的导管，插管时动作轻柔，带管过程中保持导管中立位，合理吸痰，做好气囊护理等。

2. 呼吸机相关性肺损伤（ventilator-induced lung injury，VILI） 指机械通气对损伤的肺组织进一步加重，包括气压伤、容积伤、萎陷伤和生物伤，临床表现为肺间质气肿、皮下气肿、纵隔气肿、心包积气、气胸和肺水肿等。为了避免和减少 VILI 的发生，机械通气应避免高潮气量和高平台压，吸气末平台压不超过 30 ~ 35 cmH_2O，以避免气压伤、容积伤，同时设定合适 PEEP，以预防萎陷伤。出现张力性气胸应立即行胸腔闭式引流。

3. 呼吸机相关性肺炎（ventilator-associated pneumonia，VAP） 是指气管插管或气管切开患者在接受机械通气 48 h 后发生的肺炎。呼吸机撤机、拔管 48 h 内出现的肺炎亦属于 VAP。VAP 是 ICU 机械通气患者常见并发症，可严重影响重症患者的预后。国外报道，发病率为 6% ~ 52%，病死率为 14% ~ 50%；多重耐药菌或泛耐药菌感染患者病死率可达 76%。我国发病率为 4.7% ~ 55.8%，病死率为 19.4% ~ 51.6%。

（1）临床表现：呼吸机相关性肺炎的临床表现缺少特异性，可有肺内感染常见的症状与体征，包括发热、呼吸道有痰鸣音等。

（2）辅助检查

1）胸部 X 线影像：新发生的或进展性的浸润阴影是 VAP 常见的胸部影像学特点。

2）微生物学标本留取：VAP 的临床表现缺乏特异性，早期病原学检查对 VAP 的诊断和治疗具有重要意义。疑为 VAP 患者经验性使用抗菌药物前应留取标本行病原学检查。经气管镜保护性毛刷（protected specimen brush，PSB）和经气管镜支气管肺泡灌洗（bronohoalveolarlavage，BAL）虽然是侵入性方法，但较经气管导管内吸引（endotracheal aspiration，ETA）获取分泌物样本诊断 VAF 的准确性更高。

3）气道分泌物涂片：是一种快速检测方法，可在接诊的第一时间初步区分革兰氏阳性菌、革兰氏阴性菌和真菌，利于 VAP 的早期诊断与指导初始抗菌药物的选择。

4）气道分泌物定量培养：培养周期一般需要 48 ~ 72 h，不利于 VAP 的早期诊断与指导初始抗菌药物的选择，但有助于感染和定植的鉴别分析。下呼吸道分泌物定量培养结果用于鉴别病原菌是否为致病菌，经 ETA 分离的细菌菌落计数多≥ 105 CFU/ml、经气管镜 PSB 分离的细菌菌落计数≥ 103 CFU/ml，或经 BAL 分离的细菌菌落计数≥ 104 CFU/ml 可考虑为致病菌；若细菌浓度低于微生物学诊断标准，需结合宿主因素、细菌种属和抗菌药物使用情况综合评估。

5）其他：活检肺组织培养是肺炎诊断的金标准。因其是有创检查，临床取材困难，故早期不常进行。血培养是诊断菌血症的金标准，但对 VAP 诊断的敏感性一般不超过 25%，且 ICU 患者常置入较多的导管，即使血培养阳性，细菌大部分来自肺外，对于 VAP 的诊断意义不大。

（3）呼吸机相关性肺炎与器械相关的预防措施与护理

1）呼吸机清洁与消毒：指对呼吸机整个气路系统及机器表面的消毒，应遵照卫生行政管理部门规定和呼吸机的说明书规范进行，一次性部件使用后应按照规定丢弃并保证环境安全。

2）呼吸回路的更换：呼吸回路污染是导致 VAP 的外源性因素之一，循证医学研究结果虽不支持定时更换呼吸回路，当管路破损或污染时需及时更换。

3）湿化器的选择：机械通气患者可采用恒温湿化器或含加热导丝的加温湿化器。

4）吸痰装置及更换频率：密闭式吸痰装置和开放式吸痰装置在机械通气患者的 VAP 发病率、病死率方面均无明显差异。开放式吸痰装置应每日进行更换，使用密闭式吸痰装置时除非破损或污染，吸痰装置无需每日更换。

（4）呼吸机相关性肺炎与操作相关的预防措施与护理

1）气管插管路径与鼻窦炎防治：气管插管可通过经口腔途径和经鼻途径建立。气管插管患者继发鼻窦炎是高危因素，经口气管插管可降低鼻窦炎的发病率。

2）声门下分泌物引流：上呼吸道分泌物可聚集于气管导管球囊上方，造成局部细菌繁殖，分泌物可顺气道进入肺部，导致肺部感染。声门下分泌物吸引可明显降低 VAP 的发病率。

3）改变患者体位：机械通气患者通常取半坐卧位，半坐卧位在 VAP 的预防方面亦有重要作用，尤其利于行肠内营养的患者，可减少胃内容物反流导致的误吸。但长时间保持相对静止的半坐卧位可引起气管黏膜纤毛运输能力下降、肺不张及肺静脉血流改变等并发症。因此，可为机械通气患者人工翻身或动力床治疗，以改变患者体位，减少相关并发症。

4）肠内营养：机械通气患者常存在胃肠道革兰氏阴性肠埃希菌肺部定植，可根据患者的情况调节管饲的速度与量，同时行胃潴留量监测，避免胃胀气，减少误吸。经鼻肠管营养与痉鼻胃管营养相比，前者可降低发病率。因此，机械通气患者更宜选择经鼻肠管进行营养支持。

5）气管内导管气囊的压力管理：气囊是气管内导管的重要装置，可防止气道漏气、口咽部分泌物流入气道及胃内容物的反流误吸。气囊应保持一定的压力，以确保其功效并减轻气管损伤。定期监测气管内导管的气囊压力，控制压力在 25 ~ 30 cmH_2O，可有效降低发病率，以及气囊上滞留物的清除术的运用可以清除气囊上的滞留物。

6）控制外源性感染：引起 VAP 的病原体常可通过医护人员及环境感染患者。严格手卫生、对医护人员进行宣教、加强环境卫生及保护性隔离均可在一定程度上切断外源性感染途径，降低 VAP 发病率。

7）口腔卫生：机械通气患者建立人工气道在一定程度上破坏了口鼻腔对细菌的天然屏障，进行严格有效的口腔护理是对机械通气患者气道的重要保护。

（5）VAP 预防

1）雾化吸入或静脉应用抗菌药物：雾化吸入可使呼吸道局部达到较高的抗菌药物浓度，理论上可作为预防 VAP 的措施。但循证医学研究结果不支持机械通气患者常规雾化吸入或静脉使用抗菌药物预防 VAP。

2）特殊的带声门下滞留物吸引（subglottic secretion drainage，SSD）：无论是持续还是间断 SSD，与不引流对比，均可降低 VAP 的发生率。SSD 主要通过清除患者消化道内以及清除口咽部可能引起继发感染的潜在病原体，达到预防严重呼吸道感染或血流感染的目的（图 10-18）。SOD 是 SSD 的一部分。

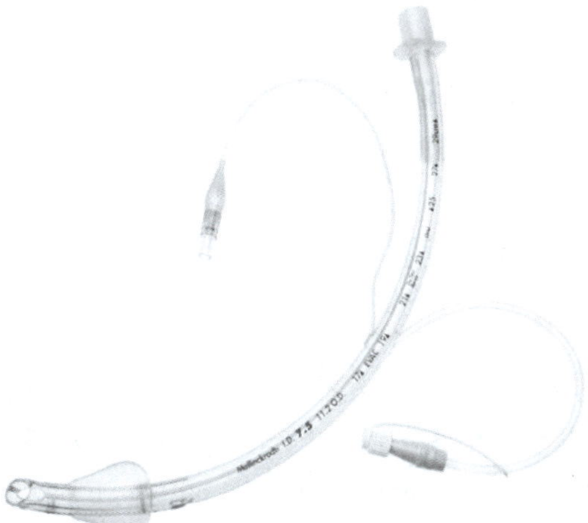

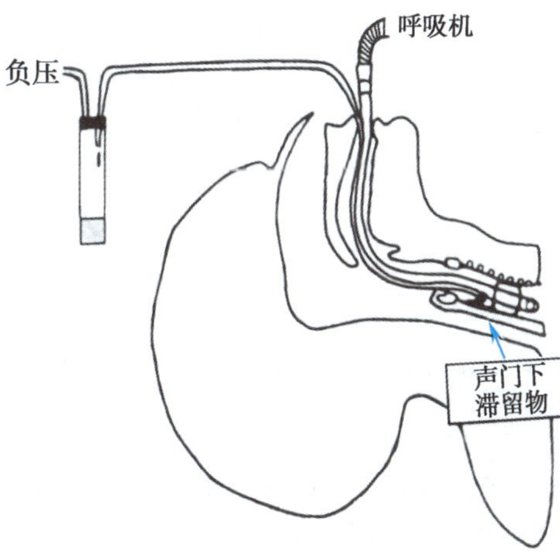

图 10-18　利用 SSD 导管作声门下滞留物吸引

（6）集束化方案：机械通气患者集束化方案（ventilator care bundles，VCB）最早由美国健康促进研究所提出，主要包括：抬高床头；每日唤醒和评估能否脱机拔管；预防应激性溃疡；预防深静脉血栓。随着研究的深入，许多措施被加入到VCB中，包括口腔护理、清除呼吸机管路的冷凝水、手卫生、戴手套、翻身等。在循证医学原则基础上，可根据具体情况和条件来制定适合、有效、安全并易于实施的VCB。

六、呼吸机使用疗效评估

呼吸机使用疗效受到基础疾病是否得到控制等众多因素的影响，因此应该从两个层面进行疗效评估。

1. 起始治疗时的评估　起始治疗后1 ~ 2 h是评价NPPV是否起到辅助通气的效果，使呼吸衰竭的临床和生理学指标改善。观察临床和动脉血气的变化来判断。判断标准如下：临床表现：气促改善、辅助呼吸肌肉动用减轻和反常呼吸消失、呼吸频率减慢、血氧饱和度增加，心率改善等；血气标准：$PaCO_2$、pH和PaO_2改善。

2. 最终治疗效果的评估　最终评估指标通常用气管插管率和病死率。

七、呼吸机的撤离

（一）撤机指征

1. 导致呼吸衰竭的原发病因已去除，患者自主呼吸能力强，咳嗽反射良好。

2. $FiO_2 < 40\%$。

3. 血气分析正常。

（二）撤机方法

根据不同病情选用适当的撤机方法。

1. 直接撤机　适用于原心肺功能好，支持时间短的患者；患者自主呼吸良好，且不耐受气管插管，直接撤离呼吸机让其自主呼吸。测量潮气量 > 5 ml/kg，RR > 10次/分，MV > 0.1 L/kg，咳嗽反射恢复，可拔除气管导管。必要时经面罩或鼻导管吸氧。

2. 呼吸机过渡　可用SIMV、PSV、MMV、VS等模式过渡。

3. 间接撤机　如射流给氧、“T”形管给氧等，注意监测SpO_2，逐渐延长脱机时间，宜在白天进行。

4. 停机后监护　密切观察患者的呼吸情况，一旦出现以下变化，应立即行二次插管机械辅助通气：①烦躁不安、发绀、呼吸频率明显加快，出现三凹征、鼻翼扇动等呼吸困难表现。②心脏手术后患者出现低心排量。③拔管后喉头水肿或痉挛导致通气困难。④心率增快或减慢，血压下降或突然出现心律失常。⑤ $PaO_2 \leq 8$ kPa（60 mmHg），$PaCO_2 \geq 6.7$ kPa（50 mmHg）。停机后，患者由于长时间的气管内刺激，常有咳嗽、痰液黏稠，应加强呼吸道湿化，鼓励患者咳痰。疑有喉头水肿者可适当用地塞米松喷喉或静脉滴注。

学习任务五　循环支持

【工作情境】 张先生，47岁，工人。患者半小时前突发呼吸心跳骤停，行心肺复苏术并拨打120急诊送入医院。患者呼吸困难，口唇发绀，R 35次/分，SpO_2 85%，P 125次/分，BP 80/50 mmHg，血pH 7.30，PaO_2 58 mmHg，$PaCO_2$ 50 mmHg。突然监护仪报警，出现心室颤动。

【岗位任务】

1. 针对监护仪报警，请立即采取相应措施。

2. 请采取措施处理张先生出现的心室颤动。

循环功能不全的患者需采取一定的措施进行循环支持，包括开放用药通道，进行药物治疗；严密监测病情变化，及时发现恶性心律失常并采取有效措施等。

一、用药护理

循环功能不全患者用药的目的是为了激发心脏复跳并增强心肌收缩力，防止心律失常，调整酸碱失衡，补充体液和电解质。给药务必快速准确，给药途径有静脉给药、气管内给药、心内注射等。

（一）给药途径

1. 静脉给药　为首选的给药途径，分为外周静脉给药和中心静脉给药两种。如已有中心静脉置管应由中心静脉给药；如果没有中心静脉置管则应迅速由肘静脉穿刺给药。尽管外周给药后血药浓度达峰值时间较中心静脉晚，但不影响 CPR。

2. 气管内给药　如果已经气管内插管而静脉开放有困难时，可由气管内给药。一般先将以上药物的常规量以注射用水稀释到 10 ml，经气管内插管迅速注入。注药后立即行人工呼吸，使药物弥散到两侧支气管。将肾上腺素、血管升压素、阿托品、纳洛酮等药物以气管内给药方式使其进入患者体内，均可较好地吸收，但同等剂量的血药浓度低于静脉给药。因此，气管内给药量为静脉用量的 2 ~ 2.5 倍。

3. 心内注射　心内注射是用穿刺针在第四肋间胸骨左缘 1 ~ 2 cm 处垂直刺入心腔，将药物注射入血液的方法。心内注射给药操作难度较大、并发症多，不宜作为常规注射方法。只有当静脉或气管内给药途径无法建立时，才能使用心内注射给药。

（二）循环支持常用药物

1. 肾上腺素　是心肺复苏中的首选药物，具有 α 与 β 肾上腺素能受体兴奋作用，可增加心肌收缩力，加快心率，增加心输出量，还能使外周血管阻力增加，而不增加冠脉、脑及肺血管的阻力，因而可以保障心肌和脑的血流灌注、肺的气血交换，促使心室纤颤由细颤转为粗颤，提高电除颤成功率。静脉用药标准剂量为 1 mg，每 3 ~ 5 min 可重复使用，并逐渐将剂量增加为 3 mg、5 mg；大剂量（10 mg）使用肾上腺素虽然短期效果好，但并不能增加存活率，且副作用大，故不推荐。如果使用外周静脉给药，应将药物稀释在 20 ml 生理盐水中推注，可加快药物起效时间。但肾上腺素类药物不能与碳酸氢钠及其他碱性药物混合，否则可使前者失活。

2. 血管加压素　是外源性抗利尿激素，在高于生理剂量时（超过抗利尿作用所需剂量时），可产生非肾上腺素能样的周围血管收缩作用。研究发现在 CPR 后恢复自主心搏的患者血中血管加压素水平明显高于未恢复自主心搏的患者，提示给了血管加压素可能有助于自主心搏的恢复。当强心和缩血管药物升压效果不明显时，血管加压素可能有效。

3. 阿托品　是副交感神经阻滞剂，能降低心肌迷走神经的张力，提高窦房结的兴奋性，加快心率和房室传导。适用于有严重窦性心动过缓合并低血压、低组织灌注或合并频发室性期前收缩者。心脏停搏时阿托品用量为 10 mg 静注，每隔 3 ~ 5 min 可重复使用。在急性冠状动脉缺血或心肌梗死时应用阿托品应谨慎。因为心率增快可能使缺血恶化或梗死区扩大。

4. 碳酸氢钠　机体缺血缺氧后有乳酸形成和二氧化碳蓄积，pH 明显降低，不仅抑制许多酶的活性，也使儿茶酚胺和拟肾上腺素药的活性降低。但这主要是呼吸性酸中毒，通过心肺复苏措施改善通气和血液循环可得到改善，故不主张在复苏早期应用碳酸氢钠。只有在患者心搏骤停前即存在代谢性酸中毒、高钾血症或巴比妥类药物中毒时可谨慎使用，避免应用过多而致医源性碱血症和高钠血症。碳酸氢钠的初始量可用 1 mmol/kg，以后根据血气分析结果酌情增加，不必完全纠正酸血症。

5. 其他血管活性药物　在心跳恢复后，收缩压在 60 mmHg 左右时，可给予血管活性药物，如去甲肾上腺素、多巴胺、多巴酚丁胺等暂时性提高血压，但不宜作为长时间维持血压的办法。

二、电复律

（一）电复律的概念

电复律术是指高能直流电脉冲经胸壁穿过心脏，使所有心肌细胞在瞬间同时除极而处于电静止状态。然后，正常情况下自律性最高的窦房结将首先发出冲动，重新控制心脏整体搏动，从而恢复窦性心律。用于心室颤动患者的急救治疗时也被称为电除颤。

（二）早期电除颤的原因

早期除颤对于挽救心搏骤停患者的生命至关重要，从发病至电除颤的时间限在 3 min 内，其理由如下：①心搏骤停最常见和最初发生的心律失常是心室纤颤（VF）；②电除颤是终止 VF 最有效的方法；③随着时间的推移，成功除颤的机会迅速下降；④短时间 VF 即可恶化并导致心脏泵血停止。当急救者在院外目睹心搏骤停并且现场有除颤仪或 AED 可用时，只要除颤仪或 AED 准备就绪，则应立即使用。

（三）非同步直流电复律适应证（紧急适应证）

非同步直流电复律也称异步电复律，其电脉冲的释放不受 R 波的控制，是 VF 最有效的治疗方法。与同步电复律比较需要较高的电量。其适应证包括：①心室颤动；②心室扑动；③无脉性室速。

（四）同步直流电复律适应证（选择适应证）

同步触发装置能利用患者心电图中的 R 波来触发放电，可用于转复 VF 以外的各类异位性快速心律失常。同步电复律在使用时，其电击能量要低于非同步电复律。这些低能量电击应保证同步化，如果出现非同步化，则很可能造成 VF。适应证包括：①心房颤动；②心房扑动；③室上性心动过速；④室性心动过速。

（五）电量选择

根据除颤波形的不同，现代除颤仪分为两种类型，即单向型和双向型。虽然单向波形除颤仪先应用于临床，但现在几乎所有的人工除颤仪和 AED 都使用双向波除颤。使用双向方形去极波形时应选择 150 ~ 200 J，但首次电击时使用直线双向波形除颤则应选择 120 J。而第二次及以后的双向电击应选择相同或更高的能量，单向波首次和连续除颤均为 360 J（表 10-14）。

表 10-14　除颤能量设定

电复律类型	心律失常类型	单相波能量（J）	双向波能量（J）
同步	心房颤动	200	120 ~ 200
	心房扑动、阵发性室上速	50 ~ 100	50 ~ 100
	单型性室速	100	100
非同步	多型性室速	360	150 ~ 200
	心室颤动和心室扑动	360	150 ~ 200

（六）电击方法

电除颤操作方法见表 10-15。

表 10-15 电除颤操作方法

简要流程	操作要点
评估	1. 患者年龄、意识、病情 2. 心电图波形 3. 身体佩戴物品性质
操作准备	1. 环境 整洁、温湿度适宜、遮挡患者 2. 护士 着装规范、洗手、戴口罩 3. 用物 治疗车上层：除颤仪、导电膏或盐水纱布，酒精棉球。检查除颤仪性能及充电情况。治疗车下层：医疗垃圾桶、生活垃圾桶 4. 患者 解释操作的意义，取得合作
核对解释	1. 核对医嘱执行单、腕带、床头卡上的床号、姓名 2. 向患者家属说明操作意义，取得合作
电除颤	1. 注意患者安全，协助患者摆舒适体位，患者去枕卧于硬板床、暴露胸部、清洁患者胸部，建立心电监护，确认患者发生心室颤动 2. 主操作者进行胸外按压（30∶2），除颤仪未准备好前不能停止，助手正确打开除颤仪，检查除颤仪性能良好 3. 正确选择除颤方式，电极板均匀涂抹导电胶 4. 选择能量：单相波除颤首次电击能量选择 360 J；双相波除颤首次能量选择为 150 ~ 200 J 5. 放置电极部位：①前 - 侧位：A（Apex）放置在左乳头外侧腋前线第 5 肋间（心尖部）；S（Sternum）放置在胸部右侧锁骨中线第 2 ~ 3 肋间（心底部）；②前后位：A 电极板放在左肩胛下区（心尖），S 电极板置于心尖区，即左乳头下左腋前线第 5 肋间（背部）（图 10-19） 6. 再次观察心电示波，明确除颤指征；按下除颤手柄上的充电键，仪器将有一声持续的蜂鸣音，表示充电完全；电极板紧贴皮肤，电极板压力适当；大声嘱其他人员离开患者和病床；双手同时按下放电按钮，放电除颤 7. 观察患者的心电监护的变化
观察整理	1. 观察患者反应、心电图波形情况、皮肤情况，判断是否再次除颤 2. 操作完毕后将能量开关回复至零位，正确关机 3. 清洁皮肤，协助患者取舒适卧位，整理床单位
用物处置	1. 整理用物，分类处理 2. 按消毒技术规范要求分类整理使用后物品 3. 洗手，监测并记录

三、临时心脏起搏

（一）临时心脏起搏的概念

临时心脏起搏是一种非永久性植入起搏电极导线的临时性或暂时性人工心脏起搏术。起搏电极导线放置时间一般不超过 2 周，起搏器均置于体外，待达到诊断、治疗和预防的目的后随即撤出起搏电极导线，如仍需继续起搏治疗则应考虑置入永久性心脏起搏器。临时心脏起搏器的安装方法包括经皮起搏、经静脉起搏、经食管心脏起搏和经胸心脏起搏。通常对同一个患者需要使用几种不同的临时起搏方法，如极

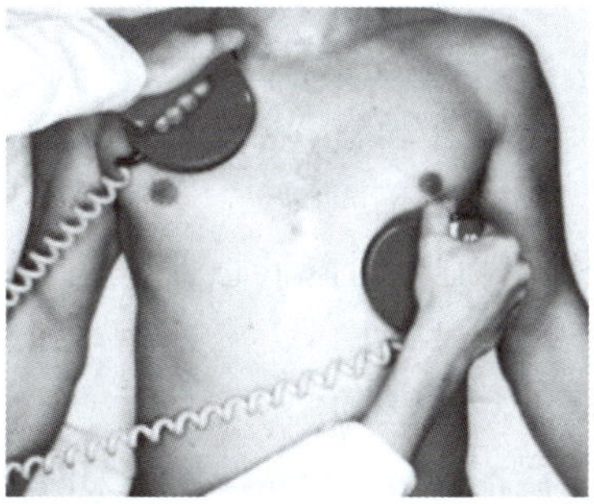

图 10-19 放置电极部位

严重的心动过缓患者在抢救室内应首选经皮起搏，一旦稳定，则改用经静脉起搏。临时心脏起搏95%以上采用经静脉途径。通常采用单腔按需起搏器，即VVI，在体表心电图指引下应用漂浮导管电极，不需X线指导。

（二）临时心脏起搏的适应证

1. 可逆性或一过性的严重房室传导阻滞、三分支传导阻滞或有症状的窦性心动过缓、窦性停搏等（如药物过量或中毒、电解质失衡、急性心肌梗死、外科或导管消融术后等）。

2. 保护性起搏，潜在性窦性心动过缓或房室传导阻滞需做外科手术、心导管手术、电转复等手术及操作者。

3. 反复发作的阿-斯综合征，在植入永久性起搏器之前以及起搏器依赖患者更换起搏器前的过渡性治疗。

4. 药物治疗无效或不宜用药物及电复律治疗的快速心律失常，如心动过缓或药物诱发的尖端扭转性室性心动过速，反复发作的持续性室性心动过速及室上性心动过速，房性心动过速等。

（三）临时心脏起搏器安置方法

1. 术前准备

（1）一般准备：心电图、除颤仪、急救药品。

（2）插管器械：无菌敷料包、穿刺针、导引钢丝、扩张管、静脉鞘管、起搏电极。

2. 选择静脉途径　包括锁骨下静脉，颈内、外静脉，股静脉及肱静脉。右侧颈内静脉是最常用的静脉入路，该入路是进右室最直接的路径，并能稳定固定导线的位置。

3. 穿刺方法　16 G或18 G穿刺针穿刺静脉，进入静脉后回血通畅，将导引钢丝送入血管腔内，撤除穿刺针。经导引钢丝送入扩张管和静脉鞘管，退出扩张管和导引钢丝后，起搏电极导管经鞘管推送，进入15 ~ 20 cm或右心房后，气囊充气1.0 ~ 1.5 ml，电极导管可顺血流导向通过三尖瓣进入右心室。

（四）电极导管定位与固定

心腔内心电图可指导电极导管的定位。导管到达右房时呈现巨大P波，记录到巨大QRS波时表示导管穿过三尖瓣进入右心室，导管接触到心内膜时显示ST段呈弓背向上抬高1.5 ~ 3.0 mV是重要的电极定位指标。依起搏图形QRS波方向调整电极位置直至出现稳定的起搏图型。电极导管安置到位后，应将导管和鞘管缝合固定在穿刺部位的皮肤处。乙醇消毒后局部覆盖无菌纱布包扎。

（五）起搏电参数调节

1. 起搏频率　是起搏器连续发放脉冲的频率，一般为40 ~ 120次/分，通常取60 ~ 80次/分为基本频率。

2. 起搏阈值　是引起心脏有效收缩的最低电脉冲强度。心室起搏要求电流3 ~ 5 mA，电压3 ~ 6 V。

3. 感知灵敏度　是起搏器感知P波或R波的能力。心室感知灵敏度值一般为1 ~ 3 mV。

（六）注意事项

1. 搬动患者要小心电极脱开或刺破右心室。

2. 琥珀胆碱、高钾血症、代谢性酸中毒可提高心肌起搏阈值，从而减弱起搏效果；缺氧和低钾血症可降低心肌起搏阈值，从而可诱发心室颤动。

3. 手术中应尽量不用电灼，以免干扰起搏器。

4. 如必须使用电灼，应注意：①使用非同步心脏起搏VOO或VVI；②接地板尽量远离发生器；③缩短每次使用电刀时间；④尽可能降低电刀的电流强度；⑤发生器不能位于作用电极和电刀接地板之间；⑥心脏和胸腔手术使用电刀危险性较大，而远离心脏部位使用电刀危性较小；⑦备好异丙肾上腺素，以防起搏器失效。

知识检测

1. 急诊分诊程序包括

A. 问诊、测量生命体征

B. 问诊、测量生命体征、身体评估、分诊分流、分诊护理和分诊记录

C. 急诊分级、分科、测量生命体征、身体评估、分诊护理

D. 急诊问诊、测量生命体征、身体评估

E. 急诊问诊、测量生命体征、分诊护理和分诊记录

2. 一工厂突发火灾，数十伤员转运到急诊科，此时分诊护士的首要任务是

A. 迅速检伤，按照病情危重程度分类　B. 做好常规来诊患者的解释工作

C. 发现危重患者立即投入抢救中　D. 配合治疗区护士共同参与抢救

E. 准备与来诊家属沟通

3. 患者，男性。既往有癫痫病史，突发意识丧失伴癫痫持续状态 30 min，由家人送至急诊科。根据预检分诊标准流程，该患者预检分级为

A. Ⅰ级　B. Ⅱ级

C. Ⅲ级　D. Ⅳ a 级

E. Ⅳ b 级

4. 以下哪种情况可以使用机械通气

A. 肺大疱患者　B. 低血容量性休克患者

C. 气管 - 食管瘘者　D. COPD 有严重低氧血症者

E. 任何情况下都可以进行

5. 以下哪种情况**不能**进行机械通气

A. COPD 急性发作，呼吸衰竭　B. 重症肺炎

C. 张力性气胸未处理　D. 开放性肺结核

E. 严重高碳酸血症

6. 对患者次级评估，进行重点评估时，精神评估的内容**不包括**

A. 精神状态　B. 语言理解能力

C. 身体活动　D. 行为

E. 外表

7. 患者，女性，21 岁，发生车祸后被“120”急救车送至急诊科，神志清醒，呼吸急促，主诉“方向盘曾经撞击胸部，自觉胸部不适与疼痛”。接诊护士应首先评估该患者的

A. 气道和颈椎　B. 呼吸功能

C. 循环功能　D. 神志状况

E. 潜在损伤情况

8. 患者，男性，30 岁。从工厂二楼坠下，踝足先着地，可见明显骨折，到达急诊时意识清醒，主诉上肢无力，在重点评估时，应重点评估的系统是

A. 精神　B. 脑

C. 心脏　D. 胃、肠

E. 泌尿系统

9. 患者，男性，49 岁。既往有高血压、脑出血史，现脑出血术后 16 天出院，突发高热，

由家人送至急诊科。医生诊察后判定患者气道部分阻塞，昏迷患者最常见气道阻塞的原因是

A. 口腔内异物　　B. 呕吐物
C. 出血块　　D. 咽喉部肿胀
E. 舌后坠

10. 机械通气患者适宜的体位是
A. 平卧位　　B. 中凹位
C. 俯卧位　　D. 半卧位
E. 侧卧位

11. 呼吸机相关性肺炎的危险因素不包括
A. 高热　　B. 高龄
C. 昏迷　　D. 误吸
E. 过度镇静

12. 理想的气道湿化状态是使吸入气体
A. 温度达 32 ~ 34℃，相对湿度达 80%
B. 温度达 32 ~ 34℃，相对湿度达 100%
C. 温度达 34 ~ 36℃，相对湿度达 100%
D. 温度达 36 ~ 37℃，相对湿度达 80%
E. 温度达 36 ~ 37℃，相对湿度达 100%

学习项目十一
数字资源

学习项目十一　急诊中毒患者的救护

学习目标

【知识目标】 掌握各类急性中毒的救治原则和常见急性中毒的临床表现、护理诊断及护理措施；熟悉毒物的体内过程、常见急性中毒的病因及救治措施；了解常见急性中毒的发病机制及辅助检查。

【能力目标】 能根据患者的临床表现迅速判断中毒的病因；评估患者中毒程度，并按照护理程序对常见急性中毒患者实施急救。

【素质目标】 培养学生具有“生命至上”“尊重生命”“爱护生命”的理念；树立“时间就是生命”的急救意识；抢救患者时，有强烈的社会责任感和使命感，养成慎独的职业素养。

学习任务一　概　　述

【工作情境】 患者张某，55 岁，1 个小时前洗澡，因采用燃气烧水家属担心发生意外，在外呼叫后没有反应，随即推门进入房间，发现其昏倒在卫生间，意识模糊。查体：T 37.8℃，P 100 次 / 分，R 15 次 / 分，BP 120/60 mmHg，口唇颜色呈樱桃红，肺部听诊湿啰音，呼之不应。

【岗位任务】

1. 目前该患者出现了什么情况？
2. 现场应采取哪些措施，护士应该做好哪些准备？

中毒（poisoning）指的是一定量的某种毒物（toxicant）进入人体导致神经、体液的调节功能异常，造成组织、器官功能性或器质性损害，进而引发一系列临床症状和体征的疾病状态。

中毒可分为急性和慢性两大类，主要由接触毒物的剂量和时间所决定。短时间内吸收大量毒物可引起急性中毒（acute poisoning），长时间接触小剂量毒物则引起慢性中毒（chronic poisoning）。

一、病因与发病机制

（一）病因

1. 农业中毒　农业生产劳动过程中接触被毒物污染的水、空气、食物或土壤导致中毒，如有机磷农药中毒。

2. 工业中毒　工业生产劳动过程中接触毒性工业原料、添加物或废弃物等导致中毒，如强酸、强碱、一氧化碳等中毒。

3. 食物中毒　食用腐败变质或霉变的食品（如腐败变质的海鲜、霉变的花生等）引起中毒。

4. 药物中毒　服用药物过量或误服引起中毒，如服用过量地高辛。

5. 动、植物中毒　接触或食用有毒动、植物引起中毒，如毒蛇咬伤、食用河豚中毒等。

6. 自杀或他杀　因自杀或他杀而摄入或吸入大量有毒物质（如一氧化碳、毒鼠强等）。

（二）毒物在体内代谢过程

1. 吸收　毒物主要经过消化道、呼吸道、皮肤黏膜和血管等途径进入体内。

（1）消化道：毒物多经此途径进入人体。胃和小肠是毒物吸收的主要部位。胃肠道的 pH、胃肠动力、胃肠道的充盈度等因素均可影响毒物的吸收速度及吸收量。胃内偏酸不利于弱碱性毒物吸收，肠道内偏碱不利于弱酸性毒物吸收；胃肠道动力增加，毒物过快排出体外，不利于毒物吸收。饱腹状态下食物对胃肠内毒物的稀释作用可延缓毒物的吸收。

（2）呼吸道：是毒物进入人体最快，同时也是毒物发挥作用最迅速的途径。气体、烟、雾、气溶胶等状态下的毒物主要经呼吸道吸收。由于呼吸道面积大、血流丰富等特点，毒物在此吸收较迅速，同等剂量下相对于其他吸收方式而言，中毒症状或体征出现早且严重。

（3）皮肤黏膜：在皮肤黏膜健康、完整的情况下，毒物经此途径吸收的量少、速度慢。但局部皮肤有损伤、毒物脂溶性或腐蚀性强、环境温度高而湿度大、皮肤多汗等情况下，则可加速毒物的吸收。

（4）血管：如部分毒品可经静脉注射或皮下注射吸入静脉而进入人体。

2. 代谢　毒物代谢的主要脏器为肝。毒物在此经过氧化、还原、水解、结合等作用后多数毒性降低，少数可增强（如对硫磷）。

3. 排泄　毒物排泄的主要脏器为肾。毒性气体部分以原形通过呼吸道排出体外。此外，还可借助消化道、腺体（汗腺、唾液腺等）等途径排出。毒物的排出速度与毒物的性质、与组织的结合程度及排泄器官的功能状态有关。有些毒物排出较慢，在体内蓄积可引起慢性中毒。

（三）中毒机制

1. 局部刺激与腐蚀作用　强酸、强碱可与蛋白质或脂肪结合，进而使细胞变性、坏死。

2. 缺氧　刺激性气体可引起呼吸道痉挛、肺炎、肺水肿，影响氧的吸收与气体交换。亚硝酸盐、一氧化碳、氰化物等窒息性物质可影响氧的吸收、转运和利用。

3. 干扰酶的活性　通过干扰细胞内酶的活性而引起中毒，如有机磷农药抑制胆碱酯酶。

4. 中枢神经抑制作用　有机溶剂和吸入性麻醉药（如重金属锰等）可通过血脑屏障，进而抑制大脑功能。

5. 干扰细胞膜或细胞器的生理功能　四氯化碳在体内代谢后产生三氯甲烷自由基，后者可作用于肝细胞膜中的不饱和脂肪酸，导致线粒体、内质网变性，肝细胞死亡。

6. 竞争受体　阿托品能与乙酰胆碱竞争性结合胆碱受体，从而引起中毒反应。

二、病情评估

（一）病史

重点询问职业史和中毒史。职业史包括工种、工龄、接触毒物种类、时间、环境条件及防护措施，以及在相同工作条件下，其他人员有无类似症状发生。口服毒物患者应注意询问何时服用何种毒物、剂量，服毒前后是否吃东西、饮酒等。神志清楚者可询问患者本人，神志不清或企图自杀者应询问第一发现者或知情者，应注意询问发现时间，当时情况，患者身边有无药瓶、药袋、散落药片，家中有何药品以及有无缺少何种药物，估计何时服药，如患者呕吐应注意呕吐物形状，有无特殊气味，同时应要求家属将药瓶、呕吐物带至医院以便确诊是何种毒物中毒，此外还应了解患者的生活情况、近期精神状况、有无家庭矛盾和社会矛盾及矛盾发生前后的情绪及举止异常等。

（二）临床表现

1. 皮肤黏膜

（1）皮肤灼伤：见于强酸、强碱等引起的腐蚀，如糜烂、溃疡、痂皮等。但不同毒物呈现不同特征，如皮肤在硫酸灼伤后呈黑色、硝酸灼伤后呈黄色、盐酸灼伤后呈棕色、过氧乙酸灼伤后呈无色等。

（2）皮肤颜色：①发绀：引起血液氧合血红蛋白不足的毒物中毒可出现发绀，如亚硝酸盐、苯胺、麻醉药等中毒。②樱桃红：见于一氧化碳、氰化物中毒。③黄疸：多见于四氯化碳、鱼胆、毒蕈中毒损害肝。④潮红：见于阿托品、乙醇、血管扩张剂等药物中毒。

（3）皮肤大汗、潮湿：常见于有机磷中毒。

2. 眼

（1）瞳孔缩小：见于有机磷、吗啡、毒扁豆碱、毒蕈等中毒。

（2）瞳孔扩大：见于阿托品、乙醇、苯、曼陀罗等中毒。

（3）视力障碍：见于甲醇、有机磷、苯丙胺等中毒。

3. 呼吸系统

（1）刺激症状：表现为咳嗽、胸痛、呼吸困难，重者可出现喉痉挛、喉头水肿、肺水肿、急性呼吸窘迫甚至呼吸衰竭等。见于各种刺激性及腐蚀性气体，如强酸雾、甲醛溶液等。

（2）呼吸气味：有机溶剂挥发性强常伴特殊气味，如乙醇中毒呼出气有酒味，有机磷杀虫药有大蒜味，氢化物有苦杏仁味。

（3）呼吸频率：①呼吸加快：毒物引起脑水肿、肺水肿时，亦可表现为呼吸加快；水杨酸、甲醇等引起酸中毒的化学物质可兴奋呼吸中枢。②呼吸减慢：镇静催眠药、吗啡等中毒，可过度抑制呼吸中枢。

4. 循环系统

（1）心律失常：洋地黄、夹竹桃等中毒时兴奋迷走神经，拟肾上腺素类、三环类抗抑郁药等中毒时兴奋交感神经，以及氨茶碱中毒时都可引起心律失常。

（2）休克：急性中毒时的多种反应均可导致休克，如强酸、强碱灼伤血浆外渗等。

（3）心搏骤停：洋地黄、奎尼丁、锑剂等中毒可致心肌毒性作用而心搏骤停；可溶性钡盐、棉酚中毒可致严重低钾血症而心搏骤停。

5. 消化系统

（1）呕吐腹泻：中毒患者多存在呕吐、腹泻等症状，重者可致胃肠穿孔及出血坏死性肠炎。

（2）消化道损伤：腐蚀性毒物可造成消化道损伤，轻者表现为口腔、食管炎症，重者表现为消化道穿孔。

（3）肝损伤：四氯化碳、蛇毒、毒蕈等中毒可损伤肝，导致黄疸、转氨酶升高等肝功能受损的表现。

6. 神经系统

（1）中毒性脑病：毒物通过直接或间接作用于神经系统，导致神经系统症状及脑实质损伤，表现出不同程度的意识障碍、精神失常、惊厥、抽搐等。如抗胆碱药中毒可引起兴奋、躁动，氨茶碱中毒可引起肌震颤，一氧化碳中毒可引起精神异常。

（2）中毒性周围神经病：如铅中毒所致脑神经麻痹，砷中毒所致多发性神经炎。

7. 泌尿系统　有些中毒可导致急性肾小管坏死、肾小管堵塞、肾缺血，如氨基糖苷类抗生素、毒蕈中毒可导致急性肾小管坏死，磺胺中毒可导致肾小管堵塞，引发休克的各类毒素均可导致肾缺血。

8. 血液系统　如出现白细胞减少和再生障碍性贫血，见于氯霉素、抗肿瘤药等中毒；溶血性贫血，见于砷化氢、苯胺、硝基苯等中毒；出血，如阿司匹林；凝血障碍，如肝素、蛇毒等中毒。

9. 发热　部分中毒可引起体温调节中枢功能障碍或机体产热与散热的调节异常，从而引起不同程度的发热。如阿托品、二硝基酚、棉酚等。

（三）辅助检查

1. 毒物测定　有助于确定中毒物质、明确中毒的严重程度及指导治疗。应常规留取剩余毒物或可能含毒的标本（患者的呕吐物、胃内容物、血、尿等），通过化验确定毒物种类，是中毒诊断最客观的检查方法。

2. 特异性检查　有助于鉴别诊断及判断病情的严重程度，如有机磷杀虫药中毒时血清胆碱酯酶活力降低、一氧化碳中毒时血液碳氧血红蛋白浓度升高、亚硝酸盐或硝基化合物中毒时血液高铁血红蛋白含量升高。

3. 非特异性检查　有助于及早发现中毒的并发症。急性中毒可导致组织、器官功能损害，可进行相应脏器功能检查，如肝功能、血生化、心电图、血肌酐、血尿素氮、X 线、CT、MRI 等检查。

三、急救护理

（一）急救原则

急性中毒的救治包括立即停止继续接触毒物，及时清除体表及已进入体内的毒物，早期应用特效解毒剂，促进已吸收毒物的排出，积极对症及支持治疗（图 11-1）。

（二）急救措施

1. 迅速脱离中毒环境

（1）吸入性中毒：立即脱离中毒环境，松解衣扣、裤带，清理呼吸道分泌物，保持呼吸道通畅，对昏迷患者防止舌后坠堵塞呼吸道。给予吸氧，必要时行气管切开，使用呼吸机辅助呼吸。

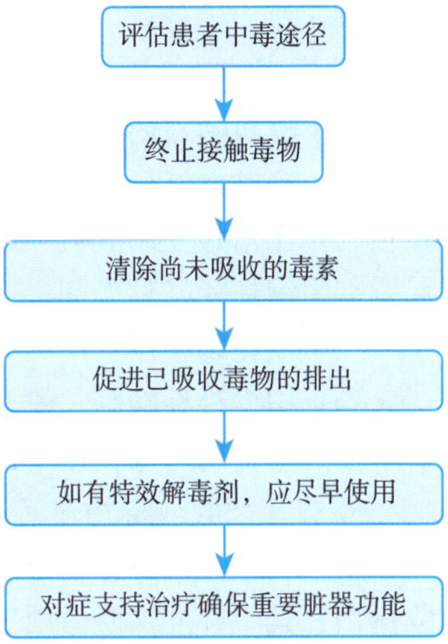

图 11-1　中毒急救流程

（2）接触性中毒：立即脱去有毒衣物，水温不可超过37℃（以免皮肤血管扩张加速毒物吸收），清水冲洗体表15 ~ 30 min，注意毛发、甲沟等部位的冲洗。毒物入眼者立即用清水冲洗至少5 min。

2. 清除尚未完全吸收的毒物　食入性中毒，对已进入胃肠道尚未吸收的毒物可采用催吐、洗胃、导泻、灌肠等方法清除。

（1）催吐：适用于神志清醒且配合者。口服毒物2 h内催吐效果最佳。最常采用机械催吐，空腹服毒患者口服500 ml洗胃液，用汤匙柄或压舌板等轻柔刺激咽后壁或舌根部，反复进行，直至吐出液体澄清、无色、无味为止。催吐时患者取头低、左侧位；婴儿可采取俯卧位，防止呕吐误吸。

（2）洗胃：服毒后6 h内洗胃效果最佳，超过6 h仍需洗胃。神志清醒者可取坐位，神志不清、中毒较重者可取左侧卧位。每次以入胃液量300 ~ 500 ml、温度25 ~ 38℃为宜。反复灌洗，直至洗出液澄清、无色、无味为止。对于强酸、强碱中毒以及持续性惊厥、抽搐、食管胃底静脉曲张、上消化道大出血及主动脉瘤等患者应禁忌催吐和洗胃。

（3）导泻：对口服毒物时间较长者应促进已进入肠道内的毒物尽快排出，可口服或经胃管注入25%硫酸钠或50%硫酸镁。但对强腐蚀性毒物中毒者或脱水、极度虚弱者禁止导泻；呼吸抑制、昏迷、肾功能不全、有机磷农药中毒晚期不宜导泻。

（4）灌肠：适用于口服毒物时间超过6 h、导泻无效者，或巴比妥类、阿片类等抑制性毒物中毒者。为有效清除肠道毒物，采用温盐水或清水反复多次灌肠。

3. 一般解毒剂的应用

（1）中和剂：如吞服强腐蚀性毒物不宜洗胃，易引起消化道穿孔，需采用中和剂。如强碱中毒，可用1%醋酸、淡醋、柠檬水或橘汁等弱酸中和。强酸中毒可用氧化镁、镁乳、肥皂水或氢氧化铝胶等中和，但不用碳酸氢钠，因遇酸后可生成二氧化碳，使胃肠胀气，有胃穿孔的危险。

（2）保护剂：牛奶、蛋清、米糊、植物油等保护黏膜，能减低腐蚀性毒物的腐蚀性。

（3）溶剂：如吞服的为脂溶性毒物（汽油、煤油等）中毒时，可先向胃内注入150 ~ 200 ml石蜡油促进毒物溶解而不被吸收，然后洗胃。

（4）氧化剂：可采用1∶5000高锰酸钾溶液洗胃，促进有机化合物氧化解毒。

（5）吸附剂：活性炭是强力吸附剂，可用于吸附生物碱、水杨酸、苯酚、砷、氯化汞等多种毒物。应在摄毒60 min内给予效果最佳，首次按1 ~ 2 g/kg，加水200 ml，由胃管注入，2 ~ 4 h后按0.5 ~ 1.0 g/kg继续洗胃，直至症状改善。

（6）沉淀剂：钡、铅中毒时可采用2% ~ 5%硫酸镁或硫酸钠洗胃，可使毒物沉淀不易吸收，利于排出体外。

4. 应用特效解毒剂

（1）有机磷农药中毒：主要使用碘解磷定、氯解磷定、阿托品等进行特效解毒。

（2）高铁血红蛋白血症解毒药：小剂量亚甲蓝（美蓝）可使高铁血红蛋白还原为正常血红蛋白，用于治疗亚硝酸盐、苯胺、硝基苯等中毒引起的高铁血红蛋白血症。需注意药液外渗时易引起组织坏死，且大剂量亚甲蓝的效果相反，可引起高铁血红蛋白血症。

（3）氰化物中毒：使用亚硝酸盐 - 硫代硫酸钠疗法进行解毒。

（4）中枢神经抑制：氟马西尼用于苯二氮䓬类中毒，纳洛酮用于阿片类药物中毒。

（5）重金属中毒：铅中毒应用依地酸钙钠，汞、金、砷等中毒应用二巯基丙醇。

5. 排出已吸收毒物　通过利尿、吸氧、血液净化排出已被吸收入血液循环的毒物。

（1）利尿：肾是毒物排泄的主要器官。可采用补液、应用利尿药、碱化尿液的方法促进毒物排出，其中补液主要适用于血容量不足者，常用补液有5% GNS，或5% ~ 10% GS，补液中加入适量氯化钾。利尿药主要适用于合并有脑水肿或肺水肿者，可采用20%甘露醇进行渗透性利尿，或静脉注射呋塞米等强利尿剂。碱化尿液主要适用于酸性毒物中毒者。

（2）吸氧：吸氧对缺氧性中毒患者尤为适用。如一氧化碳中毒时，吸氧可加速碳氧血红蛋白解离，促进一氧化碳排出体外，高压氧疗是其特效解毒方法。

6. 血液净化　一般包括血液透析、血液灌注和血浆置换。

（1）血液透析：中毒后的 12 h 内透析效果最佳，适用于中毒量大、血液毒物浓度高、经常规治疗无效、呼吸抑制、肾功能不全者。

（2）血液灌流：血液流经装有活性炭或树脂等吸附剂的灌流柱，血液中的毒物经吸附后回输入患者体内。但应注意血液灌流的并发症较多，因吸附剂不仅吸附毒物，还可吸附血细胞、血浆成分，一次灌注时间不宜过长。

（3）血浆置换：将患者的血液引流入特制的血浆置换装置，患者血浆被置换出并弃去，同时补充正常血浆或代用液体，通过不断循环置换清除血液中的毒性物质。无论是与蛋白质结合的还是游离的毒物均可被清除，但费用较高。

7. 对症及支持治疗　无论有无特效解毒药，一旦患者出现严重的心、脑、肾等重要脏器损害的表现，均应积极对症处理，同时给予合理的支持治疗，以便保护重要的脏器功能。

（三）护理措施

1. 一般护理

（1）休息：注意卧床休息，对高热患者早期给予物理降温，对惊厥患者注意安全，对昏迷患者应定时翻身、肢体被动运动。

（2）饮食：注意口腔黏膜护理，病情允许时可鼓励患者进食，饮食原则为高蛋白质、高糖类、高维生素、少渣或无渣饮食，对吞服腐蚀性毒物者应给予蛋清、牛奶等流质饮食。

（3）体位：平卧位或侧卧位，平卧时头偏向一侧，保留胃管者需左侧卧位，以防止舌向后坠阻塞气道。昏迷者体温易下降，应给患者保暖。

（4）给氧：及时清理呕吐物及痰液，预防舌后坠，保持呼吸道通畅。为避免缺氧导致脑组织水肿，加重意识障碍，需给予患者持续性吸氧，氧流量应为 2 ~ 4 L/min。

2. 病情观察　密切观察患者的体温、脉搏、呼吸、血压、意识状态；观察并记录患者尿量及呕吐物或排泄物的量、颜色、气味、性质，询问并记录患者进食情况及出入液量，维持水及电解质平衡；及时清理呼吸道，保持呼吸道通畅。

3. 洗胃护理

（1）体位与方法：常取左侧卧位，对神志清醒且配合者口服催吐，对昏迷患者插胃管洗胃。

（2）胃管：应选择口径较大且有一定硬度者，可增加洗胃管头端侧孔数目以防堵塞，洗胃结束不可立即拔出胃管，以便病情变化时随时洗胃或经胃管给药。

（3）洗胃液温度：以 25 ~ 38℃为宜，温度过高过高会促进毒物吸收，温度过低可刺激肠蠕动，将毒物推向小肠。

（4）洗胃液量：一次注入洗胃液量不宜超过 500 ml，总量为 25 000 ~ 50 000 ml，不可一次性注入洗胃液量过多，以免造成急性胃扩张，促进毒物吸收。

（5）洗胃原则：应按动作轻柔、快进快出、先出后入、出入量基本相等的原则反复洗胃。

（6）洗胃过程中病情观察：洗胃前先收集胃内容物做毒物鉴定，洗胃过程中患者出现惊厥、窒息、休克、血性灌洗液等情况应立即停止洗胃。

4. 心理护理　对于服毒自杀者应注意倾听患者的心声，寻找自杀原因，针对原因进行心理疏导，提供情感支持，防范再次自杀。

（四）健康教育

1. 加强防毒知识普及　在厂矿、农村、城市居民中结合实际情况，向群众介绍有关中毒的预防和急救知识。

2. 加强毒物管理　严格遵守有关毒物的防护和管理制度，加强毒物保管。厂矿中有毒物质的生产设备应密闭化，防止化学物质跑、冒、滴、漏。生产车间和岗位应加强通风，防止毒物聚积导致中毒。农药中杀虫剂和杀鼠剂毒性很大，要加强保管，标记清楚，防止误食。

3. 不食用有毒或变质食物　如无法辨别有无毒性的蕈类、怀疑为有机磷杀虫药毒死的家禽、河豚、棉籽油、新鲜腌制咸菜或变质韭菜、菠菜等，均不可食用。

学习任务二　有机磷农药中毒患者的救护

【工作情境】 患者，女性，32 岁，因突发头痛、头晕、呕吐 1 小时由 120 送入我院急诊科。据患者家属介绍，患者于入院前 1 小时在自己农场为果树喷洒农药，随后出现头晕、恶心、呕吐等不适。入院时处于浅昏迷，呼吸无大蒜味，大汗淋漓，皮肤湿冷，双瞳孔缩小，双肺可闻及散在湿啰音，有肌颤。

【岗位任务】

1. 该患者的可能诊断是什么？
2. 为明确诊断尚需做何实验室检查？
3. 简述此类患者的救护措施。

有机磷农药（organophosphorous inseticides）属于有机磷酸酯类或硫代磷酸酯类，是我国使用最为广泛的一类广谱杀虫剂，对人畜皆有毒性。急性有机磷农药中毒（acute organophosphorus pesticide poisoning，AOPP）是指在生产和使用时，因防护不周短时间内大量接触有机磷毒物导致轻重不等的危害，造成中毒。其性状多呈油状或结晶状，色泽呈淡黄色至棕色，稍有挥发性，且有蒜味。一般难溶于水，不易溶于多种有机溶剂，在酸性环境中稳定，在碱性条件下易分解失效。有机磷农药中毒后引起以神经系统损害为主的全身性疾病，多见于农村、城镇郊区等农药使用较为普遍的地区。常见有甲拌磷（3911）、对硫磷（1605）、敌敌畏、乐果、敌百虫等。

一、病因与发病机制

（一）病因

1. 中毒途径

（1）生产和使用中毒

1）生产操作不当：有机磷农药在生产、包装、储存、运输、销售等环节出现农药的逸、冒、漏等现象，吸入或接触人体而导致中毒。

2）使用不当：使用过程中直接接触杀虫剂，或因喷洒器械损毁导致药液浸湿衣物等情况，有机磷农药经皮肤、黏膜、呼吸道等途径吸收而导致中毒。

（2）生活性中毒：生活中因自杀、他杀、误服被有机磷农药污染的水、食物而导致中毒，也可因应用有机磷农药驱虫而中毒。

2. 毒物的吸收、代谢及排出　有机磷杀虫药主要经胃肠道、呼吸道、皮肤和黏膜吸收。吸收后迅速分布于全身各器官，各脏器浓度由高到低依次为肝、肾、肺、脾等，肌肉和脑内最少。最主要代谢脏器是肝，进行多种形式的生物转化。经氧化后一般毒性增强，而后经水解毒性降低。有机磷杀虫药代谢产物主要通过肾排泄，少量经肺排出。

（二）中毒机制

有机磷农药通过抑制胆碱酯酶的活性而发挥毒性作用。进入体内的有机磷农药与胆碱酯酶结合形成更为稳定的磷酰化胆碱酯酶，磷酰化胆碱酯酶无分解乙酰胆碱的能力，从而造成乙酰胆碱在体内不断蓄积。过量的乙酰胆碱持续作用于胆碱能神经，引发毒蕈碱样、烟碱样、中枢神经系统症状。重者可出现昏迷甚至因呼吸衰竭而死亡。

二、病情评估

（一）病史

生产性中毒接触史较明确，非生产性中毒存在误服或故意服毒。注意询问陪伴人员患者近期情绪、生活、工作情况，现场有无药瓶、呕吐物气味是否具有大蒜味等。

（二）临床表现

临床表现出现的时间与有机磷农药的种类、剂量和中毒途径密切相关。一般经呼吸道吸入中毒者 30 min 内可出现恶心、呕吐、呼吸困难、视物模糊的表现；口服中毒者可在口服毒物 10 min 至 2 h 内出现症状；皮肤黏膜吸收中毒者可在 2 ~ 6 h 内出现症状。

1. 毒蕈碱样症状（muscarinic symptoms）　出现最早，又称 M 样症状，主要是副交感神经末梢兴奋，表现为平滑肌痉挛和腺体分泌增加，类似毒蕈碱作用。具体表现为恶心、呕吐、腹痛、腹泻、多汗、流泪、流涎、流涕、尿频、大小便失禁、瞳孔缩小（严重时可出现针尖样瞳孔）、心率减慢。另外，还可有支气管痉挛及分泌物增加，患者表现为咳嗽、咳痰、气促等。M 样症状可用阿托品对抗治疗。

2. 烟碱样症状（nicotinic symptoms）　由于乙酰胆碱在横纹肌神经肌肉接头处过度聚集，引起横纹肌出现先兴奋后衰竭的一系列表现，又称 N 样症状。会导致眼、面、舌、四肢等全身横纹肌纤维颤动，甚至全身强直性痉挛。患者表现为肌束颤动、抽搐、牙关紧闭、全身紧迫感，以后发生肌力减退甚至瘫痪，累及呼吸肌出现周围性呼吸衰竭。N 样症状可用胆碱酯酶赋能剂对抗治疗。

3. 中枢神经系统症状　乙酰胆碱作用于中枢神经系统，引起头痛、头晕、疲乏无力、烦躁不安、共济失调、惊厥、抽搐、谵妄、昏迷等呼吸循环系统受抑制的表现。

4.“反跳”现象　有机磷农药中毒经紧急救治，急性中毒症状好转数日至 7 天后病情突然急剧恶化，重新出现有机磷农药急性中毒的症状，甚至死亡，称为“反跳”现象。目前认为该现象的发生可能与毛发、指甲、皮肤、胃肠道内残留的有机磷农药未完全清除干净有关，以及阿托品、解磷定等解毒药过早停用有关。

5. 迟发性多发性神经病　急性中毒症状恢复 14 ~ 21 天后出现肢体感觉及运动异常等多发性神经损伤的表现，表现为对称性肢体麻木、疼痛，肌萎缩，瘫痪等，下肢较上肢严重，称为迟发性多发性神经病。目前认为该现象与有机磷农药抑制神经系统内神经靶酯酶并致其老化导致。

6. 中间型综合征　以呼吸肌麻痹为主要症状，急性中毒后 1 ~ 4 天，有部分患者发生在急性症状缓解后迟发性神经病变发生前。患者表现为张口困难，呼吸肌及四肢肌肉无力，多见于呼吸衰竭而亡。该现象与胆碱酯酶长期受抑制，影响神经肌肉接头突触后功能有关。

（三）中毒程度

急性有机磷农药中毒可分为轻度、中度、重度三个等级，评估中毒程度有利于观察病情，决定治疗方案。

1. 轻度中毒　表现为毒蕈碱样症状及轻度中枢神经系统症状。表现为头晕、头痛、恶心、呕吐、流涎、多汗、视物模糊等，瞳孔缩小明显。全血胆碱酯酶活力为 50% ~ 70%。

2. 中度中毒　有明显的毒蕈碱样症状和烟碱样症状。表现为肌束颤动、瞳孔中度缩小、呼吸困难、精神恍惚、语言不清。全血胆碱酯酶活力降低为 30% ~ 50%。

3. 重度中毒　除上述症状外，伴中枢神经系统受累及呼吸衰竭。表现为孔针尖瞳孔，心率快、呼吸困难、口唇发绀、肺水肿、呼吸衰竭、血压下降、抽搐、昏迷。全血胆碱酯酶活力低于 30%。

（四）辅助检查

1. 全血胆碱酯酶（cholinesterase，CHE）活力测定　CHE 是诊断有机磷农药中毒的特异性标志酶。CHE 活力低于 70% 具有临床意义，但与病情轻重程度不完全平行，必须结合全身症状、体征综合评估。

2. 尿液有机磷农药分解代谢产物测定　协助诊断有机磷农药中毒。如敌百虫中毒时尿中出现敌百虫的分解代谢产物三氯乙醇；对硫磷及甲基对硫磷中毒时，尿中出现对硝基酚。

3. 常规检查项目　血尿便常规、血生化、肝肾功能、心电图、X 线等。

三、急救与护理

（一）急救原则

紧急处理、清除毒物、应用解毒药消除乙酰胆碱蓄积和恢复胆碱酯酶活力。轻度中毒者去除污染毒物，监测 24 h，观察病情有无发展。重度中毒者，症状消失后停药，并至少观察 3 ~ 7 天（图 11-2）。

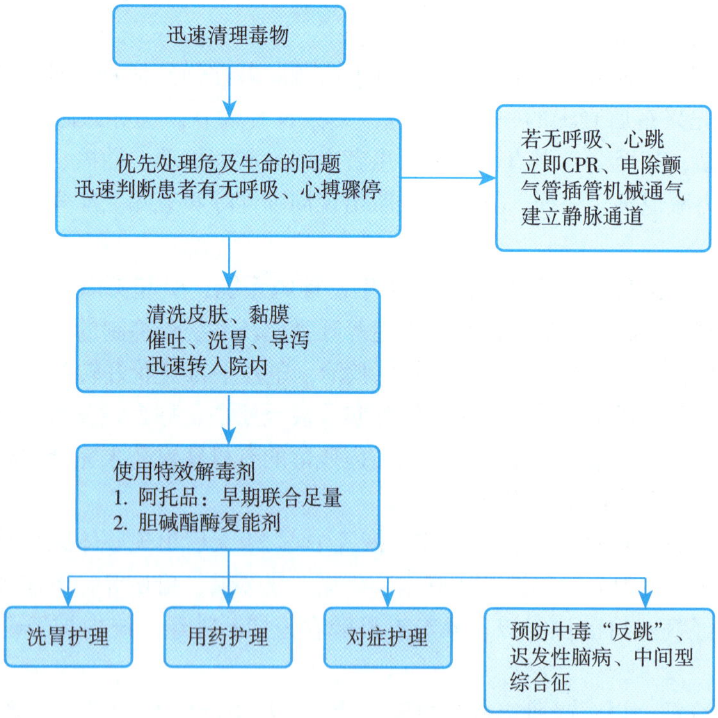

图 11-2　有机磷农药中毒急救流程图

1. 迅速清除毒物

（1）立即协助患者脱离中毒环境：立刻将患者撤离中毒环境，脱去污染衣物。

（2）清洗：经皮肤吸收中毒患者立即用生理盐水或清水冲洗皮肤、毛发、指甲等部位。眼内毒物应用清水、生理盐水或 2% $NaHCO_3$（敌百虫除外）溶液冲洗，冲洗完毕后滴入 1 ~ 2 滴 1% 的阿托品。

（3）洗胃与导泄：口服中毒者立即反复催吐。毒物不明时可用清水、生理盐水催吐并洗胃，直至洗出液透明清亮；或向胃内管注入 25% 硫酸钠 30 ~ 60 ml 导泻。应注意敌百虫中毒时禁用碳酸氢钠洗胃，对硫磷中毒时禁用高锰酸钾洗胃。

2. 立即复苏　急性有机磷杀虫药中毒常因肺水肿、呼吸肌麻痹、呼吸衰竭而死亡。一旦发生，应紧急采取复苏进行抢救。

3. 特效解毒剂的应用　有机磷农药中毒病情进展迅速，必须早期、联合、足量、重复给药。解毒药主要分为抗胆碱药和胆碱酯酶复能药。

（1）抗胆碱药：主要使用阿托品，与乙酰胆碱争夺受体而阻断乙酰胆碱的作用，对抗 M 样症状效果明显，常与胆碱酯酶复能药合用。阿托品应根据病情每 10 ~ 30 min 或 1 ~ 2 h 用一次，直至 M 样症状消失或“阿托品化”为止（表 11-1）。具体表现为：瞳孔较前扩大；颜面潮红；皮肤干燥、口干、无汗；肺部湿啰音减轻或消失；心率增快达 100 ~ 120 次 / 分。

（2）胆碱酯酶复能剂：对解除 N 样症状效果明显，72 h 内用药效果良好。常用的有解磷定、氯磷定、双复磷等。有机磷农药中毒 3 天内即可使胆碱酯酶形成不被复活的“老化酶”。而胆碱酯酶复能剂对已老化的胆碱酯酶无复活作用，因此必须与阿托品联合，并且早期、足量应用。

（3）复方制剂：解磷注射液是含有抗胆碱药和胆碱酯酶复能药的复方制剂，起效快，作用维持时间长。

4. 对症处理　有机磷农药中毒者常因呼吸衰竭而死亡。因此，应监测患者呼吸频率和节律、脉搏氧饱和度及血气分析结果。保持呼吸道通畅，合理吸氧，必要时行气管插管或气管切开机械通气。积极防治脑水肿和肺水肿，保护肾功能。

（二）护理措施

1. 一般护理

（1）饮食护理：一般中毒后 3 ~ 5 天内需禁食，病情稳定后方可进流质饮食，随病情好转逐步过渡到正常饮食。

（2）口腔护理：阿托品的使用及插管操作可造成患者口腔黏膜干燥及损伤，增加感染机会，所以应每日做好口腔护理，清醒者可漱口，对口唇干裂者可涂抹液状石蜡。

（3）加强安全护理：对躁动者应抬高床栏，必要时进行适当束缚，以防坠床或自伤。吸氧将患者安置于抢救室内，保证呼吸道通畅，给予高流量吸氧。

2. 维持有效通气　由于早期呼吸道内分泌物增多、肺水肿、呼吸肌麻痹、呼吸中枢抑制等因素，患者常发生严重缺氧。因此，护理人员应及时清除患者呼吸道内分泌物，必要时协助医生行气管插管或气管切开，做好呼吸机辅助患者呼吸的护理。

3. 洗胃护理　根据毒物不同选择相应的洗胃液。当毒物未明时，一般选用清水、生理盐水洗胃。严格掌握洗胃的适应证、禁忌证及注意事项。

4. 用药护理

（1）阿托品：①应用阿托品时应注意早期、联合、足量、重复给药。②充分吸氧，纠正酸碱失衡，以利于胆碱酯酶作用的发挥，当出现“阿托品化”时，需逐步减少药量和延长给药间隔时间。③当中毒症状、体征完全消失 24 h 后考虑停止使用阿托品，切记减量不宜过快、停药不宜过早。④预防阿托品中毒，“阿托品化”与阿托品中毒剂量非常接近（表 11-1），当患者出现高热、抽搐、躁动、昏迷、皮肤干燥或紫红、瞳孔极度散大、心动过速甚至心室颤动时，即发生阿托品中毒，应立即通知医生，积极予以处理。

表 11-1 “阿托品化”和阿托品中毒的比较

	“阿托品化”	阿托品中毒
神经系统	意识清醒或模糊	谵妄、躁动、幻觉、抽搐、昏迷
皮肤	面色潮红、干燥	紫红、干燥
瞳孔	由针尖样扩大，不再缩小	散大
体温	正常或略微升高	高热，＞40℃
心率	≤120 次 / 分，脉搏快有力	心动过速，心室颤动

（2）胆碱酯酶复能剂：①对中度以上中毒者应联合阿托品早期、足量应用，边洗胃边使用特效解毒剂；②为避免引起药物中毒，胆碱酯酶复能药应稀释后缓慢应用；③禁与碱性药物联合应用，以免复能药水解成剧毒的氰化物；④碘解磷定刺激性强，应用过程中避免外渗引发剧痛。

5. 病情观察　每 15 ~ 30 min 监测并记录患者生命体征及意识状态、瞳孔的变化。防止阿托品中毒及迟发性多发性神经病变、中毒后“反跳”现象和中间综合征的发生。

6. 心理护理　关心、体贴患者。了解患者中毒的原因，针对不同原因以真诚的态度耐心疏导。帮助患者树立积极、正确的人生观、世界观和价值观。同时指导患者家属理解和支持患者，促进患者心理及身体早日恢复健康。

（三）健康教育

1. 普及预防有机磷农药中毒知识　广泛宣传各类有机磷农药可引起中毒的相关知识。如喷洒农药时加强个人防护，穿长袖衣裤及鞋袜，戴口罩、帽子及手套，农药盛具要专用，严禁装食品、牲口饲料等。生产和加工有机磷化合物的工厂，生产设备应密闭化，并经常进行检修，防止外溢有机磷化合物等。

2. 出院指导　患者出院时应向家属交代，患者需要在家休息 2 ~ 3 周，按时服药，不可单独外出，以防发生迟发性神经症。

3. 预防自杀　因自杀致中毒者出院时，教会患者学会应对应激原的方法，争取社会和家庭的支持。

学习任务三　一氧化碳中毒患者的救护

【工作情境】 患者，男，28 岁，今天清晨 7 点多开始心情不佳，情绪低落，下午两点左右呼之不应，卧室门窗紧闭，于是破门而入。发现患者意识丧失、口吐白沫、无大小便失禁、房内有炭火燃烧残渣。紧急拨打 120，现场未发现空药瓶等，患者口唇呈樱桃红色，现场测指尖碳氧血红蛋白 34%。

【岗位任务】

1. 为患者采取的首要措施是什么？
2. 为明确诊断尚需做何实验室检查？
3. 该患者的典型体征是什么？

一氧化碳中毒（carbonmonoxide poisoning），俗称煤气中毒，是吸入过量 CO 引起的中毒症状。一氧化碳（carbon monoxide，CO）为含碳物质不完全燃烧所产生的一种无色、无臭、无味、无刺激性的气体。

一、病因与发病机制

（一）病因

1. 生活中毒　当通风不良时，家庭用煤炉、燃气热水器所产生的 CO 以及煤气泄漏或在密闭空调车内滞留时间过长等均可引起 CO 中毒。失火现场空气中 CO 浓度可高达 10%，也可引起 CO 中毒（图 11-3）。

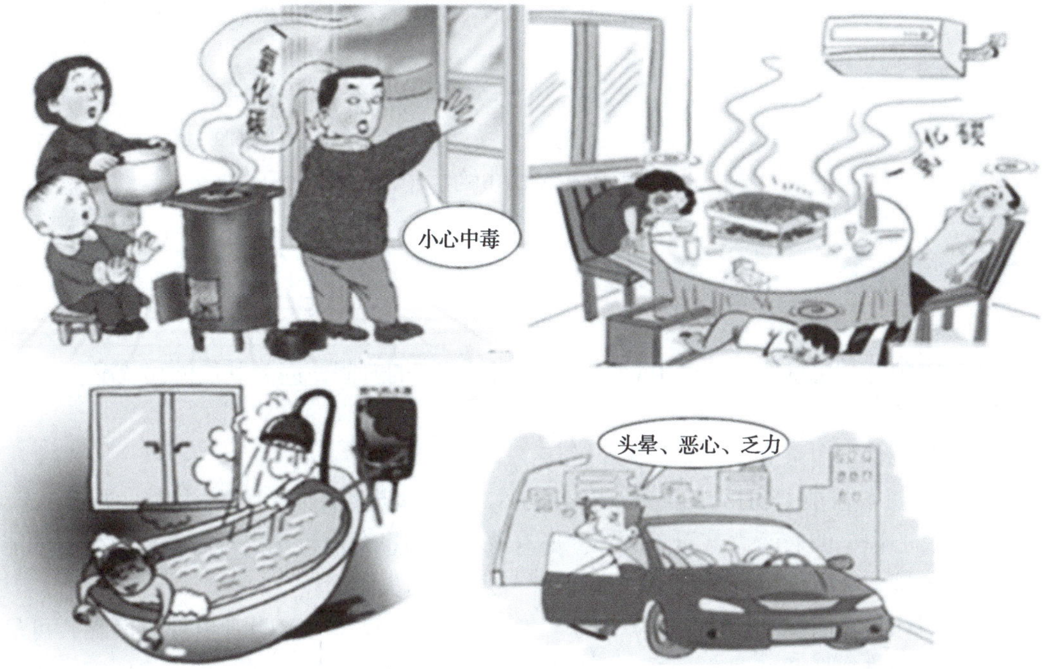

图 11-3　生活中的 CO 中毒

2. 工业中毒　炼钢、炼焦、烧窑、矿井放炮等过程中均可产生大量 CO，由于炉门关闭不严、管道泄漏或通风不良，便可发生 CO 中毒。煤矿瓦斯爆炸时亦有大量 CO 产生，容易发生 CO 中毒。

（二）发病机制

CO 经呼吸道吸入后，立即与血红蛋白（Hb）结合形成稳定的碳氧血红蛋白（COHb）。CO 与 Hb 的亲和力是氧与 Hb 的亲和力的 200 ~ 300 倍，而 COHb 的解离速度仅为氧合血红蛋白的 1/3600。COHb 不仅不能携带氧，还会影响氧合血红蛋白的解离，阻碍氧的释放和传递，导致低氧血症，引起组织缺氧（图 11-4）。CO 还可影响细胞内氧的弥散，抑制细胞呼吸。

急性 CO 中毒导致脑缺氧后，脑血管迅即麻痹扩张，脑容积增大。脑内三磷酸腺苷（ATP）在无氧情况下迅速耗尽，钠钾泵不能正常运转，钠离子蓄积于细胞内，导致细胞内水肿。血管内皮细胞肿胀，又造成脑血液循环障碍，进一步加剧了脑组织缺血缺氧。随着酸性代谢产物增多及血 - 脑脊液屏障通透性增高，发生细胞间质水肿。缺氧和脑血液循环障碍，可促使血栓形成、缺血性软化灶或广泛的脱髓鞘病变，致使一部分急性 CO 中毒患者经假愈期后，又出现迟发性脑病。

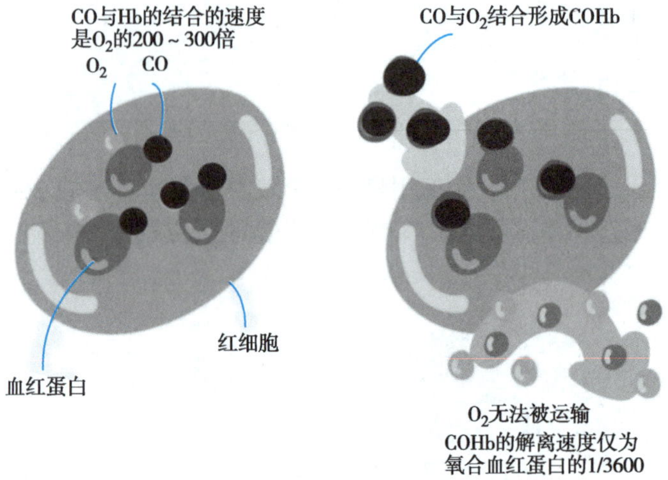

图 11-4 COHb 的特点

二、病情评估

（一）病史

有 CO 接触史。注意评估空气中 CO 浓度及接触 CO 的时间，患者既往健康状况。

（二）临床表现

根据碳氧血红蛋白浓度，可分为三个等级。

1. 轻度中毒 血液 COHb 浓度为 10%～30%。患者表现为不同程度的头痛、头晕、乏力、恶心、呕吐、心悸、四肢无力甚至晕厥等。原有冠心病的患者可再次出现心绞痛。患者如能及时脱离中毒环境，吸入新鲜空气或氧疗，症状一般很快消失。

2. 中度中毒 血液 COHb 浓度为 30%～40%。除上述症状外，患者出现口唇黏膜可呈樱桃红色，呼吸困难、烦躁、谵妄、昏迷，瞳孔对光反射、角膜反射迟钝，疼痛刺激有反应。患者经积极治疗可以恢复正常，且无明显并发症。

3. 重度中毒 血液 COHb 浓度大于 50%，患者可发生心律失常、心力衰竭，各种反射消失，可呈去大脑皮质状态。脑水肿伴惊厥、上消化道出血、吸入性肺炎等。部分患者出现压迫性肌肉坏死（横纹肌溶解症），释放的肌球蛋白可引起急性肾小管坏死和肾衰竭。患者死亡率高，抢救存活者多有不同程度的后遗症。

4. 急性一氧化碳中毒迟发脑病 CO 中毒患者在意识障碍恢复后，经过 2～60 天的“假愈期”，可出现下列症状表现之一。①精神意识障碍：呈现痴呆状态、谵妄状态或去大脑皮质状态。②锥体外系神经障碍：出现震颤麻痹综合征。③锥体系神经损害：如偏瘫、病理反射阳性或小便失禁等。④大脑皮质局灶性功能障碍：失语、失明等，或出现继发性癫痫。

（三）辅助检查

1. 血液 COHb 测定 通过测定 COHb 饱和度可协助诊断，轻度中毒为 10%～30%；中度中毒为 30%～40%；重度中毒超过 50%。

2. 脑电图 可见弥漫性低波幅慢波，与缺氧性脑病进展相平行。

3. 头部 CT 可发现大脑皮质下白质，包括半卵圆形中心与脑室周围白质密度减低或苍白球对称性密度减低。

三、急诊救护

（一）急救原则

一氧化碳中毒的治疗原则为：迅速将患者撤离有毒场所，给患者供氧防止脑水肿，改善脑组织代谢，防治并发症及后遗症（图 11-5）。

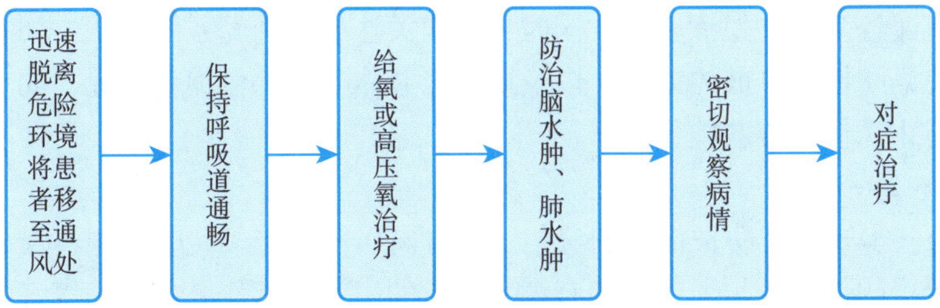

图 11-5　CO 中毒救治流程

1. 迅速脱离危险环境　紧急措施迅速将患者移至空气新鲜、通风良好的地方。

2. 保持呼吸道通畅　松解衣扣，保持呼吸道通畅，并且注意保暖。若呼吸、心搏骤停，应立即进行心肺脑复苏。

3. 给氧　①给予患者高流量、高浓度（5 ~ 10 L/min）的氧疗。患者脱离中毒现场后应立即给氧，持续给氧时间一般不应超过 24 h，以防发生氧中毒和二氧化碳潴留。②高压氧治疗。提高动脉血氧分压，使毛细血管内的氧容易向细胞内弥散，迅速纠正组织缺氧，防止脑水肿，降低病死率。

4. 防治脑水肿　中毒 CO 中毒患者在中毒后 2 ~ 4 h 会出现脑水肿，24 ~ 48 h 会达到高峰。可早期采取脱水、激素和降温疗法防治脑水肿，如静脉输入 20% 甘露醇 250 ml，可与呋塞米联合或交替使用，有利于减轻脑水肿。为促进脑细胞恢复，可适量补充脑细胞代谢等药物。

5. 对症处理

（1）镇静：如有惊厥、抽搐，可用安定、水合氯醛等镇静剂。

（2）降温：对昏迷持续时间较长，出现高热和频繁抽搐者，可采用冰帽、冰袋和冬眠药物等进行降温治疗。冬眠疗法可改善脑血管功能，降低脑神经细胞代谢，增强脑组织对缺氧的耐受性。

（3）适当使用中枢神经兴奋剂：有助于昏迷的清醒和呼吸的恢复，可选用尼可刹米、山梗菜碱、克脑迷（AET）、γ- 氨酪酸、氯酯醒等。

（二）护理措施

1. 一般护理　保持呼吸道通畅；开放静脉通路，按医嘱给予输液和药物治疗；昏迷并高热和抽搐患者，降温和解痉的同时应注意保暖，防止自伤和坠伤。

2. 给氧　由于吸氧可使碳氧血红蛋白解离，轻度中毒可用鼻导管吸氧；严重中毒可给予高流量（8 ~ 10 L/min）氧气吸入，有条件者应立即进行高压氧舱治疗。

3. 高压氧护理　重症患者应及早采用高压氧治疗。

（1）进舱前护理：认真观察患者生命体征，了解患者的中毒情况及病史。给患者更换全棉衣服，注意保暖，严禁火种、易燃、易爆物品进入氧舱。对于轻度中毒患者，教会其在加压阶段进行吞咽、咀嚼等动作，保持咽鼓管通畅，避免中耳、鼓膜气压伤，并介绍进舱须知、一般性能、治疗效果、治疗过程中可能出现的不良反应及预防方法、注意事项等，以取得患者合作。

（2）高压氧仓内护理：需要医护人员陪舱的重症患者进入氧舱后，如带有输液，开始加压时要将液体平面调低，并注意输液速度变化。保持呼吸道通畅，患者平卧，头偏向一侧，及时清除呼吸道分泌物。密切观察患者神志、瞳孔、呼吸、心率、血压变化。观察有无氧中毒情况。注意翻身，防止局部受压形成破溃或发生压疮，烦躁患者要防止受伤。减压时舱内温度会降低，注意保暖，并将输液的液平面调高，以免减压时液平面降低使空气进入体内。

4. 病情观察　密切观察患者的生命体征，尤其是呼吸和体温。高热和抽搐患者更应密切观察，防止坠床和自伤。观察患者瞳孔大小变化、液体出入量及滴速等，防止脑水肿、肺水肿及水、电解质代谢紊乱等并发症发生。同时，密切关注患者神经系统症状，如有无急性痴呆性木僵、癫痫、失语、惊厥、肢体瘫痪，以及皮肤、肢体受压部位损伤情况，如有无压疮、皮肤水疱及破溃，防止受伤和皮肤损伤。

（三）健康教育

加强 CO 的基本知识和防护措施的宣传。及时向居民宣传取暖时不能将煤炉或炭火放在密闭的卧室中；厨房的烟囱必须通畅；装有煤气管道的房间不能作卧室，用煤气热水器者切勿安装在浴室内，不要用燃烧煤气来取暖。接触 CO 后若有头晕、头痛，要立即离开所在环境，以免中毒加深。

学习任务四　百草枯中毒患者的救护

【工作情境】 患者，男，32 岁，自述服“百草枯”一口（具体量不详），服药后 3 小时自诉有腹痛、恶心、呕吐等不适被家人送入当地县医院洗胃，随后转入我院急诊科。体查：神志清醒，T 36.7℃，P 146 次 / 分，R 24 次 / 分，BP 109/71 mmHg，SpO_2 93%，患者急性病重面容，暂无呕吐、黑便，无口吐白沫，双肺呼吸音粗，可闻及较多干湿啰音，腹软，肠鸣音减弱，双下肢无水肿。

【岗位任务】

1. 为该患者采取的首要措施是什么？
2. 为明确诊断尚需做何实验室检查?
3. 应对该患者采取哪些护理措施?

百草枯（paraquat，PQ）又名对草快、克芜踪。目前已成为继有机磷农药之后最常引起人类急性中毒的农药之一。

其易溶于水，微溶于乙醇，在酸性及中性溶液中性质稳定，在碱性溶液中分解，对金属有腐蚀性，接触土壤后迅速失去活性。百草枯是一种速效有机杂环类接触性脱叶剂及除草剂，使用范围较广。

一、病因与发病机制

（一）病因

1. 生产使用过程中毒　生产、使用百草枯过程中或通过环境污染等方式间接接触百草枯而导致中毒。

2. 生活过程中毒　误服用被百草枯污染的水或食物或穿被百草枯污染的衣物而致中毒，以及自杀或他杀而中毒。

（二）发病机制

百草枯属中等毒类，在酸性环境下性质稳定，在碱性环境中分解，进入人体后迅速分布到全身各器官组织，以肺和骨骼中浓度最高，大部分 5 天内经肾由尿排出。

百草枯对人体的毒性作用机制尚未完全阐明。目前一般认为，百草枯作为一种电子受体，作用于细胞内的氧化 - 还原过程，导致细胞膜脂质过氧化，引起以肺部病变类似于氧中毒损伤为主的多脏器损伤。病理改变，早期肺泡充血、水肿、炎症细胞浸润，晚期为肺间质纤维化。百草枯对皮肤、黏膜亦有刺激性和腐蚀性。人类百草枯中毒死亡率高。

二、病情评估

（一）病史

百草枯中毒绝大多数因口服中毒导致，还需了解患者既往健康状况。

（二）临床表现

最常见的受累脏器是肺、肝和肾。

1. 局部刺激腐蚀症状

（1）经口服中毒者：咽喉部有烧灼感，甚至咽喉部溃疡。经呼吸道吸入者可有鼻部刺激症状、鼻出血等。

（2）经皮肤黏膜吸收中毒者：接触部位接触性皮炎、灼伤，表现为红斑、水疱、溃疡，指甲脱色、干裂或脱落等；眼结膜、角膜灼伤或溃疡。

2. 呼吸系统　肺损伤是最突出和最严重的病变。小剂量中毒者早期无明显表现，少数表现为咳嗽、咳痰、胸闷、气促、发绀等。大剂量中毒者 24 ~ 48 h 内可迅速发展为肺水肿、肺出血，1 ~ 3 天内因 ARDS 而死亡。部分患者急性中毒控制后 1 ~ 2 周内发生进行性肺间质纤维化，可因再次出现 ARDS 而死亡。

3. 消化系统　口服后数 10 min 至数小时内出现唇、舌、咽喉部等消化道黏膜烧灼感、溃疡、糜烂，并有恶心、呕吐、腹痛、腹泻等表现，重者可有呕血、便血、胃肠穿孔。中毒后 2 ~ 3 天可出现中毒性肝病，表现为肝区疼痛、肝功能异常、黄疸等。

4. 泌尿系统　中毒后早期 2 ~ 3 天可表现为尿频、尿急、尿痛等膀胱刺激症状，随肾小球及肾小管受累加重，可出现血尿、蛋白尿，血肌酐和尿素氮升高，重者发生急性肾衰竭。

5. 中枢神经系统　表现为头痛、头晕、狂躁、抽搐、幻觉、昏迷等。

6. 其他　可有发热、心肌损伤、贫血、脑水肿等。

（三）病情程度

根据摄入量及临床表现不同可分为以下三型。

1. 轻型　毒物摄入量< 20 mg/kg，无临床表现或仅有轻微消化系统症状，如口腔黏膜烧灼感、糜烂、溃疡，恶心、呕吐等。

2. 中 - 重型　20 mg/kg <毒物摄入量< 40 mg/kg，患者会立即呕吐，除出现消化系统表现外，1 ~ 4 天内还可出现心动过速、低血压、肝和肾衰竭；1 ~ 2 周内出现咳嗽、咯血、胸腔积液。随肺纤维化进展，肺功能进行性恶化；多数患者 2 ~ 3 周内死于肺功能衰竭。

3. 暴发型　毒物摄入量> 40 mg/kg，服后立即呕吐，数小时至数天内出现腹痛、腹泻、中毒性心肌炎、肝和肾衰竭、抽搐、昏迷、多数患者于 1 ~ 4 天内因多器官功能障碍而亡。

（四）辅助检查

1. 药物检测　取患者的血、尿、呕吐物等进行药物定量或定性检测，以明确中毒药物种类，了解中毒程度，判断病情预后。应取患者摄入百草枯 4 h 以后的血清标本保存在塑料管内。尿液呈碱性或尿硫代硫酸钠呈阳性，提示百草枯中毒可能；若为阴性，应 6 h 后再次检测。若仍为阴性，则出现严重损害的可能性较小。

2. 其他检查　血、尿常规检查，肝、肾功能检查，血气分析，胸部影像学检查，心电图检查等，以协助疾病诊断和了解器官受损情况。

三、急诊救护

（一）急救原则

百草枯目前无特效解毒药，治疗以减少毒物吸收、迅速清除毒物、预防肺纤维化和对症支持治疗为主（图 11-6）。

1. 现场急救　一经发现，应立即反复刺激咽喉部催吐，可就地取材口服白陶土悬液或泥浆水 100 ~ 200 ml。

2. 减少毒物吸收　尽快去除被污染衣物，迅速清洁皮肤、黏膜，洗胃、口服吸附剂、采取导泻等措施减少毒物的吸收。

3. 加速毒物排泄　包括输液、利尿、血液透析、血液灌注等，以血液灌注效果最佳时机是在中毒后 6 ~ 12 h 内，连续进行血液灌注 2 ~ 3 天。

4. 防治肺纤维化　应用维生素 C、维生素 E、还原型谷胱甘肽、乙酰半胱氨酸等清除氧自由基，以减少肝损伤。早期大剂量应用糖皮质激素可消除肺间质水肿和延缓肺纤维化的发生，降低死亡率。对中至重度患者可使用环磷酰胺。

5. 氧疗　过早给予氧气治疗，可加速氧自由基形成，促进死亡，因此早期不宜给予高浓度氧疗。当 $PaO_2 < 40$ mmHg 或出现 ARDS 时才给予氧气吸入，给氧浓度＞21%；或采取机械通气 PEEP 模式给氧。

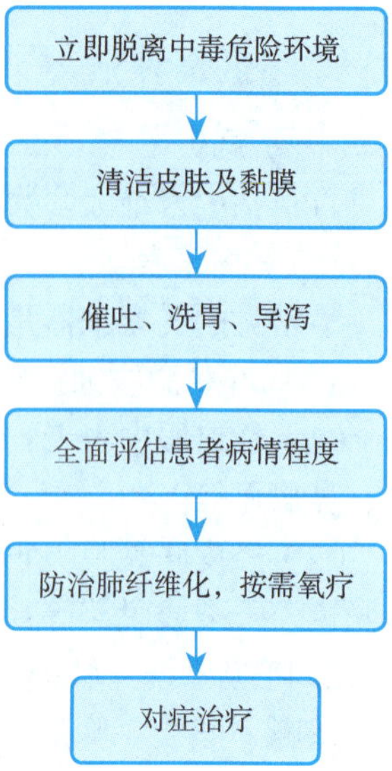

图 11-6　百草枯中毒救治流程

6. 对症治疗　应用泮托拉唑、奥美拉唑等保护胃黏膜；可应用珍珠粉、冰硼散等喷洒于口腔创面加强对口腔溃疡等炎症部位的护理；对呼吸衰竭的患者可应用呼吸机辅助治疗或人工通气治疗。

（二）护理措施

1. 维持有效通气　中毒早期呼吸道内分泌物较多，且常伴有肺水肿、呼吸肌麻痹或呼吸中枢抑制，可造成患者严重缺氧。对昏迷患者应采取侧卧位或平卧位，头偏向一侧，同时鼓励清醒患者做深呼吸，用力咳嗽，及时清除呼吸道内分泌物，积极进行肺部功能锻炼。必要时行气管插管或气管切开、机械通气，保证患者有效通气，同时做好气道管理。但注意百草枯中毒患者应禁止吸氧，以免加重患者肺部损伤，只有极度呼吸困难或血氧分压＜40 mmHg 时才能吸氧，但应禁止使用高压氧治疗。

2. 洗胃护理　应用碱性洗胃液如碳酸氢钠洗胃。越早洗胃效果越好，但口服百草枯后即使已经超过 24 h 也要进行洗胃。严格掌握洗胃的适应证、禁忌证及洗胃的注意事项。

3. 口腔黏膜及消化道护理　对口腔、咽喉及食管黏膜损伤与糜烂者，为减轻患者痛苦可使用生理盐水擦拭、漱口，服用维生素 B 类药物，进食以流质食物为主，以免加重病情。

4. 病情观察　监测并记录患者生命体征及瞳孔、意识状态的改变，发现异常时及时告知医生。

5. 心理护理　对有自杀倾向、抵触心理的患者，护理人员应给予安慰和疏导，从精神和心理上给予支持，提高患者心理应急的能力，减轻患者的心理压力和躯体痛苦。

学习任务五　急性酒精中毒患者的救护

【工作情境】 患者，男性，28 岁。因聚餐饮大量白酒后意识不清 1 小时左右，由朋友送入医院急诊科。昏迷，口唇发绀、皮肤湿冷，口周及口内有呕吐物，呼吸慢而有鼾声，双肺呼吸音粗，可闻及明显痰鸣音。既往病史不详，查体：血压 90/60 mmHg，心率 112 次 / 分，SPO_2 72%，急查颅脑 CT 排除脑出血。

【岗位任务】

1. 该患者的诊断可能是什么？

2. 为明确诊断尚需做何实验室检查？
3. 如何采取急救措施？

酒精（alcohol）又称乙醇（ethanol），是无色、常温常压下易燃、易挥发的液体，具有醇香气味，能与水或其他有机溶剂混溶。一次饮入过量酒精或酒类饮料，引起兴奋继而抑制的状态称急性酒精中毒（acute ethanol poisoning）或急性乙醇中毒（acute alcohol poisoning）。

一、病因与发病机制

（一）病因

酒精中毒绝大多数是因日常生活中过量引酒导致，也有可能是误服用导致。

（二）发病机制

1. 乙醇的吸收与代谢　乙醇吸收后迅速分布于全身，其中10%以原形经肺、肾排出，90%在肝代谢、分解。在肝内先后被转化为乙醛、乙酸后，最终代谢为二氧化碳和水（图11-7）。当过量酒精进入人体时，超过了肝的氧化代谢能力，即在体内蓄积并进入大脑。

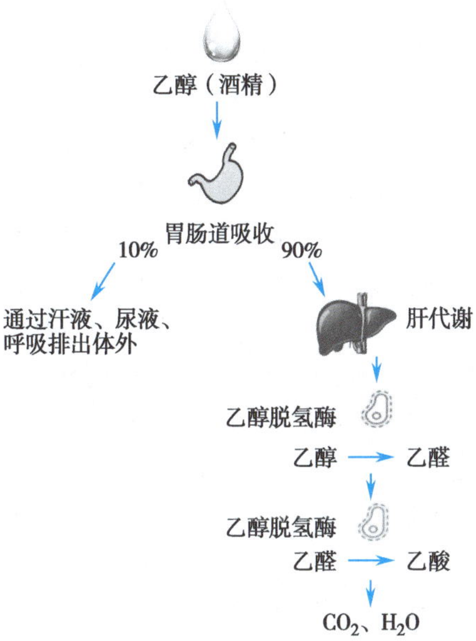

图11-7　乙醇的代谢

2. 对机体的影响

（1）抑制中枢神经系统功能：乙醇具有脂溶性，可透过大脑神经细胞膜作用于大脑，引发抑制中枢神经系统。开始作用于大脑，随后波及延脑和脊髓，患者会出现运动及神经精神失常，严重者可导致呼吸中枢麻痹窒息。

（2）干扰代谢：乙醇在肝代谢生成的产物可影响体内多种代谢过程，使乳酸、酮体蓄积，导致代谢性酸中毒以及糖异生受阻，还可引起低血糖症。

二、病情评估

（一）病史

患者有过量饮酒史。

（二）临床表现

急性乙醇中毒的临床表现与饮酒量、血液中乙醇浓度以及个人耐受力有关，临床上分为3个阶段。

1. 兴奋期　该阶段患者血液乙醇浓度＞50 mg/dl（11 mmol/L），有欣快感、兴奋、多语、情绪不稳、喜怒无常，可有粗鲁行为或攻击行为，也可沉默、孤僻，颜面潮红或苍白，呼出气带酒味。

2. 共济失调期　患者血液乙醇浓度＞150 mg/dl（33 mmol/L），表现为肌肉运动不协调，行动笨拙、步态不稳，言语含糊不清、眼球震颤、视物模糊、复视、恶心、呕吐、嗜睡等。

3. 昏迷期　血乙醇浓度＞250 mg/dl（54 mmol/L），患者进入昏迷状态，颜面苍白、皮肤湿冷、体温降低。一旦血乙醇浓度＞400 mg/dl（87 mmol/L）患者将陷入深昏迷，出现心率快、血压下降、瞳孔散大、口唇微绀，呼吸慢而有鼾声，严重者可发生呼吸、循环衰竭。

（三）辅助检查

1. 血清乙醇浓度　血液中的乙醇浓度大于 11 mmol/L 时，可以明确诊断该病和确定本病的严重程度，便于指导后续治疗。

2. 动脉血气分析　该检查方法能快速检查出患者是否存在身体代谢紊乱以及酸碱失衡。

3. 血常规及生化检查　通过该检查能够发现患者的白细胞有所升高，并且会出现低血糖以及电解质紊乱等情况。重度患者会损伤肝肾，生化检查常见表现为肝功能和肾功能异常以及代谢紊乱和电解质异常。

4. 心电图检查　以协助疾病诊断和了解有无心律失常和心肌受损情况。

三、急救护理

（一）救护原则

轻度乙醇中毒患者无需特殊治疗，需注意是否同时服用其他药物，昏迷患者需积极治疗，救治重点在于维护重要脏器功能，致命剂量的乙醇中毒可采用血液透析（图 11-8）。

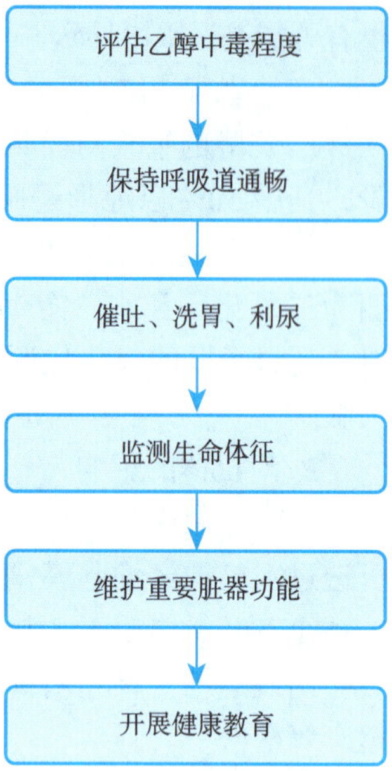

图 11-8　乙醇中毒急救流程

1. 催吐、洗胃　及时清理胃内容物，能配合者可鼓励其吐出胃内容物，昏迷患者平卧头偏向一侧预防呕吐误吸。

2. 促进乙醇氧化　应用葡萄糖溶液、维生素 B 等，以促进乙醇氧化分解和代谢，达到解毒目的。

3. 加速毒物清除　可采用催吐、洗胃、导泻等清除胃肠道内残留乙醇。当血乙醇浓度> 500 mg/dl 且伴有酸中毒或同时服用其他可疑药物者，应及早行血液透析或腹膜透析治疗。

4. 用药治疗　纳洛酮为较强的阿片类受体拮抗剂，有促醒和兴奋呼吸中枢的作用，用于对抗急性酒精中毒引起的中枢神经系统抑制；对烦躁不安或过度兴奋者，可用小剂量地西泮，但禁用吗啡、氯丙嗪及苯巴比妥类对呼吸系统有抑制作用的镇静类药物。

5. 对症治疗　一般轻症患者无需特效治疗，卧床休息，注意保暖，可自行恢复。给予足够热量，复合维生素 B 等，防止肝损伤。

（二）护理措施

1. 一般护理

（1）保暖：注意保暖，维持患者正常体温。

（2）保持呼吸道通畅：给患者吸氧，清除口鼻腔分泌物，预防窒息。必要时配合给予气管插管、机械通气。

（3）预防外伤：共济失调、兴奋躁动的患者要给予适当约束，避免跌倒外伤或坠床。

2. 病情观察　监测生命体征，密切观察患者基本生命体征，尤其是神志、瞳孔变化、呼吸和呕吐物性状。观察患者有无心律失常和心肌损伤的表现，预防低血糖的并发。

3. 用药护理　遵医嘱使用地西泮，地西泮应用要采取小剂量，推注速度要缓慢，不宜与其他药物混用。纳洛酮药效维持时间较短，用药时需要注意维持药效，避免中断，注意评估患者是否存在基础疾病，如有高血压或心功能不全，纳洛酮要慎用。

4. 心理护理　多数乙醇中毒患者清醒后极为后悔，应评估患者情绪反应和心理状态，分析原因，因势利导，缓解患者抑郁的情绪。

（三）健康教育

开展早戒酒健康教育，服药期间切勿饮酒，且避免空腹饮酒或饮酒过量。宣传酗酒对人体的伤害，酒精及其代谢产物乙醛对肝的损伤，长期酗酒会导致肝硬化。

知识链接

酒驾的判断标准

根据国家质量监督检验检疫局发布的《车辆驾驶人员血液、呼气酒精含量阈值与检验》(GB19522—2004）规定：饮酒驾车是指车辆驾驶人员血液中的酒精含量大于或者等于 20 mg/100 ml，小于 80 mg/100 ml 的驾驶行为。醉酒驾车是指车辆驾驶人员血液中的酒精含量大于或者等于 80 mg/100 ml 的驾驶行为。

学习任务六　急性镇静催眠药中毒患者的救护

【工作情境】 患者，女，20 岁。因服用大量的苯巴比妥引起昏迷，被家人发现时患者呈沉睡状态，强刺激能唤醒，不能言语，呼吸微弱，随后急送我院急诊。查体：入院时尚能被唤醒，5 min 后患者意识丧失。患者口唇黏膜及颜面部发绀，双侧瞳孔等大、等圆；对光反射消失，直径约 5.5 cm。双肺呼吸音消失，颈软，腹部平坦。体格检查：T 36.1℃，P 129 次 / 分，BP 95/65 mmHg。

【岗位任务】

1. 该患者的诊断可能是什么？
2. 需首先采取的即刻护理措施是什么？
3. 如何对该患者进行健康教育？

急性镇静催眠药中毒（sedative hypnotic poisoning）是指大剂量应用镇静催眠药产生麻醉作用。镇静催眠药是中枢神经系统抑制剂，小剂量应用起镇静催眠作用，一次性口服或静脉大剂量应用可引起急性中毒，以中枢神经系统抑制为主要表现，重者可导致死亡。

临床中常用的镇静催眠类药物分为四类：①巴比妥类，如巴比妥、苯巴比妥、异戊巴比妥等；②苯二氮䓬类，如地西泮、阿普唑仑、三唑仑等；③吩噻嗪类，如氯丙嗪、硫利达嗪、奋乃静等；④非巴比妥非苯二氮䓬类，如水合氯醛、甲苯氨脂、格鲁米特等。

一、病因与发病机制

（一）病因

服用过量镇静催眠药是中毒的主要病因。此外，长期服用长效的巴比妥类药物也可引起蓄积中毒。另外，少数患者对这类药物高度敏感，小剂量即可引起严重反应。

（二）发病机制

1. 巴比妥类　对中枢神经系统的抑制作用呈剂量 - 效应关系，小剂量巴比妥类药物主要影响脑干网状结构上行激活系统，抑制多突触反应，导致意识障碍。大剂量可直接抑制延髓呼吸中枢和心血管运动中枢，导致呼吸和循环衰竭。饮酒后服药可致中毒或使病情加重。该药易产生耐药性，突然停药可引发严重不良反应。

2. 苯二氮䓬类药物　作用于 γ- 氨基丁酸（γ-GABA）能神经，与 γ-GABA 能神经突触后膜上的相应位点结合后，可增强 γ-GABA 与相应位点的结合，导致 γ-GABA 介导的氯离子通道开放频率增加，氯离子大量内流，神经细胞超极化而加强突触后的抑制功能。

3. 吩噻嗪类　主要作用于网状结构及下丘脑多巴胺受体，通过阻断多巴胺受体，达到减轻紧张、焦虑、幻觉、妄想和病理性思维的作用。当一次用量过大时，可有中枢抑制作用，表现为嗜睡、谵妄、昏迷、呼吸抑制、体温调节能力下降。该药还能抑制脑干血管运动和呕吐反射，以及出现抗胆碱、抗组胺，阻断肾上腺素能受体等作用。

4. 非巴比妥非苯二氮䓬类　对中枢神经系统的毒理作用机制与巴比妥类药物相似。

二、病情评估

（一）病史

患者有服用镇静催眠药物史，了解患者是否经常服用该药、服用药的种类、剂量、服用时间、服药前后是否有饮酒史及既往健康状况。

（二）临床表现

1. 巴比妥类

（1）轻度中毒：表现为嗜睡、注意力不集中、记忆力减退、言语不清，可唤醒，有判断力和定向力障碍、步态不稳，各种反射存在，体温、脉搏、呼吸、血压一般正常。

（2）中度中毒：表现为昏睡或浅昏迷，腱反射消失、呼吸浅而慢、眼球震颤，血压仍可正常，角膜反射、咽反射仍存在。

（3）重度中毒：表现为进行性中枢神经系统抑制，由嗜睡到深昏迷。呼吸浅慢甚至停止、血压下降甚至休克、体温不升、腱反射消失、肌张力下降、胃肠蠕动减慢、皮肤可起大疱。可并发肺炎、肺水肿、脑水肿、急性肾衰竭而威胁生命。

2. 苯二氮䓬类　枢神经系统抑制较轻，主要表现为嗜睡、头晕、言语不清、意识模糊、共济失调。很少出现长时间深度昏迷、呼吸抑制、休克等严重症状。如果出现严重症状，应考虑是否同时合并其他药物中毒。

3. 吩噻嗪类　最常见表现为锥体外系反应，患者会出现震颤麻痹综合征，不能静坐，急性肌张力障碍反应，如斜颈、吞咽困难、牙关紧闭、喉痉挛等，还可能出现嗜睡、低血压、休克、心律失常、瞳孔散大、口干、尿潴留、肠蠕动减慢等其他表现，甚至出现昏迷、呼吸抑制等。

4. 非巴比妥非苯二氮䓬类　临床表现与巴比妥类中毒相似。

（三）病情判断

1. 病情危重指标　昏迷；气道阻塞、呼吸衰竭；休克、急性肾衰竭；合并感染，如肺炎等。

2. 预后　轻度中毒无需治疗即可恢复；中度中毒患者经适当治疗和精心护理大多可在24～48 h内恢复；重度中毒患者可能需要3～5天才能恢复意识，病死率低于5%。

（四）辅助检查

1. 测定胃液、血、尿中药物浓度　确定药物浓度对后期诊断治疗意义重大。

2. 动脉血气分析　了解患者氧合及酸碱平衡状况。

3. 血生化　评估电解质、尿素氮、肌酐、肝功能等。

4. 心电图　评估患者是否存在心律失常，有助于制订治疗措施。

三、急救护理

（一）急救原则

除苯二氮䓬类药物有特效解毒剂外，巴比妥类和酚噻嗪类目前尚无特效解毒剂，急救的关键在于维持患者呼吸、循环和泌尿系统功能（图11-9）。

1. 维持昏迷患者重要器官功能

（1）保持呼吸道通畅：深昏迷患者应酌情予气管插管，呼吸机辅助通气。

（2）维持正常血压：输液补充血容量，若无效，可考虑给予血管活性药物。

（3）心电监护：及时发现心律失常并酌情应用抗心律失常药。密切监测血氧饱和度，以及时发现低氧血症并予相应处理。

（4）促进意识恢复：给予葡萄糖、维生素 B 和纳洛酮。纳洛酮 0.4 ~ 0.8 mg 静脉注射，可根据病情间隔 15 min 重复一次。

2. 迅速清除毒物

（1）洗胃：口服中毒者早期用清水洗胃，服药量大者即使服药超过 6 h 仍需洗胃。

（2）活性炭及导泻：活性炭对吸附各种镇静催眠药均有效，应用活性炭的同时常给予硫酸钠导泻，一般不用硫酸镁导泻。

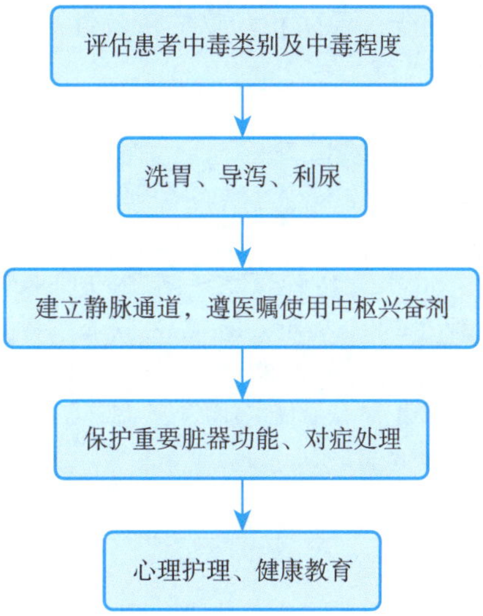

图 11-9　急性镇静催眠类药物中毒急救流程

（3）碱化尿液、利尿：以减少毒物在肾小管中的重吸收，可使长效巴比妥类镇静催眠药的肾排泄量提高 5 ~ 9 倍。对吩噻嗪类中毒无效。

（4）血液透析：对苯巴比妥和吩噻嗪类药物中毒有效，危重患者可考虑应用，对苯二氮䓬类无效。

3. 特效解毒剂　建立静脉通道，可给予 4% ~ 5% 碳酸氢 100 ~ 200 ml 静滴，促使毒物排出。稀释血液中的毒物浓度，供给营养，维持水、电解质平衡，碱化尿液。中枢神经系统兴奋剂首选纳洛酮，但不宜常规使用。巴比妥类及吩噻嗪类中毒目前尚无特效解毒剂。氟马西尼是苯二氮䓬类特异性拮抗剂，能通过竞争性抑制苯二氮䓬类受体而阻断苯二氮䓬类药物的中枢神经系统作用。

4. 对症治疗　主要针对吩噻嗪类中毒，如呼吸抑制、昏迷、震颤麻痹综合征、肌肉痉挛及肌张力障碍、心律失常以及血流动力学不稳定状况等。

（二）护理措施

1. 一般护理　保持呼吸道通畅，仰卧位时头偏向一侧，可防止呕吐物或痰液阻塞气道；及时吸出痰液，并给予持续氧气吸入，防止脑组织因缺氧而加重脑水肿；予心电血压监护，并尽快建立静脉通路等。

2. 严密观察病情

（1）加强生命体征监测：观察患者意识状态、瞳孔大小，对光反应、角膜反射。若瞳孔散大、血压下降、呼吸变浅或不规则，常提示病情恶化，应及时向医生报告，采取紧急处理措施。

（2）用药观察：遵医嘱静脉输液，并密切观察药物作用、不良反应及患者的反应，监测脏器功能变化，尽早防治各种并发症和脏器功能衰竭。

3. 饮食护理　患者一旦昏迷时间超过 3 ~ 5 天，易出现营养不良，可由鼻饲补充营养及水分。应给予高热量、高蛋白质、高维生素、易消化的流质饮食。

4. 心理护理　不宜让患者单独留在病房内，以防止其再度自杀。耐心倾听患者对痛苦情感的表述，与患者讨论解决困难或矛盾的方法，鼓励患者接受乐观的信息。

（三）健康教育

对长期服用大量镇静催眠药的患者包括长期服用苯巴比妥的癫痫患者，不能突然停药，应逐渐减量后停药。宣教导致睡眠紊乱的原因及避免失眠的常识。

强镇静催眠药的处方、使用、保管应严加控制，特别是对情绪不稳定或精神不正常者，应慎重用药，要防止药物的依赖性。

知识链接

长期服用镇静催眠药物的戒断效应

戒断症状指停止使用药物或减少使用剂量或使用拮抗剂占据受体后所出现的特殊心理生理症状群。表现为兴奋、失眠、流泪、流涕、出汗、震颤、呕吐、腹泻，甚至虚脱、意识丧失等。一般有戒毒、酒精、止咳水、止痛药、镇静安眠药等。

知识检测

1. 患者女，29 岁，口服安定 100 片，家人发现时呼之不应，意识昏迷，急诊来医院，错误的护理措施是

A. 立即洗胃　　B. 立即催吐

C. 硫酸镁导泻　　D. 0.9% 生理盐水洗胃

E. 监测生命体征

2. 患者男，32 岁。抑郁症，长期失眠，一次性服用 200 片地西泮和红酒 1 瓶，急诊入院时神志昏迷，下列处理不正确的是

A. 保持气道通畅　　B. 监测生命体征

C. 洗胃　　D. 建立静脉通路

E. 准备血液透析用物

3. 重度有机磷中毒时，全血胆碱酯酶活力为

A. 70%　　B. 60%

C. 40%　　D. 50%

E. 30%

4. 有机磷中毒所引起的毒蕈碱样症状是

A. 流涎　　B. 肌束颤动

C. 血压升高　　D. 瞳孔缩小

E. 休克

5. 有机磷中毒所致急性肺水肿，抢救首选

A. 速尿　　B. 西地兰

C. 阿托品　　D. 解磷定

E. 吗啡

6. 患者男性，38 岁。因与朋友聚会饮酒后被送入医院，表现为昏睡、瞳孔散大，血乙醇浓度为 54 mmol/L（250 mg/dl），此时患者处于

A. 嗜睡　　B. 戒断综合征

C. 共济失调期　　D. 昏迷期

E. 兴奋期

7. 一氧化碳中毒纠正缺氧，给予高流量吸氧

A. 8 ~ 10 L/min　　B. 4 ~ 6 L/min

C. 6 ~ 8 L/min　　D. 5 ~ 7 L/min

E. 7 ~ 9 L/min

8. 确定急性一氧化碳中毒最主要的依据是

A. 与 CO 接触的时间　B. 空气中 CO 浓度

C. 血液中碳氧血红蛋白　D. 昏迷

E. 缺氧的程度

学习项目十二　常见急症的急诊救护

学习项目十二
数字资源

学习目标

【知识目标】 掌握创伤、损伤严重程度评分、创伤的分类；意识障碍、呼吸困难、肺血栓栓塞症、急性呼吸窘迫综合征、窒息、胸痛、急性冠脉综合征、心律失常、严重心律失常、急性腹痛、意识障碍的发病原因、症状、体征及分类；呼吸困难、急性胸痛、严重心律失常和急性腹痛的评估方法和判断流程。熟悉不同创伤机制所导致的损伤特点；呼吸困难、致命性胸痛、急性腹痛的临床表现和辅助检查关键要点。了解多发伤病理生理变化；急性胸痛、严重心律失常、急性腹痛的病因与发病机制。

【能力目标】 根据常见急症的救治原则，能对具体患者实施相应的紧急救治和护理措施；能对突发意识障碍的患者进行评估，开展有效的院前急救及院内救护；能比较有呼吸困难症状的常见疾病的伴随症状；能比较脑梗死与脑出血的异同点；能正确识别室上性心动过速、心房颤动、室性心动过速、尖端扭转型室性心动过速、心室颤动、二度Ⅰ型房室传导阻滞和三度房室传导阻滞的心电图特征。

【素质目标】 树立“生命第一，时效为先”的急救意识，文明、敬业、友善，建立良好的团队合作；树立“爱岗敬业、无私奉献、一视同仁”的职业情感；对于有濒死感患者，具有人文关怀意识。

学习任务一　严重创伤患者的急诊救护

【工作情境】 患者，女性，58 岁，因车祸致头面、胸腹部外伤伴剧痛 1 h 急诊入院。查体：T 36.5℃，R 33 次 / 分，HR 130 次 / 分，律齐；呼吸急促，可见三凹征，面色青紫，两侧瞳孔等大，对光反射灵敏，结膜苍白，下颌畸形伴伤口流血，胸部压痛明显，左侧胸壁可见反常呼吸运动，左肺呼吸音听不到，腹部膨隆，全腹肌紧张，压痛明显，反跳痛中度，尤以右上腹为甚，移动浊音（+）；右小腿大伤口流血、畸形，反常运动。

【岗位任务】

1. 该患者是否为多发伤？
2. 医护人员对其首先要进行哪些伤情评估？
3. 送到急诊室后，应采取哪些紧急抢救措施？
4. 对多发伤患者如何进行急救与护理？

一、概述

创伤（trauma）可分为广义和狭义两种。广义的创伤也称为损伤（injury），是指人体受外界某些物理性（如机械性、高热、电击等）、化学性（如强酸、强碱、农药及毒剂等）或生物性（虫、蛇、犬等动物咬螫）致伤因素作用后所出现的组织结构破坏和（或）功能障碍。狭义的创伤是指机械性致伤因素作用于机体，造成组织结构完整性的破坏和（或）功能障碍。

严重创伤指危及生命或肢体的创伤；或简明创伤分级法（AIS）≥3；或多发伤损伤严重评分（NISS）≥16的创伤。严重创伤常为多部位、多脏器的多发性损伤，伤情变化迅速，病情危重，死亡率高。符合如下危及生命的条件之一者即为危重伤：①收缩压＜90 mmHg、P＞120次/分和R＞30次/分或＜12次/分；②头、颈、胸、腹或腹股沟部穿透伤；③意识不清；④连枷胸；⑤腕或踝以上创伤性断肢；⑥两处或两处以上长骨骨折；⑦3 m以上高空坠落伤。

（一）创伤分类

1. 根据致伤因素　可分为刺伤、坠跌伤、火器伤、冷武器伤、挤压伤、挫伤、烧伤、冻伤、化学伤、放射损伤及多种因素所致的复合伤等。

2. 根据损伤类型　根据伤后皮肤或黏膜是否有伤口分为开放性和闭合性创伤。开放性创伤是指皮肤或黏膜表面有伤口，伤口与外界相通。常见如擦伤、撕裂伤、切割伤、砍伤、刺伤、贯通伤、盲管伤（只有入口没有出口）、反跳伤（入口和出口在同一个点上）、切线伤（致伤物沿体表切线方向擦过所致的沟槽状损伤）、开放性骨折、火器伤等。闭合性创伤是指皮肤或黏膜表面完整，无伤口。常见如挫伤、扭伤、挤压伤、震荡伤、关节脱位或半脱位、闭合性骨折、闭合性内脏伤等。

3. 根据损伤部位　可分为颅脑伤、颌面颈部伤、胸部伤、腹部伤、骨盆部伤、脊柱脊髓伤、上肢伤、下肢伤、多发伤等。

4. 根据受伤组织与器官的多少　分为单发伤、多发伤。

（二）严重创伤院内评分

创伤严重程度评分简称创伤评分（trauma scaling），是将患者的生理指标、解剖指标和诊断名称等作为参数并予以量化和权重处理，再经数学计算得出分值以显示患者全面伤情严重程度及预后的多种方案的总称。目前已建立的创伤评分系统，按其适用范围和目的可分为院前评分和院内评分两大类，创伤院内评分是指患者到达医院后，在急诊室、ICU和病房内，根据损伤类型及其严重程度对伤情进行定量评估的方法，可用于预测预后和比较各医疗单位救治水平。常用的有AIS-ISS系统和APACHE系统。

1. 简明创伤分级法（abbreviated injury scale，AIS）　AIS记分形式为“××××××.×”。小数点前6位数为损伤的诊断编码，小数点后1位数为伤情评分（有效值1～6分）。左起第1位数字表示身体区域，用1～9分别代表头部、面部（包括眼和耳）、颈部、胸部、腹部及盆腔脏器、脊柱（颈、胸、腰）、上肢、下肢骨盆和臀部、体表（皮肤）和热损伤及其他损伤。左起第2位数代表解剖类型，用1～6分别代表全区域、血管、神经、器官（包括肌肉/韧带）、骨骼及头、意识丧失。左起第3、4位数代表具体受伤器官代码，该区各个器官按照英文名词的第一个字母排序，序号为02～99。左起第5、6位数表示具体的损伤类型、性质或程度（按轻重顺序），从02开始，用两位数字顺序编排以表示不具体的损伤，同一器官或部位数字越大代表伤势越重。需要强调的是：AIS评分以解剖学损伤为依据，每一处损伤都有一个AIS评分；AIS是对损伤本身以严重程度分级，不涉及其后果；AIS评分要求损伤资料确切具体，否则无法进行编码和确定其值；AIS评分值仅适用于单个损伤的评定，不能评定多发伤。

2. 损伤严重度评分（injury severity score，ISS）　是以AIS为基础发展而来的应用最广泛的院内创伤评分法，适用于多部位、多发伤、复合伤者的伤情评估。其评分方法把人体分为6个区域并进行编码（表12-1），选择其中损伤最严重的3个区域，计算出每一区域内最高AIS值的平方，其值相加即为ISS值。ISS的有效范围为1～75分，ISS分值越高，创伤越严重，死亡率越高。一般将 ISS=16 作为重伤的标准，其死亡率约为 10%；ISS＜16 分为轻伤，死亡率较低；≥16 分为重伤；≥25 分为严重伤。ISS 无法反映伤员的生理变化、年龄、伤前健康状况对损伤程度和预后的影响；对身体同一区域严重多发伤权重不足等。

表 12-1　ISS 的区域编码

编码	区域	编码	区域
1	头部或颈：脑、颈髓、颅骨、颈椎骨、耳	4	腹部或盆腔内脏器、腰椎
2	面部：口、眼、鼻和颌面骨骼	5	肢体或骨盆、肩胛带、骨盆带
3	胸部：内脏、横膈、胸廓、胸椎	6	体表

注：ISS 所分区域不必与 AIS 的区域相一致

3. 新损伤严重度评分（new injury severity score，NISS） NISS 是身体任何区域包括同一区域 3 个最高 AIS 分值的平方和。在生存判断参数角度比较 NISS 优于 ISS，其他方面两者具有等效性，有替代 ISS 的可能。

4. 急性生理学及既往健康评分（acute physiology and chronic health evaluation，APACHE） APACHE 评分系统是目前常用的 ICU 危重创伤患者定量评估病情的方法，也是对患者病情严重程度和预测预后较为科学的评估体系，它不仅能客观评价危重患者面临死亡或严重并发症的危险，还广泛用于评价治疗措施、抢救质量、愈后生活质量、残疾状况和医护工作质量等。该系统由 Knaus 等建立，先后有 APACHE Ⅰ~Ⅳ 4 个版本。目前最常用的是 APCAHE Ⅱ评分，其总分由反应急性疾病严重程度的急性生理评分（APS 分）、年龄评分和患病前的慢性健康状况评分（CPS 分）三部分构成。APS 分（A）即入院后第 1 个 24 h 内最差的 12 项生理参数评分，每项为 0 ~ 4 分，总分 0 ~ 60 分。年龄分（B）0 ~ 6 分，CPS 分（C）2 ~ 5 分。APACHE Ⅱ评分总分为 A、B、C 三部分得分之和，总分为 0 ~ 71 分。其总分与病情严重程度密切相关，分值越大伤情越重，死亡危险性越大。当 APACHE Ⅱ为 20 分时，院内预测死亡率是 50%，故 20 分为重症点；＜10 分，医院死亡的可能性小；≥35 分，病死率高达 84%；而实际上 55 分以上者基本没有。临床证实，APACHE Ⅱ对病死率的预测和病情严重程度的评价有较好的准确度。

知识链接

创伤严重度 ASCOT 与 TRISS 计量法

近年来，国内外院内评分开始采用 ASCOT 与 TRISS 计量法评分。TRISS 方便、较简单；ASCOT 精细、合理，但实施较复杂，均需计算机完成并储存，PS 是评定创伤程度和预测创伤结局最常用的精确方法，已经成为院内评分的趋势。

二、多发伤患者的急诊救护

多发性创伤（multiple injuries）简称多发伤，系指同一致伤因素作用下，人体同时或相继有两个或两个以上的解剖部位的损伤，其中至少一处损伤危及生命。根据我国首届全国多发伤学术会议建议，多发伤是指单一因素造成两个或两个以上解剖部位（根据 AIS-90 版所指的 9 个部位）的损伤，其严重程度视 ISS 值而定，凡 ISS＞16 者定为严重多发伤。

多发伤需要与以下概念相区别：①多处伤：是指同一解剖部位或脏器发生两处或两处以上的创伤。②复合伤：是指两种以上的致伤因素同时或相继作用于人体所造成的损伤。复合伤可发生于战时或平时，如原子弹爆炸产生物理、化学、高温、放射等因子所引起的创伤。

知识链接

复合伤的分类及伤情特点

1. 放射复合伤　是指人体遭受放射损伤的同时或相继又受到一种或几种非放射性损伤（如创伤、烧伤、冲击伤等）。它以放射损伤为主，多发生在核武器爆炸时。伤情特点是“相互加重”的复合效应，死亡率高，如整体伤情明显加重、感染与休克出现早且较重、明显出血表现、病情具有放射病特征、造血和胃肠道功能严重抑制、伤口愈合延迟等。

2. 非放射复合伤

（1）烧伤复合伤：指患者在遭受热能（如热辐射、热蒸汽、火焰等）损伤的同时或相继遭受其他创伤所致的复合损伤。战时、平时均常见，尤其是在各种意外爆炸（如瓦斯爆炸、火药爆炸或锅炉爆炸等）、电击和交通事故时，发生率较高，较常见的是烧伤合并冲击伤。

（2）化学复合伤：指机体遭受暴力作用的同时，又合并化学毒剂中毒或伤口直接染毒者。多见于战时使用化学毒剂，平时也见于化学毒剂的意外泄漏或排放。非战时最多见的是农药、强酸强碱、工业有害气体和溶剂。伤情特点是创伤伤口染毒后，毒物吸收加快，中毒症状明显加重，往往有复合效应。

（一）病因与临床特点

1. 病因　多发伤的病因多种多样，可为钝性损害和锐器伤。平时多发伤以交通事故最常见，其次是高处坠落，还有挤压伤、刀伤、塌方等，其发生率占全部创伤的1%～18%。战时多发伤的发生率为4.8%～18%，有时甚至高达70%。

2. 临床特点　多发伤不是各部位创伤的简单叠加，而是伤情彼此掩盖、有互相作用的综合征。其主要临床特点如下：

（1）生理紊乱严重，伤情复杂且变化快，死亡率高：多发伤常伴有严重生理紊乱和病理变化，机体对这些严重紊乱代偿能力小，且涉及多部位、多脏器，每一部位的伤情重，创伤反应强烈持久，以致很快出现多器官功能不全或衰竭。因此，创伤早期病死率高。多发伤受伤部位越多，死亡率越高。据统计：多发伤，有两处、三处、四处和五处伤者，其死亡率分别为49.3%、58.3%、60.4%和71.4%，头、胸、腹多发伤占84.4%，颅脑伤伴休克者死亡率达90%。

（2）休克发生率高：因多发伤损伤范围广，往往失血量大，休克发生率高且出现早，以低血性容量性休克最常见，尤其是胸腹联合伤，为67%；后期常为感染性休克。通常多发伤休克发生率不低于50%，且多为中、重度休克。有时低血容量性休克与心源性休克同时存在（由严重心、胸外伤所致）。

（3）低氧血症发生率高：多发伤早期低氧血症发生率可高达90%，尤其是颅脑伤、胸部伤伴休克或昏迷者，PaO_2可降至30～40 mmHg。严重创伤可直接导致或继发急性肺损伤，甚至急性呼吸窘迫综合征。低氧血症可加重组织器官损伤和多系统器官功能障碍。部分患者缺氧表现不明显，仅有烦躁不安，容易漏诊，如此时给予强镇痛药，很容易导致呼吸停止。

（4）易发生漏诊和误诊：多发伤受伤部位多，如果未能按多发伤抢救常规进行伤情判断和分类很容易造成漏诊。多数情况下多发伤是闭合伤与开放伤同时存在，易使一些经验不足的救护人员将注意力集中在开放性外伤或易于察觉的伤情上，而忽视隐蔽的更严重的创伤。多部位多系统的创伤同时存在，加之有些患者由于耐受力很强或有意识障碍，容易造成救护人员的忽略，或某些损伤的早期表现不明显而未被引起重视，从而发生漏诊或误诊。

（5）感染发生率高：开放性损伤、消化道破裂或呼吸道等闭合性损伤一般都有污染，如污染严重、处理不及时或不当，加上免疫力低下，很容易发生局部感染及肺部感染，重者迅速扩散为脓毒血症等全身感染。特别是对创伤部位较深且污染较重者，还应注意合并厌氧菌感染可能。

（6）多器官功能障碍发生率高：多发伤不仅原发的各部位损伤严重，由于创伤时多伴有组织的严重损伤，存在大量的坏死组织，可造成机体严重而持续的炎症反应，还有休克、应激、免疫功能紊乱及全身因素的作用，极易引起急性肾衰竭、ARDS 、心力衰竭甚至是多脏器功能衰竭。衰竭的脏器数目越多，死亡率越高。据统计，一个、两个、三个脏器衰竭死亡率分别为25%、50%、75%，四个及以上的脏器衰竭无一生存。

（7）伤情复杂，处理矛盾多，治疗困难：因多发伤所累及的脏器或深部组织的严重程度不同，有时两个部位的创伤都很严重，均需要立即处理，就会出现确定救治顺序的困难。如处理不当，需优先处理的创伤没有获得优先处理，将有可能造成病情加重甚至死亡。

（8）并发症发生率高：应激性溃疡、凝血功能障碍和脂肪栓塞综合征等并发症发生率也明显增高。

（二）护理评估与鉴别分诊

1. 初级评估　①确认是否存在致命性损伤；②明确潜在损伤；③判定处理患者优先顺序；④根据评估实施恰当的救护，以降低死亡率，改善预后。初级评估包括（ABCDE），进一步评估包括（FGHI），主要是在初级评估及其重要的干预措施完成后，尝试找出全部伤情。

A（airway）——气道：检查气道是否通畅，保持伤者气道的通畅，同时保护颈椎，如发现颈椎损伤即置颈托或检查已有的颈托是否妥帖，对已有脊椎损伤者应立即予以制动，以免造成瘫痪。

B（breathing）——呼吸：确保有效呼吸。①暴露胸部，观察有无自主呼吸、呼吸频率有无发绀和鼻翼扇动、胸壁完整性、胸廓运动、呼吸音强弱等；②有效的呼吸支持，纠正和改善呼吸功能障碍，若发现无效呼吸，马上用简易呼吸器控制呼吸并准备气管插管或切开、机械通气，特别是注意有无张力性或开放性气胸、连枷胸及血胸，如有立即协助处理。

C（circulation）——循环：了解外出血情况，通过检查大动脉搏动、血压、皮肤颜色、毛细血管再充盈时间来判断循环状态。①若检测结果正常，建立有效静脉通路，首选温暖的等渗溶液进行输液；②若已有休克，立即建立两条静脉通道，输入等渗溶液，必要时输血或血浆代用品，维持一定的血压；③若无脉搏，考虑心搏骤停，即予心肺复苏术。

D（disability）——能力丧失：主要评价伤者的神经系统情况，如意识状态、瞳孔大小和对光反射、有无偏瘫或截瘫等。若伤员清醒程度欠佳或有肢体瘫痪，应考虑再次阶段检查中施行较详细的检查并及早安排颅脑 CT/MRI 检查等，并通知脑外科做好准备。

E（cxposurc and cnvironmental controls）——暴露与环境控制：将伤者完全暴露，以便于全面体检，无遗漏地查清伤情，特别是主要伤情。

F（follow）——跟进：监测生命体征及其变化；密切配合医生进行诊断性操作，如心电图、血氧饱和度、呼出二氧化碳测量仪、抽血化验、配血等。

G（give comfort）——关怀措施：护士主动对伤员进行语言安慰，以减轻其焦虑和恐惧情绪，并恰当处理疼痛。

H（history）——病史：对清醒患者或目击者追问病史，包括受伤史、既往史、过敏史、正在服用的药物、最后饮食的时间和事故经过等，注意与发病或创伤有关的细节。追问病史时应特别注意：①伤前情况注意伤员是否饮酒，有助准确判断意识状态。②受伤情况：首先应了解致伤原因，可明确创伤类型、性质和程度。如坠落伤不仅造成软组织伤，还可导致一处或多处骨折，甚至内脏损伤；刺伤虽伤口较小，但可伤及深部血管、神经或内脏器官等。还应了解受伤的时间、地点和体位。③有无既往疾病及诊治情况。④开放性损伤：对于失血较多者，应询问大致的失血量、失血速度等情况。⑤伤后的处理情况：包括现场急救、所用药物及采取的措施等。

I（inspect）——检查：最后为伤员做详细而全面的体格检查，以防漏诊，即对患者的头、颈、胸、腹、骨盆、脊柱及四肢进行全身系统或有针对性重点检查伤病情，并要重点观察伤员受伤与病变主要部位的情况。全身评估要点是首先观察整体情况，如异常体位、身体僵直等，然后以视、触、叩、听诊仔细检查身体各部位。

如遇病情恶化，需重复按 ABCDEFGHI 进行创伤再评估，以查找原因并施以干预。评估创伤患者前，救护人员采取标准的预防措施，如穿防护衣，戴手套、眼镜、面罩等。

2. 重点评估　要明确决定是否需要紧急手术或留观，并且在采取其他确定性治疗措施前进行重点评估，更详细地检查已受伤的身体部位或系统，以决定后续治疗方案及先后次序。在进行重点评估时，若病情和条件允许，应全面积极考虑使用各种辅助检查或措施，以达较准确的诊断。根据具体情况，可选择动脉血气分析、血电解质、凝血功能、妊娠试验、血酒精和毒理等血液检查，可疑损伤部位的 X 线检查、超声、CT、MRI 及内镜检查等。

3. 确立诊断　凡因同一病因而致下列两条以上伤情者，即定为多发伤：①颅脑损伤：颅骨骨折、伴有昏迷的颅内血肿、脑挫伤、颌面部骨折。②颈部损伤：颈部外伤伴有大血管损伤、血肿、颈椎损伤。③胸部损伤：多发性肋骨骨折，血气胸，肺挫伤，纵隔、心、大血管和气管损伤。④腹部损伤：腹内出血、内脏损伤、腹膜后大血肿。⑤泌尿生殖系统损伤：肾、膀胱破裂，尿道断裂，阴道、子宫破裂。⑥骨盆骨折伴有休克。⑦脊椎骨折伴有神经系统损伤。⑧上肢肩胛骨、长骨干骨折。⑨下肢长骨干骨折。⑩四肢广泛撕脱伤。

4. 持续评估　评价患者对所做治疗的反应和初步治疗后的病情变化，对此进行持续性评估。通过严密监测与病情相关的各项生化指标或体征、患者的情绪和心理状态，协助了解患者实时的动态并采取或调整相对应的治疗与护理对策。如遇病情恶化，需重复进行创伤评估，找出原因和采取处理措施，并做详细记录。

（三）急救与护理

1. 多发伤抢救的基本程序　先按初级评估 ABCDE 步骤进行伤情评估与判断，同时或然后按 VIPCO 程序进行抢救，再进一步评估 FGHI 步骤评估判断后，决定后续确定性治疗。VIPCO 抢救程序如下：

V（ventilation）：保持呼吸道通畅、通气和充分给氧。

I（infusion）：迅速建立 2 ~ 3 条静脉通道，保证输液、输血通畅及抗休克治疗。

P（pulsation）：通过心电和血压监测，及早发现和处理心搏、呼吸骤停和休克。

C（control bleeding）：控制出血，对于体表的活动性出血，最有效而暂时的止血方法是敷料加压包扎；对大血管损伤神经压迫止血后应迅速进行手术止血；一旦明确胸或腹腔内存在活动性出血，应尽早手术探查止血。

O（operation）：急诊手术治疗，手术处理是严重多发伤治疗中的决定性措施，而且手术控制出血是最有效的复苏措施。危重伤员不允许做过多的检查，应抢在伤后的黄金时间（伤后 1 h）内尽早进行手术治疗。

2. 急救护理措施

（1）抢救原则：对多发伤伤员的抢救应遵循“先救命，后治伤”原则，必须做到迅速、准确、有效。经现场急救被送到急诊室后，应尽快对其伤情进行再次判断，重新分类，以便把需做紧急手术和心肺监护的伤员与一般伤员区分开来，然后采取有针对性的措施进行正确救治。

手术原则是应在抢救生命、保存脏器和肢体的前提下尽可能地保护功能。伤情常可简单地分为三类：①第一类是致命性创伤，如危及生命的大出血、窒息、开放性或张力性气胸。应经短时的紧急复苏后，即行手术抢救。②第二类是生命体征尚属平稳的伤员，如尚未危及生命的锐器伤、火器伤或胸腹部伤，可密切观察或复苏 1 ~ 2 h 后手术，应争取时间做好备血、必要的检查技术前准备。③第三类是潜在性创伤，性质尚未明确，是否需要手术要待严密观察和进一步检查明确诊断后决定。

（2）护理措施：急救室救护包括常规救护措施、密切观察伤情变化和配合医生对各脏器损伤分别采取确定性治疗。其常规救护措施如下：

1）呼吸支持：保持呼吸道通畅，视患者病情给予或维持气管插管、人工呼吸，确保足够有效的氧供。

2）循环支持：主要是抗休克，复苏通气后，早期及时有效的体液复苏是组织能否得到有效灌注的基础。建立 1 ~ 2 条静脉通道，一般情况下保证能在 5 ~ 10 min 内输入 1000 ~ 1500 ml，输血 200 ~ 400 ml，使患者的血压能迅速上升。并留置导尿观察每小时尿量。快速补充有效循环血量，按医嘱输晶体液和胶体液，可加压输入平衡盐、右旋糖酐、血浆、全血等。高张盐液是创伤后现场、途中及急诊室救护中的一种较理想的复苏液体。

3）控制出血：可在原包扎的外面再用敷料加压包扎，并抬高出血肢体。对活动性较大的出血应迅速清创止血，对内脏大出血应立即手术处理。

4）镇静止痛：在不影响病情观察的情况下选用药物镇静止痛，以免剧烈疼痛诱发或加重休克。

5）防治感染：遵循无菌技术操作原则，按医嘱合理使用抗菌药物。开放性创伤需加用破伤风抗毒素。

6）密切观察伤情：严密观察伤情变化，特别是对严重创伤怀疑有潜在性损伤的患者，必须检测和进一步的检查生命体征。若发现病情变化，应及时报告医生处理。

7）支持治疗：主要是维持体液平衡，维护重要脏器功能和营养支持。

8）必要的心理危机干预有利于康复。

知识链接

复合伤患者的救护

1. 全面、迅速、准确确定复合伤的类型、程度，仔细观察伤者的伤情，立即移至安全地带，迅速建立静脉通路，快速、正确地采取各种抢救措施。

2. 首先检查可危及伤者生命的一些情况，优先处理危及生命重要器官的损害。

3. 保持呼吸道通畅，对因吸入性损伤而致呼吸困难、窒息者，立即插入口咽通气导管或气管切开，给予人工呼吸。

4. 密切监测伤者的呼吸、心律、心率的变化，严防心力衰竭、肺水肿的发生。

5. 各种复合伤的特殊救护

（1）放射复合伤：①迅速去除致伤因素，彻底清除粉尘和异物，保持呼吸道通畅。②早期抗辐射处理。对伤员进行清洗消毒；胃肠道污染者可采取催吐、洗胃缓泻等方法进行抗辐射处理。③创面、伤口的处理：首先去除患者体表的污染，包括衣服、体表和孔道的粉尘和剃光头发，用清水或漂白粉溶液清洗无破损的皮肤。有伤口者最好先进行放射性测定，去除毛发，用漂白粉液（禁用乙醇）或等渗盐水彻底清洗；然后进行清创，伤口通常延期缝合。④手术时机：尽早在初期、假愈期进行，可延缓的手术应该在恢复期实施。

（2）烧伤复合伤：①对症处理：烧伤合并开放性损伤易并发感染，应及早做创面清创，早期应用抗生素和破伤风抗毒素预防各种感染。②积极防治肺损伤。

（3）化学性复合伤：①严密观察生命体征、意识、瞳孔及皮肤色泽的变化。②首先处理危及生命的创伤，再处理毒物中毒；明确毒物种类后立即应用有效拮抗剂实施对症处理。③清除毒物。

学习任务二　意识障碍患者的急诊救护

【工作情境】患者，男性，60 岁，与人争吵后突然出现头痛、呕吐，左侧肢体不能活动，约 10 min 后出现呼之不应，由 120 急救车送至急诊。体格检查：意识不清，BP 200/111 mmHg，P 54 次 / 分，R 14 次 / 分，对光反射正常，左侧肢体肌力Ⅱ级。

【岗位任务】

1. 该患者意识障碍最可能的原因是什么？
2. 患者应尽快做哪项检查？
3. 该患者应采取哪些护理措施？

一、概述

意识是大脑功能活动的综合表现，即对环境的知觉状态。正常人意识清晰，定向力正常，反应敏锐、精确，思维和情感活动正常，语言流畅、准确，表达能力良好。

意识障碍（disturbance of consciousness）是指人对外界环境刺激缺乏反应的一种精神状态。任何病因引起上行网状激活系统、丘脑、下丘脑激活系统或大脑皮质发生器质性或可逆性病变时，均可引起意识回路损伤，导致意识障碍。意识障碍可分为觉醒障碍和意识内容障碍两大类，前者表现为嗜睡、昏睡和昏迷，后者表现为意识模糊、精神错乱和谵妄。

二、病因

1. 颅内疾病

（1）局限性病变：①脑血管病，如脑卒中、短暂性脑缺血发作等；②颅内占位性病变，如原发性或转移性颅内肿瘤、脑脓肿、脑寄生虫囊肿等；③颅脑外伤，如脑挫裂伤、颅内血肿等。

（2）脑弥漫性病变：①颅内感染性疾病，如各种脑炎、脑膜炎、蛛网膜炎、颅内静脉窦感染等；②弥漫性颅脑损伤；③蛛网膜下腔出血；④脑水肿；⑤脑变性及脱髓鞘性病变。

（3）癫痫发作。

2. 颅外全身性疾病

（1）急性感染性疾病：如各种败血症、感染中毒性脑病等。

（2）内分泌与代谢性疾病：如肝性脑病、肾性脑病、肺性脑病、糖尿病性昏迷、黏液性水肿昏迷、垂体危象、甲状腺危象、肾上腺皮质功能减退性昏迷、乳酸酸中毒等。此外，还有胰岛素瘤、严重肝病、胃切除术后、胰岛素注射过量及饥饿等引发的低血糖。

（3）外源性中毒：包括工业毒物、药物、农药、植物或动物类毒物中毒等。

（4）缺氧：见于两种情况，一是血氧分压正常而含氧量降低，如一氧化碳中毒、严重贫血及变性血红蛋白血症等；二是血氧分压及含氧量均降低，如肺部疾病、窒息及高山病等。

（5）脑供血不足：①各种心律失常、心力衰竭、心脏停搏、心肌梗死等引发的心排血量减少；②高血压脑病、高黏血症引发的脑血管阻力增加；③各种休克导致的血压降低。

（6）水、电解质平衡紊乱：如高渗性昏迷、低渗性昏迷、酸中毒、碱中毒、高钠血症、低钠血症、低钾血症等。

（7）物理性损害：如日射病、热射病、电击伤、溺水等。

三、护理评估及鉴别分诊

（一）病情评估

病情评估包括起病缓急、诱因、发生过程、病史长短、意识障碍的演化过程。明确意识障碍是首发症状还是在病情变化过程中出现的症状，如果是后者，应了解相关既往史及其他病史。对于首发症状为剧烈头痛者，要考虑蛛网膜下腔出血、出血性脑卒中、脑膜炎；对于以精神症状开始者，考虑脑炎、额叶肿瘤；对于老年患者以眩晕起病者，应考虑小脑出血或椎-基底动脉系缺血；对于短暂昏迷者，应询问癫痫史。除此之外，还应确定此次意识障碍是首次发生还是反复多次发作。

1. 确定是颅内疾病还是全身性疾病

（1）颅内疾病：临床上较早出现意识障碍和精神症状，并伴有明显的颅内高压症和脑膜刺激征（meninx stimulation），包括颈强直、Kernig 征、Brudzinski 征。根据神经系统体征可将其表现分为两类，一种以局限性神经体征为主要表现，如脑神经损伤、肢体瘫痪、局限性抽搐、偏侧椎体束症等，常见于脑卒中、脑炎、脑外伤、脑占位性病变等；另一种以脑膜刺激征为主要表现，无局限性神经系统体征，最多见于脑膜炎、蛛网膜下腔出血等。

（2）颅外全身性疾病：先出现颅外原发病症状和体征及实验室阳性检查结果，之后再出现脑部受损征象。一般无持久性和明显的局限性神经系统体征和脑膜刺激征。

2. 判断昏迷的病因 可根据患者是否伴有脑膜刺激征和脑局灶性体征来判断，如脑膜刺激征（+）、脑局灶性体征（-），则多为蛛网膜下腔出血或脑膜炎、乙脑等颅脑感染；如脑膜刺激征（-）、脑局灶性体征（+），则多与脑卒中、脑外伤、脑脓肿、脑瘤等颅脑局灶性病变有关；如脑膜刺激征（-）、脑局灶性体征（-），多见于全身性疾病，应进一步结合患者其他症状和体征进行综合判断。

（二）辅助检查

应了解发生意识障碍后有无经过转诊治疗及各项检查的情况，如血、尿、肝、肾功能，脑脊液，腹部 B 超，胸部 CT、MRI 等。

（1）头颅 CT 及 MRI：对脑卒中、占位性病变、颅内感染等引起的昏迷有决定性的诊断意义。

（2）血常规：可判断有无感染存在，也有助于发现血液系统疾病导致的昏迷。

（3）尿常规：尿常规异常可见于尿毒症、糖尿病、急性尿卟啉症；尿糖、尿酮体阳性，提示为糖尿病酮症酸中毒或乳酸性酸中毒所致昏迷；尿糖阳性、尿酮体阴性，提示高渗性非酮症性糖尿病昏迷；大量蛋白尿并伴有红细胞、白细胞、管型，提示尿毒症的可能；尿胆红素阳性，尿胆原＞1∶20，常提示存在肝损伤。

（4）血生化检查：可诊断或排除全身性疾病或代谢性疾病导致的昏迷。疑似肝性脑病时查血氨及肝功能；血糖及肾功能检测有助于糖尿病酸中毒、低血糖昏迷及尿毒症昏迷的诊断；血碳氧血红蛋白检测有助于一氧化碳中毒的诊断；胆碱酯酶活性可帮助确诊有机磷农药中毒。

（5）腰椎穿刺检查：包括脑脊液细胞学、生化、病毒细胞系列，对疑为中枢神经系统病变导致昏迷者都应做此项检查。压力增高提示颅内压增高；血性脑脊液提示出血性脑卒中；脑脊液检查正常而临床症状有偏瘫，应考虑缺血性脑卒中；脑脊液中白细胞增多提示感染或炎症疾病；脑脊液压力高，但血常规、生化检查正常，疑为中毒性或代谢性疾病。

（三）病史评估

有无外伤，药物、毒品和毒物服用史，毒物或煤气等化学物接触史；有无癫痫、精神疾患、视力障碍、肢体活动受限、高血压，以及心、肝、肾和肺部疾病；有无糖尿病等代谢性疾病。

（四）伴随症状

1. 剧烈头痛　常见于高血压急症、出血性脑卒中、蛛网膜下腔出血、颅内感染、颅脑外伤等，尤其以蛛网膜下腔出血时头痛最为严重。

2. 发热　先发热后有意识障碍可见于重症感染性疾病；先有意识障碍后有发热，见于出血性脑卒中、蛛网膜下腔出血、巴比妥类药物中毒等。

3. 呼吸缓慢　是呼吸中枢受抑制的表现，可见于吗啡、巴比妥类、有机磷杀虫药等中毒或银环蛇咬伤等。

4. 心动过缓　可见于颅内压增高、房室传导阻滞以及吗啡类、毒蕈等中毒。

5. 瘫痪　见于脑卒中或颅内占位性病变。

6. 水肿　对意识障碍有水肿者应询问有无肾病、甲状腺功能减退等病史。

7. 精神症状　往往见于颅脑外伤、颅内感染和癫痫等疾病。

8. 抽搐　需注意脑外伤、颅内疾病、癫痫、药物中毒、低血糖等，其中颅内疾病以脑血管意外较为多见。

9. 呕吐　呕吐伴头痛常见于高血压急症、脑血管意外（出血性脑卒中较为常见）等，药物中毒、糖尿病急症（高血糖、糖尿病酮症酸中毒）、中暑等也可导致呕吐的发生。

10. 视盘水肿　见于颅内占位性病变、高血压脑病。

（五）症状体征

1. 生命体征

（1）体温：体温升高常见于严重的颅内外出血性疾病、出血性脑卒中、蛛网膜下腔出血和中暑等，高热无汗时还应考虑是否有抗胆碱能药物中毒。体温降低常见于一氧化碳中毒、镇静催眠药中毒、酒精中毒、休克、低血糖昏迷、垂体功能减退、下位脑干广泛性损伤和冻僵等。

（2）脉搏：触诊脉搏有利于及时发现急性心源性脑缺血综合征（阿 - 斯综合征）。出血性脑卒中、酒精中毒患者脉搏常慢而洪大；脑膜炎患者脉搏多细速；颠茄类、氯丙嗪中毒时，脉搏显著增快；脑疝压迫脑干、延髓生命中枢时，脉搏先慢后快，同时伴有血压下降，常提示预后不良。

（3）呼吸：观察患者的呼吸方式、节律和频率等。代谢性酸中毒时呼吸深快；出血性脑卒中时可出现鼾音呼吸，可伴有呼吸时一侧面肌瘫痪；休克时呼吸浅快且规律；颅内压增高时呼吸深慢，血压升高，脉搏慢而有力；呼吸过慢并带有叹息样呼吸常为吗啡类药物中毒。

（4）血压：血压显著升高可见于脑卒中、高血压脑病及颅内压增高等；血压过低常见于糖尿病昏迷、酒精中毒、巴比妥类药物中毒、休克、心肌梗死、烧伤、脱水等。

2. 皮肤与黏膜　皮肤苍白常见于尿毒症、低血糖昏迷；皮肤潮红见于出血性脑卒中、颠茄类中毒、酒精中毒；口唇呈樱桃红色为一氧化碳中毒；皮肤、巩膜黄染应考虑肝性脑病和药物中毒；皮肤出血点、瘀斑和紫癜等见于败血症、流行性脑膜炎、亚急性细菌性心内膜炎；皮肤发绀多为缺氧；抗胆碱能药物中毒或中暑时皮肤干燥；休克、有机磷中毒、贫血或低血糖时皮肤多汗。

3. 神经系统　应注意有无局灶性神经系统体征、瞳孔及眼底情况，重压眶上缘、胸骨检查患者有无防御反应及表情反应，重刮足底观察有无肢体逃避反应，注意眼球位置，腱反射是否对称及病理反射；颅内高压及蛛网膜下腔出血患者，常有视盘水肿、出血；双侧瞳孔散大见于脑缺氧、阿托品类药物中毒、中脑严重病变；双侧瞳孔针尖样缩小见于脑桥出血、有机磷类杀虫药和吗啡类药物中毒；一侧瞳孔散大见于同侧大脑钩回疝；一侧瞳孔缩小见于霍纳综合征或同侧大脑沟回疝早期。另外，还应注意有无脑膜刺激征，脑膜刺激征常见于中枢神经系统感染和颅内出血性疾病。

（六）严重程度评估

1. 临床评估法　主要是通过言语和各种刺激观察患者的反应情况加以判断。如呼唤患者姓名、推摇肩臂、压迫眶上切迹、针刺皮肤、与患者对话和嘱其执行有目的的动作等。昏迷程度的鉴别见表 12-2。

表 12-2　昏迷程度的鉴别

	浅昏迷	中等昏迷	深昏迷
痛刺激反应	有	严重时有	无
对光反射	有	迟钝	无
角膜反射	有	迟钝	无
腱反射	有	减弱	无
肌张力	轻度减弱	减弱或增强	减弱或消失
病理反射	可有	有	有
呼吸功能	正常	正常	有改变或严重损伤
循环功能	正常	有改变	明显改变或难以维持

2. Glasgow 昏迷量表（Glasgow coma scale，GCS）评估法　是主要依据对睁眼、言语刺激的回答及命令动作的执行情况对意识障碍的程度进行评估的方法。其检查内容及评估法见表 12-3。量表总分为 15 分，最低 3 分。按得分多少评定患者意识障碍程度，13 ~ 14 分为轻度障碍，9 ~ 12 分为中度障碍，3 ~ 8 分为重度障碍（患者多呈昏迷状态）。此表有一定的局限性：对眼肌麻痹、眼睑肿胀者不能评价其睁眼反应；对气管插管或切开者不能评价其言语活动；对四肢瘫痪者不能评价其运动反应。

表 12-3　Glasgow 昏迷量表（GCS）

	睁眼	言语	动作
6 分	—	—	遵嘱动作
5 分	—	切题	针刺时有推开动作
4 分	自动睁眼	不切题	针刺时有躲避反应
3 分	闻声睁眼	答非所问	针刺时有肢体屈曲
2 分	针刺后睁眼	难辨之声	针刺时有肢体伸直
1 分	针刺无反应	毫无反应	针刺时毫无反应

四、救治与护理

（一）院前急救护理

1. 现场评估　伤病员在出现意识障碍时的一些伴随症状往往成为判断病因及进行现场救护的重要线索。所以遇到意识障碍的伤病员要对其进行初步了解、检查，重点是观察伤病员的生命体征和气道通畅情况，确定病情的严重程度。要特别注意伤病员有无头部外伤，有无皮肤、黏膜异常（皮肤瘀点、瘀斑见于流行性脑膜炎、败血症、血液病等，一氧化碳中毒者口唇呈樱桃红色，皮肤潮红见于感染性疾病及酒精中毒），呼出的气体有无特殊气味（烂苹果味见于糖尿病酮症酸中毒，氨味可能为肝性脑病，尿臭者要考虑尿毒症，大蒜味提示有机磷农药中毒）。

2. 现场救护　现场救护时应及时将患者移动至安全环境，保证救治患者及其安全。

（1）突发意识障碍可能导致跌倒受伤、长期昏迷和气道梗阻，在这种情况下，可将患者放置平卧位或侧卧位，开放气道并保持通畅，避免颈部或背部弯曲，清除口腔内分泌物，如有呕吐要将头偏向一侧，以避免误吸或窒息。有活动性义齿应立即取出，以防误入气管。

（2）现场应重点评估并观察意识障碍患者的血压、脉搏、呼吸、体温等生命体征，对于怀疑有心搏骤停危险的患者应重点监测，对发生心搏骤停的患者应及时进行心肺复苏。

（3）积极处理并发症，如有外伤等引起出血，应早期采取止血措施。

（4）对颅脑外伤者及时用颈托保护颈椎。对意识障碍患者的搬运应保持脊柱及肢体在一条轴线上，防止损伤加重，不要无目的地搬运患者，特别是对外伤引起意识障碍的患者。

（5）密切观察病情变化，经常呼唤患者以了解意识情况。对躁动不安的患者要加强保护，防止意外损伤。

（6）迅速送往就近医院抢救治疗。

（二）院内急救护理

1. 救治措施　迅速查明病因，对因治疗。如对脑肿瘤患者进行手术切除肿瘤，对糖尿病患者使用胰岛素治疗，对低血糖者补糖，对中毒者行排毒、解毒治疗，对细菌性脑膜炎患者给予抗生素治疗等。对病因一时未明者应行对症治疗。

2. 保持呼吸道通畅，给氧、注射呼吸中枢兴奋药，必要时行气管切开或插管辅以人工呼吸。

3. 维持有效的循环功能，给予强心、升压药物，纠正休克，心搏骤停时应立即进行心肺复苏。

4. 对颅内压增高者给予脱水、降颅内压药物（如皮质激素、甘露醇、速尿等），必要时行脑室穿刺引流等。

5. 应用抗菌药物，防止感染。

6. 维持血压，保证脑灌注，控制过高血压和过高体温。脑灌注 = 平均压 − 颅内压，保持脑灌注压在 70 ~ 90 mmHg。血压过高时可给予硝普钠、单硝酸异山梨酯等扩血管药，根据血压动态变化及时调整注入药物的剂量。高热会影响脑功能，可采用物理降温方法或使用人工冬眠疗法。

7. 控制抽搐。首选药物是地西泮，10 ~ 20 mg 静脉注射，抽搐停止后再静脉滴注苯妥英钠 0.5 ~ 1 g，可在 4 ~ 6 h 内重复应用。

8. 保持水、电解质、酸碱和渗透压平衡。

9. 给予脑代谢促进剂（如三磷酸腺苷、辅酶 A、胞二磷胆碱）、催醒剂（如纳洛酮、醒脑静）等。

10. 防治各种并发症，如急性心力衰竭、急性呼吸衰竭、消化道出血、急性肾衰竭等。

（三）护理措施

昏迷的处理原则是在保证患者安全的基础上，尽早使患者恢复意识，预防长期卧床并发症的发生，提高患者的生活质量。

1. 尽早开放静脉通路 建立输液通路 1 ~ 3 条，对休克者应迅速扩容，使用血管活性药物，尽快使收缩压稳定在 100 mmHg 左右。

2. 严密监测生命体征与意识 根据病情严重程度，确定观察意识、瞳孔、体温、脉搏、呼吸、血压的时间间隔。对昏迷初期病情严重者每 15 ~ 30 min 测量一次，对病情轻者可 30 min 至 1 h 测量一次，对病情稳定者可逐渐增加间隔时间，如 2 ~ 4 h 测量一次。注意观察昏迷和清醒的时间，应用 GCS 昏迷评分法监测昏迷程度的变化，测定结果应及时准确记录。当昏迷加深、瞳孔进行性散大、呼吸不规则、血压不稳定时，应及时报告医生。

3. 防止缺氧和肺部感染

（1）保持呼吸道通畅：及时清除口腔内分泌物，防止误吸；对舌后坠患者应放置口咽通气管；若呼吸道不畅，缺氧加重，应行气管切开或使用人工呼吸机；有义齿者应取出，以防误入气管；采取合适的手段帮助患者排痰，如雾化吸入、气道吸引等。

（2）氧气治疗：脑组织缺氧会加重脑水肿，从而使昏迷加重，吸氧有利于维持全身重要脏器的功能，并可预防潜在的并发症。应根据患者呼吸情况选择合适的给氧方式，保持血氧饱和度和血气在正常范围。行鼻导管吸氧时应注意插入的深度，及时更换鼻导管以避免堵塞。对气管切开患者行呼吸机辅助呼吸时应注意氧浓度的调节，同时注意湿化给氧。

（3）翻身与叩背：一般每 2 h 进行一次翻身与叩背，防止患者发生坠积性肺炎。

（4）人工气道护理：详见“学习项目十 常用急诊技术”。

4. 维持水、电解质平衡 严格记录 24 小时出入量，静脉输液可维持患者水分及能量代谢的需要，保证重要脏器有足够的血流灌注，防止水、电解质及酸碱平衡紊乱。对昏迷患者 2 ~ 5 天内予以禁食，定时检测血清钾、钠、氯等离子浓度变化，密切观察患者有无脱水及电解质紊乱的表现，发现异常及时报告医生。

5. 降低颅内压 对躁动不安的患者应积极寻找原因，不宜强制约束，以免患者挣扎过程中使颅内压进一步增高而发生脑疝；对无禁忌的患者床头可抬高 30° ~ 45°；安置体位时保持头颈和躯干呈一直线，防止颈部过屈、过伸或扭曲；积极降温，减少脑耗氧量；防止剧烈咳嗽及便秘等增加腹内压的情况；配合降低颅内压的治疗，如脱水、侧脑室引流等。

6. 癫痫发作期的护理 预防蛇咬伤、坠床和碰撞伤；防止患者舌后坠或者胃内呕吐物误吸而发生窒息。癫痫发作时应将患者头偏向一侧，口腔内分泌物过多或有呕吐物时，要立即洗净，以防止误吸并有利于呼吸道通畅；遵医嘱使用抗癫痫药物；观察并发症，做好记录。

7. 保证患者营养需求

（1）对可以经口进食的患者应选择营养合理的软食或者糊状食物，以便于吞咽，防止误吸；进食时床头抬高，尽量采取坐位；偏瘫患者进食应放在健侧颊部，并注意口腔内是否有食物残留。

（2）对重型脑损伤后昏迷、意识不清或处于植物状态的患者均需要放置胃管进行鼻饲，保持营养及体液平衡。鼻饲时间一般在伤后 48 g 出现肠鸣音时。鼻饲的营养液选择以高热量、高蛋白质、低脂肪、低钠的全流食为主。采用循序渐进的方法进行鼻饲，热量以 20 ~ 30 kcal/（kg · d）计算，鼻饲液体的温度为 38 ~ 40℃，以手腕不触及不凉、不烫为标准，谨防胃反流引起窒息。鼻饲时床头抬高 15° ~ 30°。每次鼻饲量以 100 ~ 200 ml 为宜。每次灌注前应确定胃管在胃内方可灌注，灌注速度不宜过快，以免引起呃逆或呕吐，必要时用营养泵匀速泵入。鼻饲结束后应用温开水冲洗胃管，以防胃管堵塞。彻底清洗和消毒用具，避免患者发生细菌性胃肠炎。

8. 基础护理　加强基础护理的口腔护理、眼部护理、皮肤护理、泌尿系统护理及肢体护理等，特别要注意患者的安全。

学习任务三　呼吸困难患者的急诊救护

【工作情境】 张爷爷，76岁，吸烟史25年，主述咳嗽咳痰2天，自服消炎药疗效不佳，今日出现喘憋、呼吸困难，不能平卧。患者精神紧张、呼吸急促、口周发绀，可见“三凹征”。体格检查：体温37.8℃，心率106次/分，呼吸32次/分，血压160/80 mmHg，SpO_2 86%，双肺可闻吸气相哮鸣音。实验室检查：WBC 16×10^9/L，RBC 4.80×10^{12}/L。既往史：慢性阻塞性肺疾病3年。

【岗位任务】

1. 患者来医院就诊后应如何进行急救护理？
2. 作为护士，如何对张爷爷进行人文关怀？

一、概述

呼吸困难（dyspnea）是指患者主观上感觉“空气不足”或“呼吸费力”，客观上表现为呼吸运动费力，严重时可出现张口呼吸、鼻翼扇动、端坐呼吸甚至发绀、辅助呼吸肌参与呼吸运动，并且可伴有呼吸频率、深度、节律的改变。呼吸困难是急诊科的常见急症之一，常见于呼吸系统和循环系统疾病，如肺栓塞、哮喘、气胸、急性呼吸窘迫综合征、慢性阻塞性肺疾病急性发作、心力衰竭等，其他系统疾病亦可累及呼吸功能而引起呼吸困难。

二、病因与发病机制

不同原因引起呼吸困难的发病机制各异，但均可导致肺的通气和（或）换气功能障碍，引起呼吸困难（表12-4）。

1. 急性肺栓塞（acute pulmonary embolism，APE）　是各种栓子阻塞肺动脉系统引起的以肺循环和呼吸功能障碍为主要表现的一组疾病或临床综合征的总称，包括肺血栓栓塞（pulmonary thromboembolism，PTE）、脂肪栓塞、羊水栓塞、空气栓塞。临床上以PTE最为常见，通常有时所指的APE即指PTE。其发病机制为肺血管栓塞后，由于血栓机械性堵塞肺动脉，引发神经、体液因素参与的肺血管痉挛和气道阻力增加，从而引起通气/血流比例失调、肺不张和肺梗死，导致呼吸功能改变。

2. 支气管哮喘（bronchial asthma）　简称哮喘，是由多种细胞和细胞组分参与的气道慢性炎症性疾病。哮喘的发病机制非常复杂，气道炎症、气道反应性增高和神经调节等因素及其相互作用被认为与哮喘的发病密切相关。其中，气道炎症是哮喘发病的本质，而气道高反应是哮喘的重要特征。常因接触变应原、刺激物或呼吸道感染诱发。

3. 急性呼吸窘迫综合征（acute respiratory distress syndrome，ARDS）　是由各种肺内、肺外因素导致的急性弥漫性肺损伤和进而发展的急性呼吸衰竭。发病机制主要为肺毛细血管内皮细胞和肺泡上皮细胞损伤，造成肺毛细血管通透性增高、肺水肿及透明膜形成，引起肺容积减少、肺顺应性降低、严重的通气/血流比例失调，导致呼吸功能障碍。

4. 慢性阻塞性肺疾病（chronic obstructive pulmonary disease，COPD）　是一组以气流受限为特征的肺部疾病，气流受限是进行性发展，与气道和肺组织对有害气体或有害颗粒的异常慢性炎症反应有关，与慢性支气管炎和肺气肿密切相关。发病机制主要为各级支气管壁均有炎性细胞浸润，基底部肉芽组织和机化纤维组织增生导致管腔狭窄。

5. 气胸（pneumothorax）　胸膜腔是不含有空气的密闭潜在性腔隙，一旦胸膜腔内有气体聚集，即称为气胸。气胸可分为自发性气胸和创伤性气胸。自发性气胸常指无创伤及医源性损伤而自行发生的气胸。根据胸膜破裂口的情况可将气胸分为闭合性气胸、开放性气胸、张力性气胸。气胸发生后，胸膜腔内压力增高，肺失去膨胀能力，通气功能严重受损，引起严重的呼吸困难。

表 12-4　各种疾病所致呼吸困难分类

疾病分类	症状描述	常见疾病
肺源性呼吸困难		
吸气性呼吸困难	吸气费力，出现三凹征，伴有吸气性哮鸣音	喉部、气管、大支气管的狭窄与阻塞
呼气性呼吸困难	呼气延长，伴有哮鸣音	慢性支气管炎（喘息性）、支气管哮喘、COPD、弥漫性细支气管炎
混合型呼吸困难	吸气与呼气均费力，呼吸频率增快、深度变浅、呼吸音异常	重症肺炎、肺水肿、气胸、肺间质纤维化、胸腔积液、ARDS
心源性呼吸困难	劳动、平卧时加重，休息、坐位时减轻	急性左心衰、急性冠脉综合征、严重心律失常
中毒性呼吸困难	深而大或浅而慢的呼吸困难	CO 中毒、有机磷杀虫剂中毒、药物中毒、毒蛇咬伤
血液及内分泌性呼吸困难	心率快，相关疾病史	重度贫血、甲亢危象、糖尿病酮症酸中毒、尿毒症
神经精神性与肌病性呼吸困难	呼吸节律改变，有时有手足抽搐	严重颅脑病变、重症肌无力危象、癔症

三、护理评估及鉴别分诊

（一）病史及病因

1. 询问健康史　询问既往咳、痰、喘等类似发作史与既往疾病，如咳、痰、喘症状与季节有关，可能为肺源性呼吸困难。既往有心脏病史，呼吸困难发作与活动有关，可能是心源性呼吸困难。

2. 起病缓急和时间　①突然发作的呼吸困难多见于自发性气胸、肺水肿、支气管哮喘，急性心肌梗死和肺栓塞等。②夜间阵发性呼吸困难以急性左心衰所致心源性肺水肿为最常见，COPD 患者夜间可因痰液聚集而引起咳喘，被迫端坐体位。③ ARDS 患者多在原发病起病后 7 日内，约半数者在 24 h 内出现呼吸加快，随后呼吸困难呈进行性加重或窘迫。

3. 诱发因素　①有过敏原（如鱼、虾、花粉、乳胶、霉菌、动物皮屑等）、运动、冷刺激（吸入冷空气和食用冰淇淋）、吸烟、上呼吸道感染等诱因而出现的呼吸困难常提示哮喘或 COPD 急性发作。②有深静脉血栓的高危因素，如骨折、创伤、长期卧床、外科手术、恶性肿瘤等，排除其他原因的呼吸困难可考虑肺栓塞。③在严重感染、创伤、休克和误吸等直接或间接肺损伤后 12 ~ 48 h 内出现呼吸困难可考虑 ARDS。④有过度用力或屏气用力时而突然出现的呼吸困难可考虑自发性气胸。

（二）临床表现

1. 呼吸形态的改变

（1）呼吸频率：呼吸频率增快常见于呼吸系统疾病、心血管疾病、贫血、发热等；呼吸频率减慢多见于急性镇静催眠药中毒、CO 中毒等。

（2）呼吸深度：呼吸加深见于糖尿病及尿毒症酸中毒，呼吸中枢受制激出现深而慢的呼吸，称为酸中毒深大呼吸或库斯莫尔（Kusmul）呼吸。呼吸变浅见于肺气肿、呼吸肌麻痹及镇静剂过量等，呼吸浅快常见于癔症发作。

（3）呼吸节律：常见的呼吸节律异常可表现为 Cheyne-Stokes 呼吸（陈 - 施呼吸）或 Biot 呼吸（间停呼吸），是呼吸中枢兴奋性降低的表现，反映病情严重。Cheyne-Stokes 呼吸见于中枢神经系统疾病和脑部血液循环障碍，如脑动脉硬化、心力衰竭、颅内压增高以及糖尿病昏迷和尿毒症等。Biot 呼吸偶见于脑膜炎、中暑、颅脑外伤等。

2. 主要症状与伴随症状　引起呼吸困难的原发病不同，其主要症状与伴随症状也各异。当患者有不能解释的呼吸困难、胸痛、咳嗽，同时存在深静脉血栓的高危因素，应高度怀疑急性肺栓塞的可能。既往曾诊断哮喘或有类似症状反复发作，突然出现喘息、胸闷、伴有哮鸣的呼气性呼吸困难可考虑支气管哮喘急性发作。急性起病，呼吸困难和（或）呼吸窘迫，顽固性低氧血症，常规给氧方法不能缓解，出现非心源性肺水肿可考虑为 ARDS。呼吸困难伴有突发一侧胸痛（每次呼吸时都会伴随疼痛），呈针刺样或刀割样疼痛，有时向患侧肩部放射常提示气胸。呼吸困难伴有其他症状的判断见表 12-5。

表 12-5　呼吸困难伴有其他症状的判断

伴随症状	常见疾病
胸痛	大叶性肺炎、胸膜炎、自发性气胸、肺梗死、急性心肌梗死等
哮鸣音	支气管哮喘、急性左心衰、急性喉头水肿、气管异物等
发热	肺炎、胸膜炎、肺脓肿、肺结核等
咳嗽、咳痰	COPD 继发肺部感染、支气管扩张、肺脓肿等
休克	急性心肌梗死、肺梗死、大叶性肺炎、羊水栓塞等
咯血	肺梗死、大叶性肺炎、二尖瓣狭窄、空洞型肺结核等
意识障碍	急性中毒、脑出血、中枢神经系统病变、代谢性酸中毒、肺性脑病等

3. 体征　可通过观察患者的胸廓外形及呼吸肌活动情况、有无“三凹征”和颈静脉充盈，叩诊胸廓和听诊呼吸音等评估呼吸困难患者的体征。肺栓塞患者可有颈静脉充盈，肺部可闻及局部湿啰音及哮鸣音，肺动脉瓣区第二心音亢进或分裂，严重时血压下降甚至休克。支气管哮喘急性发作时胸部呈过度充气状态，吸气性三凹征，双肺可闻及广泛的呼气相哮鸣音，但非常严重的哮喘发作可无哮鸣音（静寂胸）。呼吸浅快、桶状胸、叩诊呈过清音，辅助呼吸肌参与呼吸运动甚至出现胸腹矛盾运动常见于 COPD。患侧胸廓饱满、叩诊呈鼓音、听诊呼吸音减弱或消失应考虑气胸。

（三）辅助检查

1. 血氧饱和度监测　了解患者缺氧情况。

2. 动脉血气分析　呼吸困难最常用的检查，了解氧分压、二氧化碳分压的高低以及 pH 等，从而判断是否存在呼吸衰竭、呼吸衰竭的类型，以及是否有酸中毒、酸中毒的类型等情况。

3. 胸部 X 线或 CT 检查 了解肺部病变程度和范围，明确是否存在感染、占位性病变、气胸等情况。

4. 心电图 初步了解心脏情况，除心肌梗死和心律失常外，对诊断肺栓塞有参考意义。

5. 血常规 了解是否存在感染、贫血以及严重程度。

6. 特殊检查 如病情允许可做下列检查：①肺动脉造影：确诊或排除肺血栓栓塞症。②肺功能检查：可进一步明确呼吸困难类型。

（四）病情严重程度评估与判断

可以通过评估患者的心率、血压、血氧饱和度、意识以及患者的呼吸形态、异常呼吸音、体位、讲话方式、皮肤颜色等，初步判断患者呼吸困难的严重程度。

1. 讲话方式 患者一口气不间断地说出话语的长度是反映呼吸困难严重程度的一个指标。能说完整的语句表示轻度或无呼吸困难，说短语为中度呼吸困难，仅能说单词常为重度呼吸困难。

2. 体位 体位也可以提示呼吸困难的程度。可平卧为没有或轻度呼吸困难，可平卧但愿取端坐位常为中度呼吸困难，无法平卧可能为严重呼吸困难。

3. 气胸威胁生命的征象 气胸的患者如出现下列中任何一项，即为威胁生命的征象：张力性气胸、急剧的呼吸困难、低血压、心动过速、气管移位。

4. 急性肺血栓栓塞症病情危险程度 ①低危 PTE（非大面积）：血流动力学稳定，无右心室功能不全和心肌损伤，临床病死率＜ 1%。②中危 PTE（次大面积）：血流动力学稳定，但出现右心室功能不全及（或）心肌损伤，临床病死率 3% ~ 5%。③高危 PTE（大面积以休克和低血压为主要表现，即体循环动脉收缩压＜ 90 mmHg，或较基础值下降幅度≥ 40 mmHg，持续 15 min 以上，临床病死率＞ 15%。

5. 哮喘急性发作时病情严重程度的分级见表 12-6。

表 12-6 哮喘急性发作时病情严重程度的分级

临床特点	轻度	中度	重度	危重
气短	步行、上楼时	稍事活动	休息时	
体位	可平卧	喜坐位	端坐呼吸	
讲话方式	连续成句	常有中断	单字	不能讲话
精神状态	可有焦虑 / 尚安静	时有焦虑或烦躁	常有焦虑、烦躁	嗜睡、意识模糊
出汗	无	有	大汗淋漓	
呼吸频率	轻度增加	增加	常＞ 30 次 / 分	
辅助呼吸肌活动及三凹征	常无	可有	常有	胸腹矛盾运动
哮鸣音	散在，呼吸末期	响亮，弥漫	响亮、弥漫	减低乃至无
脉率	＜ 100 次 / 分	100 ~ 120 次 / 分	120 次 / 分	脉率变慢或不规则
奇脉（深吸气时收缩压下降）	无，＜ 10 mmHg	可有，10 ~ 25 mmHg	常有，25 mmHg	无
使用激动剂后 PEP 占预计值或个人最佳值	80%	60% ~ 80%	＜ 60% 或绝对值＜ 100 L/min 或作用持续时间＜ 2 h	

续表

临床特点	轻度	中度	重度	危重
PaO_2（吸空气）	正常	≥ 60 mmHg	＜ 60 mmHg	＜ 60 mmHg
$PaCO_2$（吸空气）	＜ 45 mmHg	≤ 45 mmHg	45 mmHg	45 mmHg
SaO_2	95%	91% ~ 95%	≤ 90%	≤ 90%
pH			可降低	降低

6. ARDS 的诊断标准　根据 ARDS 柏林定义，满足以下 4 项条件方可诊断 ARDS：①明确诱因下 1 周内出现的急性或进展性呼吸困难。②胸部 X 线 /CT 显示双肺浸润影，不能完全用胸腔积液、肺叶不张和 / 肺不张 / 结节解释。③呼吸衰竭不能完全用心衰或液体超负荷来解释；如无危险因素，需用超声心动图等客观检查来评价心源性肺水肿。④低氧血症：根据 PaO_2/FiO_2 确立 ARDS 诊断，并将其分为轻度、中度、重度。轻度：$200 < PaO_2/FiO_2 \leq 300$，且 PEEP 或 CPAP ≥ 0.49kPa；中度：$100 < PaO_2/FiO_2 \leq 200$，且 PEEP 或 CPAP ≥ 0.49 kPa；重度：$RaO_2/FiO_2 \leq 100$，且 PEEP ≥ 0.49 kPa。需要注意的是，如果所在地海拔＞ 1000 m，PaO_2/FiO_2 值需用公式校正，校正后 PaO_2/FiO_2=PaO_2/FiO_2（当地大气压值 /760）。

7. 心源性肺水肿与 ARDS 的鉴别要点见表 12-7。

表 12-7　心源性肺水肿与 ARDS 的鉴别要点

	急性心源性肺水肿	ARDS
健康史	年龄一般＞ 60 岁 心血管疾病史	年龄一般＜ 60 岁 感染、创伤等病史
体征	颈静脉充盈、怒张	颈静脉塌陷
	左心增大，心尖抬举	脉搏洪大
	可闻及第三、四心音	心率增快
	下肢水肿	无水肿
	双下肺湿啰音多，实变体征不明显，不能平卧	湿啰音，不固定，后期实变体征较明显，不能平卧
心电图	动态 ST-T 变化，心律失常，左室肥厚	窦性心动过速，非特异性 ST-T 改变
胸部 X 线	心脏增大	心脏大小正常
	向心性分布阴影、肺门增大	外周分布润阴影
	支气管周围血管充血间隔线，胸腔积液	支气管充气象征常见
治疗反应	对强心、利尿和扩血管等治疗反应明显	对强心、利尿和扩血管等治疗反应差
肺毛细血管血压	18 mmHg	＜ 18 mmHg

四、救治与护理

（一）救治原则

呼吸困难的救治原则是保持呼吸道通畅，纠正缺氧和（或）二氧化碳潴留，纠正酸碱平衡失调，为基础疾病及诱发因素的治疗争取时间，最终改善呼吸困难取决于病因治疗。

（二）护理措施

1. 即刻护理措施　任何原因引起的呼吸困难均应以抢救生命为首要原则。①保持呼吸道通畅。②氧疗：鼻导管、面罩或鼻罩给氧。COPD 伴有 CO_2 潴留和肺栓塞合并通气功能障碍时应先低流量给氧。哮喘急性发作时可先经鼻导管给氧，如果缺氧严重，应经面罩或鼻罩给氧。ARDS 患者一般高浓度给氧，尽快提高氧分压。③建立静脉通路，保证及时给药。④心电监护：监测心率、心律、血压、呼吸和血氧饱和度。⑤准确留取血标本：采血查动脉血气、D- 二聚体、血常规等。⑥取舒适体位：嘱患者安静，取半坐卧位或端坐卧位，昏迷或休克患者取平卧位，头偏向一侧。⑦备好急救物品：如患者呼吸困难严重，随时做好气管插管或气管切开、机械通气的准备与配合工作，备好吸引器等抢救物品和抢救药品。⑧做好隔离措施：对可疑呼吸道传染性疾病，应注意做好隔离与防护，防止交叉感染。

2. 监测生命体征和呼吸功能　注意监测心率、心律、血压的变化，有无血流动力学障碍。观察呼吸频率、深度和节律改变，注意监测血氧饱和度和动脉血气情况。

3. 用药护理　遵医嘱及时准确给予各种药物。

（1）控制感染：呼吸困难伴有呼吸道和肺部感染时，遵医嘱应用抗生素，注意观察有无药物过敏反应。

（2）解痉、平喘：①受体激动药（如沙丁胺醇、特布他林和非诺特罗）：β_2 受体激动剂可舒张支气管平滑肌，是控制哮喘急性发作的首选药物。哮喘急性发作时因气道阻塞影响口服吸入法治疗的效果，可经皮下或静脉途径紧急给药。应用时注意观察患者有无头痛、头晕、心悸、手指颤抖等不良反应。②茶碱类：具有舒张支气管平滑肌作用，强心、利尿、扩张冠状动脉、兴奋呼吸中枢和呼吸肌作用静脉滴注时浓度不宜过高，注射速度不宜超过 0.25 mg/（kg · min），以免引起心动过速、心律失常、血压下降，甚至突然死亡等中毒反应。③糖皮质激素：糖皮质激素是控制哮喘发作最有效的药物，可分为吸入、口服和静脉用药。重度或严重哮喘发作时应及早遵医嘱应用激素。④肾上腺素：支气管哮喘发作紧急状态下，可遵医嘱给予 0.1% 肾上腺素 0.3 ~ 1.5 ml 皮下注射，以迅速解除支气管痉挛。

（3）维持呼吸：呼吸兴奋剂可应用于 CO_2 潴留并有呼吸中枢抑制的患者，如不能改善缺氧状态，应做好人工机械通气的准备。应用呼吸兴奋剂时，应保持呼吸道通畅，适当提高吸氧浓度，静脉滴注时速度不宜过快，注意观察呼吸频率、节律，神志变化。监测动脉血气。

（4）维持血压：肺栓塞、气胸的患者，往往会有血流动力学的改变，出现心率加快、血压下降甚至休克，应遵医嘱及时给予多巴胺或多巴酚丁胺等血管活性药物治疗心力衰竭、休克，维持体循环和肺循环稳定。

（5）止痛：剧烈胸痛影响呼吸功能时，遵医嘱应用止痛药物。

（6）纠正酸中毒：严重缺氧可引起代谢性酸中毒，遵医嘱静脉滴注 5% 碳酸氢钠。

4. 肺栓塞的护理　如果呼吸困难是由肺栓塞引起的，除上述护理外，还应给予如下护理：

（1）镇静：绝对卧床休息，保持安静，防止活动致使其他静脉血栓脱落。

（2）胸痛护理：观察胸痛的部位、诱发因素、疼痛严重程度，必要时遵医嘱给予止痛药物。

（3）溶栓治疗的护理：①保证静脉通路畅通。②用药护理：溶栓和抗凝治疗的主要药物不良反应为出血。应密切观察患者有无出血倾向，如牙龈、皮肤黏膜、穿刺部位等。观察患者有无头痛、呕吐、神志改变等脑出血症状。动、静脉穿刺时，要尽量选用小号针头，穿刺后要充分压迫止血，放松压迫后要观察是否继续出现皮下渗血。③溶栓后护理：按医嘱抽血查凝血时间、动脉血气、描记心电图，以判断溶栓效果及病情变化。

（4）其他处理：做好外科手术和介入治疗的准备。

5. 支气管哮喘急性发作的护理　如果呼吸困难是由哮喘急性发作所引起的，应尽快配合采取措施缓解气道阻塞，纠正低氧血症，恢复肺功能，预防哮喘进一步恶化或再次发作，防治并发症。遵医嘱给予 β_2 受体激动剂、氨茶碱、抗胆碱药、糖皮质激素等，解除支气管痉挛。维持水、电解质与酸碱平衡，注意补充液体，纠正因哮喘持续发作时张口呼吸、出汗、进食少等原因引起的脱水，避免痰液黏稠导致气道堵塞。部分患者可因反复应用 β_2 受体激动剂和大量出汗而出现低钾、低钠等电解质紊乱，应及时按医嘱予以纠正。并发呼吸衰竭者，遵医嘱给予鼻（面）罩等无创伤性辅助通气。若无效，做好有创机械通气治疗的准备与配合，对黏液痰栓阻塞气道的患者必要时可行支气管肺泡灌洗术。

6. ARDS 的护理

（1）氧疗护理：确定给氧浓度的原则是在保证 PaO_2 迅速提高到 60 mmHg 或 SpO_2 达 90% 以上的前提下，尽量降低给氧浓度。ARDS 患者轻者可用面罩给氧，多数患者需使用机械通气。观察氧疗效果：氧疗过程中，应注意观察氧疗效果。如吸氧后呼吸困难缓解、发绀减轻、心率减慢，表示氧疗有效；如意识障碍加深或呼吸过度表浅、缓慢，可能为 CO_2 潴留加重。应定期按医嘱复查动脉血气，根据动脉血气分析结果和患者的临床表现，及时遵医嘱调整氧流量或呼吸机参数设置，保证氧疗效果。

保护性机械通气是治疗 ARDS 的主要方法，其中最重要的是应用 PEEP 和小潮气量治疗。采用小潮气量旨在控制吸气平台压，防止肺泡过度扩张。应用 PEEP 时应注意：①对血容量不足的患者，应补充足够的血容量以代偿回心血量的不足，但又不能过量，以免加重肺水肿。② PEEP 一般从低水平开始应用，逐渐增加至合适水平，使 PaO_2 维持在 $>$ 60 mmHg 而 $FiO_2 < 0.6$。③使用 PEEP 时，应注意观察避免气压伤的发生。④有条件者采用密闭式吸痰方法，尽量避免中断 PEEP。

（2）控制液体量：注意控制 ARDS 患者液体摄入量，出入量宜维持负平衡（–500 ml 左右）。

（3）积极配合治疗原发病：如按医嘱控制感染、固定骨折、纠正休克等。

（4）营养支持：由于 ARDS 时机体常处于高代谢状态，应按医嘱补充足够的营养，应提倡全胃肠营养。

（5）防治并发症：注意观察感染等并发症，如发热、咳嗽、咳黄绿色痰液等，应根据医嘱留取各种痰液标本。

7. 慢性阻塞性肺疾病急性发作的护理　在控制性氧疗、抗感染、祛痰、止咳、松弛支气管平滑肌等治疗措施的基础上，协助患者咳嗽、咳痰，必要时给予吸痰，保持呼吸道通畅。

8. 气胸的护理　积极配合给予排除胸腔气体，闭合漏口，促进患肺复张，减轻呼吸困难，改善缺氧症状等急救措施。

（1）胸腔穿刺抽气：张力性气胸患者如病情危重，应做好配合紧急穿刺排气的准备。在患侧锁骨中线第 2 或第 3 肋间用 16 ~ 18 号粗针头刺入排气，每次抽气不宜超过 1000 ml。

（2）胸腔闭式引流：目的是排出气体，促使肺膨胀。患者在胸腔闭式引流时，护理上应注意：①连接好胸腔闭式引流装置。②搬动患者时，应关闭引流管，并妥善固定。③更换引流装置时需关闭引流管，注意无菌操作。④引流过程中注意观察引流是否通畅，穿刺口有无渗血。渗血多时，及时报告医生，随时给予更换敷料等处理。⑤鼓励患者咳嗽、深呼吸，促进胸腔内气体的排出。

（3）手术准备：若胸腔引流管内持续不断溢出大量气体，呼吸困难未改善，提示可能有肺和支气管的严重损伤，应做好手术探查修补裂口的准备。

（4）并发症的护理：①复张后肺水肿处理：复张后肺水肿多发生于抽气过多或过快时，表现为胸闷、咳嗽、呼吸困难无缓解，严重者可有大量白色泡沫痰或泡沫血痰。处理包括停止抽气，患者取半卧位，吸气、应用利尿药等。②皮下气肿和纵隔气肿：皮下气肿一般不需要特殊处理往往能自行吸收，但需注意预防感染。吸入高浓度氧可促进皮下气肿的吸收消散。纵隔气肿张力过高，必要时需做锁骨上窝切开或穿刺排气处理。

9. 心理护理　呼吸困难患者因为突然发病，几乎都存在恐惧心理，应关注患者的神情变化，给予恰当的病情告知、安慰与心理支持，使其尽可能消除恐惧，保持情绪平稳，有良好的遵医行为。

10. 转运护理　急诊处理后需手术或住院的患者，应做好转运的准备工作。根据病情准备氧气、监护仪、简易呼吸器、除颤仪等必要的转运抢救设施，安排相应的工作人员护送至手术室或病房，保证转运途中安全。

学习任务四　腹痛患者的急诊救护

【工作情境】 患者，男性，26 岁，餐后突发上腹剧烈疼痛并扩散至全腹 4 小时入院，曾呕吐两次，均为胃内容物。既往有节律性上腹痛史 3 年。查体：T 38℃，P 108 次 / 分，R 30 次 / 分，BP 90/60mmHg，痛苦面容，被动体位，腹式呼吸消失，全腹板状，明显压痛和反跳痛，肝浊音界消失，移动性浊音阳性。血常规：WBC16 × 10^9/ L ；腹部平片示膈下有游离气体。

【岗位任务】

1. 如何对该患者进行术前护理评估？
2. 该患者在术前需要给予哪些护理措施？

一、概述

急性腹痛（acute abdominal pain）是指发生在 1 周之内，由各种原因引起的腹腔内外脏器急性病变而表现在腹部的疼痛，是临床上常见的急症之一，具有发病急、变化多、进展快的特点，若处理不及时，极易发生严重后果，甚至危及患者生命。护士细致的评估、严密的观察和及时的护理，对把握患者抢救时机和疾病的疗效与预后起到重要的作用。

二、病因与发病机制

（一）病因

引起腹痛的病因很多，可分为器质性和功能失调性两类。器质性病变包括急性炎症、梗阻、扩张、扭转、破裂、损伤、出血、坏死等；功能失调性因素有麻痹、痉挛、神经功能紊乱、功能暂时性失调等。

1. 腹腔脏器病变引起的腹痛　①急性炎症：如急性胃炎、急性胃肠炎、急性肠系膜淋巴结炎、急性肾盂肾炎、急性回肠或结肠憩室炎、自发性腹膜炎等；急性胰腺炎、阑尾炎、胆囊炎、急性化脓性胆管炎、腹腔内各种脓肿，急性盆腔炎、急性附件炎、急性尿路感染以及急性细菌性或阿米巴性痢疾等。②急性梗阻成扭转：常见的有急性肠梗阻（包括肠套叠、肠扭转）、腹内 / 外疝、胆道、肾、保路管结石嵌顿性绞痛、胆道明虫症、肠系膜或大网膜扭转、急性胃或脾扭转、胃黏膜脱垂症、卵巢囊肿蒂扭转等。③急性穿孔：消化性溃疡急性穿孔、胃肠道痛或肠炎症性疾病急性穿孔、胆囊穿孔、子宫穿孔、外伤性胃肠穿孔等。④急性内出血：如腹部外伤所致肝、脾、肾等实质脏器破裂，肝癌等破裂；异位妊娠，卵巢或黄体破裂等。⑤血管病变：见于腹主动脉病、肾梗死、肠系膜动脉急性栓塞致血栓形成、肠系膜静脉血栓形成、急性门静脉或肝静脉血栓形成、脾梗死、夹层动脉瘤等。⑥其他：如急性胃扩张、痛经、肠易激综合征、腹壁皮肤带状疱疹等。

2. 腹腔外脏器造成全身性疾病引起腹痛　以胸部疾病所致的放射性腹痛和中毒、代谢疾病所致的痉挛性腹痛为多，常伴有腹外其他脏器病症，而无急性腹膜炎征象。①胸部疾病：如不典型心绞痛、急性心肌梗死、急性心包炎、主动脉夹层、肋间神经痛、下肺炎、肺脓肿、胸膜炎、气胸等。②代谢及中毒疾病：如铅、砷、汞、酒精中毒，尿毒症，糖尿病酮症酸中毒，低钙血症等。③变态反应性疾病：如腹型过敏性紫癜、腹型风湿热。④神经源性疾病：如脊柱结核、带状疱疹、末梢神经炎、腹型癫痫、胃肠功能紊乱、神经功能性腹痛等。

（二）腹痛发病机制

1. 体性痛（somatic pain） 脏腹膜上虽然没有感觉受体，但近脏器的肠系膜、系膜根部、小网膜及膈肌等均有脊髓型感觉神经，当病变累及其感觉神经时产生冲动，并上传至丘脑被大脑感知。体性痛较剧烈，定位比较准确，与体位有关，变换体位常可使疼痛加重。

2. 内脏痛（true visceral pain） 多由消化道管壁平滑肌突然痉挛或强力收缩，管壁或脏器突然扩张，急性梗阻、缺血等刺激自主神经的痛觉纤维传导所致，常为脏器本身的疼痛。

3. 牵涉痛（referred pain） 也称放射痛或感应性痛，是由某种病理情况致身体某一局部疼痛，疼痛部位非病变所在部位，但与病变脏器的感觉常来自于同一阶段的神经纤维。

三、护理评估及鉴别分诊

（一）护理评估

1. 快速评估全身情况 急诊护士接诊后应首先评估患者的总体情况，初步判断病情的轻、重、缓、急，对危重患者应重点评估（包括神志、回答问题能力表情、血压、脉搏、体位、疼痛程度等），之后迅速分诊送入治疗区进行急救处理，待情况允许再做详细检查。表情痛苦、面色苍白、脉搏细速、呼吸急促、大汗淋漓、仰卧不动或卷曲侧卧、明显脱水等提示病情较重。如脉搏细速伴低血压，提示低血容量。

2. 评估一般情况 ①年龄：青壮年以急性胃穿孔、阑尾炎、肠梗阻、腹部外伤所致脏器破裂出血等多见。中老年以胃肠道癌肿及并发症、胆囊炎、胆石症及血管疾病等发病率高。②性别：如溃疡病穿孔、急性阑尾炎、肠梗阻、尿路结石男性多见，而胆囊炎、胰腺炎则女性多见。③既往史：了解既往有无引起急性腹痛的病史，如溃疡病、阑尾炎等，有无类似发作史。有无腹部外伤史、手术史，有无心肺等胸部疾病和糖尿病、高血压病史等。女性应了解月经、生产史，闭经且发生急性腹痛并伴休克者，应高度警惕异位妊娠破裂内出血。

3. 重点详细询问腹痛相关信息

（1）诱发因素：胆囊炎或胆石症常于进食油腻食物后发作；急性胰腺炎发作前常有酗酒、高脂饮食、暴饮暴食史；部分机械性肠梗阻与腹部手术有关；溃疡病穿孔在饱餐后多见；剧烈活动或突然改变体位后突发腹痛可能为肠扭转；腹部受暴力作用引起剧痛伴休克者，可能是肝、脾破裂所致。

（2）疼痛部位：最早发生腹痛及压痛最明显的部位常是发生病变的部位，可帮助推断可能的病因（表 12-8）。

表 12-8 疼痛部位与病变脏器

疼痛部位	病变脏器
右上腹	肝、胆、胃十二指肠、结肠肝曲、右肾、右膈下、右肺、胸膜
左上腹	胃、胰、脾、结肠脾曲、左膈下、左下肺、左肾、胸膜
脐部或脐周	小肠、网膜、肠系膜、淋巴结
腋下	膀胱、子宫、盆腔

续表

疼痛部位	病变脏器
右下腹	阑尾、回肠、回盲部、右输尿管、右卵巢
左下腹	乙状结肠、降结肠、左输尿管、左卵巢
弥漫性或部位不定	急性弥漫性腹膜炎（原发性或继发性）机械性肠梗阻、急性出血性坏死性肠炎、血卟啉病、铅中毒、腹型过敏性紫癜等

（3）疼痛的起病方式、性质和程度

1）疼痛的起病方式、性质：

①炎症性急性腹痛：以腹痛、发热、压痛或腹肌紧张为主要特点。一般起病较缓慢，多由轻渐重，剧痛呈持续性并进行性加重，炎症波及脏器浆膜和壁腹膜时，呈典型局限性或弥漫性腹膜刺激征。常见于急性阑尾炎、胆囊炎、腹膜炎、胰腺炎、盆腔炎等。

②穿孔性急性腹痛：以突发持续腹痛、腹膜刺激征，可伴有肠鸣音消失或气腹为主要特点。突然起病，呈剧烈的刀割样痛、烧灼样痛，后呈持续性，范围迅速扩大。常见于外伤、炎症或癌肿侵蚀导致的空腔脏器破裂，如溃疡穿孔、胃癌穿孔、胆囊穿孔、外伤性肠穿孔等。

③梗阻性急性腹痛：以阵发性腹痛、呕吐、腹胀、排泄功能障碍为主要特点。多突然发生，呈阵发性剧烈绞痛，当梗阻器官合并炎症或血运障碍时，常呈持续性腹痛，阵发性加重。常见于肾、输尿管结石、胆绞痛、胆道蛔虫病、肠梗阻、肠套叠、嵌顿性疝、卵巢囊肿蒂扭转等。

④出血性急性腹痛：以腹痛、失血性休克与急性贫血、隐性（内）出血或显性（外）出血（呕血、便血、尿血）为主要特点。起病较急骤，呈持续性，但不及炎症性或穿孔性腹痛剧烈，由于大量积血刺激导致急性腹膜炎，但腹膜刺激症状较轻，有急性失血症状。常见于消化性溃疡出血、肝脾破裂出血、胆道出血、肝癌破裂出血、腹主动脉瘤破裂出血、异位妊娠破裂出血等。

⑤损伤性急性腹痛：以外伤、腹痛、腹膜炎或内出血综合征为主要特点。因暴力着力点不同，可有腹壁伤、空腔脏器伤及实质脏器损伤造成的腹痛，原发性休克恢复后，常呈急性持续性剧烈腹痛，伴恶心、呕吐。

⑥绞窄与扭转性急性腹痛：又称缺血性急性痛。疼痛呈持续性，因受阵发牵拉，可有阵发性类似绞痛加剧，常可触及压痛性包块，可有频繁干呕、消化道排空症状，早期无腹膜刺激征，随着坏死的发生而出现。

⑦功能性紊乱及全身性疾病所致急性腹痛：疼痛常无明显定位，呈间歇性、一过性或不规律性，腹痛虽然严重，但体征轻，腹软，无固定压痛和反跳痛，常有精神因素或全身性疾病史，如肠易激综合征、胃肠神经症、肠系膜动脉硬化或缺血性肠病、腹型癫痫、过敏性紫癜等。腹部绞痛多发病急、患者痛苦，应注意鉴别，尽早明确病因（表 12-9）。

表 12-9　几种绞痛的鉴别

绞痛类别	绞痛的部位及放射痛	伴随症状
肠绞痛	多位于脐周、下腹部	恶心、呕吐、腹泻或便秘、肠鸣音亢进等
胆绞痛	位于右上腹，放射至右背与右肩胛	黄疸、发热、肝可触及或 Murphy 征阳性
肾绞痛	肾区痛，沿腹直肌外缘向下放射，达于腹股沟、外生殖器及大腿内侧	尿频、尿急、蛋白尿、血尿等

续表

绞痛类别	绞痛的部位及放射痛	伴随症状
子宫病变绞痛	腰骶部或下腹部剧痛、坠痛	阴道流血、阴道排液等
胰腺绞痛	上腹或中、上腹部，向左侧腰背部放射	黄疸、消化道症状、消瘦和乏力等

2）疼痛程度：腹痛程度可反映腹内病变的轻重，但疼痛的个体敏感性和耐受程度差异较大，影响其评价。刀割样剧痛可能为化学刺激引起，如空腔脏器急性穿孔；梗阻性疾病为剧烈疼痛，如肠扭转、卵巢囊肿蒂扭转、肾绞痛等；脏器破裂出血性疾病引起的腹痛略次之，如宫外孕、脾破裂、肝破裂等；炎症性疾病引起的腹痛较轻，如阑尾炎、肠系膜淋巴结炎等。

（4）与发作时间、体位的关系：餐后痛可能由于胆、胰疾病，胃部肿瘤或消化不良所致；饥饿痛发作呈周期性、节律性者见于胃窦、十二指肠溃疡；子宫内膜异位者腹痛与月经周期有关；卵泡破裂者腹痛发作在月经间期。如果某些体位使腹痛加剧或减轻，有可能成为诊断的线索，如胃黏膜脱垂患者左侧卧位可使疼痛减轻；胰腺疾病患者前倾坐位或膝胸位时疼痛减轻；腹膜炎患者活动疼痛加剧，蜷缩侧卧疼痛减轻；反流性食管炎患者烧灼痛在躯体前屈时明显，而直立位时减轻。

（5）伴随症状

1）消化道症状：①恶心、呕吐：常发生于腹痛后，可由严重腹痛引起。急性胆囊炎、溃疡病穿孔均可伴有恶心、呕吐。急性胃肠炎、胰腺炎发病早期呕吐频繁，高位肠梗阻呕吐出现早而频繁，低位肠梗阻或结肠梗阻呕吐出现晚或不出现；呕吐物的性质及量与梗阻部位有关，如呕吐宿食不含胆汁则为幽门梗阻，呕吐粪水样物常为低位肠梗阻。②排便情况：腹痛伴有呕吐，肛门停止排气、排便多见于肠梗阻；腹痛伴有腹泻，多见于急性肠炎、痢疾、炎症性肠病、肠结核等，伴有果酱样便是肠套叠的特征；伴有血便，多见于绞窄性肠梗阻、肠套叠、溃疡性结肠炎、坏死性肠炎、缺血性疾病等。

2）其他伴随症状：①休克：腹痛同时伴有贫血者可能是腹腔脏器破裂（如肝、脾或异位妊娠破裂）；不伴贫血者见于急性胆管炎、胃肠穿孔、绞窄性肠梗阻、肠扭转、急性胰腺炎等。②黄疸：多见于急性胆管炎、胆总管结石、壶腹部癌或胰头癌。③发热：外科疾病一般是先有腹痛后发热；而内科疾病多先有发热后有腹痛。如伴发热、寒战者，多见于胆道感染、腹腔或腹内脏器化脓性病变、下肺炎症或脓肿等。④血尿、排尿困难：多见于尿路感染、结石等。⑤盆腔炎症或积液、积血时可有排便次数增多、里急后重感。

4. 体格检查　体格检查重点在评估腹部情况。腹部体检时应嘱患者取仰卧位，双腿屈曲充分暴露腹，然后对腹部进行视、触、叩、听四个方面的检查。①视诊：全腹膨胀是肠梗阻、腹膜炎晚期表现。不对称性腹胀可见于肠扭转、闭袢性肠梗阻。急性腹膜炎时腹式呼吸运动减弱或消失。注意有无胃肠蠕动波及胃肠型，腹股沟区有无肿块等。②触诊：最重要的腹部检查，着重检查腹膜刺激征，腹部肌肉紧张、压痛与反跳痛的部位、范围和程度。压痛最明显之处往往就是病变所在，是腹膜炎的客观体征。炎症早期或腹腔内出血表现为轻度腹肌紧张，较重的感染性病变如化脓性阑尾炎、肠穿孔表现为明显肌紧张。胃十二指肠、胆道穿孔时，腹壁可呈“板状腰”，但随着时间延长，腹腔内渗液增加而使腹膜刺激征反而减轻。注意年老体弱、肥胖、小儿或休克患者，腹膜刺激征常较实际为轻。③叩诊：先从无痛区开始，即疼痛最明显处常是病变部位。肝浊音界消失提示胃肠道穿孔致膈下游离气体。移动性浊音表示腹水或积血。④听诊：判断胃肠蠕动功能，一般选择脐周听诊。肠鸣音活跃、音调高、有气过水音提示机械性肠梗阻。肠鸣音消失或减弱多见于急性腹膜炎、血运行肠梗阻和肠麻痹。上腹部振水音可能提示幽门梗阻或胃扩张。

5. 辅助检查

（1）实验室检查：①血常规：白细胞总数和中性粒细胞计数增多提示感染性疾病；血红蛋白及红细胞进行性减少提示有活动性出血可能。②尿常规：尿中大量红细胞提示肾绞痛、泌尿系肿瘤和损伤，白细胞增多表示感染。糖尿病酮症酸中毒可见尿糖、尿酮体阳性。③大便常规：糊状或水样便，含少量红、白细胞可能为细菌性食物中毒引起的急性肠炎；黏液脓血提示痢疾可能；血便提示有消化道出血；大便隐血阳性提示消化道肿瘤。④血生化：血、尿或腹水淀粉酶增高常是急性胰腺炎；血肌酐、尿素氮升高提示肾功能不全；人绒毛膜促性腺激素有助于异位妊娠诊断。

（2）X 线检查：胸部 X 线检查可显示肺、胸膜及心脏病变；腹部透视和摄片检查如发现膈下游离气体，提示胃肠穿孔；肠内有气液平面，肠腔内充气较多，提示肠梗阻；怀疑有尿路病变可摄腹部平片或作静脉肾盂造影。

（3）超声检查：对肝、胆、胰、脾、肾、输尿管、阑尾、子宫及附件、膀胱等形态、大小、占位病变、结石、异位妊娠，腹水、腹腔内淋巴结及血管等病变等均有较高的诊断价值，是首选检查方法。在超声指引下进行脓肿、腹水及积血等穿刺抽液。

（4）内镜检查：包括胃镜、十二指肠镜、胆道、小肠镜和结肠镜等，对急性腹痛的诊断具有极其重要的意义。在明确消化道出血的病因同时可行内镜下止血或病灶切除。

（5）CT 检查：对病变定位定性有很大价值。其优点是不受肠管内气体的干扰。CT 是评估急腹症的又一个安全、无创而快速有效的方法，特别是对判断肝胆胰等实质性脏器病变、十二指肠和主动脉病变方面较超声检查更具优势。PET-CT 检查对肿瘤的诊断更加敏感。

（6）直肠指检：盆位阑尾炎可有右侧直肠壁触痛，盆腔脓肿或积血可使直肠膀胱凹窝呈饱满感、触痛。

（7）其他检查：疑腹腔有积液或出血，可进行腹腔诊断性穿刺，吸取液体进行常规检查和细胞学检查，可以确定病变性质；阴道后穹隆穿刺主要用于判断异位妊娠破裂出血、盆腔脓肿或盆腔积液；40 岁以上患者，既往无慢性胃病史突然发作，上腹痛应常规做心电图，以识别有无心脏及心包病变。

（二）鉴别分诊

急腹症由于症状比较复杂，确诊比较困难，临床上应根据病史，结合临床表现和特殊体征、特异的实验检查指标进行诊断，同时要与相关疾病进行鉴别。

1. 胃、十二指肠溃疡急性穿孔　根据既往溃疡病史，突然出现持续性上腹剧烈疼痛，迅速扩散到全腹，有明显的腹膜刺激征，伴有轻度休克症状，特别是肝浊音界缩小或消失，X 线检查膈下有游离气体，即可确诊。

2. 急性胆囊炎　起病常在进食油腻食物后，右上腹突然剧烈绞痛，有压痛和腹肌紧张，Murphy 征阳性，疼痛放射至右肩及右背部。B 超检查显示胆囊增大、壁增厚，并可见胆囊结石影。

3. 急性胆管炎　剑突下剧烈疼痛，可放射到右肩部，伴寒战、高热，可有黄疸。病情加重时可出现休克和精神症状。B 超示胆管扩张及结石影，可帮助诊断。

4. 急性胰腺炎　多见于暴饮暴食或饮酒后发病。左中上腹部呈持续剧烈疼痛，并向肩部放射，恶心、呕吐后腹痛不缓解。化验血或尿淀粉酶明显升高。CT 检查示胰腺弥漫性肿大、密度不均，胰腺坏死时呈皂泡征、胰周积液。

5. 急性阑尾炎　通常有转移性腹痛，早期疼痛主要集中在脐周，逐渐转移至阑尾部位固定，即脐与右髂前上棘连线的中外 1/3 处有压痛，称为麦氏压痛点。炎症加重时有局限性腹膜炎改变，当阑尾穿孔时出现全腹腹膜炎改变。

6. 小肠急性梗阻　首发症状为突然剧烈的腹部绞痛，腹痛时伴肠鸣，疼痛部位一般位于脐周，间歇期无疼痛，腹痛时常立即发生恶心、呕吐，呕吐后腹痛可减轻。高位梗阻呕吐出现早且频繁，无明显腹胀；低位梗阻呕吐出现晚或无呕吐，腹胀明显，梗阻发生后肛门排气、排便停止。腹部视诊可见肠型。听诊肠鸣音亢进并伴有气过水声。腹部立位片显示小肠扩张充气，并可见明显的液气平面，即可确诊。

7. 腹部钝伤后急性腹痛　腹部钝伤会引起腹腔内实质及空腔脏器的损伤。腹腔实质脏器破裂出血，腹痛持续但较轻，主要表现为心率快、血压低等急性失血征象或失血性休克，腹穿抽出不凝血，B 超或 CT 检查显示肝或脾破裂及腹腔内积血，即可确诊。腹部立位片见膈下游离气体提示空腔脏器破裂伤。其他如腹腔内容物进入胸腔提示有膈肌破裂伤，腹穿抽出大量澄清液可能为膀胱破裂等。

8. 妇产科常见急性腹痛　①异位妊娠：输卵管妊娠破裂最为常见。突发腹痛，心率快、血压低，提示有内出血，腹肌紧张不明显，反跳痛明显。阴道有不规则流血，HCG 试验阳性，宫颈呈蓝色，后穹隆或腹腔穿刺抽出不凝血，即可确诊。②急性盆腔炎：多见于年轻女性，由淋球菌感染引起较多见。表现为下腹压痛、反跳痛，并伴有发热。阴道分泌物多，宫颈举痛，后穹隆触痛明显，穿刺可抽得脓液，涂片可见白细胞内有革兰氏阴性双球菌，即可确诊。

急性腹痛的病情严重程度可分为三类：①危重：先救命后治病。患者出现呼吸困难、脉搏细弱、严重贫血貌，如腹主动脉瘤破裂、异位妊娠破裂合并重症休克，应立即实施抢救。②重：配合医生诊断与治疗。患者持续腹痛伴器官功能障碍；如消化道穿孔、绞窄性肠梗阻、卵巢囊肿蒂扭转等，应配合医生尽快完成各项相关检查，纠正患者一般情况，准备急诊手术和相关治疗。③普通：但可能存在潜在危险性。通常患者体征平稳，可按常规程序接诊，细致观察，及时发现危及生命的潜在病因。如消化道溃疡、胃肠炎等，也可能有结石、恶性肿瘤的可能性。需要强调的是，面对每一例腹痛患者，均需重视并优先排查（图 12-1）。

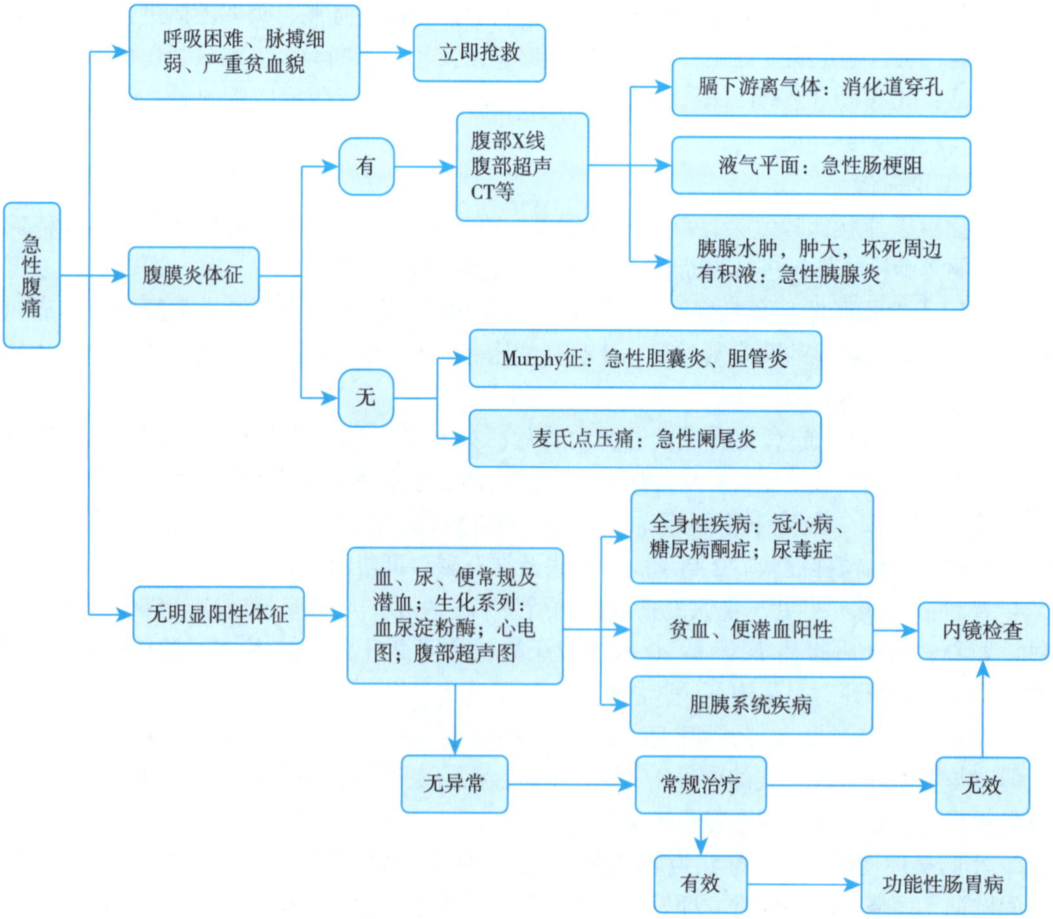

图 12-1　急性腹痛的处理流程

四、救治与护理

（一）救治原则

急性腹痛的病因虽然不同，但救治原则基本相似，即挽救生命、减轻痛苦、积极对因治疗和预防并发症。

1. 手术治疗　手术是急腹症的重要治疗手段。如肠梗阻、内脏穿孔或出血、急性阑尾炎等病因明确、有手术指征者，应及时手术治疗。

2. 非手术治疗　主要适用于病因未明而腹膜炎症状不严重的患者，给予纠正水、电解质紊乱，抗感染，防止腹胀，防止休克等对症支持措施。对病因已明确而不需手术治疗、疼痛较剧烈的患者，应适当使用镇痛剂。

3. 不能确诊的急腹症患者　要遵循“四禁”原则，即禁食、禁灌肠、禁止痛、禁用泻药。经密切观察和积极治疗后，腹痛不缓解，腹部体征不减轻，全身状况无好转反而加重的患者可行剖腹探查，明确病因。

知识链接

病因未明的急腹症患者需警惕的情况

诊断不明的急性腹痛患者，切忌主观片面、放任自流，应严肃追踪观察、严密护理和严格做好临床交接工作，尤其是对下述情况更应该提高警惕：①特殊的阑尾炎，如老、幼、孕妇或异位阑尾炎；②易被忽略的妇女嵌顿疝或股疝；③绞痛后尚可排便的肠梗阻，如肠套叠、不完全肠梗阻或高位肠梗阻；④外伤史很轻或无外伤史的自发性肝、脾破裂，肝或脾包膜下血肿继发大出血等；⑤无胃病史或无气腹的消化性溃疡穿孔、出血，早期症状轻的小穿孔或穿孔后暂时好转的患者；⑥多发性损伤患者，尤其是易被忽略的并发闭合性腹部损伤；⑦某些病史不详的患者，如休克、昏迷和婴幼儿等。

（二）护理措施

1. 即刻护理措施　应首先处理能威胁生命的情况，如腹痛伴有休克应及时配合抢救，迅速建立静脉通路，及时补液纠正休克。如有呕吐头应偏向一侧，以防误吸。对于病因明确者，遵医嘱积极做好术前准备；对于病因未明者，遵医嘱暂时实施非手术治疗措施。

2. 严密观察病情变化　观察期间要注意病情演变，综合分析，特别是对病因未明的急性腹痛患者。观察内容包括：①意识状态及生命体征；②腹痛部位、性质、程度、范围以及腹膜刺激征的变化和胃肠功能状态（饮食、呕吐、腹胀、排便、肠蠕动、肠鸣音等）；③全身情况及重要脏器功能变化；④腹腔异常，如腹腔积气、积液，肝浊音界变化和移动性浊音；⑤新的症状与体征出现等。

3. 控制饮食及胃肠减压　对于病情较轻且无禁忌证者，可给予少量流质或半流质饮食。病因未明或病情严重者，必须禁食。疑有空腔脏器穿孔、破裂，腹胀明显或肠梗阻患者须行胃肠减压，应注意保持引流通畅，观察与记录引流液的量、色和性状，及时更换减压器。对于病情严重、预计较长时间不能进食者，按医嘱应尽早给予肠外营养。

4. 补液护理　遵医嘱给予输液，补充电解质和能量合剂，纠正体液失衡，并根据病情变化随时调整补液方案和速度。

5. 遵医嘱给予抗生素控制感染　急腹症多为腹腔内炎症和脏器穿孔引起，多有感染，是抗生素治疗的确定指征。一般首先予经验性用药，宜采用广谱抗生素，且主张联合用药。待细菌培养明确病原菌及药敏后，尽早采用针对性用药。

6. 对症处理　如腹痛病因明确者，遵医嘱及时给予解痉镇痛药物。但使用止痛药物后应严密观察腹痛等病情变化，病因未明时禁用镇痛剂。高热者可给予物理降温或药物降温。

7. 卧床休息　尽可能为患者提供舒适体位。一般状况良好或病情允许时宜取半卧位或斜坡卧位。注意经常更换体位，防止压疮等并发症。

8. 稳定患者情绪　做好心理护理，急性腹痛往往给患者造成较大的恐惧。因此，应注意对患者及家属做好解释安慰工作，对患者的主诉采取同情性倾听，减轻焦虑，降低患者的不适感。

9. 术前准备　对危重患者应在不影响诊疗的前提下尽早做好必要的术前准备，一旦治疗过程中出现手术指征，应立刻完善术前准备，送入手术室。

学习任务五　胸痛患者的急诊救护

【工作情境】 患者，男，68岁，因“胸痛1小时”入院。患者1小时前于家中无明显诱因出现心前区压榨样疼痛，持续不缓解，并向左上臂和下颌放射，伴胸闷、喘憋。既往有“高血压”病史10年，“心绞痛”病史3年。查体：T 30℃，P 116次/分，R 32次/分，BP 140/95 mmHg，SpO_2 89%，神志清楚，左右胸壁对称，呼吸音对称，未闻及病理性杂音，腹部体检（–），两侧肢体血压基本一致。

【岗位任务】

1. 一旦确诊为急性胸痛，护士应协助医生完成哪些关键的辅助检查？

2. 急诊护士应该立即采取哪些护理措施？

3. 检查过程中，患者突然出现心率进行性增快（140次/分），血压下降（70/40 mmHg），表情淡漠，皮肤发绀，四肢湿冷，请问其可能发生了什么情况？护士应该采取哪些急救护理措施？

一、概述

胸痛（chest pain）是指胸前区的不适感，包括胸部闷痛、刺痛、烧灼、紧缩或压榨感等，有时可放射至面颊、下颌部、咽颈部、肩部、后背部、上肢或上腹部，表现为酸胀、麻木或沉重感等，常伴有精神紧张、焦虑、恐惧感，是急诊科常见的症状之一。胸痛的病因复杂各异，且危险性存在较大的差别。急性胸痛是一些致命性疾病的主要临床表现，如急性冠状动脉综合征、主动脉夹层、急性肺栓塞等。目前，“胸痛中心”是一种新型的医疗模式，通过院内多学科及院内外急救医疗服务体系信息共享和流程优化，使急性胸痛患者得到快速诊断和及时治疗，病死率降低，临床预后得到改善。

知识链接

“胸痛中心”的起源与发展

全球第一家“胸痛中心”于1981年在美国巴尔的摩St.ANGLE医院建立，至今全球多个国家的医院都设立了“胸痛中心”。“胸痛中心”可显著减少胸痛确诊时间，降低ST段抬高型心肌梗死再灌注治疗时间，缩短住院时间，降低再就诊和再住院次数，减少不必要的检查费用，改善生活质量。2010年，在著名心脏病学专家胡大一教授推动下，《“胸痛中心”建设中国专家共识》正式发表，标志着我国“胸痛中心”建设正式起步。2011年3月，广州军区广州总医院宣布中国首个区域军民协同远程胸痛急救网正式投入运营。2012年8月，上海胸科医院和广州军区广州总医院的“胸痛中心”首批通过美国胸痛中心协会国际认证。2013年9月，《中国胸痛中心认证标准》发布，我国成为继美国、德国之后第三个有“胸痛中心”建设标准的国家。截至2015年12月，我国已有180家“胸痛中心”，其中50家通过认证。

二、病因与发病机制

胸痛的病因涵盖各个系统，有多种分类方法。其中，从急诊处理和临床使用角度，可将胸痛分为致命性胸痛和非致命性胸痛两大类。致命性胸痛又可分为心源性胸痛和非心源性胸痛，其中急性冠脉综合征、主动脉夹层和急性肺栓塞属于致命性胸痛等。

急性冠脉综合征（acute coronary syndromes，ACS）是以冠状动脉粥样硬化斑块破溃，继发完全或不完全闭塞性血栓形成病理基础的一组临床综合征，包括不稳定型心绞痛（unstable angina，UA）、非ST段抬高型心肌梗死（non-ST segment elevation myocardial infarction，NSTEMI）和ST段抬高型心肌梗死（ST segment elevation myocardial infarction，STEMI）；前两者又称非ST段抬高型急性冠脉综合征（non-ST segment elevation acute coronary syndrome，NSTE-ACS）。其中，斑块破溃若形成微栓子或不完全血栓，可诱发UA或NSTEMI；若形成完全性血栓，可诱发STEMI。这些综合征均可导致心搏骤停和死亡，因此早期识别和快速反应至关重要。

主动脉夹层（aortic dissection，AD）是指主动脉内的血液经内膜撕裂口流入囊样变性的主动脉中层，形成夹层血肿，并随血流压力的驱动，沿主动脉壁纵轴延伸剥离导致的严重心血管急症。由于机械压迫、刺激和损伤导致突发撕裂样的胸部疼痛。约有半数主动脉夹层由高血压引起，其他病因包括遗传性血管病变如马方综合征、血管炎性疾病如Takayasu动脉炎、医源性因素如导管介入诊疗术、主动脉粥样硬化斑块内膜破溃以及健康女性妊娠晚期等（表12-10）。

表12-10　胸痛分类与常见原因

分类	病因
致命性胸痛	
心源性胸痛	急性冠脉综合征、主动脉夹层、心脏压塞、心脏按压伤（冲击伤） 稳定型心绞痛、急性心包炎、心肌炎、肥厚型梗阻性心肌病、应激性心肌病、主动脉瓣疾病、二尖瓣脱垂等
非心源性胸痛	急性肺栓塞、张力性气胸、食管破裂
非致命性胸痛	
胸壁疾病	肋软骨炎、肋间神经炎、带状疱疹、急性皮炎、皮下蜂窝织炎、肋骨骨折、血液系统疾病所致骨痛（急性白血病、多发性骨髓瘤）等
呼吸系统	肺动脉高压、胸膜炎、自发性气胸、肺炎、急性气管-支气管炎、胸膜肿瘤、肺癌等
纵隔疾病	纵隔脓肿、纵隔肿瘤、纵隔气肿等
心理精神	抑郁症、焦虑症、惊恐障碍等
其他因素	过度通气综合征、痛风、颈椎病等

急性肺栓塞引起的胸痛与低氧血症、冠状动脉灌注减少、肺动脉高压时的机械扩张和波及

壁胸膜有关。

由于心、肺、大血管以及食管的传入神经进入同一个胸背神经节，通过这些内脏神经纤维，不同脏器疼痛会产生类似的胸痛表现。此外，内脏病变除产生局部疼痛外，尚可产生牵涉痛，其发生机制是由于内脏器官的痛觉纤维与由来自皮肤的感觉纤维在脊髓后角终止于同一神经元上，通过脊髓丘脑束传入大脑，大脑皮质把来自内脏的痛觉误感觉为相应体表的痛觉。

三、护理评估及分诊鉴别

（一）护理评估与分诊

急诊接诊急性胸痛患者时，首要任务是迅速评估患者生命体征，简要收集临床病史，判断是否有危及生命的表现，如生命体征异常、面色苍白、出汗、发绀、呼吸困难等，以决定是否需要立即对患者实施抢救；然后详细询问病史中疼痛及放射的部位、性质、持续时间、影响因素、伴发症状等，配合体格检查和辅助检查，进行综合分析与判断。需要强调的是，急诊护士面对每一例胸痛患者，均需优先排查致命性胸痛（图 12-2）。

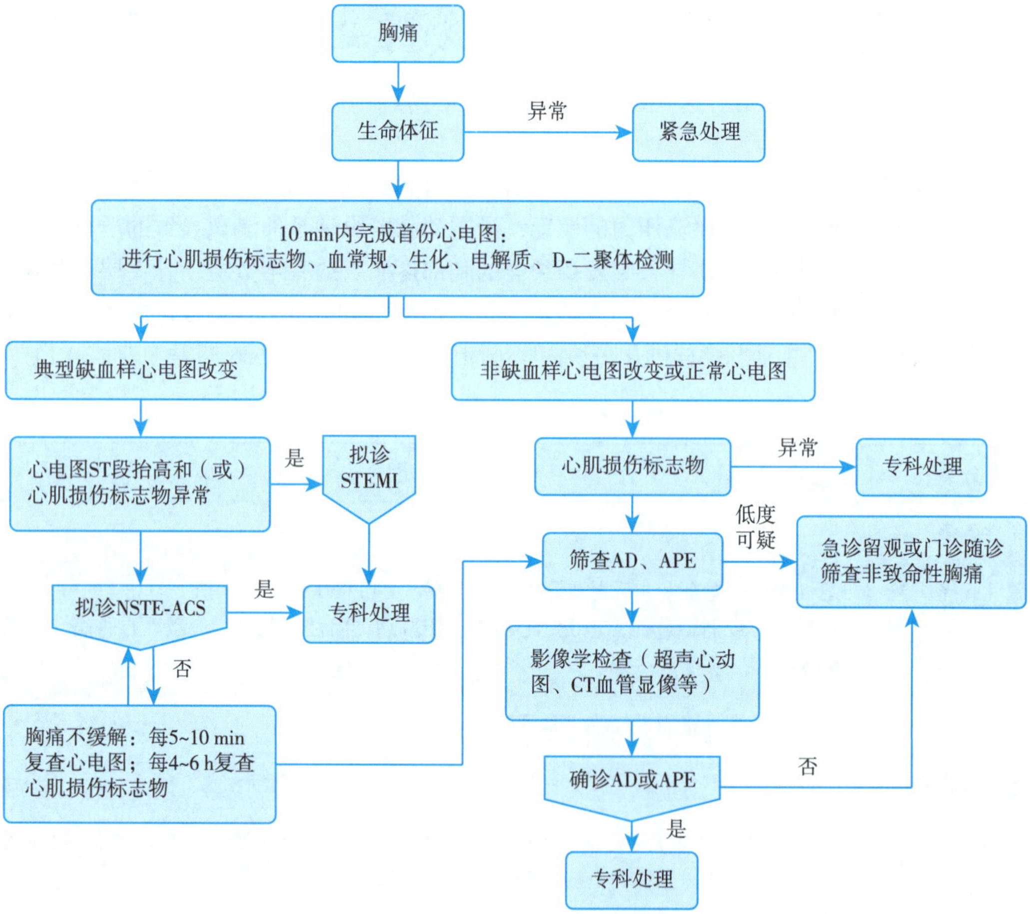

图 12-2 胸痛评估与判断

（二）临床表现

1. 起病　ACS 多在 10 min 内胸痛发展到高峰，而主动脉夹层是突然起病，发病时疼痛最严重。

2. 部位及放射　心绞痛或心肌梗死的疼痛常位于胸骨后或心前区，向左肩和左臂内侧放射，也可向左颈或面颊部放射而被误诊为牙痛。主动脉夹层随夹层血肿的扩展，疼痛可随近心端向远心端蔓延，升主动脉夹层疼痛可向前胸、颈、喉放射，降主动脉夹层疼痛可向肩胛间、背、腹、腰或下肢放射。急性肺栓塞、气胸常呈剧烈的患侧胸痛。

3. 性质　疼痛的性质多种多样，程度可呈剧烈、轻微或隐痛。典型的心绞痛和心肌梗死呈压榨样痛并伴有压迫窒息感，而非典型疼痛表现为“胀痛”或“消化不良”等非特异性不适。主动脉夹层为骤然发生的前后移行性撕裂样剧痛；急性肺栓塞有胸膜炎性胸痛或心绞痛样疼痛。

4. 持续时间及影响因素　心绞痛一般持续 2 ~ 10 min，休息或含服硝酸甘油后 3 ~ 5 min 内缓解，诱因包括劳累、运动、饱餐、寒冷、情绪激动等。不稳定型心绞痛还可在患者活动耐量下降或静息状态下发作，胸痛持续时间延长，程度加重，发作频率增加。心肌梗死的胸痛持续时间常大于 30 min，硝酸甘油无法有效缓解。呼吸时加重的胸痛多见于肺、心包或肌肉骨骼疾患。与进食关系密切的胸痛多见于食管疾病。

5. 伴发症状　胸痛伴有血流动力学异常，如大汗、颈静脉怒张、血压下降或休克时，多见于致命性胸痛。胸痛伴有严重呼吸困难、发绀、烦躁不安提示呼吸系统疾病的可能性较大。恶心、呕吐可为心源性或消化系统疾病所致胸痛患者的伴发症状。

（三）体格检查

ACS 患者可无特异性临床体征，部分表现为面色苍白、皮肤湿冷、发绀、颈静脉怒张、低血压、心脏杂音、肺部啰音等。主动脉夹层累及主动脉根部，可闻及主动脉瓣杂音；夹层破入心包引起心脏压塞可出现贝氏三联征，即颈静脉怒张、脉压差减小、心音低钝遥远；夹层压迫锁骨下动脉可造成脉搏短、双侧收缩压和（或）脉搏不对称。急性肺栓塞患者最常见体征是呼吸频率增快，可伴有口唇发绀；血压下降、休克提示大面积肺栓塞；单侧或双侧不对称性下肢肿胀、腓肠肌压痛提示患者合并深静脉血栓形成。

（四）辅助检查

1. 心电图　心电图是早期快速识别 ACS 的重要工具，标准 12 或 18 导联心电图有助于识别心肌缺血部位、范围和程度。① STEMI 患者典型心电图：至少两个相邻导联 J 点后新出现 ST 段弓背向上抬高，伴或不伴病理性 Q 波、R 波减低；新发的完全左束支传导阻滞；超急性期 T 波改变。② NSTE-ACS 患者典型心电图：同基线心电图比较，至少 2 个相邻导联 ST 段压低≥ 0.1 mV 或者 T 波改变，并呈动态变化。少数 UA 患者可无心电图异常表现。上述心电可随心绞痛缓解而完全或部分消失，如果其变化持续 12 h 以上，提示 NSTEMI。③急性肺栓塞患者典型心电图：SI QⅢ TⅢ征，即Ⅰ导联 S 波加深，Ⅲ导联出现 Q 波及 T 波倒置。

2. 实验室检查　心肌肌钙蛋白 I/T（cTnI/T）是诊断心肌梗死的特异性高、敏感性好的生物性标志物，高敏肌钙蛋白（hs-cTn）是检测 cTnI/T 的高敏感方法。如不能检测 cTn，肌酸激酶同工酶（CK-MB）检测可作为替代。

多数急性肺栓塞患者血气分析 PaO_2 ＜ 80 mmHg 伴 $PaCO_2$ 下降。血浆 D－二聚体升高，因其敏感性高而特异性差，若其含量低于 500 μg/L，有重要的排除价值。

3. 超声心动图　可定位主动脉夹层内膜裂口，显示真、假腔的状态及并发心包积液和主动脉瓣关闭不全的改变等。

4. CT 血管成像　是主动脉夹层和急性肺栓塞的临床首选影像学检查。

5. 肺动脉造影术　是在 CT 检查难以确诊或排除急性肺栓塞诊断时，或者患者需要血流动力学监测时应用。

6. ACS 的危险分层　对于 ACS 患者的预后判断和治疗策略选择具有重要价值。

STEM I 高危特征包括：广泛 ST 段抬高、新发左束支传导阻滞、既往心肌梗死病史、Killp 分级＞Ⅱ级、下壁心肌梗死伴左室射血分数≤ 35% 或收缩压＜ 100 mmHg 或心率＞ 100 次 / 分或前壁导联 ST 段下移≥ 0.2 mV 或右室导联 V4R ST 段抬高≥ 0.1 mV、前壁心肌梗死且至少

2 个导联 ST 段抬高≥ 0.2 mV。

四、救治与护理

（一）救治原则

急性胸痛的处理原则是首先迅速识别致命性胸痛，给予积极救治，然后针对病因进行治疗。

1. ACS 的救治原则

（1）院前急救：①首先识别并确认缺血性胸痛，获取 12 导联心电图，如果 ST 段抬高，将患者送往能进行心血管再灌注治疗的医院，有条件应提前与医院沟通。②监测生命体征和血氧饱和度，如果血氧饱和度＜ 94%，给予吸氧。③如果发生心搏骤停，立即进行 CPR 和除颤。④对症治疗，如舌下含服或喷雾硝酸甘油，必要时给予吗啡止痛。⑤建立静脉通路。⑥如果考虑给予院前溶栓治疗，应排除禁忌证。

（2）急诊科救治：①救治目标：识别并分诊患者，缓解缺血性胸部不适；预防和治疗 ACS 的急性致命并发症（如心室颤动、无脉性室速、心源性休克、急性心力衰竭等）。②危险分层：根据评估结果，可将患者划分为 STEMI、高危 N STE-ACS 以及中低危 N STE-ACS，分别采取不同的救治措施。③早期再灌注治疗：如果 STEMI 患者症状出现时间＜ 12 h，应直接行经皮冠状动脉介入治疗（percuta neous coronary intervetion，PCI），目标时间是从接诊到球囊扩张时间＜ 90 min。如果采用静脉溶栓治疗，目标时间是从接诊到进针时间＜ 30 min。

2. 急性主动脉夹层的救治原则　积极给予镇静与镇痛治疗，给予控制血压、负性心率与负性心肌收缩力的药物，必要时介入或外科手术治疗。

3. 急性肺栓塞的救治原则　在呼吸循环支持治疗的基础上，以抗凝治疗为主；对于伴有明显呼吸困难、胸痛、低氧血症的大面积肺栓塞病例，采取溶栓、外科手术取栓或介入导管碎栓治疗。

（二）护理措施

1. 即刻护理措施　急性胸痛在没有明确病因前应给予：①安静卧床休息。②连接心电、血压、呼吸和血氧饱和监测仪，注意电极位置应避开除颤区域和心电图胸导联位置。③当有低氧血症时，给予导管或面罩吸氧，使血氧饱和度≥ 94%。④描记 12 或 18 导联心电图，动态关注 ST 段变化。⑤建立静脉通路，保持给药途径畅通。⑥按所在部门救治流程采取动脉、静脉血标本，监测血常规、血气分析、心肌损伤标志物、电解质、凝血试验、肝肾功能、D- 二聚体等。⑦对 ACS 的急性致命并发症，如心室颤动、无脉性室速等，准备好急救药物和抢救设备。⑧对于 NSTE-ACS 极高危缺血患者，做好紧急性冠状动脉造影（＜ 2 h）的准备。⑨如果病情允许，协助患者按医嘱接受 X 线胸片、CT、磁共振成像（MRI）等影像学检查。

2. 胸痛护理　观察胸痛的部位、性质、严重程度、有无放射、持续时间、伴随症状、缓解和加重因素。注意疼痛程度的变化，胸痛时表情有无面色苍白、大汗和血流动力学障碍。及时向医生报告患者疼痛变化。根据医嘱使用镇痛药，及时评估止痛的效果。

3. ACS 的护理　如胸痛的病因为 ACS，护理如下：

（1）按医嘱应用药物：明确用药剂量、途径、适应证、禁忌证以及简单药物原理。

1）阿司匹林：对于疑似 STEMI 患者，若无阿司匹林过敏史和近期胃肠道出血，应遵医嘱立即让其嚼服阿司匹林 150 ~ 300 mg，保证药物吸收效果。

2）硝酸酯类药物：包括硝酸甘油和硝酸异山梨酯。对于阿司匹林无法缓解的胸痛患者，若血流动力学稳定（收缩压高于 90 mmHg 或低于基线值 30 mmHg 以内，且心率为 50 ~ 100 次 / 分），每 3 ~ 5 min 让其舌下含服 1 片硝酸甘油，含服时确保舌下黏膜湿润，尽可能取坐位，以免加重低血压反应。若胸痛仍未缓解，及时报告医生，准备给予静脉滴注硝酸甘油，注意定期调整滴注速度，监测血流动力学和临床反应，使血压正常患者平均动脉压下降10%，高血压患者平均动脉压下降20%～30%。部分患者用药后可能出现面色潮红、头部胀痛、头晕、心动过速、心悸等不适，应告知患者是由于药物所产生的血管扩张作用所致，并注意密切观察。特别需要注意的是，对于心室前负荷不足的患者应慎用或不用硝酸甘油，这些情况包括下壁心梗和右室心梗、低血压、心动过缓、心动过速、过去24～48 h服用过磷酸二酯酶抑制剂。

3）吗啡：对于经硝酸酯类药物治疗胸痛未缓解的患者，应及时报告医生，准备给予吗啡治疗。吗啡有扩张血管作用，可能有前负荷依赖或UA/NSTEMI患者应慎用吗啡，因吗啡可能与其死亡率增高有关。

4）β-受体阻滞剂：排除低血压、心动过缓、心力衰竭的ACS患者按医嘱给予β-受体阻滞剂，降低过快心率和高血压，减轻心肌耗氧。

5）氯吡格雷：具有血小板抑制剂作用，起效快、使用安全。高危ACS保守治疗患者或延迟性PCI患者在早期辅助治疗中按医嘱给予氯吡格雷可改善预后，尤其适合对阿司匹林过敏的ACS高危人群应用。

（2）再灌注心肌的治疗与护理：起病3～6 h最多在12 h内，做好使闭塞的冠状动脉再通的准备，使心肌得到再灌注，减小心肌坏死的范围。

1）直接PCI治疗的适应证：STEMI患者，包括：①发病12 h内或伴有新出现左束支传导阻滞，或伴严重急性心力衰竭或心源性休克（不受发病时间限制）；②发病12～24 h具有临床或心电图进行性缺血证据。

2）溶栓后PCI治疗的适应证：所有在院前溶栓的患者应及时转运到能进行PCI治疗的医院。①溶栓成功后3～24 h，或溶栓后出现心源性休克或急性严重心力衰竭时，应行冠状动脉造影并对梗死相关血管行血运重建；②溶栓治疗失败患者；③溶栓成功后若出现再发缺血、血流动力学不稳定以及危及生命的室性心律失常或有再次闭塞证据的患者。

3）PCI术前护理：协助医生向患者及家属介绍PCI目的、方法。按医嘱抽取血常规、凝血试验、心肌损伤标志物、肝肾功能等化验，做好手术区域的备皮，备好便携式给氧设施及必要的抢救药品与物品，尽快护送患者到介入导管室。

4）溶栓治疗的护理：因各种原因不能进行PCI而采用溶栓治疗：①评估溶栓治疗的适应证和禁忌证。②按医嘱准确给药，如尿激酶（UK）、链激酶（SK）和重组组织型纤维蛋白溶酶原激活剂（rt-PA）。③监测血压的改变。④按医嘱随时做心电图，及时了解再灌注心律失常和ST段的改变。⑤溶栓治疗最严重的并发症是颅内出血，应密切观察患者是否发生严重头痛、视觉障碍、意识障碍等。动、静脉穿刺后要注意延长按压局部时间至不出血为止。⑥按医嘱及时抽取和送检血液标本，及时了解化验和特殊检查结果。⑦注意观察有无药物不良反应，如寒战、发热等过敏反应。

（3）并发症的监测与处理

1）心律失常的监测与处理：注意观察监护仪及心电图的心率（律），及时识别各种心律失常，并迅速配合医生给予及时处理。

2）心源性休克的监测与处理：密切观察患者的呼吸、血压、心率及皮肤颜色、温度及潮湿度等表现。如果患者出现心率持续增快、血压有下降趋势（<90 mmHg），血氧饱和度低于94%，皮肤颜色苍白或发绀，四肢湿冷，表情淡漠等症状，应高度警惕发生心源性休克的可能，需及时通知医生，配合给予必要的处理。

心源性休克的处理：①补充血容量：估计有血容量不足，按医嘱补充液体，注意按输液计划调节滴速，观察有无呼吸困难、颈静脉充盈、恶心、呕吐、心前区疼痛加重等表现。②及时按医嘱给予药物：如血压低于90 mmHg及时给予血管活性药物（如多巴胺）等药物静脉滴注。用药时注意观察血压和输液部位的皮肤，根据医嘱和血压具体情况调节输液速度。需要时，按医嘱采取措施纠正酸中毒及电解质紊乱，保护肾功能。③密切观察病情变化：注意观察药物作用与副作用，密切观察心率（律）、血压、血氧饱和度、尿量和患者状况，准确记录出入水量，及时向医生报告病情变化情况。

3）急性左心衰竭的监测与处理：如患者出现不能平卧、呼吸困难、咳嗽、发绀、烦躁等心力衰竭症状时，立即准备按医嘱采取紧急措施：①体位：将患者置于坐位或半坐位。②保持呼吸道通畅，给予高流量面罩吸氧。③遵医嘱给予各种抢救药物：如静脉注射吗啡，镇静，减轻恐惧感，同时亦可降低心率，减轻心脏负荷；应用氨茶碱，解除支气管痉挛，缓解呼吸困难；给予洋地黄制剂，增加心肌收缩力和心输出量；应用硝酸甘油、硝普钠等血管扩张剂静脉滴注，扩张周围血管，减少静脉回心血量；给予呋塞米静脉注射，利尿，减少循环血量。在给药过程中，注意按药物用法给药，血管活性药物一般应用微量泵注入控制输液速度，防止低血压。但对于肺和（或）体循环淤血者，注意严格控制静脉输液速度，监测液体出入量。④密切观察病情变化，协助完善相关检查：进行心电、血压、血氧饱和度监测，密切观察药物作用及其病情变化。描记 12 导联心电图，留取动脉血气、脑钠肽、血常规、血糖、电解质和心肌损伤标志物等各种血标本；协助患者接受 X 线胸片、超声检查。

（4）心理护理：ACS 患者突然发病、症状重，加之处于医院的特殊环境，告知的手术风险及医疗费用等因素均会引起紧张、恐惧、焦虑、烦躁，甚至绝望等负性情绪。因此，应重视对患者的心理护理，注意关心体贴患者。抢救过程中适时安慰和鼓励患者，有针对性地告知相关抢救措施，减轻患者的恐惧感，取得患者及家属的配合，积极配合救治，增强对治疗的信心。

（5）健康指导：在救治 ACS 患者的同时，结合患者病情和不同特点对患者和家属实施健康教育和康复指导，强化预防意识，已有 ACS 病史应预防再次梗死和其他心血管不良事件称之为二级预防。

1）改变生活方式：①合理膳食：宜摄入低热量、低脂、低胆固醇、低盐饮食，多食蔬菜、水果和粗纤维食物如芹菜、糙米等，避免暴饮暴食。②适当运动：保持适当的体力活动，以有氧运动为主，注意运动的强度和时间，以不致发生疼痛症状为度。③控制体重：在饮食治疗的基础上，结合运动和行为治疗等控制体重。④戒烟戒酒。

2）避免诱发因素：调整日常生活与工作量，不可过于劳累，避免情绪激动，减轻精神压力，保证充足睡眠。

3）正确应用药物：告知患者用药目的、作用及注意事项，指导患者正确应用抗血小板聚集、抗缺血、抗心律失常、降压降脂降糖等药物，积极治疗冠心病、高血压、高血脂、糖尿病等基础慢性疾病。

4）病情自我监测：向患者讲解疾病的知识，包括 ACS 发生的简单过程、诱因、监护意义。教会自测脉率，以及早发现心律失常。告知患者及家属心绞痛发作时的缓解方法，如心绞痛发作比以往频繁、程度加重，疼痛时间延长，应警惕心肌梗死的发生，及时就医。

4. 主动脉夹层的护理　如胸痛的病因是主动脉夹层，护理如下：

（1）按医嘱给予药物治疗：①降压治疗：降压可以减轻或缓解患者胸痛，防止主动脉破裂，争取手术机会。一般静脉持续应用微量泵给药扩血管药物，如硝普钠，同时配合应用 β 受体阻滞剂或钙离子拮抗剂，将收缩压控制在相应安全水平。用药过程中要密切监测血压变化，避免血压出现骤降或骤高，根据血压变化调节药物剂量，使血压维持在相对稳定和安全的水平。②镇痛治疗：如果患者胸痛剧烈，应及时报告医生，遵医嘱给予吗啡等治疗，观察并记录胸痛缓解情况，密切监测有无心动过缓、低血压和呼吸抑制等不良反应。

（2）密切观察病情变化：严密监测四肢血压和心率（律）的变化，观察胸痛缓解或加重情况；关注辅助检查结果，了解病情严重程度与发展趋势；出现任何异常情况，及时向医生报告。主动脉夹层极易发生夹层破裂而危及生命，应随时做好抢救的准备。

（3）做好介入治疗、手术或转运的准备：按医嘱为患者做好接受介入治疗或住院接受外科手术治疗的准备，按部门要求为转运过程中可能发生的病情变化做好充分的准备。

5. 急性肺栓塞的护理　如胸痛病因是急性肺栓塞，其护理参见“学习项目十二　学习任务三　呼吸困难患者的急诊救护”。

学习任务六　高热患者的急诊救护

【工作情境】 患儿，男，2岁，1天前无明显诱因出现发热，体温最高达38.7℃，予以退热药物治疗后体温逐渐下降，易反复升高；轻微咳嗽，少许咳痰，轻微流涕，在家口服药物治疗，患儿体温仍反复；1小时前患儿出现一过性抽搐，表现为双眼上翻，眼神发直，四肢抖动、僵硬，无口吐泡沫，无口唇发绀，无大小便失禁；约2分钟缓解，缓解后伴呕吐1次，呕吐物为胃内容物，不含咖啡样液体及血丝，为求进一步治疗来我院就诊，测体温39.1℃；遂以“脓毒血症、高热惊厥”收住我科。

【岗位任务】

高热惊厥患儿应该怎样护理？

一、概述

由于多种不同原因致人体产热大于散热，使体温超过正常范围称为发热。当腋下体温超过39.1℃时称为高热。持续高热对脑组织有严重损伤，可引起脑细胞不可逆性损坏，是临床常见急症之一。由于引起高热的原因复杂，病情变化快，护士需要仔细分析，全面评估。

二、护理评估及鉴别分诊

（一）健康史

询问患者近期有无风寒，有无传染病接触史；有无手术、分娩、服药史；有无急慢性疾病；有无出血征象，有无各种创伤等；重点了解患者发病的时间、季节、发热的持续时间、发热的特点以及伴随症状等。

（二）身体状况

1. 发热程度判断　腋下温度39.1～41℃为高热，腋下温度超过41℃为超高热或高热危象，重者可出现呼吸、循环衰竭。

2. 发热过程及热型的判断　发热过程包括体温上升期和高热持续期，在体温上升期患者多感疲倦、全身不适、肌肉酸痛、怕冷或寒战，临床上有两种形式：①骤升型：体温迅速上升，常在1～2 h内达39～40℃，甚至更高，常伴寒战，多见于大叶性肺炎、急性肾盂肾炎、疟疾等。②缓升型：体温逐渐上升，经数小时可达高峰，常见于伤寒、结核病等。高热持续期患者常自觉灼热，皮肤由苍白转为潮红，呼吸加快，临床常见的发热热型有稽留热、弛张热、间歇热和不规则热。

3. 发热病程的判断　急性发热起病急，病程在两周内，常见于上呼吸道感染、流行性感冒、扁桃体发炎、化脓性感染、严重急性呼吸综合征、大叶性肺炎、流脑、乙脑、菌痢等。慢性发热疾病缓慢，是持续两周以上的发热，常见于伤寒、败血症、胆道感染等。

4. 伴随症状　发热伴有呕吐、腹痛、腹泻可能为急性胃肠炎；伴黄疸可能是急性胆道感染；伴尿频、尿急、尿痛可能是尿路感染；伴皮疹可见于麻疹、猩红热、伤寒、风疹等；伴昏迷见于中枢神经系统感染；伴呼吸困难、咳嗽见于肺炎、胸膜炎等。

（三）辅助检查

1. 血常规　白细胞升高，中性粒细胞增加常提示细菌感染。厌氧菌或病毒感染大多白细胞下降，同时淋巴细胞升高。

2. 尿、便常规检查　可了解泌尿系统及消化系统的某些感染性疾病。

3. X 线胸片　用于肺部、纵隔的某些疾病的诊断。

4. B 超检查　用于肝、胆、胰、子宫、附件、泌尿系统感染或者肿瘤等实质性脏器病变的诊断。

5. 根据病情选择血清免疫学检查、细菌培养、腰穿等检查。

6. 心理 - 社会状况　高热原因不明，患者及家属焦虑不安。

根据上述评估给予分诊处理。分诊过程中若怀疑为传染性疾病，应做好隔离防护，同时注意地区、发病季节、接触史、预防接种史和当地的流行情况，必要时转入发热门诊。若发热伴有意识障碍、休克、惊厥（小儿）、心肌梗死等可能危及生命的患者，应予优先救治。

三、救治与护理

1. 卧床休息　采取舒适体位，减少机体耗能，必要时吸氧，维持室温 20 ~ 24℃，湿度 55% ~ 60%，患者宜穿透气、棉质衣服，若有寒战应给予有效保暖。

2. 补充营养及水分　给予高热量、高维生素、营养丰富的半流质饮食或软食，以补充机体基本需要和因发热造成的额外消耗。指导患者摄取足够的水分以防止脱水，每天至少 2000 ml，必要时可遵医嘱静脉补液，维持水和电解质平衡。若为重症贫血、并发慢性心力衰竭的患者，则需限制液体摄入量并严格控制补液速度，以免诱发急性左心衰竭。

3. 降温　高热患者可先给予物理降温，如冰敷前额及大血管经过的部位（颈部、腋窝和腹股沟）；有出血倾向者禁用乙醇或温水拭浴，以防局部而管扩张而进一步加重出血。必要时，遵医嘱给予药物降温。降温过程中，要密切监测患者体温与脉搏的变化及出汗情况，及时更换衣物，保持皮肤清洁、干燥，防受凉，并观察患者降温后的反应，避免发生虚脱。

4. 病情观察　配合定期监测体温并记录，监测体温变化、生命体征和意识，注意水、电解质和酸碱平衡，记录出入量。注意有无抽搐、休克、脱水情况发生。

5. 加强基础护理，预防并发症　对惊厥患者应采取必要措施防止其坠床等。

6. 遵医嘱指导患者留取所需标本，配合医生积极寻找病因，进行病因治疗，遵医嘱正确配制和输注抗生素等药物，并注意其疗效与不良反应的观察和预防。

7. 心理护理　安抚患者，满足其合理需求。

知识检测

1. 呼吸频率减慢最常见于

A. 心血管疾病　　B. 发热

C. 贫血　　D. 癔症发作

E. 急性镇静催眠药中毒、CO 中毒

2. 当患者由于呼吸困难而出现生命危险时，首要措施是

A. 建立静脉通路，保证及时给药　　B. 准确留取血标本

C. 取舒适体位　　D. 做好隔离措施

E. 保持呼吸道通畅

3. 急性心肌梗死患者从入院到溶栓的目标时间是

A. 10 min　　B. 30 min

C. 45 min　　D. 60 min

E. 2 h

4. 急性心肌梗死患者从入院到 PCI 的目标时间是

A. 30 min　　B. 60 min

C. 90 min　　D. 120 min

E. 180 min

5. 抢救糖尿病酮症酸中毒首要和关键的措施是

A. 防止诱因　　B. 小剂量胰岛素治疗

C. 积极补液　　D. 纠正脑水肿

E. 纠正电解质及酸碱平衡失调

6. 低血糖症的诊断标准为血糖浓度低于

A. 1.8 mmol/L　　B. 2.8 mmol/L

C. 3.8 mmol/L　　D. 4.8 mmolL

E. 5.8 mmol/L

7. 糖尿病患者在药物治疗过程中出现低血糖的血糖浓度是

A. ＜3.9 mmolL　　B. ＜4.9 mmol/L

C. ＜5.9 mmol/L　　D. ＜6.9 mmol/L

E. ＜7.9 mmo/L

8. 糖尿病酮症酸中毒最具特征性的症状是

A. 多尿、多饮加重　　B. 腹痛

C. 呼吸深大　　D. 呼气有烂苹果味

E. 昏迷

9. 以下关于糖尿病酮症酸中毒治疗的陈述，不正确的是

A. 补液对抢救 DKA 患者十分关键，通常先补充生理盐水

B. 治疗前已有低血压或休克，快速输液不能有效升高血压，应输入胶体溶液

C. 当血糖降至 13.9 mmol/L 时，开始输入 5% 葡萄糖溶液，按比例加入短效胰岛素，此时不需要复查血糖

D. 当 pH＜7.1 时应给予相应治疗，但补碱不宜过多、过快，以防诱发或加重脑水肿、血钾下降等

E. 轻、中度 DKA 经治疗后，酸中毒随代谢紊乱的纠正而恢复，一般不必补碱

10. 对急性心肌梗死并发心律失常患者的处理，错误的是

A. 室上性快速心律失常多用维拉帕米

B. 持续阵发性室性心动过速选择利多卡因静脉滴注

C. 快速性心律失常时可用阿托品

D. 尖端扭转型室速给予硫酸镁

E. 心室颤动患者尽早实施非同步直流电除颤

11. 血流动力学稳定的快速性心律失常患者，心电图为规则的窄 QRS 波（＜0.12 s）的心动过速常考虑为

A. 室性心动过速　　B. 心房颤动

C. 尖端扭转型室速　　D. 心室颤动

E. 室上性心动过速

12. 血流动力学不稳定的室性心动过速患者，给予双向波同步电复律，通常初始能量为

A. 50 J　　B. 100 J
C. 120 J　　D. 150 J
E. 360 J

13. 脑出血最常见的病因是

A. 脑动脉瘤　　B. 高血压
C. 血液病　　D. 脑动脉炎
E. 口服避孕药

14. 下列哪项是缺血性脑卒中静脉溶栓的适应证

A. 脑 CT 证实颅内出血
B. 近 3 个月内有颅内手术、脑卒中或脑外伤史
C. 1 周内有腰穿或动脉穿刺史
D. 症状开始出现至静脉溶栓干预开始时间< 4.5 h
E. 3 周内有胃肠道或泌尿系统出血史

15. 抗凝治疗可选用的药物是

A. 华法林　　B. 甘露醇
C. 维生素 C　　D. 糖皮质激素
E. 凝血因子

16. 急性脑卒中患者可采取的体位是

A. 抬高床头 30°　　B. 抬高床尾 30°
C. 中凹卧位　　D. 头高足低位
E. 侧卧位

17. 降低颅内压选择的药物是

A. 螺内酯　　B. 林格液
C. 甘露醇　　D. 华法林
E. 肾上腺素

18. 脑血栓形成的常见病因是

A. 高脂血症　　B. 动脉粥样硬化和动脉炎
C. 糖尿病　　D. 心房颤动
E. 细菌性心内膜炎

19. 下列关于吸气性呼吸困难的症状描述，正确的是

A. 吸气费力，出现三凹征，伴有高调吸气性哮鸣音
B. 呼气延长，伴有哮鸣音
C. 吸气与呼气均费力，呼吸频率增快、深度变浅、呼吸音异常
D. 劳动、平卧时加重，休息、坐位时减轻
E. 深而大或浅而慢的呼吸困难

模块四

ICU 患者的监护

学习项目十三　重症监护

学习项目十三
数字资源

学习目标

【学习目标】掌握急危重症护理的概念、研究范畴和目的；熟悉急诊医疗服务体系的概念、组成和管理；了解急危重症护理的起源与发展、急危重症护士应具备的素质要求。

【知识目标】掌握各系统功能监测的方法及危急值的概念，危急值报告处理程序以及常见检验危急值的报告界限。熟悉心血管、呼吸、神经、肾、消化、内分泌系统功能监测的内容及目的与临床意义，常见检验危急值的临床意义。了解各系统功能监测的基本原理及监测配合要点，了解危急值报告范围。

【能力目标】能运用系统功能监测指标对患者进行分析、评估、监测。具有运用系统功能监测指标综合分析评估患者的脏器功能能力，并制订危重症患者的系统功能监测计划。

学习任务一　重症监护病房的设置与管理

【工作情境】2016 年，某医院呼吸科 ICU 连续发生 2 例铜绿假单胞菌下呼吸道感染，患者年龄在 70～80 岁之间，均有无创呼吸机使用史。调查发现，由于该院呼吸机数量少，常有多人合用与未消毒使用现象，而这些被细菌污染的医疗用品很可能就是此次医院感染暴发的原因。

【岗位任务】

做好 ICU 院内感染管理要从哪些环节着手?

重症监护病房（intensive care unit，ICU）是由经过专业培训的医护人员应用现代医学理论和知识，利用先进的医疗设备和各类器械，对危重病患者进行专业化集中监测、治疗和护理的场所，ICU 的工作实质就是脏器功能支持和原发病控制。

一、ICU 的运作模式

我国 ICU 的分类模式：①专科 ICU：为收治某个专科的危重患者而设立的 ICU，如心内科 ICU、呼吸内科 ICU、神经内外科 ICU 等。②综合 ICU：在专科 ICU 基础上逐渐发展起来的跨科室的全院性 ICU，以处理多学科危重患者为主要工作内容，是医院的一个独立科室。③部分综合 ICU：介于专科 ICU 与综合 ICU 之间，主要收治各专科或手术后危重患者，如外科 ICU、内科 ICU、麻醉科 ICU、儿科 ICU 等。

二、ICU 的布局

1. 总体布局　应根据各医院等级高低、规模大小和功能不同而定，ICU 应位于方便患者转运、检查和治疗的区域，接近主要服务对象的病区、手术室、影像学科、化验室和血库等。可设立医疗、医疗辅助、污物处理和医务人员生活辅助等区域，并相对独立，以减少彼此之间的互相干扰并利于感染的控制，各区域在建筑装饰时应遵循不产尘、不积尘、耐腐蚀、防潮防霉、防静电、容易清洁和符合防火要求的原则，便于展开救治监护工作。

2. 区域布局

（1）医疗区域：主要为病室，可为开放式、半封闭或全封闭式，尽量多设单间或分隔式病室。至少配置 1 ~ 2 个单间病室，用于隔离患者。有条件者设正、负压病室至少各 1 个，对于开展器官移植手术的医院应设置百级空气洁净度的大单间。选用玻璃隔断分隔或应用闭路电视监护以方便观察患者。

（2）医疗辅助区域：包括中央工作站、通道、治疗室、配药室、仪器室、医护人员办公室、值班室、示教室、家属接待室、实验室、营养准备室和库房等，医疗辅助区域与医疗区域面积之比应达到 15∶1 以上。

1）中央工作站：设置在医疗区域的中央地区，病室以中央工作站为中心呈圆形、扇形或 T 形等排列。

2）通道：人员流动通道和物流通道分开，以减少各种干扰和交叉感染。工作人员通道和患者通道分开，提供工作人员尽快接触患者的通道，有条件的医院提供家属探视通道。

3）治疗室：至少设置 2 个。一个用于需要无菌技术操作的治疗和护理，进入前需戴好口罩和帽子；另一个用于只需要达到清洁要求的治疗和护理。

4）仪器室：由于 ICU 使用仪器设备较多，有条件的 ICU 最好设置仪器室，供仪器设备放置和维护使用。

（3）污物处理区域：包括清洁室、污废物处理室和盥洗室等，设置在医疗区域的一端，避免污染医疗区域。

（4）医务人员生活区域：包括休息室、更衣室、进餐室等，与医疗区域相对隔开，避免交叉感染。

三、ICU 的设置

1. 人员编制　护士人数与床位数之比应为 2.5 ~ 3∶1 以上，因 ICU 各类危重患者集中在一起，工作量大，治疗手段繁多，设备现代化，技术新，知识更新快，ICU 护士应掌握重要脏器和系统的相关生理、病理及病理生理学知识、ICU 相关的临床药理学知识和伦理学概念，熟悉重要器官、系统功能监测和支持知识，掌握重要脏器和系统疾病的护理理论；掌握重症监护的专业技术；同时要求职业素质好；具有敏锐的观察力和快速反应能力以及学习能力；并且要求身体健康。

2. 病室设置

（1）床位：国内三级综合医院 ICU 床位数一般为医院病床总数的 2% ~ 8%。床位使用率以 75% 为宜，全年床位使用率平均超过 85% 时，应适度扩大规模。每个床单元使用面积不少于 9.5 m^2，建议为 15 ~ 18 m^2，床间距大于 1 m。单间病室使用面积不少于 18 m^2，建议为

18 ~ 25 m^2。

（2）手卫生设施：安装足够的洗手设施，单间每床 1 套，开放式病床至少每 2 床 1 套，每套设施至少包括非手接触式洗手池、洗手液和擦手纸。每床床旁放置快速手部消毒装置 1 套。

（3）通风与采光设施：具备良好的通风、采光条件，病室空气调节系统能独立控制，室温控制在（24 ± 15）℃，湿度控制在 55% ~ 65%。有条件的 ICU 最好装配气流方向从上到下的空气净化系统。

（4）噪声控制设施：白天的噪声最好不超过 45 dB（A），傍晚不超过 40 dB（A），夜晚不超过 20 dB（A）。地面覆盖物、墙壁和天花板应该尽量采用高吸音的建筑材料。

3. 设备设置

（1）基本设备：病床应为电动床，每床配备防压疮床垫。每床配备完善的功能设备带或功能架，提供电、氧气、压缩空气和负压吸引等功能支持。每床装配电源插座 12 个以上，氧气接口 2 个以上，压缩空气接口 2 个和负压吸引接口 2 个以上。医疗用电和生活照明用电线路分开，每床的电源应该是独立的反馈电路供应。ICU 应有备用的不间断电力系统（UPS）和漏电保护装置，每个电路插座都应在主面板上有独立的电路断路器。

（2）监测设备：多功能生命体征监测仪、呼吸功能监测装置、血气分析仪、血流动力学监测设备、血氧饱和度监测仪及心电图机等。

（3）治疗设备：输液泵、注射泵、肠内营养输注泵、呼吸机、心脏除颤仪、临时心脏起搏器、主动脉内球囊反驳装置、纤维支气管镜、升降温设备及麻醉机等。心肺复苏抢救装备车（车上备有喉镜、气管导管、各种管道接头、急救药品以及其他抢救用具等）等。三级医院必须配置血液净化装置、血流动力学与氧代谢监测设备。

（4）信息管理系统：ICU 应配备完善的通讯系统、网络与临床信息管理系统。

（5）选配设备：除上述必配设备外，有条件者可视需要选配以下设备，包括简易生化仪和乳酸分析仪、闭路电视探视系统、脑电双频指数监护仪、输液加温设备、胃黏膜二氧化碳张力与 pHi 测定仪、呼气末二氧化碳与代谢等监测设备、体外膜肺、床边脑电图和颅内压监测设备、主动脉内球囊反搏和左心辅助循环装置、防止下肢深静脉血栓发生的反搏处理仪器、胸部振荡排痰装置等。

四、ICU 患者的收治及转出

（一）收治原则

1. 急性、可逆、已经危及生命的器官或者系统功能障碍 / 衰竭，经过严密监护和强化治疗短期内可能得到恢复的患者。

2. 存在各种高危因素，随时有生命危险，经过加强监护和治疗可能降低死亡风险的患者。

3. 慢性器官或系统功能不全出现急性加重且危及生命，经过严密监护和治疗可能恢复或接近原来状态的患者。

4. 慢性消耗性疾病及肿瘤的终末期患者、明确不可逆性疾病以及不能从加强监测治疗中获得益处的患者，一般不属于其收治范围。

（二）收治对象

1. 严重创伤、休克、感染和烧伤等引起的多系统器官功能障碍 / 衰竭患者。

2. 心肺脑复苏术后需对其功能进行较长时间支持者。

3. 严重的多发伤、复合伤患者。

4. 物理、化学因素导致危急病症，如中毒、溺水、触电、虫蛇咬伤和中暑患者。

5. 有严重并发症的心肌梗死、严重的心律失常、急性心力衰竭、不稳定型心绞痛患者。

6. 各种术后危重症患者，高龄或合并较严重心肺脑等重要器官疾病，术后易发生意外的高危患者。

7. 严重水电解质、渗透压和酸碱失衡患者。

8. 各种原因导致的大出血、昏迷、抽搐、呼吸衰竭等各系统器官功能障碍需要支持者。

9. 严重的代谢障碍性疾病，如甲状腺、肾上腺和垂体等内分泌危象患者。

10. 大器官移植术后及其他需要加强监护治疗者。

（三）转出指征

ICU 患者经过严密监测、治疗和护理，达到以下条件时可转出 ICU：①急性器官或系统功能障碍 / 衰竭已基本纠正，需要其他专科进一步诊断治疗；②病情已经稳定，病情转入慢性状态，不再需要继续持续加强监测治疗者；③患者不能从继续加强监护治疗中获益。

五、ICU 的管理要求

（一）组织领导

综合 ICU 实行院长领导下的科主任负责制，而专科 ICU 实行专科主任领导下的 ICU 病室负责制。

1. 综合 ICU 主任 / 专科 ICU 负责人全面负责科内各项工作，包括主持定期查房、组织会诊和抢救任务等业务工作；建立独立的医疗团队，加强医务人员的业务培训，医生的配备采取固定与轮转相结合的形式。并设立一整套强化治疗手段。

2. 综合 ICU 应更多地听取专科医生的意见，把更多的原发病处理如创口换药等留给专科医生解决，专科疾病用药和处理及时与专科医生协作处理，针对疑难复杂病患者多开展多学科讨论，以获得更符合实际病情的诊疗方案。并与专科医生共同做好医患沟通。

3. 护士长负责监护室的管理工作，包括安排护士工作，检查护理质量、监督医嘱执行情况及护理文书书写等工作，以及护士业务培训。护士是 ICU 的主体，负责对患者进行 24 h 监测、护理和治疗，能够最直接及时得到患者第一手临床资料。当患者病情突然改变时，要能准确及时地进行处理，并尽快报告医生。所以，ICU 护士应训练有素，熟练掌握各种抢救技术；更要有敏锐的病情观察能力，不怕苦、不怕累的奉献精神，要善于学习；要与医生密切配合，形成良好的医护关系，不断提高医护水平。

（二）ICU 管理制度

1. 制度化管理　制度化管理是 ICU 医疗护理质量得以保证的关键，为了保证工作质量和提高工作效率，除执行各级政府和卫生管理部门的法律法规、医疗核心制度外，ICU 还需建立健全各项规章制度，包括 ICU 诊疗及护理操作常规、患者转入、转出 ICU 制度、抗生素使用制度、抢救设备使用及管理制度、特殊药品管理制度、ICU 院内感染防控制度、医疗、护理不良事件防范与报告制度、危重症会诊制度等。

2. 院内感染管理　ICU 是院内感染的高发区域，感染部位包括肺部感染、尿路感染、伤口感染等。主要原因为：病情危重，机体抵抗力低下，易感性增加；感染患者相对集中，病种复杂；各种侵入性治疗、护理操作较多；多重耐药菌在 ICU 常驻等。院内感染管理成为 ICU 护理工作的重要组成部分。

（1）工作人员管理：尽量减少进出 ICU 的工作人员。进入 ICU 要更换专用工作服、换鞋、戴口罩、洗手，因事外出必须更衣或穿外出衣。严格执行手卫生规范和正确使用手套。每年接受院内感染控制相关知识的培训，尤其要关注卫生保洁人员的消毒隔离知识和技能的培训。

（2）患者管理：感染患者与非感染患者应分开安置，同类感染患者相对集中，MRSA、泛耐药鲍曼不动杆菌等感染或携带者单独安置，以避免交叉感染。对于空气传播的感染，如开放性肺结核，应隔离于负压病房。接受器官移植等免疫功能明显受损患者，应安置于正压病房。医务人员不可同时照顾正、负压隔离室内的患者。如无禁忌证，应将床头抬高 30°～45°。

（3）探视管理：尽量减少不必要的访客探视。探视人有疑似或证实呼吸道感染症状时，或婴幼儿，禁止进入 ICU 探视。探视者进入 ICU 前穿隔离衣、戴口罩和穿鞋套。进入病室前后应洗手或用快速手消毒液消毒双手。探视期间尽量避免触摸患者及周围物体表面，探视时间不超过 1 h。对于疑似有高传染性的感染如禽流感、SARS 等，应避免探视。

（4）医疗操作流程管理：各项医疗、护理操作严格执行无菌技术原则。各种引流应保持密闭性，引流管通畅。每日评估深静脉置管、尿管、气管导管等，尽早拔管。做好口腔护理、声门下分泌物吸引和呼吸机管道护理，预防呼吸机相关性肺炎的发生。

（5）物品管理：规范使用一次性物品；用后物品按照使用规范和院内感染管理要求进行清洁、消毒或灭菌处理；定期对仪器、设备进行清洁消毒；病床、台面、桌面等定期擦拭消毒。

（6）环境管理：定期对病室进行彻底清洁和消毒，定时开窗通风或机械通风，地面湿式清扫，拖把分开使用，有标记，严格按规定进行处理，悬挂晾干。有条件的医院可使用一次性拖布，用后集中清洁消毒后再用。每天用清水或清洁剂湿式拖擦地面，多重耐药菌流行或有院内感染暴发的 ICU，必须采用消毒剂消毒地面，每日至少一次。禁止在病室、走廊清点更换下来的被服、衣物。治疗室、处置室清洁整齐，每日进行空气消毒，每月有空气培养记录。禁止在室内摆放干花、鲜花或盆栽植物。

（7）抗菌药物管理：根据细菌培养与药敏试验结果，合理应用抗生素。

（8）废物与排泄物管理：处理废物与排泄物时做好自我防护，防止体液接触暴露和锐器伤。医疗废物分类放置，规范处理。

（9）监测与监督：常规监测院内感染发病率、感染类型、常见病原体和耐药状况等。进行抗菌药物应用监测，发现异常情况及时采取干预措施。院内感染管理人员应经常巡视 ICU，监督各项感染控制措施的落实。早期识别院内感染暴发和实施有效的干预措施。

六、ICU 质量指标

ICU 质量指标是在一定的时间和条件下，能科学动态地反映 ICU 医疗护理质量的基础、过程和结果应达到的指数、规格或标准。

1. 重症医学质量监测指标　包括：①非预期的 24/48 h 重返重症医学科率（%）；②呼吸机相关肺炎（VAP）的预防率（‰）；③呼吸机相关肺炎（VAP）发病率（‰）；④中心静脉置管相关血流感染发生率（‰）；⑤留置导尿管相关尿路感染发病率（‰）；⑥重症患者死亡率（%）；⑦重症患者压疮发生率（‰）；⑧人工气道脱出例数［来源于《三级综合医院评审标准细则（2011 年版）》］。

2. 重症医学专业医疗质量控制指标　包括：① ICU 患者收治率和 ICU 患者收治床日率；②急性生理与慢性健康评分（APACHE Ⅱ 评分）≥15 分患者收治率（入 ICU 24 h 内）；③感染性休克 3 h 集束化治疗（bunde）完成率；④感染性休克 6 h 集束化治疗（bundle）完成率；⑤ ICU 抗菌药物治疗前病原学送检率；⑥ ICU 深静脉血栓（DVT）预防率；⑦ ICU 患者预计病死率；⑧ ICU 患者标化病死指数（Standardized Mortality Ratio）；⑨ ICU 非计划气管插管拔管率；⑩ ICU 气管插管拔管后 48 h 内再插管率；⑪非计划转入 ICU 率；⑫转出 ICU 后 48 h 内重返率；⑬ ICU 呼吸机相关性肺炎（VAP）发病率；⑭ ICU 血管内导管相关血流感染（CRBSI）发病率；⑮ ICU 导尿管相关尿路感染（CAUTI）发病率。

知识链接

重症医学科护理敏感性质量指标

护理敏感性质量指标由美国护士协会（American Nurses Association，ANA）于1998年提出，是评估护理服务的过程和结局，定量评价和监测影响患者结局的护理管理、临床实践等各项功能的质量，指导护士照顾患者感知及组织促进的监测评价标准。我国冯志仙等学者提出“护患比”等17项护理敏感性质量指标。有学者认为应把导管相关性血流感染发生率、呼吸机相关性肺炎发生率、留置导尿相关性感染发生率、肠内营养过程中误吸发生率、人工气道非计划性拔管率、压疮发生率、特殊感染发生率等作为重症医学科护理敏感性质量指标进行管理。

学习任务二　重症监护评估

【工作情境】 张伯伯，男性，57岁，因“咳嗽、咳痰20年，加重伴胸闷1个月”入院，入院诊断为风湿性心脏病。在全麻和体外循环下行“二尖瓣和主动脉瓣置换术”，术后患者被送入ICU。患者双眼紧闭，皱眉；呼唤能睁眼，压眶能躲避；经口气管插管、呼吸机辅助通气；心率80次/分，体温35.4℃，血压105/60 mmHg，上肢有自主活动，对被动运动有抵抗。右颈部深静脉置管，应用微量泵给予舒芬太尼和咪达唑仑镇静镇痛。

【岗位任务】

1. 应对该患者应进行哪些护理评估？
2. 可运用哪些评估工具协助评估该患者？

一、病情危重程度的评估

目前针对危重患者病情危重程度的评估工具有很多，如急性生理与慢性健康评分Ⅱ（acute physiology and chronic health evaluation Ⅱ，APACHE-Ⅱ）、治疗干预评分系统（therapeutic intervention scoring system，TISS）、改良早期预警评分（modified early warning score，MEWS）等。APACHE-Ⅱ是患者病情危重程度分级的评估工具，由急性生理评分（acute physiology score，APS）（表13-1）、慢性健康评分（chronic health score，CHS）（表13-2）及年龄评分（表13-3）三部分组成，评分范围为0～71分，得分越高，患者病情危重程度越重。APACHE-Ⅱ评估指标客观，适于动态观察患者病情发展。

二、意识障碍的评估

意识改变往往提示患者病情发生变化，医护人员需要对患者的意识状态进行评估。现主要针对ICU常见的昏迷及谵妄两种意识障碍评估方法进行介绍。

（一）昏迷的评估

ICU最常使用格拉斯哥昏迷评分（Glasgow coma scale，GCS）（表13-4），其评估内容包括运动能力、语言能力与睁眼能力，通过三方面的完成状况来判断患者的昏迷程度。总分为15分，分值越高，提示意识状态越好。13～14分为轻度障碍，9～12分为中度障碍，3～8分为重度障碍（昏迷状态）。

表 13-1　急性生理评分

监测指标	异常升高值					异常降低值			
	4 分	3 分	2 分	1 分	0 分	1 分	2 分	3 分	4 分
肛温（℃）	≥ 41	39.0 ~ 40.9		38.5 ~ 38.9	36.0 ~ 38.4	34.0 ~ 35.9	32.0 ~ 33.9	30.0 ~ 31.9	≤ 29.9
MAP（mmHg）	≥ 160	130 ~ 159	110 ~ 129		70 ~ 109		50 ~ 69		≤ 49
HR（次 / 分）	≥ 180	140 ~ 179	110 ~ 139		70 ~ 109		55 ~ 69	40 ~ 54	≤ 39
RR（次 / 分）	≥ 50	35 ~ 49		25 ~ 34	12 ~ 24	10 ~ 11	6 ~ 9		≤ 5
PaO_2（mmHg）（$FiO_2 < 0.5$）					> 70	61 ~ 70		55 ~ 60	< 55
（A-a）DO_2（mmHg）（$FiO_2 > 0.5$）	≥ 500	350 ~ 499	200 ~ 349		< 200				
pH	≥ 7.7	7.6 ~ 7.69		7.5 ~ 7.59	7.33 ~ 7.49		7.25 ~ 7.32	7.15 ~ 7.24	< 7.15
HCO_3^-（mmol/L）	≥ 52	41 ~ 51.9		32 ~ 40.9	22 ~ 31.9		18 ~ 21.9	15 ~ 17.9	< 15
Na^+（mmol/L）	≥ 180	160 ~ 179	155 ~ 159	150 ~ 154	130 ~ 149		120 ~ 129	111 ~ 119	< 110
K^+（mmol/L）	≥ 7	6.0 ~ 6.9		5.5 ~ 5.9	3.5 ~ 5.4	3 ~ 3.4	2.5 ~ 2.9		< 2.5
Cr（mg/dl）	≥ 3.5	2.0 ~ 3.4	1.5 ~ 1.9		0.6 ~ 1.4		< 0.6		
Hct（%）	≥ 60		50 ~ 59.9	46 ~ 49.9	30 ~ 45.9		20 ~ 29.9		< 20
WBC（$\times 10^9$/L）	≥ 40		20 ~ 39.9	15 ~ 19.9	3 ~ 14.9		1 ~ 2.9		< 1
GCS 评分	分值等于 15 减去实际 GCS 分值								

注：当 $FiO_2 < 0.5$ 时用 PaO_2，当 $FiO_2 > 0.5$ 时用（A-a）DO_2；（A-a）DO_2（mmHg）=（$713 \times FiO_2$）−（$PaO_2/0.8777$）$-PaO_2$

表 13-2 慢性健康评分

慢性健康评估要点	无器官衰竭	常规手术前存在器官衰竭或免疫抑制	急诊手术前或不能手术但存在器官衰竭或免疫抑制
分数	0	2	5

注：只有当患者存在以下慢性病时才进行 CHS 评分：①肝硬化及明确的门静脉高压；②美国纽约心脏病学会心功能Ⅳ级；③慢性阻塞性、梗阻性或血管性肺疾病导致活动重度受限；④接受长期透析治疗；⑤因治疗影响机体对感染的抵抗力

表 13-3 年龄评分

年龄（岁）	≤4	45～54	55～64	65～74	≥75
分数	0	2	3	5	6

表 13-4 格拉斯哥昏迷评分

睁眼反应	得分	语言反应	得分	运动反应	得分
自主睁眼	4	正常交谈	5	遵嘱运动	6
呼唤睁眼	3	回答错误	4	刺痛定位	5
刺痛睁眼	2	胡言乱语	3	刺痛躲避	4
刺痛无反应	1	只能发声	2	刺痛屈曲	3
		不能发声	1	刺痛伸直	2
				刺痛无反应	1

（二）谵妄的评估

目前 ICU 成年患者谵妄监测最有效和可靠的评估工具为 ICU 意识模糊评估法（confusion assessment method for the ICU，CAM-ICU），CAM-ICU 见表 13-5。

表 13-5 ICU 意识模糊评估表

CAM-ICU	
特征 1：意识状态急性改变或波动	**阳性标准**
患者的意识状态是否与其基线状况不同？或在过去的 24 h 内，患者的意识状态是否有任何波动？表现为镇静量表（如 RASS）、GCS 或既往谵妄评估得分的波动	任何问题答案为“是”
特征 2：注意力障碍	
数字法检查注意力 指导语：跟患者说：“我要给您读 10 个数字，任何时候当您听到数字“8”，就捏一下我的手表示。”然后用正常的语调朗读下列数字，每个数字间隔 3 s。6852838857 当读到数字“8”患者没有捏手或读到其他数字时患者做出捏手动作，均计为错误	错误>2
特征 3：意识水平改变	
如果 RASS 的实际得分不足 0 分（清醒且平静）为阳性	RASS 不为“0”
特征 4：思维混乱	
是非题 （1）石头是否能浮在水面上？ （2）海里是否有鱼？ （3）1 斤是否比 2 斤重？ （4）您是否能用榔头钉钉子？当患者回答错误时记录错误的个数，执行指令，跟患者说：“伸出这几根手指”（检查者在患者面前伸出 2 根手指），然后说：现在用另一只手伸出同样多的手指，（这次检查者不做示范）如果患者只有一只手能动，第二个指令改为要求患者“再增加一个手指” 如果患者不能成功执行全部指令，记录 1 个错误	错误总数>1

续表

CAM-ICU
CAM-ICU 总体评估：特征 1 和特征 2 同时为阳性，再加上特征 3 或特征 4 其中一项为阳性，即为 CAM-ICU 阳性 符合标准：阳性（谵妄存在）不符合标准：阴性（谵妄不存在）

三、疼痛的评估

疼痛评估是疼痛管理的第一步，患者的主诉是疼痛评估的“金标准”。通过患者主诉进行的疼痛评估方法有脸谱法、数字评分法等。ICU 患者由于意识障碍或镇静等原因，不能对疼痛主观表达，可用重症监护疼痛观察工具（critical care pain observation toll，CPOT）（表 13-6）进行疼痛评估。该量表对气管插管和非气管插管患者均适用，共有 4 个测量条目，前 3 个条目两类患者共用；第 4 个条目，对于气管插管患者观察其通气依从性，对于非气管插管患者观察其发声。每个条目计分为 0 ~ 2 分，总分为 0（无痛）~ 8 分（最痛）。分值越高，患者的疼痛程度越高。

表 13-6　重症监护疼痛观察工具

指标	条目	描述	得分
面部表情	放松、自然	无肌肉紧张表现	0
	表情紧张	皱眉、眉毛下垂、眼窝紧缩、轻微的面肌收缩，或其他改变（如侵入性操作中睁眼或流泪）	1
	脸部扭曲、表情痛苦	出现上述所有面部运动，并有眼睑紧闭（可以表现出张口或紧咬气管插管）	2
身体活动	没有活动或正常体位	根本不动或正常体位	0
	防卫活动	缓慢、小心的活动，触摸或摩擦痛处，通过活动寻求关注	1
	躁动不安	拔管，试图坐起，肢体乱动，翻滚，不听指令，攻击医务人员，试图爬离床	2
肌肉紧张度	放松	被动运动时无抵抗	0
	紧张、僵硬	被动运动时有抵抗	1
	非常紧张或僵硬	强烈抵抗，无法完成被动运动	2
机械通气顺应性（插管患者）或发声（无插管患者）	耐受呼吸机或活动	无报警，通气顺畅	0
	咳嗽但可耐受	咳嗽，可触发报警但自动停止报警	1
	人机对抗	不同步：人机对抗，频繁引起报警	2
	言语正常或不发声	说话音调正常或不发声	0
	叹息，呻吟	叹息，呻吟	1
	喊叫，哭泣	喊叫，哭泣	2

四、营养风险的评估

ICU 常用的营养风险评估工具有营养风险评分（nutritional risk screening，NRS-2002）和目前最佳的危重症患者营养评分系统急危重症营养风险评（NUTRIC 评分）（表 13-7）。当

NUTRIC 评分≥ 5 时，说明患者存在营养风险。

表 13-7　NUTRIC 评分

参数	范围	评分值
年龄（岁）	＜50	0
	50 ~ 74	1
	≥ 75	2
APACHE Ⅱ评分（分）	＜15	0
	15 ~ 19	1
	20 ~ 27	2
	≥ 28	3
SOFA 评分（分）	＜6	0
	6 ~ 9	1
	≥ 10	2
引发器官功能不全（个）	0 ~ 1	0
	≥ 2	1
入 ICU 前的住院天数（天）		
	0	0
	≥ 1	1
白细胞介素 -6（IF-6）（pg/ml）	＜400	0
	≥ 400	1

注：SOFA 评分方法详见脓毒症

五、镇静的评估

合理的镇静治疗能改善机械通气患者的舒适度和人 - 机同步性，提高特殊疾病的治疗效果。通过镇静程度的评估掌握患者的镇静状态，指导镇静药物的调整，实现最佳的镇静目标。目前 ICU 常用的镇静评估工具有 Ramsay 7 评分、Richmond 烦躁 - 镇静评分（Richmond agitation sedation scale，RASS）等。RASS 是目前评估 ICU 成年患者镇静深度最可靠的评估工具（表 13-8）。RASS 的评分范围为 –5 ~ +4 分，最佳镇静目标为 –2 ~ 0 分，即浅镇静。

表 13-8　烦躁 - 镇静评分

分数	状态描述	
+4	有攻击性	有暴力行为
+3	非常躁动	试着拔除呼吸管、鼻胃管或静脉点滴
+2	躁动焦虑	身体激烈移动，无法配合呼吸机
+1	不安焦虑	焦虑紧张，但身体只有轻微的移动
0	清醒平静	清醒自然状态
–1	昏昏欲睡	没有完全清醒，唤醒后可维持清醒状态超过 10 s
–2	轻度镇静	没有完全清醒，唤醒后无法维持清醒状态超过 10 s
–3	中度镇静	对声音有反应
–4	重度镇静	对身体刺激有反应
–5	昏迷	对声音及身体刺激都没有反应

六、护理风险的评估

重症患者病情复杂多变，涉及的护理风险评估工具繁多。

（一）静脉血栓风险的评估

近年来，深静脉血栓发病率呈逐年上升趋势，已经成为患者术后猝死的重要原因之一。静脉血栓栓塞症（venous thromboembolism，VTE）风险评估工具为患者的 VTE 危险分层提供评估标准。针对不同危险分层采取相应的预防措施。目前，我国普遍使用的是风险评估（Caprini 模型）及预防方案（表 13-9）。

表 13-9　VTE 风险评估（Caprini 模型）及预防方案

高危评分	病史	实验室检查	手术
5 分 / 项	脑卒中（1 个月内）		选择性下肢关节置换术
	急性脊髓损伤（瘫痪）（1 个月内）		髋关节、骨盆或下肢骨折
	多发性创伤（1 个月内）		大手术（超过 3 h）*
3 分 / 项	年龄≥ 75（岁）	抗心磷脂抗体阳性	大手术持续 2 ~ 3 h*
	浅静脉、深静脉血栓或肺栓塞病史	蛋白 C 阳性	
	血栓家族史	蛋白 S 阳性	
	肝素引起的血小板减少	YJJ	
	现患恶性肿瘤或化疗	狼疮抗凝物阳性	
	未列出的先天或后天血栓形成	血清同型半胱氨酸酶升高	
2 分 / 项	年龄 60 ~ 74（岁）		关节镜手术（> 60 min）
	既往恶性肿瘤		腹腔镜手术（> 60 min）
			大手术（< 60 min）
1 分 / 项	年龄 40 ~ 59（岁）		计划小手术
	肥胖（BMI > 25 kg/m^2）		近期大手术（1 ~ 3 个月）
	口服避孕药或激素替代治疗		下肢石膏或肢具固定
	妊娠期或者产后（1 个月内）		中心静脉置管
	原因不明的死胎史，复发性自然流产（≥ 3 次），有毒血症或发育受限原因早产		
	卧床的内科患者		
	炎症性肠病史		
	下肢水肿		
	静脉曲张		
	严重的肺部疾病、含肺炎（1 个月内）		
	肺功能异常（慢性阻塞性肺疾病）		
	急性心肌梗死（1 个月内）		

续表

高危评分	病史	实验室检查	手术
	充血性心力衰竭（1个月内）		
	败血症（1个月内）		
	输血（1个月内）		
	其他高危因素		

注：①每个危险因素的权重取决于引起血栓事件的可能性。如癌症的评分是3分，卧床的评分是1分，前者比后者更容易引起血栓。②*只能选择一个手术因素。③干预方案：0～1分：低危，尽早活动+物理预防；2分：中危药物预防+物理预防；3～4分：高危，药物预防+物理预防；≥5分：极高危，药物预防+物理预防，不能单独用物理预防；>9分：有肺栓塞危险；>11分：有易栓症危险

（二）压疮风险评估

评估患者压疮风险是预防压疮的关键，常采用评估工具对压疮发生的相关因素进行量化，筛选高危人群。目前ICU常用的压疮风险评估工具有Braden量表、Cubbin和Jackson量表、Norton量表、Waterlow压疮危险因素评估表。

Waterlow压疮危险因素评估表对危重患者的压疮风险评估特异性最高，适用于危重症患者的压疮风险评估（表13-10）。当评分>10分，则说明患者存在压疮风险，应采取压疮预防措施。

表13-10 Waterlow压疮危险因素评估表

身体质量指数（BMI）		皮肤类型		性别和年龄		营养状况评估工具			
中等（BMI=20～24.9）	0	健康	0	男	1	A-近期体重下降		B-体重下降评分	
高于中等（BMI=25～29.9）	1	薄如纸	1	女	2	是到B		0.5～5 kg=1	
肥胖（BMI≥30）	2	干燥		14～49岁	1	否到C		5.1～10 kg=2	
低于中等（BMI≤20）	3	水肿		50～64岁	2	不确定到C并计分2分		10.1～15 kg=3	
		潮湿		65～74岁	3	C-患者进食少或者食欲差		>15 kg=4	
		颜色异常		75～80岁	4	否=0 是=1		不确定=2	
		破溃		>81岁	5				
失禁		运动能力		特殊因素					
完全控制/导尿	0	完全	0	组织营养状况		神经系统缺陷		大手术或创伤	
偶尔失禁	1	躁动不安	1	恶病质	8	糖尿病	4～6	骨/脊柱手术	5
大/小便失禁	2	冷漠的	2	多器官衰竭	8	运动/感觉异常	4～6	手术时间>2 h	5
大小便失禁	3	限制的	3	单器官衰竭	5			手术时间>6 h	8
		卧床	4	外周血管病	5	截瘫	4～6		
		轮椅	5	贫血（Hb<80 g/L）	2				

续表

身体质量指数（BMI）	皮肤类型	性别和年龄	营养状况评估工具
评分结果		吸烟	1
总分 10～15 分：危险		药物	
总分 15～20 分：高度危险 总分＞20 分：非常危险		长期应用细胞毒性药物 / 大剂量类固醇、抗生素	4

学习任务三　心血管系统功能监护

心血管系统功能监测（function monitoring of cardiovascular system）反映心血管系统的功能状况，包括心脏、血管、血液、组织氧的供应与消耗及心脏电生理等方面的功能指标，为临床危重患者的病情观察、救治与护理工作提供重要依据。心血管系统功能监测一般分为无创血流动力学监测和有创血流动力学监测两大类。

【工作情境】 李大伯，68 岁，既往有冠心病病史 12 年。因心前区激烈疼痛 4 小时入院，入院后诊断为急性心肌梗死，医嘱予血流动力学监测。

【岗位任务】

1. 无创监测与有创监测的项目有哪些？
2. 有创动脉血压的监测方法有哪几种？
3. 中心静脉压的正常值及监测方法是什么？
4. 进行有创压力监测的管道护理时，护士应该怎么做？

一、无创监测

无创监测（noninvasive monitoring）应用非机械性损伤的方法获得各种心血管系统的功能指标，使用安全方便，并发症少，目前已被广泛应用于各种急危重症或生命体征不平稳的患者。

（一）无创血流动力学监测

血流动力学监测（hemodynamic monitoring）是指根据物理学定律，结合病理和生理学概念，对循环系统中血液运动的规律进行定量、动态、连续测量和分析，得到的数据不仅为危重患者提供诊断资料，还能及时反映患者的治疗效果，从而使患者得到及时、正确而合理的救治。适应各科危重患者循环的监测，如创伤、休克、呼吸衰竭和心血管疾病，以及心胸、脑外科及较大而复杂的手术等。血流动力学监测方法可分为无创监测和有创监测两大类。常用的无创血流动力学监测有无创动脉血压监测与心排血量监测。

1. 无创动脉血压监测　目前，在急诊与 ICU 广泛应用的是自动测压法。自动测压法分为：①自动间断测压法：又称自动无创伤性测压（automated noninvasive blood pressure，ANIBP 或 NIBP），是临床应用最为广泛的一种动脉血压监测方法，主要采用振荡技术，通过充气泵定时使袖带充气和放气来测定血压，能自动定时显示收缩压、舒张压、平均动脉压和脉率，且当血压超过预设的报警上限或低于报警下限时能自动报警，其对伪差的检出较可靠，如肢体抖动时充气即暂停，继而自动重新开始进行充气测压。②自动连续测压法：尚未在临床得到广泛应用。

2. 无创心排血量监测　心排血量（cardiac output，CO）是指一侧心室每分钟射出的血液总量。正常人左右心室的射血量基本相等。CO 是反映心脏泵血功能的重要指标，对评价心功能、补液与药物治疗均具有重要意义。依据测压原理可分为：

（1）胸腔生物阻抗法（TEB）：采用生物电阻抗技术测量每个心动周期胸腔电阻抗值的变化，其改变主要与心脏、大血管血流的容积密切相关。通过公式计算以得出 CO 值。该方法操作简单，使用安全，可长时间连续监测，但其抗干扰能力较差，易受患者呼吸、心律失常、血流动力学不稳定等因素影响，有时测量误差较大，很难进行鉴别，一定程度上限制了其在临床的广泛应用。

（2）心电图监测多普勒心排血量监测：通过多普勒超声技术测量红细胞的移动速度来计算主动脉血流，进而计算出 CO，实现连续性的 CO 监测。根据超声探头置放位置不同可分为经食管和经气管两种途径。此法测定 CO 的前提是升主动脉与降主动脉的血流分配比例恒定。为保证测量的准确性，探头的声波方向与血流方向的夹角不能超过 20°。对探头的置放位置要求较高，躁动及不合作的患者不适宜采用此法。此外，有严重出血倾向及气管或食管疾病患者亦不适合。

（二）心电图监测

心电图（electrocardiography，ECG）监测是各种危重患者的常规监测手段。

1. 心电图监测的意义　①持续观察心电活动。②持续监测心率、心律变化，监测有无心律失常。③观察心电波形变化，诊断心肌损伤、心肌缺血及电解质紊乱。④监测药物对心脏的影响，并作为指导用药的依据。⑤判断起搏器的功能。

2. 电图监测的分类

（1）12 导联或 18 导联心电图：使用心电图机进行描记而获得的即时心电图，12 导联心电图包括 3 个标准肢体导联，即Ⅰ、Ⅱ和Ⅲ导联；3 个加压肢体导联，即 aVR、aVL 和 aVF 导联；6 个胸导联，即 V1、V2、V3、V4、V5、V6 导联。18 导联心电图是在 12 导联心电图基础上增加了 6 个胸导联 V3R、V4R、V5R、V7、V8、V9 导联。

（2）动态心电图：可进行 24 ~ 48 h 的动态心电图监测，常用于心律失常及心肌缺血患者，尤其是无症状性心肌缺血的诊断与评估。但由于心电异常只能通过回顾性分析，不能反映即时的心电图变化，因此不能用于危重症患者连续、实时的心电图监测。

（3）心电示波监测：通过心电监护仪连续、动态反映心电图的变化，对及时发现心电图异常有重要作用，是 ICU 最常用的心电图监测方法。由多台床旁心电监护仪、计算机、打印机及心电图分析仪等构成心电监护系统。

3. 标准心电导联电极置放位置

（1）标准肢体导联：属于双电极导联，Ⅰ导联为左上肢（+），右上肢（–）；Ⅱ导联为左下（+），右上肢（–）；Ⅲ导联为左下肢（+），左上肢（–）。

（2）加压肢体导联：属于单极导联，aVR、aVL 和 aVF 导联探查电极分别置于右腕部、左腕部及左足部。

（3）胸导联：属于单极导联，导联 V1 电极置放于胸骨右缘第 4 肋间，V2 置放于胸骨左缘第 4 肋间，V4 置放于左侧锁骨中线与第 5 肋间相交处，V3 导联电极位于 V2 与 V4 的中点，V5 位于左侧腋前线与 V4 同一水平，V6 位于左腋中线与 V4、V5 同一水平，V7 位于左腋后线与第 5 肋间相交处，V8 位于左肩胛线与第 5 肋间相交处，V9 位于第 5 肋间同水平脊柱左缘，V4R 位于右锁骨中线与第 5 肋间相交处，V3R 在 V1 与 V4R 的中点，V5R 位于右腋后线与第 5 肋间相交处（图 13-1）。

4. 监护仪导联电极置放位置　相对于标准心电图导联而言，监护导联是一种模拟的、综合的导联形式。常用的心电监护仪有 3 个电极、4 个电极和 5 个电极三种类型。每种监护仪器都标有电极放置示意图，可具体参照执行。常用的综合监护导联：①综合Ⅰ导联：左锁骨中

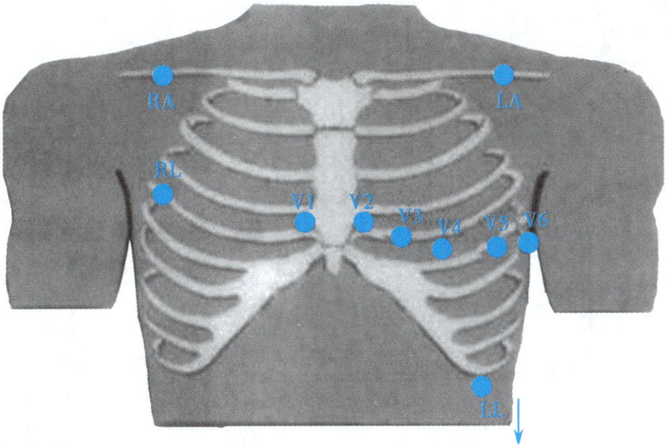

图 13-1　胸导联位置图

点下缘（+），右锁骨中点下缘（–），无关电极置于剑突右侧，其心电图波形近似标准Ⅰ导联。②综合Ⅱ导联：左腋前线第 4 肋间（+），右锁骨中点下缘（–），无关电极置于剑突右侧，其心电图振幅较大，波形近似 V5 导联。③综合Ⅲ导联：左腋前线第 5 肋间（+），左锁骨中点下缘（–），无关电极置于剑突右侧，其心电图波形近似于标准Ⅲ导联。④改良的胸导联（CM 导联）：为双电极导联，是临床监护中常选用的导联连接方法。正极置于胸导联（V1 ~ V6）位置，负极置于胸骨上缘或右锁骨附近 CM5、CM6 因其不影响手术切口消毒，成为手术患者监护的理想导联选择，同时也是监测左心室壁心肌缺血的理想监护导联。除上述导联外，还有食管心电图导联、气管心电图导联、心内心电图导联、希氏束心电图导联等方法。新型心电监护仪安置 7 个胸部电极，可获得与 12 导联心电图极为近似的心电图曲线。

二、有创监测

有创血流动力学监测（invasive hemodynamic monitoring）是指经体表插入导管或监测探头至心脏或血管腔内，以精准测定心血管系统的各项生理功能，操作相对复杂，有发生并发症的危险，临床应用时需掌握好适应证。

（一）有创动脉血压监测

有创动脉血压监测（invasive arterial blood pressure monitoring）将动脉导管置入动脉内，通过压力监测系统直接进行动脉内压力的监测，可直接显示收缩压、舒张压和平均动脉压，反映每心动周期的血压变化情况，并将其数值及波形实时显示在监护仪屏幕上，及时、准确地反映患者血压的动态变化。所测得的血压数值较无创测压法精确，因此成为 ICU 中最常用的血压监测方法之一。该方法具有创伤性，可能引起感染、局部血肿、血栓，以及因使用肝素所致的血小板减少等并发症，在实施过程中应注意严格掌握应用指征，加强观察有无并发症发生，并且做好相关护理。

1. 测压途径　桡动脉因其表浅、易于固定及穿刺成功率高而为首选途径，但穿刺前须做 Allen 试验以判断尺动脉的循环是否良好，若 Allen 试验阳性，则不宜选用桡动脉穿刺。除桡动脉外，还可选择肱动脉、尺动脉、足背动脉或股动脉途径。

2. 测压方法

（1）测压器材与仪器准备：包括动脉穿刺针、换能器、测压管道系统、肝素稀释液、加压袋及压力测量仪或多功能监测仪等。

（2）动脉穿刺置管与测压：动脉穿刺成功后连接已经排气及肝素化的测压管道系统，并通过换能器与压力测量仪相连（图 13-2），即可显示出动脉压的波形与数值。测压前应对压力测量仪进行校零，换能器应置于第 4 肋间腋中线水平，位置相当于右心房水平。

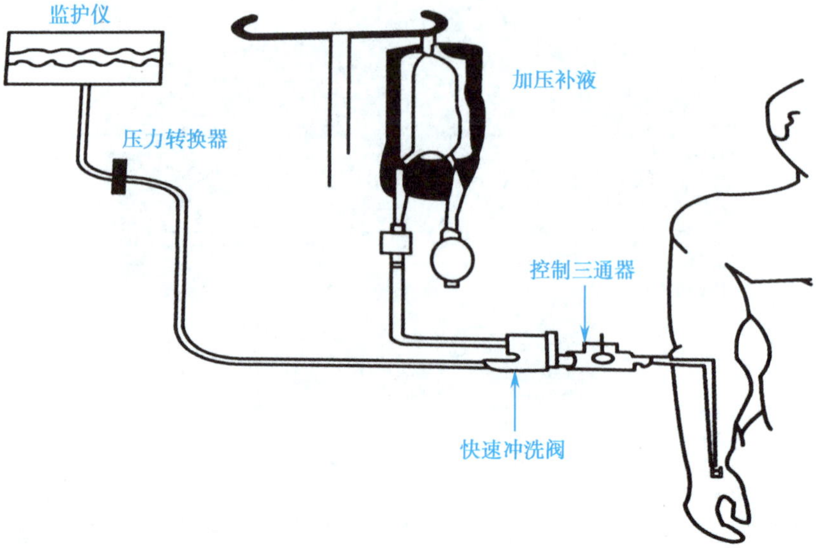

图 13-2 动脉血压测压系统示意图

3. 并发症的防治　最常见的并发症是血栓形成或栓塞，严重时可引起肢体缺血、坏死。除此之外，还可能发生出血、感染和动静脉瘘等。预防并发症的措施有：选择的动脉穿刺针不宜太粗，操作时注意严格无菌技术，尽可能减少动脉损伤；穿刺置管时间不宜过长，一般不超过 7 天；定时用肝素稀释液加压冲洗测压管道系统。

4. 有创动脉血压监测患者的护理　①伤口护理：保持伤口及敷料清洁干燥，预防静脉炎的发生。②导管护理：严格无菌操作，输液管、延长管和三通接头等每天更换，保持导管的通畅和置入的深度，防止导管位置移动或脱出，注意观察肢端血运情况，一旦出现血肿、肢端缺血、感染迹象，应立即拔除导管，置管时间＜ 7 天。③测压时的注意事项：保持固定的体位、测压的部位，校对零点，换能器的高度应与心脏同一水平。

（二）中心静脉压监测

中心静脉压（CVP）监测是指监测胸腔内上、下腔静脉的压力，严格地说是指腔静脉与右心房交界处的压力，反映右心收缩前负荷，主要适于各种严重创伤、休克、急性衰竭等危重患者的监测。

1. 正常值　5 ~ 12 cmH_2O（0.49 ~ 1.18 kPa）。

2. 临床意义　小于 2 ~ 5 cmH_2O 表示右心房充盈不良或血容量不足；大于 15 ~ 20 cmH_2O 表示右心功能不良或血容量超负荷。CVP 监测对了解循环血量和右心功能有十分重要的意义，可作为指导临床治疗的重要参考。当患者出现左心功能不全时，单纯监测 CVP 失去意义。

3. 测压途径　常用的途径有右颈内静脉、锁骨下静脉、颈外静脉和股静脉等。

4. 测压方法

（1）测压器材与仪器准备：包括中心静脉穿刺用物、压力测量仪或多功能监测仪，也可用简易装置（图 13-3）。

（2）中心静脉穿刺置管与测压：中心静脉穿刺后静脉导管通过三通一端与测压装置连接进行测压，另一端可连接静脉输液。注意换能器或简易测压装置的零点应置于第 4 肋间腋中线水平。

5. 注意事项　由于 CVP 监测为有创性操作，可能引起感染、心律失常、出血和血肿、气胸、血胸、空气栓塞、血栓形成等并发症，在操作中应注意：①确定导管插入上腔静脉或右心房；②确保玻璃管零点置于第 4 肋间右心房水平；③确保静脉内导管和测压管道系统内无凝

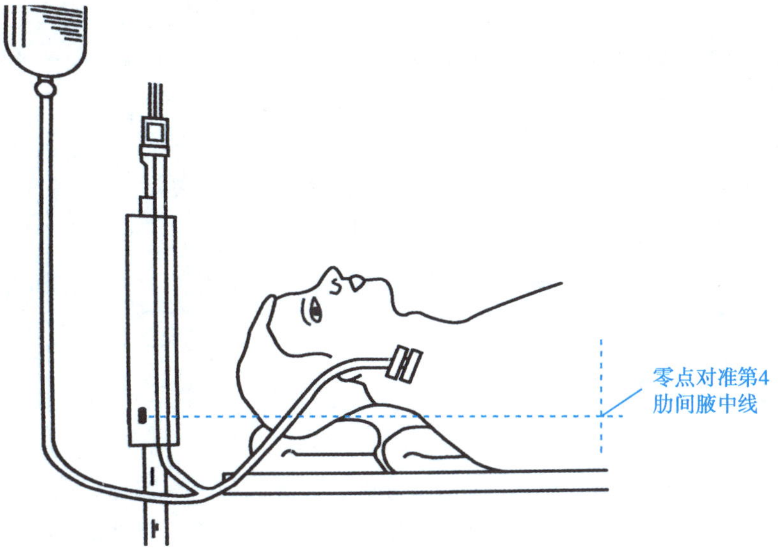

图 13-3　简易 CVP 测压方法

血、空气，管道无扭曲等；④测压时确保静脉内导管畅通无阻；⑤加强管理，严格无菌操作；⑥密切观察，做好记录。

（三）肺动脉压监测

Swan-Ganz 导管监测又称漂浮导管监测（pulmonary arterial pressure monitoring），是能够提供较多生理参数的循环系统监测方法。左心室舒张末压代表左心室收缩前负荷，但直接测量较为困难，而中心静脉穿刺置入 Swan-Ganz 导管，监测肺动脉血压可间接反映左心功能状况。利用原理是心室舒张期末，主动脉瓣和肺动脉瓣均关闭，而二尖瓣开放，在肺动脉瓣与主动脉瓣间可视为一个密闭的液体腔，如血管阻力正常，则左心室舒张末压≈左心房压≈肺动脉舒张压≈肺动脉气压，除测量肺动脉气压外，还可测得右心房压、右心室压和肺动脉压等参数指标，并可采用热稀释法进行有创心输出量监测。

知识链接

脉搏指示连续心输出量监测

脉搏指示连续心输出量（pulse-indicated continuous cardiac output，PiCCO），监测是一种微创血流动力学监测技术，通过动脉穿刺置管和中心静脉穿刺置管，使用 PiCCO 监测仪，利用经肺温度稀释法与动脉搏动曲线分析技术结合对心输出量进行连续测量，并监测胸腔内血容量、血管外肺水肿、脉搏连续心输出量、每搏量及动脉压等指标。与 Swan-Ganz 导管监测相比，PiCCO 无需置管到肺动脉及肺小动脉，可以减少 Swan-Ganz 导管的一系列并发症，能够更准确地反映心脏前负荷和肺水肿类型（PiCCO 监测技术见实训报告）。

学习任务四　呼吸系统功能监护

呼吸系统功能监测的主要目的是对患者的呼吸运动、呼吸容量状态、呼吸力学、呼出气体分析及动脉血气分析等方面进行评估，了解危重症患者通气与换气功能的动态变化，便于病情观察和调整治疗方案及对呼吸治疗的有效性做出合理评价等。

【工作情境】 呼吸科护士小红值夜班。晚上12点，10床男性、78岁患者突然意识模糊，呼吸困难加重，口唇发绀，呼吸35次/分，心率116次/分。

【岗位任务】

1. 呼吸系统功能监测包括哪些，护士如何准备？
2. 通气功能监测有哪些内容？
3. 做血气分析时，护士应注意什么？

一、呼吸运动监测

（一）呼吸频率

呼吸频率（respiratory rate，RR）是指每分钟的呼吸次数，反映患者通气功能及呼吸中枢兴奋性，是最基本的监测项目。正常成人RR为10～18次/分，小儿随着年龄减小而增快，8岁儿童约为18次/分，1岁为25次/分，新生儿为40次/分左右，如成年人RR＜6次/分或＞35次/分均提示呼吸功能障碍。

（二）呼吸幅度

一般男性及儿童以腹式呼吸为主，女性以胸式呼吸为主。正常胸式呼吸时两侧胸廓同时起伏，幅度一致。呼吸幅度可以大致反映潮气量的大小。胸式呼吸不对称时常提示一侧有胸腔积液、气胸、血胸或肺不张等；胸式呼吸增强常因腹部病变或疼痛限制膈肌运动而引起；胸式呼吸减弱或消失可见于两侧胸部均有损伤或病变，亦可见于高位截瘫或肌松剂作用所致；胸式呼吸不能同步常提示有肋间肌麻痹。

（三）呼吸节律

正常呼吸节律自然而均匀。观察呼吸节律变化可及时发现异常呼吸类型，提示病变部位，如伴有喘鸣和呼气延长的呼吸状态多由慢性阻塞性肺疾病所致；呼吸频率快、潮气量小、无气道狭窄和阻塞却有呼吸急促表现，可见于肺、胸廓限制性通气障碍、急性呼吸窘迫综合征、心脏疾病和其他心肺以外疾病。

（四）呼吸周期的吸呼比率

呼吸比率即吸呼比，是一个呼吸周期中吸气时间与呼气时间之比。正常吸呼比为1/1.5～2，吸呼比的变化反映肺的通气与换气功能。可通过直接目测或使用人工呼吸机（非控制呼吸时）呼吸活瓣的运动情况进行评估，精确测量时需通过呼吸功能监测仪来测定。

（五）常见的异常呼吸类型

1. 哮喘急性呼吸　发生在哮喘、肺气肿及其他喉部以下有阻塞者，其呼气时间较吸气时间明显延长，并有哮鸣。心源性哮喘是哮喘性呼吸困难的一种，以左心室病变引起者为多，表现为阵发性端坐呼吸，呼吸困难常在夜间及劳累后出现，可持续数分钟到数小时之久。

2. 紧促式呼吸　呼吸运动浅促而带有弹性，多见于胸膜炎、胸腔肿瘤、肋骨骨折、胸背部剧烈扭伤、颈胸椎疾病引起疼痛者。

3. 深浅不规则呼吸　常以深浅不规则的方式进行呼吸，多见于周围循环衰竭、脑膜炎或各因素引起的意识丧失。

4. 叹息式呼吸　呼吸呈叹息状，多见于神经质、过度疲劳等患者，有时亦可见于周围循环衰竭者。

5. 蝉鸣样呼吸　因会厌部发生部分阻塞，空气吸入发生困难使患者在吸气时发生高音调啼鸣声，吸气时患者的肋间及上腹部软组织内陷。

6. 鼾音呼吸　在患者呼吸期间可闻及大水泡音，主要是上呼吸道有大量分泌物潴留，当空气进出气管时形成，多见于昏迷或咳嗽反射无力者。

7. 点头式呼吸　因胸锁乳突肌收缩所致，在吸气时下颏向上移动，而在呼气时下颏重返原位，类似点头样，多见于垂危患者。

8. 潮式呼吸　是一种交替出现的阵发性的急促深呼吸及此后出现的一段呼吸暂停。

二、呼吸容量监测

（一）潮气量

潮气量（tidal volume，VT）是平静呼吸时一次吸入或呼出的气体量。VT 可用肺功能监测仪或肺量仪直接测定，是呼吸容量中最常用的测定项目之一。正常值为 8 ~ 12 ml/kg，平均约为 10 ml/kg，男性略大于女性。VT 反映人体静息状态下的通气功能，在使用人工呼吸机时还可通过测定吸气与呼气 VT 的差值反映出呼吸管道的漏气状况。

（二）分钟通气量

分钟通气量（minute ventilation，MV 或 VE）是静息状态下每分钟呼出或吸入的气体量，是肺通气功能最常用的测定指标之一。VE=VT × RR。正常值为 6 ~ 8 L/min，成人 VE＞10 ~ 12 L/min 常提示通气过度，VE＜3 ~ 4 L/min 则提示通气不足。

（三）生理无效腔容积

生理无效腔容积（volume of physiological dead space，VD）是解剖无效腔与肺泡无效腔的容积之和。解剖无效腔（anatomical dead space）指从口、鼻、气管到细支气管之间的呼吸道所占空间；肺泡无效腔（alveolar dead space）是指肺泡中未参与气体交换的空间。健康人平卧时解剖无效腔与生理无效腔容积近似相等，疾病时生理无效腔容积可增大。VD/VT 的比值反映通气的效率，正常值为 0.2 ~ 0.35，主要用于评价无效腔对患者通气功能的影响，可帮助寻找无效腔增加的原因。

（四）肺泡通气量

肺泡通气量（alveolar ventilation，VA）是静息状态下每分钟吸入气量中能到达肺泡进行气体交换的有效通气量。VA=（VT−VD）× RR。正常值为 4.2 L/min，它反映真正的气体交换量。

三、呼气末二氧化碳监测

呼气末二氧化碳（end-tidal carbon dioxide，$ETCO_2$）监测包括呼气末二氧化碳分压（pressure of end-tidalCO_2，$PETCO_2$）、呼气末二氧化碳浓度（concentration of end tidal CO_2，$CETCO_2$）、呼出气体二氧化碳波形及其趋势图监测，属于无创监测，可反映肺通气功能状态和计算二氧化碳的产生量，也可反映循环功能、肺血流情况等（图 13-4）。$PETCO_2$ 监测现已成为临床常用的监测方法，在手术室、ICU 和急诊科均有广泛的应用，通过监测 $PETCO_2$ 可以：①判断通气功能：$PETCO_2$ 正常值为 35 ~ 45 mmHg，在无明显心肺疾病的患者，$PETCO_2$ 高低常与 $PaCO_2$ 数值相近，因此可以根据 $PETCO_2$ 的监测结果来判断患者的通气功能状况，并可据此调节通气量，避免通气过度或通气不足。②反映循环功能：低血压、低血容量、休克及心力衰竭时，随着肺血流量减少 $PETCO_2$ 也降低，呼吸心跳停止时 $PETCO_2$ 迅速降为零，复苏后逐步回升。③判断人工气道的位置

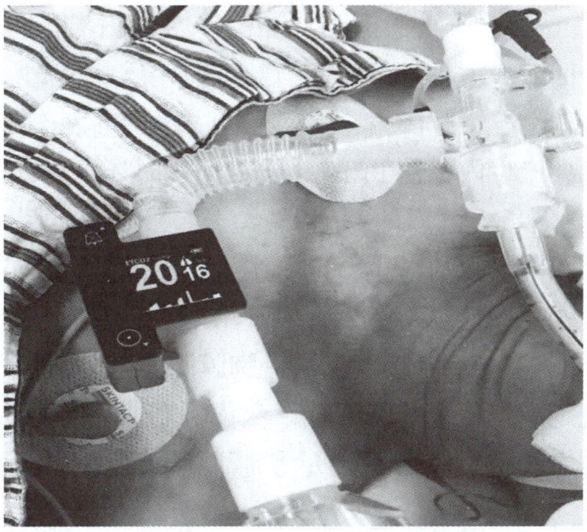

图 13-4　呼气末二氧化碳的测量

与通畅情况：通过 $PETCO_2$ 监测可以帮助判断气管插管是否在气管内及判断气管 - 食管导管（ETC）的正确位置。气管插管移位误入食管时，$PETCO_2$ 会突然降低接近于零；ETC 双腔导管中随呼吸 $PETCO_2$ 有明显变化的应为气管腔开口。另外，通过 $PETCO_2$ 监测可了解气管与气管内导管的通畅情况，当发生阻塞时，$PETCO_2$ 与气道压力均升高。

四、脉搏血氧饱和度监测

脉搏血氧饱和度（SpO_2）监测是通过动脉脉搏波动分析来测定氧分压下氧合血红蛋白占全部血红蛋白的百分比，属于无创监测。小儿监测时多采用耳夹法，成人多用指夹法，如果患者指甲较厚或末梢循环较差时应选用耳夹法。SpO_2 的正常值为 96% ~ 100%，临床上 SpO_2 与 SaO_2 有显著的相关性，常用于监测呼吸暂停、发绀和缺氧的严重程度。$SpO_2 < 90\%$ 时常提示有低氧血症。但一氧化碳中毒时由于碳氧血红蛋白与氧合血红蛋白的吸收光谱非常近似，可能会因正常的 SpO_2 监测结果而掩盖严重的低氧血症，因此一氧化碳中毒时不能以 SpO_2 监测结果来判断是否存在低氧血症。

五、呼吸力学监测

呼吸力学监测包括与呼吸相关的压力、阻力、顺应性及呼吸做功等参数的监测，是诊断与确定呼吸治疗的重要手段。

（一）呼吸压力监测

1. 经呼吸系统压　是指呼吸运动过程中所需要克服的整体压力，是经肺压与经胸壁压的总和。

2. 气道压　是指气道开口处的压力。在呼吸运动的动态变化过程中，常用峰压、平台压与平均气道压等指标来描述气道压力变化，是机械通气时最常用的监测指标。

（1）峰压：是整个呼吸周期中气道内压力的最高值，在吸气末测定，正常值为 9 ~ 16 cmH_2O。

（2）平台压：是指吸气后屏气时的压力，正常值为 5 ~ 13 cmH_2O。

（3）平均气道压：是指连续数个呼吸周期中气道内压力的平均值，它反映了对循环功能的影响程度。平均气道压越高，对循环的抑制就越重。一般平均气道压小于 7 cmH_2O 时对循环功能无明显影响。

3. 最大吸气压力　是反映呼吸肌吸气力量的指标，正常男性 < -75 cmH_2O，女性 < -50 cmH_2O。

4. 最大呼气压力　是反映呼吸肌呼气力量的指标，正常男性 > 100 cmH_2O，女性 > 80 cmH_2O。

5. 呼气末正压（PEEP）　正常情况下呼气末肺容量处于功能残气量时，肺和胸壁的弹性回缩力大小相等，而力的方向相反。因此，呼吸系统的弹性回缩压为零，肺泡压也为零。但病理情况下，呼气末肺容量可高于功能残气量，使呼吸系统的静态弹性回缩压与肺泡压均升高，会产生内源性 PEEP，机械通气时还可以人为地设置外源 PEEP。

6. 经肺压　是指气道开口压与胸膜腔压之间的差值，反映了在相应的肺容量时需要克服肺的阻力的大小，也是产生相应的肺容量变化消耗于肺的驱动压力。胸膜腔压力一般通过食管气囊导管法测量食管中下 1/3 交界处的压力。

7. 经胸壁压　是指胸膜腔压与体表压力的差值，反映了在相应的容量时胸廓的阻力，也是产生相应的胸廓容量变化所需消耗的驱动力。当呼吸肌肉完全放松时，由于体表压力为标准大气压（参照零点），胸膜腔压能反映出经胸壁压。

（二）气道阻力监测

气道阻力监测是指气流通过气道进出肺泡所消耗的压力，用单位流量所需的压力差来表示，通常分为：①吸气阻力：正常值为 5 ~ 15 cmH_2O/（L·sec），计算公式：吸气阻力 =（峰压 – 平台压）/ 吸气末流量。②呼气阻力：正常值为 3 ~ 12 cmH_2O/（L·sec），计算公式：呼气阻力 =（平台压 – 呼气早期压）/ 呼气早期流量。

（三）顺应性监测

顺应性是指单位压力改变所产生的容量变化，是反映弹性回缩力大小的指标，根据测量方法不同可分为：①静态顺应性（Cst）：是指在呼吸周期中阻断气流的条件下测得的顺应性，正常值 100 ml/cmH_2O，计算公式：Cst= 潮气量 /（平台压 –P_{PEEP}）。②动态顺应性（Cdyn）：是指呼吸周期中不阻断气流的条件下通过寻找吸气末与呼气末的零流量点而测得的顺应性，正常值 50 ~ 800 ml/cmH_2O，其结果不仅与呼吸系统的弹性有关，还受气道阻力影响，故 Cdyn＜Cst，计算公式：Cdyn= 潮气量 /（峰压 –P_{PEEP}）。

六、动脉血气分析监测

维持呼吸功能稳定、氧疗及应用呼吸机是急危重症患者的常用治疗手段，对呼吸状态的全面判断，并结合动脉血气分析，已经成为危重患者监测治疗必不可少的项目，通过血气分析可以监测患者的氧合状况以及酸碱平衡情况，可为危重患者的诊断与治疗提供可靠依据。目前临床上常用的血气分析为有创动脉血气分析。

（一）动脉血氧分压

动脉血氧分压（PaO_2）是决定氧运输量的重要因素，指溶解在血浆中的氧产生的压力。PaO_2 正常人为 80 ~ 100 mmHg，并随着年龄的增长而下降。血氧分压与组织供氧有直接关系，氧向组织释放主要取决于 PaO_2 的高低弥散动力是两者的氧分压差。因此，在临床上主要用 PaO_2 衡量有无缺氧及缺氧的程度。PaO_2 为 60 ~ 80 mmHg 提示轻度缺氧，PaO_2 为 40 ~ 60 mmHg 提示中度缺氧，PaO_2 为 20 ~ 40 mmHg 提示重度缺氧。此外，PaO_2 还作为诊断呼吸衰竭的重要指标和诊断酸碱失衡的间接指标，具有重要的临床意义。

（二）动脉血氧饱和度

动脉血氧饱和度（SaO_2）是指血红蛋白占血红蛋白的百分比，正常值为 96% ~ 100%。血氧饱和度与血红蛋白的多少关系不大，而与血红蛋白结合能力有关。氧与血红蛋白的结合与氧分压有关，受温度、CO_2 分压、H^+ 浓度等影响，也与血红蛋白的功能状态有关。如碳氧血红蛋白、变性血红蛋白就不再具有携氧能力。

（三）动脉血氧含量

动脉血氧含量（CTO_2）是指 100 ml 动脉血中所含氧的量，除了溶解于动脉血中的氧量以外，还包括与血红蛋白结合的氧量。1 g 血红蛋白完全与氧结合，可结合氧 1.34 ml。CTO_2 正常值为 16 ~ 20 ml/dl。CTO_2 与氧分压之间存在一定的关系，但是当血氧分压超过 100 mmHg 时，随氧分压的增高血红蛋白的携氧量将不再继续增加，而呈平行的比例关系。

（四）动脉血 CO_2 分压

动脉血 CO_2 分压（$PaCO_2$）是指溶解在动脉血中的 CO_2 所产生的压力，是反映通气状态和酸碱平衡的重要指标。正常值为 35 ~ 45 mmHg。$PaCO_2$ 降低表示肺泡通气过度；$PaCO_2$ 增高表示肺泡通气不足，出现高碳酸血症。$PaCO_2$ 增高是诊断Ⅱ型呼吸衰竭必备的条件。

（五）二氧化碳总量

二氧化碳总量（T-CO_2）指存在于血浆中一切形式 CO_2 的总和。正常值为 28 ~ 35 mmol/L。一般在 $PaCO_2$ 增高时 T-CO_2 增高；而血中 HCO_3^- 增高时 T-CO_2 亦增高。

学习任务五 神经系统功能监护

危重患者中的颅脑损伤或颅脑疾病患者，监测神经系统功能非常重要，一般为避免监测结果的局限性，常需结合临床表现、神经系统检查、仪器监测结果进行综合分析，做出及时有效的判断。

【工作情境】 张先生，30岁，头痛1个月余，近几天进行性加重，伴右侧肢体活动不便，头颅CT示左额叶胶质瘤。入科后患者神志清楚，双瞳孔等圆，光反应灵敏，主诉头痛，颅内压监测压力为2.7 kPa，BP 140/90 mmHg，HR 60次/分，呼吸平稳，SpO_2为96%。

【岗位任务】

1. 患者是否有颅内高压？
2. 导致该患者产生颅内高压升高的原因有哪些？
3. 晚间患者主诉头痛加剧，并出现频繁呕吐，护士该如何处理？

一、神经系统体征动态检查

1. 意识状态　是最常用、最简单、最直观的观察项目，可直接反映大脑皮质及其联络系统的功能状况。当神经系统损伤或发生病变时，将可能引发意识障碍。一般将意识障碍分为嗜睡、昏睡、浅昏迷与深昏迷四个级别。

2. 眼部体征　主要观察瞳孔变化及眼球位置的变化。正常人瞳孔等大同圆，对光反射灵敏。一侧瞳孔散大，常提示可能发生脑疝。瞳孔对光反射的灵敏程度与昏迷程度成反比。观察眼球位置时应注意有无斜视、偏视或自发性眼颤。通过观察眼球的运动情况可以进一步帮助判断脑干的功能状况。

3. 神经反射　主要包括正常的生理性反射及异常的病理性反射两部分。生理性反射的减弱或消失及病理性反射的出现均提示神经系统功能发生改变。通过检查神经反射可以帮助判断疾病的性质、严重程度及预后。

4. 体位与肌张力　去大脑强直时四肢可呈现伸展体位，有时可呈角弓反张姿势。两侧大脑皮质受累时可见去皮质强直状态。肌张力的变化在一定程度上可反映出病情的转归。

5. 运动功能　主要观察患者的自主活动能力，判断是否存在瘫痪及瘫痪的类型。

二、颅内压监测

颅内压（ICP）是指颅内容物对颅腔壁产生的压力。其是诊断颅内高压最迅速、客观与准确的方法，也是观察危重患者病情变化、指导临床治疗与预后判断等的重要手段。

（一）监测方法

①脑室内测压：在无菌条件下经颅骨钻孔后，将硅胶导管插入侧脑室，经三通管连接压力传感器，再接上监护仪即可进行ICP监测。②硬膜外测压：将压力传感器放置于硬膜与颅骨之间进行ICP监测。避免压迫过紧或过松，以免读数不准，此法保持了硬膜的完整性，感染较少，可长期监测。通常此法测压的结果较脑室内测压略高2～3 mmHg。③光导纤维颅内压监测：是一种比较先进的监测仪器。颅骨钻孔后，将传感器探头以水平位插入2 cm，放入硬脑膜外，此法操作简单，可连续监测，活动时对压力影响不大，常被采用。

（二）ICP 分级

ICP 超过 15 mmHg 称为颅内压增高。一般将 ICP 分为四级：ICP＜15 mmHg 为正常，ICP：15 ~ 20 mmHg 时轻度升高；ICP：21 ~ 40 mmHg 为中度升高；ICP＞40 mmHg 为重度升高。

（三）影响 CIP 的因素

1. $PaCO_2$　下降时导致 pH 上升，脑血流和脑血容量减少，ICP 下降；增高时脑血流和脑血容量增加，ICP 升高。

2. PaO_2　在 60 ~ 300 mmHg 范围内波动时，脑血流量和 ICP 基本不变。当 PaO_2 低于 50 mmHg 时，脑血流量明显增加，ICP 增高。当低氧血症持续时间较长，形成脑水肿时，即使 PaO_2 改善，ICP 也不能很快恢复。

3. 血压　平均动脉压在 50 ~ 150 mmHg 波动时，由于脑血管的自动调节机制，ICP可维持不变，超过一定的限度，ICP 将随血压升高或降低而呈平行改变。

4. CVP　升高可使静脉回流障碍，ICP 升高。反之，CVP 降低，ICP 降低。

5. 其他　使脑血流增加的药物可导致 ICP 增高；渗透性利尿药使脑细胞脱水，可起到降低 ICP 的作用；体温每下降 1℃，ICP 可降低 5.5% ~ 6.7%。

三、脑电图监测

（一）脑电图波形

脑电图（electroencephalography，EEG）显示的是脑细胞群自发而有节律的生物电活动，锥体细胞群及其树突突触后电位的总和。正常人的脑电图波形根据振幅和频率不同可分为四类：①a 波：频率为 8 ~ 13 Hz，振幅平均为 25 ~ 75 μV，是成人安静闭眼时的主要脑电波，睁眼时 α 波减弱或消失。②β 波：频率为 18 ~ 30 Hz，振幅平均为 25 μV，情绪紧张、激动和服用巴比妥类药物时增加。③θ 波：频率为 4 ~ 7 Hz，振幅平均为 20 ~ 50 μV，见于浅睡眠时。④δ 波：频率低于 4 Hz，振幅小于 75 μV，见于麻醉和深睡眠状态。

（二）在危重症监护中的应用

1. 脑缺血缺氧的监测　EEG 对脑缺血缺氧十分敏感。缺血缺氧早期，出现短暂的 EEG 快波，当脑血流继续减少，EEG 波幅开始逐渐降低，频率逐渐减慢，最后呈等电位线。

2. 昏迷患者的监测　EEG 是昏迷患者脑功能监测的重要指标，可协助判断病情及预后。昏迷时 EEG 一般常呈现 δ 波，若恢复到 θ 波或 α 波，表明病情有所改善；反之，若病情恶化，δ 波将逐渐转为平坦波形。

四、脑血流监测

脑是对缺血缺氧十分敏感的器官，脑血流供应状况对维持脑功能极为重要。脑的重量仅为体重的 2%，脑血流量却占心排血量的 15%，脑的耗氧量占全身耗氧量的 20% ~ 25%。脑功能需要依赖足够的血供才能维持，一旦脑血氧供给障碍或血流中断，脑功能就难以维持而发生一系列病理生理变化，甚至发生“脑死亡”。故通过脑血流监测可以反映脑功能状态。目前常用的脑血流测定装置主要有脑电阻、Doppler 血流测定仪等。

五、脑氧供需平衡监测

颅内压、脑电图、脑血流的监测可间接反映脑的供氧情况，而脑氧供需平衡监测更为直接地反映脑的供氧情况，它主要是进行脑氧饱和度测定。监测方法有两种：①颈内静脉血氧饱和度监测，主要反映整个脑组织的氧供需平衡状况；②近红外线脑氧饱和度仪监测，主要反映局部脑组织氧供需平衡状况。

学习任务六 消化系统功能监护

消化系统功能监测主要包括肝功能监测与胃肠功能监测。肝与胃肠功能障碍时会引发机体环境与全身功能状态的改变。危重患者消化系统功能状态的监测相当重要。

【工作情境】 张女士，38 岁，胆囊手术后上腹部间歇性疼痛 3 年，加重 1 个月入院。实验室检测 ALT 40 U/L，白蛋白 46.2 g/L，A/G 为 1.3，血清总胆红素 23.7 μmol/L，结合胆红素 10.6 μmol/L。

【岗位任务】

1. 试分析患者的肝功能情况。
2. 试估计患者血中非结合胆红素含量是否正常?
3. 若想明确患者的黄疸类型，是否还需要做其他检测?

一、肝功能监测

（一）临床症状监测

1. 精神症状与意识状态监测　肝功能失代偿时因代谢异常引发肝性脑病，患者会有精神症状及意识障碍的表现。监测精神症状与意识状态成为监测肝功能的一项简单而方便的内容。

2. 黄疸监测　黄疸是肝功能障碍的主要表现之一，具有症状出现早、进展快等特点。

（二）实验室检查指标监测

1. 血清酶学监测　当肝功能受损时，某些酶从肝细胞或细胞器内溢出并进入血液中，导致所检测血清相应的酶水平升高，监测血清酶学的变化对了解和评估肝功能具有重要的临床价值。常用的血清学监测指标主要有丙氨酸氨基转移酶（ALT）、天门冬氨酸氨基转移酶（AST）、碱性磷酸酶（ALP）等；前两项指标升高是肝细胞损伤的敏感标识，后两项指标升高主要见于肝内外胆汁淤积。

2. 血清胆红素监测　高胆红素血症主要反映肝代谢功能障碍，与血清总胆红素（STB）升高直接相关，常见于肝细胞损伤及胆汁淤积等。血清总胆红素的正常范围为 3.4 ~ 17.1 μmol/L。肝细胞性黄疸时直接胆红素增加 30% 以上，多伴有转氨酶升高；梗阻性黄疸时总胆红素可高达 510 μmol/L 以上，其中直接胆红素增加占 35% 以上，甚至可达 60%，尿中胆红素呈阳性，伴有碱性磷酸酶及 γ 谷氨酰转移酶明显升高。

3. 血氨监测　体内蛋白代谢产生具有毒性的氨，肝能够将氨代谢为尿素，经肾排泄。血氨正常值为 18 ~ 72 μmol/L，肝代谢功能严重受损时血氨升高，易引发肝性脑病。

4. 凝血功能监测　肝功能受损时检查凝血功能异常的常用指标有凝血酶原时间（PT）及国际标准化比值（INR）、活化部分凝血酶原时间（APTT）、凝血酶时间（TI）及纤维蛋白原（FIB）等，临床上的 PI 延长及 INR 升高可反映肝合成功能减低。

5. 血清蛋白监测　血清总蛋白（TP）主要包括血清白蛋白（ALB）与血清球蛋白（GLB）。血清总蛋白的正常值是 60 ~ 80 g/L；血清白蛋白的正常值是 40 ~ 50 g/L。血清白蛋白的含量与正常功能肝细胞的数量成正相关，亦可反映肝的合成功能，白蛋白进行性下降时预后不佳。血清白蛋白主要参与形成血浆胶体渗透压，低于 28 g/L 时肝硬化患者可出现腹水。

二、胃肠黏膜内 pH 监测

胃肠道缺血引起胃肠黏膜屏障受损是胃肠功能障碍发生的重要启动因素，常是多器官功能障碍综合征早期表现之一。胃肠黏膜内 pH（intramucosal pH，pHi）能够早期敏感反应 MODS 发生过程中胃肠黏膜缺氧及患者病情的变化情况，成为判断危重患者复苏的一项重要监测指标。

（一）监测方法

1. 直接法　采用 pH 微电极直接进行监测，是一种有创性的精确监测方法，但操作过程复杂，因而在临床应用较少。

2. 间接法

（1）生理盐水张力法：通过植入特殊的葡萄糖盐水导管至胃腔，向其前端半透膜球囊内注入一定量的生理盐水，30 ~ 90 min 后抽出囊内生理盐水，弃去前 1.5 ml 死腔内液体，保留余下的 2.5 ml 作血气分析，同时抽取动脉血进行血气分析，利用 Henderson-Hasselbalch 公式：pHi 值 $=6.1+\log(HCO_3^-/PCO_2\times0.03\times k)$ 可以计算 pHi。公式中 0.03 为 CO_2 解离常数，k 为不同平衡时间对应的校正系数。

（2）空气张力法：将胃黏膜 CO_2 张力计插入胃腔并连接至胃张力监测仪，通过对张力仪气囊内空气进行自动采样，可直接测出 PCO_2，同样要求抽取动脉血进行血气分析，利用 Henderson-Hasselbalch 公式计算出 pHi 值。

（二）pHi 监测的临床意义

pHi 的正常范围为 7.35 ~ 7.45。

1. 休克患者器官灌注状态评估　当机体遭受创伤、失血及感染等因素发生休克后，组织细胞氧供应不足，ATP 的合成小于其分解而产生大量的 H^+，存在于胃黏膜内，引起值下降，严重时可引发胃肠功能障碍直至并发 MODS。组织细胞缺氧程度越严重，pHi 值下降越明显。因此，pHi 监测提供了部分器官组织氧合充分与否的判定依据。胃肠道是休克时缺血发生最早、最明显脏器，同时也是复苏后逆转最晚的脏器。休克早期单纯从临床表现与全身性的氧输送指标等常难以发现局部或隐藏的器官低灌注状态。通过 pHi 监测能够早期预警，指导治疗，纠正缺血缺氧状态，预防 MODS 发生。

2. 危重患者预后评估　pHi 监测被认为是更为敏感和可靠评估危重患者预后的重要指标之一。全身监测指标已完全恢复正常，而 pHi 仍低的状态称为“隐性代偿性休克”，是导致胃肠黏膜屏障受损害、造成细菌和内毒素移位，进而诱发严重的脓毒症和 MODS 的主要原因。通过对循环衰竭的危重患者的研究表明，pHi 低值患者较 pHi 正常者的死亡率明显增高。纠正 pHi 可以改善复苏的预后，因此监测复苏患者 pHi 的变化，并及时纠正 pHi 具有重要的临床意义。

学习任务七　泌尿系统功能监护

泌尿系统由肾、输尿管、膀胱及尿道组成。其主要功能为排泄。排泄是指机体代谢过程中产生的各种不为机体所利用或者有害的物质向体外输送的生理过程。机体排泄的途径主要有：由呼吸器官排出，主要是二氧化碳和以水蒸气呼出的水；从皮肤排出，主要是由汗腺以汗的形式排出水、氯化钠和尿素等；从肾以尿的形式排出，尿中所含的排泄物为水溶性，种类最多，量也很大，因而肾是排泄的主要器官。此外，肾又是一个维持内环境稳定的重要器官，还具有内分泌功能。可见，肾是泌尿系统最重要的器官，肾功能也是泌尿系统最重要的功能。以下主要介绍肾功能的监测与维护。

【工作情境】 患者，女性，45 岁。因“泡沫尿两年，颜面水肿一周，加重伴尿少两天”入院。查血肌酐 345 μmol/L，尿素氮 18.6 mmol/L；血生化：血钾 6.4 mmol/L，血钠 137 mmol/L，血氯 103 mmol/L，血清总蛋白 55 g/ L，白蛋白 29 g/L，血钙 2.02 mmol/L，血磷 1.98 mmol/ L，尿酸 535 mmol/ L；尿常规：蛋白 2+，白细胞 12/HP，红细胞 18HP，可见颗粒管型。

【岗位任务】

1. 试分析目前患者的肾功能情况。

2. 入院后如何监测和维护肾功能？

一、尿液监测

（一）尿量

尿量是反应机体重要脏器血液灌注状态的敏感指标之一。尿量异常是肾功能改变最直接和最常见的指标。24 小时尿量＜ 400 ml 为少尿，＜ 100 ml 为无尿，＞ 4000 ~ 5000 ml 为多尿。危重患者病情变化快，观察每小时尿量的变化更具意义。正常成年人每小时尿量＞ 0.5 ~ 1 ml/kg，当每小时尿量＜ 17 ml 时即为少尿。

（二）尿比重

危重患者肾功能不全时最常见于肾小管受损，因此与尿量相比测量尿比重有时更有意义，临床常结合 24 小时尿量综合判断和分析患者的血容量及肾的浓缩功能。尿比重的正常值为 1.001 ~ 1.022，尿比重＞ 1.025 为高比重尿，提示尿液浓缩，肾本身功能尚好；尿比重＜ 1.010 为低比重尿，提示肾浓缩功能降低，见于肾功能不全恢复期、尿崩症、利尿药治疗后、慢性肾炎及肾小管浓缩功能障碍等情况。

（三）尿渗透压

测量的意义同尿比重，主要用于评估患者的血容量及肾的浓缩功能。临床上血、尿渗透压常同时监测，计算两者的比值，用以反映肾小管的浓缩功能。尿渗透压的正常值为 600 ~ 1000 mOsm/L，血渗透压的正常值为 280 ~ 310 mOsm/L，尿 / 血渗透压的比值为 2.5 ± 0.8。急性肾衰竭时尿渗透压接近于血浆渗透压，两者的比值降低，可小于 1.1。

（四）尿常规检查

尿常规主要检查尿中是否出现红、白细胞，管型及蛋白等，可有助于评估患者尿路感染或肾损伤情况。

二、血液生化监测

（一）血肌酐

血肌酐来自外源性和内源性两种。外源性肌酐是肉类食物在体内的产物，内源性肌酐是体内肌肉组织代谢的产物。在肉类食物摄入量及身体的肌肉代谢稳定的情况下，肌酐的生成比较恒定。肌酐由肾小球滤过而排出体外。全血肌酐的正常值是 88.4 ~ 176.8 μmol/L，肌酐浓度升高可反映肾小球的滤过率降低。肾功能不全时血清肌酐水平明显增高。

（二）血尿素氮

血尿素氮（BUN）是体内蛋白质的代谢产物，正常情况经肾小球滤过而随尿液排出体外。成人 BUN 的正常值为 3.2 ~ 7.1 mmol/L。BUN 增加程度与肾功能损伤程度成正比，通过 BUN 的检测可有助于诊断肾功能不全，尤其对尿毒症的诊断更有价值。肾前性和肾后性因素引起尿量减少或尿闭时可见 BUN 增高，体内蛋白质分解过多时也可引起增高。

（三）内生肌酐清除率

内生肌酐清除率（Ccr）是反映肾小球滤过功能的重要指标。正常成人 Ccr 的正常值为 80 ~ 120 ml/min。当 Ccr 降低至正常值的 80% 以下时提示肾小球功能减退，如 Ccr 降至

51 ~ 70 ml/min 为轻度，Ccr 降至 31 ~ 50 ml/min 为中度，降至 < 30 ml/min 为重度。多数急性和慢性肾小球肾炎患者可发生 Ccr 降低。

学习任务八 常见危急值

危急值是指某一临床检验、检查结果与正常参考范围偏离较大，表明患者可能处于生命危急状态而必须立即给予治疗的临床预警值。危急值对患者的抢救具有重要的“开关效应”，应引起临床医生的高度重视。当危急值出现时，表明患者可能正处于生命危险边缘状态，若医生及时得到其信息，迅速给予患者有效的治疗，就可能挽救患者生命，否则就有失去最佳抢救机会或出现严重后果的可能。

危急值包含检验科、放射科、超声科、病理科、心电图等部门的危急值报告。

WHO、美国、欧洲、亚洲及其他国家的卫生行政部门均针对危急值报告出台了相关政策，危急值报告已成为各国卫生行政部门评价医院的重要指标。自 2007 年起，中国医院协会相继推出了《2007 年患者安全目标》和《2008 年患者安全目标》，其目标四就是“建立临床实验室危急值报告制度”。

本学习任务主要学习危急值报告制度及程序、常见危急值临床意义及其护理原则，以提高护士对危急值的认识，降低不良事件的发生率。

【工作情境】 患者，男性，69 岁，因反复胸闷、喘憋 10 余年，加重 2 天急诊门诊就诊，初步诊断为“充血性心力衰竭”，急查电解质，检验见很高危急值“血钾 2.1 mmol/L”。

【岗位任务】

1. 患者此时可能存在哪些与危急值“血钾 2.1 mmol/L ”相关的风险？
2. 护士接到危急值报告后，应采取哪些即刻护理措施？

一、危急值报告制度及程序

（一）危急值报告的目的

1. 危急值信息可供临床医生对生命处于危险边缘状态的患者采取及时、有效的治疗，避免患者发生意外，出现严重后果。

2. 危急值报告制度的建立和实施，能有效增强医技工作人员的主动性和责任心，提高医技工作人员的理论水平，增强医技人员主动参与临床诊断的服务意识，促进临床、医技科室之间的有效沟通与合作。

3. 医技科室及时准确的检查、检验报告可为临床医生的诊断和治疗提供可靠依据，能更好地为患者提供安全、有效、及时的诊疗服务。

（二）危急值报告范围

1. 心电检查“危急值”报告范围

（1）心脏停搏。

（2）急性心肌缺血。

（3）急性心肌损伤。

（4）急性心肌梗死。

（5）致命性心律失常：①心室扑动、颤动；②室性心动过速；③外源性、RonT 型室性期前收缩；④频发室性期前收缩并 Q-T 间期延长；⑤预激综合征伴快速心室率心房颤动；⑥心室率大于 180 次 / 分的心动过速；⑦二度Ⅱ型及二度Ⅱ型以上的房室传导阻滞；⑧心室率小于

40 次 / 分的心动过缓；⑨大于 3 s 的心室停搏。

2. 医学影像检查“危急值”报告范围

（1）中枢神经系统：①严重的颅内血肿、挫裂伤、蛛网膜下腔出血的急性期；②硬膜下 / 外血肿急性期；③脑疝、急性脑积水；④颅脑 CT 或 MRI 扫描诊断为颅内急性大面积脑梗死（范围达到一个脑叶或全脑干范围或以上）；⑤脑出血或脑梗死复查 CT 或 MRI，出血或梗死程度加重。

（2）脊柱、脊髓疾病：X 线检查诊断为脊柱骨折，脊柱长轴成角畸形、锥体粉碎性骨折压迫硬膜囊。

（3）呼吸系统：①气管、支气管异物；②液气胸，尤其是张力性气胸；③肺栓塞、肺梗死。

（4）循环系统：①心包填塞、纵隔摆动；②急性主动脉夹层动脉瘤。

（5）消化系统：①食管异物；②消化道穿孔、急性肠梗阻；③急性胆道梗阻；④急性出血坏死性胰腺炎；⑤肝、脾、胰、肾等腹腔脏器出血。

（6）颌面五官急症：①眼眶内异物；②眼眶及内容物破裂、骨折；③颌面部、颅底骨折。

（7）超声发现：①急诊外伤见腹水，疑似肝、脾或肾等内脏器官破裂出血的危重患者；②急性胆囊炎考虑胆囊化脓并急性穿孔的患者；③考虑急性坏死性胰腺炎；④怀疑宫外孕破裂并腹腔内出血；⑤晚期妊娠出现羊水过少并胎儿呼吸、心率过快；⑥心脏普大并合并急性心力衰竭；⑦大面积心肌坏死；⑧大量心包积液合并心包填塞。

（三）急值报告程序

医护人员接到危急值报告电话后，应进行详细、规范的登记，登记内容主要包括患者信息（床号、姓名、年龄、住院号等）、检查结果、报告者姓名、报告者科室及电话，并向报告者复述以上内容，确认无误后报告给医生，根据医嘱进行处理并及时进行记录（图 13-5）。

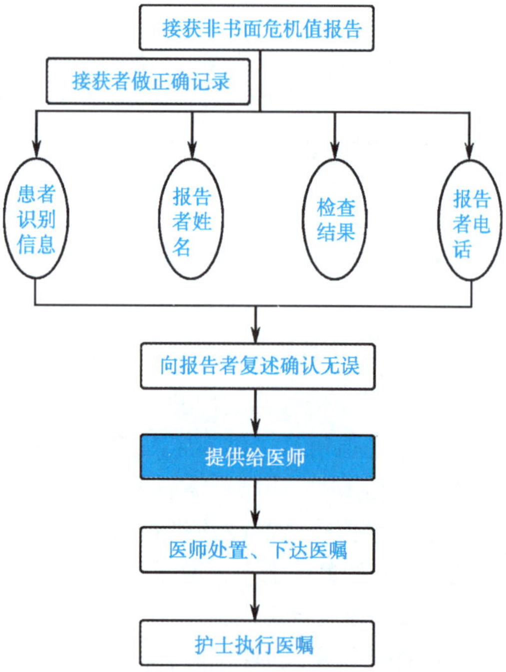

图 13-5 危急值报告程序

二、常见检验危急值

检验危急值是临床工作中最常遇到的危急值，虽然不同医院的具体标准数值因各种因素略有不同，但只要医院规定为危急值，护士接到报告后，即应按所在医疗机构规定的流程及时处理。常见检验危急值项目和报告界限见表 13-11。

表 13-11 常见检验危急值项目和报告界限

检验项目	正常参考范围	生命警戒低值	生命警戒高值
Creatinine，Cr（血清肌酐）	男性：44 ~ 133 μmol/L 女性：70 ~ 106 μmol/L	—	880 μmol/L
Glucose（空腹血糖）	3.9 ~ 6.1 mmol/L	2.8 mmol/L	25 mmol/L
Potassium，Serum K（血清钾）	3.5 ~ 5.1 mmol/L	2.8 mmol/L	6.2 mmol/L
Sodium，Serum Na（血清钠）	135 ~ 145 mmol/L	120 mmol/L	160 mmol/L

续表

检验项目	正常参考范围	生命警戒低值	生命警戒高值
Calcium Ca（血清钙）	2.03 ~ 2.54 mmol/L	1.6 mmol/L	3.5 mmol/L
动脉血气分析 pH	7.35 ~ 7.45	7.2	7.55
动脉血气分析 $PaCO_2$（动脉二氧化碳分压）	35 ~ 45 mmHg	20 mmHg	70 mmHg
动脉血气分析 PaO_2（动脉氧分压）	60 ~ 90 mmHg	45 mmHg	145 mmHg
Hemoglobin Hg（血红蛋白）	120 ~ 160 g/L	50 g/L	200 g/L
WBC（其他患者）（白细胞）	（4.0 ~ 10.0）$\times 10^9$/L	2×10^9/L	30×10^9/L
Platelets（血小板）	（100 ~ 300）$\times 10^9$/L	31×10^9/L	999×10^9/L
PT（凝血酶原时间）	11.0 ~ 13.0 s		35 s
APTT（部分活化凝血活酶时间）	23.00 ~ 37.00 s	20 s	75 s
TNI（肌钙蛋白 I）	$<$ 0.2 μg/L	—	1.5 μg/L
TNT（肌钙蛋白 T）	0.02 ~ 0.13 μg/L	—	0.2 μg/L

（一）血清肌酐（creatinine，Cr）

危急值报告界限：Cr $>$ 880 μmol/L。

1. 临床意义　血清肌酐升高意味着肾功能的损伤。短期内数值快速升高见于急性肾损伤或急性肾衰竭。

2. 护理原则　立即暂停肾毒性药物，遵医嘱调整药物，监测生命体征，记录出入量，限制液体量及滴速，去除病因，准备血液 / 腹膜透析，防治高钾血症、代谢性酸中毒、急性心力衰竭、致命性心律失常等。

（二）血糖（glucose，Glu）

1. 临床意义

（1）小于 2.8 mmol/L：禁食后 12 h 血糖测定值低于此值，则为低血糖症，可出现焦虑、出汗、颤抖和虚弱等症状，若反应发生较慢，且以易怒、嗜睡、头痛为主要症状，低血糖严重并持续时，可出现意识模糊、昏迷，甚至导致死亡。

（2）大于 25 mmol/L：易于发生糖尿病酮症酸中毒，未及时、有效救治可导致多脏器功能衰竭甚至死亡；易于发生高渗性糖尿病昏迷，未及时、有效救治可致死亡。

2. 护理原则

（1）小于 2.8 mmol/L：立即暂停应用胰岛素，遵医嘱调整用药；根据病情按医嘱给予葡萄糖、胰高血糖素、糖皮质激素、甘露醇等药物治疗；定时检测末梢血糖，观察用药效果；卧床，吸氧，昏迷患者保持呼吸道通畅，心电血压氧饱和度监护，防坠床、防外伤、防误吸，开通静脉通路，及时抽血复查。

（2）大于 25 mmol/L：控制血糖，遵医嘱应用胰岛素，定时检测末梢血糖，并根据检测结果调整用药，昏迷患者保持呼吸道通畅，心电血压氧饱和度监护，开通 2 条以上静脉通路，记录出入量，补液并维持水电解质、酸碱平衡，去除诱因，治疗并发症。

（三）血清钾（kalemia，K）

1. 临床意义

（1）小于 2.8 mmol/L：最早会出现四肢肌肉酸软无力，后延及呼吸肌和躯干肌，出现吞咽困难、呼吸困难甚至窒息；导致消化功能障碍，如胃肠道蠕动缓慢、恶心、呕吐、腹胀甚至肠麻痹；出现心功能异常，随时可因室性心动过速、心室颤动等致命性快速性心律失常而导致死亡。

（2）大于 6.2 mmol/L：因神经、肌应激性改变，患者很快由兴奋转入抑制状态，表现为神志淡漠、感觉异常、乏力、四肢软瘫、腹胀和腹泻；随时可出现呼吸肌麻痹、严重缓慢性心律失常或引起心室颤动和心搏骤停死亡。

2. 护理原则

（1）小于 2.8 mmol/L：卧床休息，心电监护，复查心电图，除颤监护仪备用，开通静脉通路，遵医嘱调整用药，制订补钾计划，予补钾（口服、静脉等途径），纠正低钾血症，寻找和去除引起低钾血症的原因，减少或中止钾的继续丧失。

（2）大于 6.2 mmol/L：立即停止含钾药物及食物，心电监护，复查心电图，除颤监护仪备用，开通静脉通路，选择应用葡萄糖酸钙对抗心律失常，碳酸氢钠、葡萄糖和胰岛素、呋塞米、离子交换树脂等药物促进钾的排泄，降低血清钾浓度；准备血液 / 腹膜透析等治疗，查找高钾原因，积极治疗原发病。

（四）血清钠（sodium，Na）

1. 临床意义

（1）小于 120 mmol/L：出现脑水肿，表现为头痛、意识模糊、惊厥、嗜睡，最终出现抽搐、腱反射减弱或消失、昏迷和呼吸困难。

（2）大于 160 mmol/L：神经系统症状如肌无力，神志由兴奋逐渐转为抑郁、淡漠，性格改变，肌张力增高，腱反射亢进，直至抽搐、错乱、幻觉、昏迷甚至死亡；出现颅内出血、硬膜下血肿、大静脉窦血栓形成等；失水严重者可有休克表现。

2. 护理原则

（1）小于 120 mmol/L：卧床休息，防止坠床，昏迷患者保持呼吸道通畅，伴有抽搐者，应用抗痉挛药物。①高容量性低钠血症：限制入水，输注高渗盐水，须注意纠正低钠血症速度不可过快，以免发生中央脑桥性脱髓鞘形成，治疗过程常需合并使用呋塞米，以避免因输入高渗盐水而引发细胞外液增多。②正常容量性低钠血症：限制入水，利尿，严重时亦可输注高渗盐水。③低容量性低钠补充等渗盐水，低血压者可补充白蛋白、血浆等。

（2）大于 160 mmol/L：暂停含钠药物，控制钠摄入和不适当的钠输入，遵医嘱用药；卧床休息，防误吸、防坠床、防外伤，昏迷患者保持呼吸道通畅，严密注意每日出入水量平衡及监测电解质变化；积极治疗原发病。

（五）血清钙（calicium，Ca）

1. 临床意义

（1）小于 1.6 mmol/L：①神经系统：因神经和肌细胞的兴奋性增高，可表现为易激动、口周和指（趾）甲尖麻木及针刺感、手足抽搐，Chvostek 征或 Trousseau 征阳性，严重者出现全身性痉挛，如喉痉挛、腕足痉挛、支气管痉挛、癫痫发作甚至呼吸暂停。②心血管系统：出现传导阻滞、心律失常，甚至心室颤动。③骨骼：慢性低钙可引起病理性骨折。

（2）大于 3.5 mmol/L：①神经肌肉系统：头痛、抑郁、神志不清甚至昏迷。②心血管系统：易出现心律失常及洋地黄中毒。③骨骼系统：甲状旁腺功能亢进，可有病理性骨折。出现高血钙危象的可能性极大，若未及时有效治疗可导致患者死亡。

2. 护理原则

（1）小于 1.6 mmol/L：手足抽搐、抽搐、低血压、Chvostek 征或 Trousseau 征阳性、心电图示 Q-T 间期和 ST 段延长，应立即处理。立即安排患者卧床，防坠床，防咬伤，保持呼吸道通畅，观察呼吸频率和节律，必要时辅助通气，除颤监护仪备用，开通静脉通路，补充钙剂等；纠正导致低钙血症的原发疾病，加强血清钙水平监测。

（2）大于 3.5 mmol/L：卧床休息，防坠床，预防病理性骨折，昏迷患者保持呼吸道通畅；病情无禁忌情况下，鼓励患者多饮水，增加尿钙排泄，抑制骨吸收，减少胃肠道钙吸收，应用钙敏感受体激动剂，血液透析治疗；对于维生素 D 摄入过多导致的高钙血症应立即停药；处理导致高钙血症的原发疾病，如甲状旁腺功能亢进、骨转移癌等。

（六）血气 pH

1. 临床意义

（1）血气 pH < 7.2：为严重失代偿性代谢性或呼吸性酸中毒；人可生存的最高酸度为 pH 6.9。

（2）血气 pH > 7.55：为严重失代偿性代谢性或呼吸性碱中毒；人可生存的最高碱度为 pH 7.7。

2. 护理原则

（1）血气 pH < 7.2：吸氧，心电血压氧饱和度监护，保持呼吸道通畅，床旁心电图分析，记录出入量，开通静脉通路，积极处理原发病，消除诱因；遵医嘱应用药物，维持水电解质、酸碱平衡，遵医嘱抽取动脉血复查血气分析，必要时遵医嘱应用呼吸机辅助通气以纠正呼吸性酸中毒或血液透析治疗以纠正代谢性酸中毒。

（2）血气 pH > 7.55：治疗原发病的同时对症治疗，去除引起碱中毒的病因和诱因，遵医嘱应用药物，维持水电解质、酸碱平衡，心电血压氧饱和度监护，床旁心电图分析，记录出入量，开通静脉通路，遵医嘱抽取动脉血复查血气分析，若为呼吸性碱中毒，常伴有 $PaCO_2$ 降低，为提高 $PaCO_2$ 可用面罩呼吸，以减少 CO_2 的呼出。

（七）血气 $PaCO_2$

1. 临床意义

（1）血气 $PaCO_2$ < 20 mmHg：低碳酸血症使心输出量减少，氧运输障碍，氧离曲线左移，脑血流量减少，导致抽搐及颅内压下降。

（2）血气 $PaCO_2$ > 70 mmHg：呼吸抑制，颅内压增加，急性期患者可由嗜睡转入昏迷状态，常见于慢性阻塞性肺病Ⅱ型呼吸衰竭患者。

2. 护理原则

（1）血气 $PaCO_2$ < 20 mmHg：监测生命体征，去除可能的致代谢性酸中毒因素；癔症患者可选择性应用镇静 / 抗精神病药物、用面罩呼吸减少二氧化碳呼出等。

（2）血气 $PaCO_2$ > 70 mmHg：保持呼吸道通畅，防止误吸，促进排痰，留取痰液标本行病原菌培养及（或）病理学检查，防止坠床，遵医嘱应用解痉、平喘、化痰、抗感染药物，必要时应用无创 / 有创呼吸机辅助通气。

（八）血气 PaO_2

1. 临床意义

（1）PaO_2 < 45 mmHg：严重缺氧，随时可能出现呼吸、心搏骤停，死亡率高；PaO_2 < 20 mmHg 时，脑细胞不能再从血液中摄取氧，有氧代谢停止，生命难以维持。

（2）PaO_2 > 145 mmHg：长时间易致氧中毒。

2. 护理原则

（1）PaO_2 < 45 mmHg：保持呼吸道通畅，吸氧，防止误吸，协助患者排痰并留取痰液标本行病原菌培养及（或）病理学检查，必要时应用呼吸机辅助通气，心电、血压、氧饱和度监护，吸引器、抢救车、除颤监护仪备用，去除低氧血症的病因及诱因，暂停可能加重缺氧的药物，遵医嘱应用抢救药物。

（2）PaO_2 > 145 mmHg：根据病情暂停吸氧或降低吸入氧气浓度；应用呼吸机辅助通气的患者遵医嘱调整呼吸机参数，逐步降低并维持正常氧分压。

（九）血红蛋白（hemoglobin，Hb）

1. 临床意义

（1）小于 50 g/L：常见于急性大量失血或严重贫血，随时有休克、多脏器功能障碍的可能。

（2）大于 200 g/L：常见于真性或继发性红细胞增多症。可有血栓形成和梗死，血栓形成最常见于四肢、肠系膜、脑及冠状动脉，严重时出现瘫痪症状；亦可有出血倾向。

2. 护理原则

（1）小于 50 g/L：急性失血时应予输血，但溶血性贫血及充血性心力衰竭患者，输血须慎重；严密监测生命体征，根据病情给予吸氧，记录出入量，密切观察活动性出血、溶血、心力衰竭等病情变化。

（2）大于 200 g/L：遵医嘱立即做好放血治疗准备，严密监测生命体征，抽血复查。

（十）白细胞（white blood cell，WBC）

1. 临床意义

（1）小于 2×10^9/L：有引发严重、反复致命性感染的可能，甚至可能引发败血症。

（2）大于 30×10^9/L：提示可能为白血病或其他血液系统恶性疾病。

2. 护理原则

（1）小于 2×10^9/L：给予患者保护性隔离，即刻通知医生停用或禁用有骨髓抑制作用的药物，预防和控制感染，并针对不同发病机制按医嘱给予免疫抑制剂、促进骨髓造血药物等。

（2）大于 30×10^9/L：给予患者保护性隔离，防止感染和出血，协助进行外周血和骨髓穿刺检查，以及流式细胞分析和分子生物学等检查以便进一步诊断。

（十一）血小板（blood platelet，PLT）

1. 临床意义

（1）小于 31×10^9/L：严重的自发性出血倾向，可导致颅内出血、消化道大出血等危及生命的并发症。

（2）大于 999×10^9/L：极易出现血栓并有生命危险，见于原发性血小板增多症、慢性粒细胞白血病、感染、创伤及脾切除术后等。

2. 护理原则

（1）小于 31×10^9/L：卧床休息，避免劳累及创伤，避免情绪激动，严密监测生命体征，严格控制血压，若出血时间≥ 15 min 和（或）已有出血，应立即给予增加血小板的治疗，同时查明导致血小板降低的原因，针对病因进行治疗。

（2）大于 999×10^9/L：心电血压氧饱和度监护，针对不同的血栓性并发症采取相应护理措施。若此种血小板增多属非一过性的，应给予抗血小板药物治疗，并针对导致血小板增高的原发病进行治疗。

（十二）凝血酶原时间（prothrombin time，PT）

1. 临床意义

（1）小于 8 s：血栓性疾病发生风险高，见于先天性凝血因子 V 增多、口服避孕药、高凝状态（DIC 早期、急性心肌梗死等）、血栓性疾病（脑血栓形成、急性血栓性静脉炎）、多发性骨髓瘤、洋地黄中毒、乙醚麻醉后等。

（2）大于 30 s：见于先天性或继发性凝血因子缺乏或使用华法林，可有严重的出血倾向。

2. 护理原则

（1）小于 8 s：卧床休息，监测生命体征，去除病因，遵医嘱抗血小板、抗凝治疗。

（2）大于 30 s：立即暂停应用华法林、肝素及其他抗血小板、抗凝药物，卧床休息，严密监测活动性出血征象，避免劳累及创伤，避免情绪激动，严格控制血压，遵医嘱调整用药，根据病因对症处理，必要时可输相应的凝血因子、冷冻血浆、血小板等。

（十三）部分活化凝血活酶时间（activated partial thromboplastin，APTT）

1. 临床意义

（1）小于 20 s：见于弥散性血管内凝血（DIC）高凝期和妊娠高血压综合征等高凝状态，易发生血栓性疾病，部分可致死。

（2）大于 75 s：严重的出血倾向，可发生颅内出血、消化道大出血等致死性并发症。

2. 护理原则

（1）小于 20 s：卧床休息，监测生命体征，去除病因及诱因，遵医嘱应用抗凝药物及对症支持治疗。

（2）大于 75 s：立即暂停应用肝素及其他抗血小板、抗凝药物，卧床休息，严密监测活动性出血征象，避免劳累及创伤，避免情绪激动，严格控制血压，遵医嘱调整用药，积极处理原发病，必要时可输相应的凝血因子、冷冻血浆、血小板等。

（十四）肌钙蛋白（TNI）/ 肌钙蛋白 T（TNT）

危急值报告界限：TNI：＞0.5 μg/L，TNT：＞0.2 μg/L。

1. 临床意义　是诊断急性心肌梗死及心肌坏死敏感的标志物。

2. 护理原则　即刻卧床休息，避免劳累，保持环境安静及大便通畅，吸氧，监测生命体征，复查心电图，针对急性冠脉综合征或心肌炎等实施药物治疗或必要时介入、手术治疗。

三、常见影像学危急值

影像学危急值通常包括超声心动图、胸腹部超声、妇产科超声、CT、MRI、CTA、CTAP 等检查科室及检查项目危急值。本节选择性叙述部分影像学危急值的临床意义和即刻护理措施，其他影像学危急值如致命性心律失常、急性心肌梗死、主动脉夹层分离、胸腹主动脉瘤破裂、大面积肺栓塞、急性左心衰竭、急性肺水肿、张力性气胸、室间隔穿孔、乳头肌断裂、腹部内脏器官破裂大出血、急性胆囊穿孔、急性消化道穿孔、急性出血坏死性胰腺炎、严重颅脑损伤及脑心血管性疾病等心电图及影像学危急值的临床意义及护理原则，详见相关章节。

（一）大量心包积液合并心包填塞

1. 临床意义　患者严重呼吸困难，出现颈静脉怒张、血压迅速下降甚至休克、昏迷等严重血流动力学异常，若未及时有效心包穿刺引流，可迅速出现呼吸、心搏骤停，且心肺复苏成功率低。

2. 护理原则　吸氧，取端坐位，限制体力活动，心电血压氧饱和度监护，除颤监护仪备用，做好急诊心包穿刺置管引流术前准备及心理护理。

（二）外伤性膈疝

1. 临床意义　常同时伴有心脏和大血管损伤、心脏压塞、气管或支气管断裂、骨盆骨折、腹部实质性脏器破裂等，伤情严重，随时可能发生危及生命的严重的呼吸循环障碍、休克（创伤性休克、低血容量性休克、绞窄性肠坏死或胃坏死导致的严重感染和中毒性休克）、多器官功能衰竭等，是急性期死亡的主要原因，应优先处理。

2. 护理原则　严密监测生命体征，评估患者呼吸及循环功能，保持呼吸道通畅，建立两条以上静脉通路，遵医嘱应用抗生素及抢救药物，纠正休克，完善术前检查、备血等，必要时行心包及（或）胸腔穿刺闭式引流或经胸壁穿刺胸腔减压，争取尽早手术治疗，及时发现呼吸、心搏骤停，并立即实施心肺复苏等抢救措施。

（三）纵隔摆动

1. 临床意义　可导致严重的肺通气、换气功能障碍，引起或加重休克，随时有生命危险。

2. 护理原则　卧床休息，吸氧，严密监测生命体征，补充血容量，纠正休克，防止感染，开放性气胸患者，紧急封闭伤口，清创缝合，行胸膜腔穿刺抽气减压及胸腔闭式引流，必要时实施开胸探查手术。

（四）宫外孕或黄体破裂出血

危急值报告界限：盆、腹腔积液深度≥ 5 cm。

1. 临床意义　短期内可发生休克，若未及时发现和有效救治，死亡率高。

2. 护理原则　卧床，开通两条以上静脉通路，严密监测生命体征，及时发现休克早期表现，纠正休克，记录出入量，抽血并遵医嘱完善各项化验技术前检查，备血，争取时间手术。

知识检测

1. 当 GCS 评分总分为 7 分时，提示患者的意识状态属于
   A. 轻度障碍　B. 中度障碍
   C. 重度障碍（昏迷状态）　D. 正常（神志清醒）
   E. 谵妄状态
2. 患者存在营养风险时 NUTRIC 的评分为
   A. ≥ 5 分　B. ＜ 5 分
   C. ≥ 3 分　D. ＜ 3 分
   E. ＜ 1 分
3. 目前，对危重患者的压疮风险评估特异性最高的评估工具是
   A. Braden 量表　B. Cubbin 量表
   C. Jackson 量表　D. Norton 量表
   E. Waterlow 压疮危险因素评估表
4. 下列心血管系统功能监测项目中属于有创监测的是
   A. 心电图监测　B. 自动间断测压
   C. 中心静脉压监测　D. 多普勒胎心排出量监测
   E. 自动连续测压
5. 下列心血管系统功能监测项目中属于无创监测的是
   A. 经桡动脉穿刺动脉血压监测
   B. 经锁骨下静脉穿刺中心静脉压监测
   C. 经 Swan-Ganz 导管监测肺动脉压
   D. 热稀释法心排出量监测
   E. 动态心电监测
6. 可以反映右心收缩前负荷的指标是
   A. CVP　B. 平均动脉压
   C. 动脉收缩压　D. 肺动脉压
   E. 肺动脉气压
7. 可以反映左心收缩前负荷的指标是
   A. CVP　B. 平均动脉压
   C. 动脉收缩压　D. 肺动脉压
   E. 肺动脉气压

8. 关于 NIBP 的描述，**错误**的是
A. 应用震荡技术原理
B. 是一种无创的血压监测
C. 可以反映每个心动周期血压的动态变化
D. 可自动定时测量血压
E. 能够自动报警

9. 心电图标准 V2 导联电极应放置于
A. 胸骨左缘第 4 肋间　　B. 胸骨右缘第 4 肋间
C. 左侧锁骨中线与第 5 肋间相交处　　D. 左腋前线与第 5 肋间相交处
E. 左侧锁骨中线与第 6 肋间相交处

10. 标准肢体导联 I 导联的正极为
A. 左上肢　　B. 左下肢
C. 右上肢　　D. 右下肢
E. 胸骨左缘第四肋间

11. 有创动脉血压监测时的首选途径是
A. 股动脉　　B. 足背动脉
C. 肱动脉　　D. 桡动脉
E. 尺动脉

12. CVP 的正常值是
A. 2 ~ 5 cmH_2O　　B. 5 ~ 12 cmH_2O
C. 12 ~ 15 cmH_2O　　D. 15 ~ 20 cmH_2O
E. 20 ~ 25 cmH_2O

13. 喉部以下有阻塞者可出现的异常呼吸类型是
A. 叹息式呼吸　　B. 鼾音呼吸
C. 点头式呼吸　　D. 哮喘急性呼吸
E. 潮式呼吸

14. 下列属于正常吸呼比的是
A. 1∶1　　B. 2∶1
C. 1∶2　　D. 1∶3
E. 3∶1

15. 可以反映肾小管浓缩功能的指标是
A. 尿量　　B. 尿渗透压
C. 血肌酐　　D. 血尿素氮（BUN）
E. 内生肌酐清除率（Ccr）

16. 以下属于危急值报告范围的是
A. 急性心肌梗死　　B. 血清钾 6.5 mmol/L
C. 食管异物　　D. 体温 38℃
E. 以上都是

17. 针对 APTT $>$ 75 s 的患者，下列护理措施**错误**的是
A. 暂停抗凝药物　　B. 控制血压
C. 鼓励患者下床活动　　D. 输入血小板
E. 降低体温

18. 危急值登记**不包括**

A. 患者姓名
B. 检验结果
C. 既往史
D. 报告者姓名
E. 院前检查血糖值> 22.2 mmol/L

19. 以下检验结果，哪项最有可能导致心搏骤停
A. 血糖：31.2 mmol/L
B. 血钾：7.0 mmol/L
C. 血红蛋白 203 g/L
D. 血气 $PaO_2 < 55$ mmHg
E. 以上都不是

20. 下列说法正确的是
A. 接到危急值电话后，护士可不用通知医生直接给予正确的处理
B. 对危急值进行正确的处理后，只要患者没有症状，可不用复查
C. 接到危急值电话时，只要听清楚了，便不用重述一次浪费时间
D. 危急值处理后，除医生需要进行记录外，护士也应在护理记录里进行记录
E. 接到危急值电话后，护士只要记录

21. 超声科发现以下诊断，需要进行危急值报告的是
A. 下壁节段性室壁运动异常
B. 大量心包积液合并心包填塞
C. 心肌致密化不全
D. 风湿性心脏瓣膜病变
E. 心包积液（少 - 中量）

22. 以下外周血白细胞计数需报告危急值的是
A. 4.0×10^9/L
B. 10×10^9/L
C. 20×10^9/L
D. 1.1×10^9/L
E. 15×10^9/L

23. 以下外周血血小板计数需报告危急值的是
A. 103×10^9/L
B. 13×10^9/L
C. 213×10^9/L
D. 313×10^9/L
E. 53×10^9/L

24. 以下血清钾检验结果需报告危急值的是
A. 3.8 mmo/L
B. 4.8 mmol/L
C. 2.1 mmol/L
D. 5.8 mmol/L
E. 3.5 mmol/L

25. 以下血糖检验结果需报告危急值的是
A. 2.8 mmol/L
B. 12 mmol/L
C. 21.5 mmol/L
D. 7.5 mmol/L
E. 1.8 mmol/L

学习项目十四
数字资源

学习项目十四　危重症患者的感染控制

学习目标

【知识目标】 掌握危重症患者常见感染的传染途径、临床表现、诊断和预防；熟悉危重症患者感染的原因及途径；了解重症患者常见感染的分类。

【能力目标】 能运用所学知识对相关患者进行监测与护理。

学习任务一　概　　述

【工作情境】 患者李某，55 岁，男性。因间断咳嗽、咳痰 7 d，腹胀、腹痛 3 d，加重伴发热、呼吸困难 2 d 入院。患者既往健康，无基础疾病。入院时查体：脉搏 154 次 / 分，呼吸 33 次 / 分，血压 125/78 mmHg（大剂量血管活性药物维持下）。呼吸急促、浅快。全身皮肤黏膜轻度黄染。巩膜轻度黄染，口唇发绀。胸廓对称，双肺呼吸音粗，可闻及散在干、湿啰音。心率 164 次 / 分，节律绝对不整，第一心音强弱不等。全腹膨隆，腹肌紧张，右上腹及剑突下压痛明显。

辅助检查：胸部 CT 检查：双侧胸腔包裹性积液，右肺下积液。动脉血气示 pH 7.40，$PaCO_2$ 28 mmHg，PaO_2 55 mmHg，cGlu 10.1 mmol/L，HCO_3^- 17.3 mmol/L，BE 7.5 mmol/L。血常规白细胞总数 20.6×10^9/L，中性粒细胞百分比 97.0%；降钙素原检测（定量）20.36；肾功 + 肝功（病房）谷丙转氨酶 54 U/L，谷草转氨酶 44 U/L，总胆红素 49.00 μmol/L，直接胆红素 16.00 μmol/L，间接胆红素 33.00 μmol/L，尿素氮 13.73 mmol/L，肌酐 145.0 μmol/L。

临床诊断及治疗：肺部感染，Ⅰ型呼吸衰竭，胸腔积液，快速型心房纤颤，休克，多器官功能障碍综合征。给予机械通气、抗感染、化痰平喘、脏器保护对症支持治疗。

【岗位任务】 若你是 ICU 当班护士，护理该患者时应注意哪些方面？怎样预防感染？

医院感染（nosocomial infection）是指患者在住院期间获得的感染。危重症患者由于其自身抵抗与保护能力均较差，是医院感染的高发人群，同时医院感染也是危重症患者最常见的、严重的并发症。预防与控制医院感染是保障危重患者安全的重要措施。

一、危重症患者感染的分类

（一）按照感染源进行分类

1. 外源性感染　又称交叉感染，是指感染源来自其他患者或带菌者，或来自医院内的医疗仪器设备、医疗用品、血制品或医院环境等。

2. 内源性感染　又称自身感染，是指感染的病原体来自患者本身，是患者体内正常菌群或条件致病菌在机体抵抗力下降及机体防御机制受损时发病。

（二）按照病原微生物进行分类

1. 革兰氏阳性菌　是引起医院感染常见的病原菌之一，其中最常见的是葡萄球菌、大肠埃希菌与链球菌。手术和创伤部位感染多见于此种类型。由于新型及广谱抗生素的广泛应用，革兰氏阳性菌对抗生素的耐药性不断发生变化。2007 年全国细菌耐药临床调查显示，耐甲氧西林的金黄色葡萄球菌为 58.3%，而耐甲氧西林凝固酶阴性葡萄球菌达 75%。

2. 革兰氏阴性菌　是引发危重症患者发生尿路感染的主要细菌，病原菌主要为直肠与尿道的常驻菌，包括大肠埃希菌、绿脓杆菌及变形杆菌等。此外，呼吸系统感染中还可见克雷伯肺炎杆菌、流感嗜血杆菌等。

3. 真菌　最常见于念珠菌属真菌感染，约占 91.4%。此外，也可见于少数曲霉菌属真菌感染。

4. 其他病原微生物感染　见于支原体感染、衣原体感染及病毒感染等。

（三）按照感染部位进行分类

1. 呼吸道感染　常与气管插管、气管切开、机械通气及误吸等相关。

2. 尿路感染　多与留置导尿密切相关。

3. 血液感染　主要见于局部感染后经血液全身扩散及中心静脉置管引发的血液感染。

4. 消化道感染　常与消化道损伤、菌群失调、黏膜水肿、缺血坏死等情况引发的消化道黏膜保护机制降低相关。

5. 其他部位感染　如切口（伤口）感染、颅内感染等。

二、危重症患者感染的原因

1. 机体解剖屏障受损及保护机制减弱或消失　主要见于：①严重创伤，尤其多见于空腔脏器的创伤。②管道系统梗阻，如胆道梗阻引发胆管炎、肠梗阻引起的组织坏死、穿孔及腹膜炎等。③长时间卧床引起压力性溃疡，导致皮肤破损。④昏迷患者咳嗽反射受抑制，易发生误吸。⑤休克、胃肠缺血再灌注及长时间的禁食或肠外营养支持使胃肠黏膜保护屏障受损。

2. 免疫功能低下　感染易发生于严重创伤、大手术、休克、昏迷等危重患者。患者病情越重，其免疫功能下降越显著。除原发性损伤或疾病外，营养不良、大量蛋白质丢失、应用皮质激素等均可导致患者免疫功能低下。此外，老年患者和长期卧床及有吸烟、酗酒等不良生活习惯的患者，其免疫能力也会下降。

3. 医疗和环境因素　①诊疗操作与药物使用：置入各种导管，如气管插管、导尿管、胃管、血管内导管、胸腹腔引流管等，或手术等侵入性操作造成的皮肤黏膜损伤，以及应用麻醉剂、止痛剂和长期机械通气的患者气管黏膜 - 纤毛传递系统抑制，使分泌物排出障碍。此外，大量应用抗生素可造成菌群失调与耐药菌株生长与繁殖。②病原体的医源性传播：主要通过医务人员的手接触性传播。此外，污染的医疗设备、用品及医院环境也可成为重要的感染源。

学习任务二　危重症患者感染的预防与控制

【工作情境】 患者女，60 岁，以“股骨头置换术后”转入 ICU，患者经口气管插管，呼吸机辅助呼吸，听诊双肺呼吸音清。气管内吸痰，痰液量少，白色黏液状。T 36℃，P 96 次 / 分，血压 158/91 mmlHg，痰培养示：无致病菌生长。入住 ICU 第五天，患者出现高热，体温达 39.1℃，听诊双肺散在湿啰音。自气管内吸出大量黄绿色黏稠痰液，痰培养示：铜绿假单胞菌生长。

【岗位任务】 请分析患者机械通气第五天，突然出现高热、痰液量增多的原因是什么？应该如何处理？

危重症患者受病情和特殊治疗、护理的影响，常引起各种并发症，其中感染是最常见的并发症之一。有效地预防和监测并发症利于危重症患者的转归，可减少不必要的开销，提高患者及患者家庭的生存质量。

一、呼吸机相关性肺炎

呼吸机相关性肺炎（ventilator-asociated pneumonia，VAP）是指气管插管或气管切开患者在接受机械通气 48 h 后发生的肺炎。呼吸机撤机、拔管 48 h 内出现的肺炎亦属于 VAP。VAP 是 ICU 机械通气患者常见的并发症，可严重影响重症患者的预后。

（一）呼吸机相关性肺炎概述

1. 病原微生物　据统计，早发 VAP（发生在机械通气≤4 天）主要由对大部分抗菌药物敏感的病原菌，如甲氧西林敏感的金黄色葡萄球菌、肺炎链球菌等引起；晚发 VAP（发生在机械通气≥5 天）主要由多重耐药菌或泛耐药菌，如铜绿假单胞菌、鲍曼不动杆菌、耐甲氧西林金黄色葡萄球菌等引起。我国 VAP 的致病菌多为铜绿假单胞菌和鲍曼不动杆菌，部分早发 VAP 也可由多重耐药的铜绿假单胞菌或金黄色葡萄球菌等引起。

2. 感染的机制

（1）呼吸道及全身防御机制受损：长时间使用人工呼吸机或气管切开患者均可因呼吸道自身的防御机制下降而引发感染。此外，免疫系统功能低下或机体抵抗力下降的机械通气患者也会增加对感染的易感性。

（2）病原菌侵入与定植：机械通气时口咽部定植菌的误吸、胃肠内细菌移位、吸入带菌气溶胶及气管导管内吸痰操作等均可使病原菌侵入并定植于呼吸道，从而引发感染。

（二）呼吸机相关性肺炎患者的评估

1. 健康史　评估患者的一般情况，如年龄、性别、临床诊断、病程等，重点评估患者使用呼吸机的起始时间、连接呼吸机的方式、用药史、医源性操作史、患者的免疫功能状态等。

2. 临床表现　呼吸机相关性肺炎的临床表现缺少特异性，可有肺内感染常见的症状与体征，包括发热、呼吸道有痰鸣音等。

3. 辅助检查

（1）胸部 X 线影像：新发生的或进展性的浸润阴影是 VAP 常见的胸部影像学特点。

（2）微生物学检查

1）标本的留取：VAP 的临床表现缺乏特异性，早期病原学检查对 VAP 的诊断和治疗具有重要意义。疑为 VAP 患者经验性使用抗菌药物前应留取标本行病原学检查。

2）气道分泌物涂片：是一种快速检测方法，可在接诊的第一时间初步区分革兰氏阳性菌、革兰氏阴性菌和真菌，利于 VAP 的早期诊断与指导初始抗菌药物的选择。

3）气道分泌物定量培养：培养周期一般需要 48 ~ 72 h，不利 VAP 的早期诊断与指导初始抗菌药物的选择，但有助于感染和定植的鉴别分析。

4）组织培养：活检肺组织培养是肺炎诊断的金标准。因其是有创检查，临床取材困难，故早期不常进行。

（三）呼吸机相关性肺炎的判断

临床诊断同时满足下列至少 2 项可考虑诊断 VAP：①体温＞38℃或＜36℃；②外周血白细胞计数＞10×10^9/L 或＜4×10^9/L；③气管支气管内出现脓性分泌物。

临床肺部感染评分（clinical pulmonary infection score，CPIS）可对 VAP 的诊断进行量化。该评分系统用于诊断肺炎并评估感染的严重程度，由 6 项内容组成：①体温；②外周血白细胞计数；③气管分泌物情况；④氧合指数（PaO_2/FiO_2）；⑤胸部 X 线片示肺部浸润进展；⑥气管吸出物微生物培养。简化的 CPIS 去除了对痰培养结果的要求，总分为 10 分，得分≥5 分提示存在 VAP，更利于早期评估患者肺部感染程度。

（四）呼吸机相关性肺炎的预防与护理

1. 与器械相关的预防措施

（1）呼吸机清洁与消毒：指对呼吸机整个气路系统及机器表面的消毒，应遵照卫生行政管理部门规定和呼吸机的说明书规范进行，一次性部件使用后应按规定丢弃并保证环境安全。

（2）呼吸回路的更换：呼吸回路污染是导致 VAP 的外源性因素之一，循证医学研究结果虽不支持定时更换呼吸回路，当管路破损或污染时需及时更换。

（3）湿化器的选择：机械通气患者可采用恒温湿化器或含加热导丝的加温湿化器。

（4）吸痰装置及更换频率：密闭式吸痰装置和开放式吸痰装置在机械通气患者的 VAP 发病率、病死率方面均无明显差异。开放式吸痰装置应每日进行更换，使用密闭式吸痰装置时除非破损或污染，吸痰装置无需每日更换。

2. 与操作相关的预防措施

（1）气管插管路径与鼻窦炎防治：气管插管可通过经口腔途径和经鼻途径建立。气管插管患者继发鼻窦炎是 VAP 的高危因素，经口气管插管可降低鼻窦炎的发病率。

（2）声门下分泌物引流：上呼吸道分泌物可聚集于气管导管球囊上方，造成局部细菌繁殖，分泌物可顺气道进入肺部，导致肺部感染。声门下分泌物的吸引可降低 VAP 的发病率。

（3）改变患者体位：机械通气患者常取半坐卧位，利于 VAP 的预防，同时利于肠内营养的患者，可减少胃内容物反流导致误吸。但长时间保持相对静止的半坐卧位可引起气管黏膜纤毛运输能力下降、肺不张及肺静脉血流改变等并发症。因此，可为机械通气患者人工翻身或动力床治疗，以改变患者体位，减少相关并发症。

（4）肠内营养：机械通气患者常存在胃肠道革兰氏阴性肠杆菌肺部定植，可根据患者的情况调节管饲的速度与量，同时行胃潴留量监测，避免胃胀气，减少误吸。经鼻肠管营养与经鼻胃管营养相比，前者可降低 VAP 的发病率。因此，机械通气患者更宜选择经鼻肠管进行营养支持。

（5）气管内导管套囊的压力管理：套囊是气管内导管的重要装置，可防止气道漏气、口咽部分泌物流入气道及胃内容物的反流误吸。套囊应保持一定的压力，以确保其功效并减轻气管损伤。定期监测气管内导管的套囊压力，控制压力在 20 ~ 30 cmH_2O，可有效降低 VAP 的发病率。

（6）控制外源性感染：引起 VAP 的病原体常可通过医护人员及环境感染患者。严格手卫生、对医护人员进行宣教、加强环境卫生及保护性隔离均可在一定程度上切断外源性感染途径，降低 VAP 发病率。

（7）口腔卫生：机械通气患者建立人工气道在一定程度上破坏了口鼻腔对细菌的天然屏障，进行严格有效的口腔护理是对机械通气患者气道的重要保护。

3. 药物预防

（1）雾化吸入或静脉应用抗菌药物：雾化吸入可使呼吸道局部达到较高的抗菌药物浓度，理论上可作为预防 VAP 的措施。但循证医学研究结果不支持机械通气患者常规雾化吸入或静脉使用抗菌药物预防 VAP。

（2）选择性消化道去污染 / 选择性口咽部去污染：选择性消化道去污染通过清除患者消化道内可能引起继发感染的潜在病原体达到预防严重呼吸道感染或血流感染的目的。选择性口咽部去污染是选择性消化道去污染的一部分，主要清除口咽部的潜在病原体。

4. 集束化方案　机械通气患者集束化方案（ventilator care bundles，VCB）最早由美国健康促进研究所提出，主要包括：①抬高床头；②每日唤醒和评估能否脱机拔管；③预防应激性溃疡；④预防深静脉血栓。随着研究的深入，许多措施被加入 VCB 中，包括口腔护理、清除呼吸机管路的冷凝水、手卫生、戴手套、翻身等。在循证医学原则基础上，可根据具体情况和条件来制定适合、有效、安全并易于实施的 VCB。

二、导尿管相关性尿路感染

导尿管相关性尿路感染（catheter-associated urinary tract infection，CA-UTI）主要是指患者留置导尿管后或拔除导尿管 48 h 内发生的尿路感染，其发生率仅次于肺内感染，是医院感染中最常见的感染类型之一，致病菌绝大多数为革兰氏阴性杆菌，其中以大肠埃希菌最常见。

（一）感染途径

CA-UTI 主要为逆行性感染，细菌侵入主要通过：

1. 导尿时带入细菌　导尿时无菌操作不严格，可将细医带入膀胱内。

2. 细菌逆行侵入　细菌可经导尿管与尿道黏膜间的空隙逆行进入膀胱，是 CA-UTI 中最常见的感染方式。此外，细菌还可经导尿管与集尿袋的连接处或经集尿袋的放尿口处侵入。

（二）临床表现

绝大多数患者没有明显的临床症状，少数人出现尿道刺激症状，即尿频、尿急与尿痛，膀胱区可有不适，尿道口周围可出现红肿或有少量炎性分泌物。个别患者还可有腰痛，低热（一般不超过 38℃），一般无明显的全身感染症状，尿液检查时有白细胞尿，甚至血尿与脓尿。

（三）诊断

1. 有症状的尿路感染　患者出现尿频、尿急、尿痛等尿路刺激症状，或者有下腹触痛、肾区叩痛，伴有或不伴有发热，尿检白细胞结果；男性≥ 5 个 / 高倍视野，女性≥ 10 个 / 高倍视野，同时符合以下条件之一：①清洁中段尿或者导尿留取尿液培养革兰氏阳性球菌菌落数≥ 10 cfu/ml，革兰氏阴性杆菌菌落数≥ 10 cfu/ml。②耻骨联合上膀胱穿刺留取尿液培养的细菌菌落数≥ 10 cfu/ml。③新鲜尿标本经离心后应用相差显微镜检查，每 30 个视野中有半数视野见到细菌。④经手术、病理学或者影像学检查，有尿路感染证据。

2. 无症状性菌尿症　如果患者没有临床症状，但 1 周内有内镜检查或导尿管置入，尿液培养革兰氏阳性球菌菌落数≥ 10 cfu/ml，革兰氏阴性杆菌菌落数≥ 10 cfu/ml，应当诊断为无症状性菌尿症。

（四）感染的控制

多数的 CA-UTI 患者是无临床症状的，不需要特殊的抗生素治疗，拔管后常可恢复，但 CA-UTI 常使这些患者成为医院感染中最大的耐药菌来源。一部分患者由于持续 CA-UTI 而发展成前列腺炎、膀胱炎、肾盂肾炎，甚至感染进一步扩散而引发菌血症等。因此，对于有症状的 CA-UTT 应积极进行抗感染治疗，防止感染进一步扩散。

（五）预防

1. 严格掌握留置导尿的适应证　留置导尿前应评估必要性，避免不必要的留置导尿，并应尽可能缩短导尿管的留置时间。

2. 选择适宜的导尿管　应根据患者的年龄、性别、尿道等情况选择适宜型号、材质的导尿管，严格执行无菌导尿技术，防止发生交叉感染，减少导尿过程中的机械性损伤。

3. 导尿后护理

（1）尿管应妥善固定，防止尿管发生滑动和牵引尿道，避免打折与弯曲，始终保持集尿袋高度低于膀胱水平，活动或搬运时应夹闭尿管，避免尿液逆流。及时清空集尿袋中的尿液，清空过程中要遵循无菌操作原则，避免集尿袋的放尿口被污染。

（2）维持通畅的无菌密闭引流，避免不必要的膀胱冲洗。一般情况不要分离导尿管与集尿袋的连接管，必须分离时应消毒尿管与连接管口，再按无菌技术连接集尿系统。

（3）保持患者尿道口清洁，留置导尿期间应每日清洁或消毒尿道口 2 次。

（4）长期留置导尿的患者不宜频繁更换导尿管。如尿管阻塞、脱出、发生尿路感染及留置导尿装置的无菌性和密闭性被破坏时，应立即更换。

三、血管内导管相关性感染

血管内导管相关性感染（catheter related bloodstream infection，CRBSI）是指带有血管内导管或者拔除血管内导管 48 h 内的患者出现菌血症或真菌血症，并伴有发热（＞38℃）、寒战或低血压等感染表现，除血管导管外没有查出其他明确的感染源。随着血管内导管的广泛应用，CRBSI 已成为医院血液感染的最常见原因。感染的病原微生物主要源自定植于导管内的细菌或经导管输入被污染的液体。

（一）感染途径

1. 导管外途径　见于导管穿刺部位局部的病原微生物经导管与皮肤间隙入侵，并定植于导管尖端，是 CRBSI 最常见的感染途径。

2. 导管内途径　主要见于导管连接处污染的病原微生物经导管腔内移行至导管尖端，并在局部定植。

（二）临床表现

CRBSI 症状常不典型，缺少特异性。不同程度的发热及脓毒症为最常见的表现形式。此外，少数患者可出现静脉炎、心内膜炎或迁徙性脓肿。

（三）诊断

1. 拔除导管后的诊断　取导管尖端 5 cm 进行病原菌培养，如果定植菌与血培养菌为同一菌株即可诊断 CRBSI。

2. 保留导管时的诊断　常可用以下方法协助诊断：

（1）阳性时间差法：使用抗生素前同一时间分别经导管与经皮肤抽血并进行病原菌培养，如果经导管及经皮肤采出的血标本病原菌培养均为阳性，且经导管采出的血标本呈现阳性时间较经皮肤采出的血标本早 2 小时以上，可诊断 CRBSI。

（2）定量法：使用抗生素前同一时间分别经导管与经皮肤抽血并进行病原菌培养，如果经导管采出的血标本菌落计数是经皮肤采出的血标本菌落计数的 3 倍以上，可诊断 CRBSI。如果经导管采血多次病原菌培养为同一种病原微生物，且定量计数≥ 102 cfu/ml，也提示发生 CRBSI。

（四）感染的控制

1. 导管的保留与拔除　对于危重症患者导管常是不可替代的，因此导管一旦插入不应盲目拔除。

（1）需要保留导管的情况：①患者仅有发热症状。②不能证实患者有持续的血液感染。③使用隧道型导管。④静脉通道依赖性导管，如果定植菌种类明确，且非金黄色葡萄球菌、铜绿假单胞菌与真菌，联合应用抗生素病情平稳或好转时。上述情况需在严密监测下保留导管。

（2）需要拔除导管的情况：①穿刺部位局部皮肤有明显的感染征象。②能够证实导管接口处病原菌定植。③病情严重，有不可解释的脓毒症表现。④患者有瓣膜心脏病或粒细胞缺乏时，如导管远端培养出金黄色葡萄球菌或白色念珠菌时。上述情况应及时拔除导管。

2. 抗生素的应用

（1）抗生素的选择：应根据实验室病原菌培养及药物敏感试验的结果选用抗生素。在病原菌培养结果报告前也可根据对 CRBSI 致病菌的预测经验性地使用抗生素，待病原菌培养结果报告后进行调整。

（2）局部应用抗生素：应用抗生素封管技术向导管内灌注高浓度的抗生素溶液，提高抗生素在定植部位的浓度，能够有效杀灭定植于导管内腔的病原微生物，但抗生素封管对于腔外感染无效。

（3）全身应用抗生素：保留血管内导管时应尽可能从导管输注抗生素，这样可提高定植部位的抗生素浓度。

（五）预防

1. 导管的选择　可选用抗菌材料导管，此种导管表面附有抗菌药物或导管材料中加入了抗菌药物，但抗菌药物长时间放置也会失效。需长时间放置导管的患者，最好选择隧道型导管或 PICC 导管。

2. 导管放置途径 置管时应优先选择锁骨下静脉，其次是颈内静脉，尽可能不选择股静脉，以避免增加革兰氏阴性杆菌与真菌感染的机会。

3. 置管过程中无菌技术 置管过程中严格的消毒与无菌操作是减少穿刺部位病原菌经导管皮肤间隙入侵的最有效手段。

4. 导管穿刺部位皮肤保护 使用无菌透明、透气性好的贴膜或无菌纱布覆盖导管穿刺点均可有效预防感染。使用透明贴膜的优点是便于观察穿刺点局部情况；而使用无菌纱布适于导管穿刺点有渗血情况。对于长期使用无皮下隧道静脉导管及免疫功能低下的患者，应定期使用聚维酮碘消毒穿刺部位或使用聚维酮碘纱布进行保护，以减少金黄色葡萄球菌感染的概率。

5. 导管连接部位保护 反复进行导管连接部位的操作会增加感染的机会。研究表明，密闭的导管连接系统能减少导管腔内病原菌定植。为减少感染应选用含有抗菌物质的保护帽，同时在连接导管前应做好局部消毒。

知识检测

A3/A4 型题

1～3 题共用题干

女性，58 岁，胃癌术后出现吻合口瘘，给予全肠外营养支持 3 周，突发寒战、高热。检查：腹腔引流通畅，双肺呼吸音粗，白细胞计数明显增高。

1. 该患者发热的原因，首先应考虑
   A. 与营养素产热有关
   B. 高分解代谢状态
   C. 高渗性脱水
   D. 导管相关性感染
   E. 高渗性非酮症昏迷
2. 容易产生上述情况的原因最可能是
   A. 营养不良
   B. 长期应用抗生素造成的菌群失调
   C. 自身存在感染灶
   D. 免疫力低下
   E. 导管留置时间过长
3. 对该患者首先应进行的处理措施是
   A. 立即拔除导管
   B. 抽取血培养标本后拔除导管
   C. 插管处换药
   D. 给予广谱抗生素
   E. 给予胰岛素

4～5 题共用题干

女性，55 岁，心肺复苏一周后一直呈昏迷状态，今晨 T 39.5 ℃，R 25 次 / 分，BP 110/83 mmHg，血常规示白细胞 11.0×10^9/L，氧合指数 250，气道分泌物呈脓性，胸部 X 片可见弥漫性浸润。

4. 该患者目前新出现的问题是
   A. 发热
   B. 意识障碍
   C. 医院获得性肺炎
   D. 全身感染

E. 排痰不畅

5. 针对上述问题，应进一步采取的措施是

A. 物理降温 B. 高压氧治疗

C. 应用抗生素 D. 应用促进脑复苏药物

E. 给予冬眠疗法

学习项目十五 多器官功能障碍患者的监护

学习目标

【知识目标】 掌握系统性炎症反应综合征、脓毒症和多器官功能障碍综合征的临床表现、救治与护理；熟悉系统性炎症反应综合征、脓毒症和多器官功能障碍综合征的概念、病因与发病机制。

【能力目标】 能运用所学知识与技能对此类患者进行评估与急救。

【素质目标】 加强护生的慎独精神，通过对多器官功能障碍综合征的学习，进一步加强学生在照护患者时的细心，在细心中发现问题，减少患者的病痛，促进他们的健康；同时培养学生的批判性思维，在遇到问题时要善于思考，寻找解决方法，而不是一味等待医生下达医嘱。

机体在创伤、休克、感染等损伤因素的影响下，可出现器官功能的改变。损伤因素及其作用时间不同，机体反应也各有差异。机体对严重损伤的典型反应过程为：损伤→全身性炎症反应综合征→脓毒症→严重脓毒症→脓毒性休克→多器官功能障碍综合征→多器官功能衰竭。

学习任务一 系统性炎症反应综合征患者的监护

【工作情境】 患者，女，47 岁，因车祸致股骨开放性骨折，大量出血急诊入院，急诊手术后三天，患者主诉全身酸痛，畏寒。查体 T 39.2℃，P 100 次 / 分，R 32 次 / 分，BP 80/58 mmHg。实验室检查：Hb 43 g/L，WBC 22×10^9/L，PLT 38×10^9/L，Scr 562 μmol/L。

【岗位任务】

1. 患者目前最可能发生了什么情况？诊断依据是什么？

2. 作为一名护士，在护理此患者时要怎样做？应该注意哪些方面的监测？

系统性炎症反应综合征（systemic inflammatory response syndrome，SIRS）是指各种致病因素作用于机体产生应激反应，炎性介质过度释放，引起全身炎症损伤的临床综合征。SIRS 是多器官功能障碍综合征发生的基础，器官灌注不足、再灌注损伤、细胞代谢障碍和肠道细菌移位等多种因素作用最终导致多器官功能障碍综合征出现。

一、病因与发病机制

（一）病因

1. 感染因素 细菌、病毒、真菌、寄生虫等病原生物感染。

2. 非感染因素 创伤、烧伤、休克、急性胰腺炎、肾上腺皮质功能不全、肺栓塞、免疫

介导的器官损伤和外源性炎性介质反应等。

（二）发病机制

目前认为 SIRS 是机体对各种致病因素的失控反应，机体释放过多的炎症介质，大量细胞因子、炎性介质和炎性细胞相互作用，共同介导细胞、组织和器官的损伤而出现炎症反应和抗炎症反应的严重失衡。

1. 炎症细胞激活　各种致病因素通过激活单核 - 巨噬细胞等炎症细胞，释放 TNF-α、白介素 -1 β（IL-1 β）等促炎症介质，参与机体的防御反应。

2. 炎症介质释放　TNF-α、IL-1 β 诱导细胞产生白介素 -6（IL-6）、白介素 -8（IL-8）、血小板激活因子（PAF）、一氧化氮（NO）等炎症介质，此类炎症介质既诱导产生下一级炎症介质，同时又反过来刺激单核 - 巨噬细胞等炎症细胞进一步产生 TNF-α、IL-1 β。炎症介质间的相互作用导致其数量不断增加，形成炎症介质网络体系。

3. 免疫功能失调　炎症反应不断扩大，诱导代偿性产生抗炎介质。无论是炎症介质还是抗炎介质过度释放，其结局都造成免疫功能紊乱。

4. 病理生理效应　促炎介质和抗炎介质的表达失衡，可引起血管内皮细胞损伤、毛细血管通透性增加、血小板黏附、纤维蛋白沉积、多形核中性粒细胞外逸及脱颗粒、蛋白酶和氧自由基释放等，造成局部组织及远隔器官相继损伤，表现出高代谢和高循环动力状态等病理生理特征。

SIRS 的发展过程可分为 5 期：①局部反应期：机体为防止损伤性炎症反应，启动抗炎介质的释放。②全身炎症反应始动期：炎症和抗炎症反应形成全身反应，但仍能保持平衡。③全身炎症反应失控期：炎症和抗炎症反应不能保持平衡，形成过度炎症反应，即 SIRS。④过度免疫抑制期：即形成代偿性抗炎症反应综合征（compenatory antiinflammatory response syndrome，CARS），免疫功能广泛抑制引发持续和严重的全身感染。⑤免疫功能紊乱期：即失代偿性炎症反应综合征（mixed antagonist response syndrome，MARS）。

二、病情评估

1. 病史　评估患者有无创伤、感染、中毒、急性胰腺炎等严重原发疾病存在，有无灌注不足、再灌注损伤、缺氧等诱发因素存在。

2. 临床表现　SIRS 不是一个单独的疾病，而是一种在原发病基础上全身应激反应过度的临床状态。原发感染或非感染性疾病有其各自的临床特征，引起 SIRS 时常出现：①呼吸增快，呼吸频率＞20 次 / 分，或 $PaCO_2$＜32 mmHg。②心率增快，心率＞90 次 / 分。③体温异常，体温＞38℃或＜36℃。④外周血白细胞总数或分类异常，白细胞计数＞12×10^9/L 或＜4×10^9/L，或未成熟粒细胞＞10%。⑤高代谢状态，表现为高氧耗、高血糖、蛋白质分解增加和负氮平衡等。⑥高循环动力状态，表现为高心排量和低外周阻力。⑦低氧血症、意识障碍、少尿、高乳酸血症等。⑧ TNF、IL-1、IL-6、IL-8、内源性 NO、C 反应蛋白明显增高等。

3. 器官功能评估

（1）中枢神经系统功能：包括意识状态、瞳孔反应等。

（2）呼吸功能：包括呼吸频率、呼吸节律、潮气量、肺泡通气量、气道阻力、动脉血氧分压和二氧化碳分压以及耗氧量等指标。

（3）循环功能：包括心电图、动脉血压、中心静脉压、肺毛细血管楔压、体循环和肺循环阻力指数、心脏指数等指标。

（4）肾功能：包括尿量、尿比重、尿液分析、渗透溶质清除率和滤过钠排泄分数等肾功能指标。

（5）内环境状态：包括 pH、HCO_3^-、剩余碱（BE）等反映酸碱平衡的指标，以及血钾、钠、氯、钙和血糖、血浆胶体与晶体渗透压等指标。

（6）其他：如血红蛋白与血细胞比容、胃肠黏膜内 pH（pHi）等指标。

三、救治与护理

（一）救治原则

救治原则包括去除诱因，治疗原发病，拮抗炎症介质及对症支持治疗等。

1. 去除诱因　去除坏死组织、容量不足和缺氧等诱发因素。

2. 原发病治疗　积极处理创伤、感染和休克等。

3. 拮抗炎症介质和免疫调理　若 SIRS 占优势，采用炎症介质拮抗剂治疗；若 CARS 占优势，采用免疫刺激治疗。

4. 器官功能支持　维持呼吸、循环和中枢神经系统等重要系统功能，维持内环境稳定，改善患者营养状况，提高机体抵抗力。

（二）护理措施

1. 即刻护理措施　维持呼吸道通畅，给氧，尽快改善低氧血症，必要时协助医生建立人工气道进行机械通气。建立静脉通路，保证液体和药物能及时、准确输注，必要时协助医生进行动静脉穿刺置管监测血流动力学。对高热患者进行物理降温，体温不升者应加强保暖。

2. 重症患者常规护理　包括：①严密监测患者生命体征，密切观察疾病的发生、发展情况，及时发现病情变化，积极配合医生进行处理。②保持各种留置管道通畅、妥善固定，防止脱落、堵塞等发生。③严密观察和记录患者出入量。④遵医嘱正确、合理给药，保证治疗措施有效进行。⑤根据患者病情提供合适的营养支持，改善营养状况。⑥根据病情选择合适的体位，若无禁忌一般选择床头抬高 30° ~ 45° 半卧位。⑦对烦躁、昏迷患者应采取保护性措施，如约束、使用床档等。⑧加强与患者交流沟通，消除患者焦虑、恐惧等不良情绪，帮助患者树立战胜疾病的信心。⑨保持室内温、湿度适宜和空气清新。⑩加强基础护理，提高生活质量。

3. 器官功能监测与护理　①中枢神经系统功能：密切监测意识和瞳孔变化，早期、及时发现异常并报告医生进行相应处理。②呼吸功能：观察患者呼吸频率、节律，有无呼吸困难、口唇发绀等；监测 PaO_2、$PaCO_2$ 和脉搏氧饱和度（SpO_2），及时发现缺氧和二氧化碳潴留；正确进行吸痰和呼吸道湿化、雾化治疗，保持呼吸道通畅；协助医生建立人工气道并加强人工气道护理；机械通气的患者应严密监测呼吸功能，有效实施呼吸机治疗相关的护理。③循环功能：监测患者 ECG、BP、CVP 等，及时发现心律失常与血压异常并报告医生进行处理；做好循环监测中各种管线和通路的护理，预防导管相关性感染和管线折断、脱落、堵塞等情况发生。④肾功能：观察每小时尿量或 24 小时尿量及尿液的颜色与性状；保持尿管通畅；每日进行尿管护理和会阴护理，预防尿管相关性尿路感染。

4. 并发症观察　SIRS 患者常见的并发症有脓毒症、脓毒症性休克和多器官功能障碍综合征等，应严密观察相关的症状和体征，监测各系统、器官的功能状态和实验室检查结果，以早期发现各种并发症，采取积极治疗措施，防止病情的进一步恶化。

学习任务二　脓毒症患者的监护

【工作情境】 患者，女，65 岁，因“右侧腹痛、发热、呕吐 1 天”急诊入院。患者有糖尿病病史 8 年，BMI 33。急诊科：患者神志模糊，刺痛睁眼，皮肤干燥，口腔黏膜干燥，尿量 10 ml/h，窦性心律，130 次 / 分，T 39℃，呼吸浅快，32 次 / 分，

BP 80/40 mmHg，查体：右侧季肋部有肿块，右侧腹部压痛。血气分析显示：pH 7.15，PaO_2，80 mmHg，$PaCO_2$ 30 mmHg，BE −14 mmol/L。ICU：患者转入 ICU 后，窦性心律，130 次 / 分，T 39℃，呼吸浅快，40 次 / 分，BP 75/40 mmHg，SpO_2 91%。辅助检查：Hb 140 g/L，Na^+ 144 mmol/L，K^+ 5.2 mmol/L，血糖 25 mmol/L，Cr 209 μmol/L。血酮 5.19 mmol/L。腹部 CT 检测显示右肾周脓肿。

【岗位任务】

1. 患者入急诊科时最紧急的护理措施是什么？
2. 在急诊科内，为明确诊断，护士需要协助医生完成的检测有哪些？
3. 患者被送入 ICU 后主要的护理问题有哪些？
4. 在 ICU，为配合医生的治疗，护士需执行哪些护理措施？

脓毒症（sepsis）是由感染引起的全身炎症反应，与全身性感染同义，其诊断标准为符合 SIRS 诊断标准，同时证实有细菌存在或有高度可疑感染灶。严重脓毒症（servere sepsis）指脓毒症引起组织低灌注或器官功能障碍，如低血压、乳酸性酸中毒、少尿或急性意识障碍等。脓毒症性休克（septic shock），又称为感染性休克，是指严重脓毒症患者在给予足量液体复苏后仍无法纠正的持续性低血压，即收缩压＜ 90 mmHg（12 kPa）或血压下降超过基础值 40 mmHg（5.3 kPa），伴有组织低灌注或器官功能障碍。

一、病因与发病机制

（一）病因

1. 感染因素　感染是脓毒症发病的主要原因，常见的致病菌是革兰氏阴性杆菌、凝固酶阴性葡萄球菌、金黄色葡萄球菌、肠球菌及真菌，约有 30% 的脓毒症患者无法找到原发感染灶。

2. 非感染因素　恶性肿瘤、糖尿病、慢性肝肾病变、严重创伤、休克、外科大手术等可并发脓毒症。

3. 其他　如宿主因素、医院环境和诊疗操作因素等，均可促使脓毒症的发生。

（二）发病机制

机体受到严重损伤后的应激反应可造成肠黏膜屏障作用破坏、肠道菌群失调及机体免疫功能下降，从而发生肠道内细菌移位，触发机体炎症反应过度。从脓毒症到严重脓毒症和脓毒性休克的转变机制复杂，与炎症反应、免疫、凝血、神经、内分泌等密切相关。

1. 炎症反应失控与免疫功能紊乱　一方面促炎介质过度释放，出现炎症反应失控；另一方面具有免疫抑制作用的炎症介质大量释放，出现免疫功能抑制或“麻痹”。表现为吞噬杀菌能力减弱和抗原呈递功能减弱等抗感染免疫防御能力降低的表现。

2. 肠道细菌 / 内毒素移位及金黄色葡萄球菌外毒素作用　内毒素（主要化学成分为脂多糖）从肠道移位进入血液循环后可诱导多种细胞因子的释放、活化炎症级联反应和启动机体单核 - 巨噬细胞系统，并过度释放中间介质，在杀灭病原菌的同时促进了炎症级联反应的放大，一旦机体对炎症和免疫反应调节失控，则可引起 SIRS、脓毒症性休克、DIC 和多器官功能障碍综合征。

3. 凝血功能障碍　脓毒症时凝血系统活化，并促进炎症的发展。炎症反应也可引起凝血系统活化，两者相互影响，共同促进脓毒症的恶化。

4. 神经 - 内分泌 - 免疫系统调节　脓毒症早期，神经系统将炎症信息传递到中枢神经，通过调节内分泌系统、免疫系统或通过神经递质直接影响脓毒症的病理过程。

5. 低血压及氧弥散与氧利用障碍　过度炎症反应时，组胺、缓激肽等内源性扩血管物质增加，血管扩张，循环阻力降低，出现低血压乃至休克。内源性舒、缩血管物质分泌紊乱和血管反应性低下，一部分组织器官过度灌注而出现“窃血”现象，导致氧供障碍。机体产生的氧自由基造成红细胞变形性下降和内皮细胞水肿，使红细胞难以通过更小的微血管而影响氧的弥散。组织水肿造成氧弥散距离增加，导致氧利用障碍。

6. 心肌抑制　TNF-α、白三烯等炎症介质可抑制心肌收缩力，减少冠状动脉血流量，使心脏射血分数和心排出量降低。

7. 内皮细胞受损及血管通透性增加　组胺、缓激肽等炎症介质损伤血管内皮细胞，使血管通透性增加，造成组织和器官水肿。

8. 高代谢和营养不良　过度炎症反应导致机体代谢紊乱，表现为蛋白分解增强等高代谢反应，机体可在短期内出现重度营养不良，加重组织器官损伤。

9. 受体与信号转导　外界刺激对免疫、炎症等细胞功能的调节与受体及细胞内多条信号转导通路的活化密切相关，引起细胞应激、生长、增殖、分化、凋亡、坏死等生物学效应。

10. 基因多态性　严重创伤或感染后全身炎症反应失控及器官损害受体内众多基因调控，表现出高度的个体差异，有的人群易于发生脓毒症，有的人群则不发生。

二、病情评估

1. 病史　通过病史采集、临床体检、病原学检查和影像学检查等评估患者是否存在感染、炎症、窒息、低氧血症、中毒、低灌注和再灌注损伤等原发病及诱因。

2. 临床表现　在原发感染或非感染性疾病临床特征基础上出现以下表现：①全身表现：发热、寒战、心率加速、呼吸加快、白细胞计数和分类改变。②感染：血清C反应蛋白和降钙素原增高。③血流动力学：心排血量增多，全身血管阻力降低，氧摄取率降低。④代谢变化：胰岛素需求量增多，血糖升高。⑤组织灌注变化；组织灌注不良，尿量减少。⑥器官功能障碍：尿素氮或肌酐增高，血小板减少，高胆红素血症等。

3. 器官功能评估

（1）中枢神经系统功能：包括意识状态、瞳孔及神经反射等。

（2）呼吸功能：包括呼吸频率、节律、潮气量、肺泡通气量、气道阻力、PaO_2、$PaCO_2$及耗氧量等指标。

（3）循环功能：包括ECG、BP、CVP、PCWP、体循环与肺循环阻力及心脏指数等指标。

（4）肾功能：包括尿量、尿比重、尿液分析、渗透溶质清除率和滤过钠排泄分数等肾功能指标。

（5）内环境状态：包括pH、HCO_3^-、剩余碱（BE）等反映酸碱平衡的指标，以及血钾、钠、氯、钙和血糖、血浆胶体与晶体渗透压等指标。

（6）微生物学监测：包括痰培养、血培养等，可用来确定病原菌。

（7）其他：如血红蛋白与血细胞比容、胃肠黏膜内pH和血乳酸等指标。

4. 诊断标准

（1）一般指标：已证明或疑似的感染，可有以下征象：①发热（中心体温> 38.3℃）或低体温（中心体温< 36.0℃）。②心率> 90次/分或大于不同年龄段正常心率范围2个标准差。③气促，呼吸频率> 30次/分。④意识状态改变。⑤明显水肿或液体正平衡（> 20 ml/kg，超过24 h）。⑥高血糖症（血糖> 7.7 mmol/L）而无糖尿病史。

（2）炎症反应指标：①白细胞增多症（白细胞计数> 12×10^9/L）；②白细胞减少症（白细胞计数< 4×10^9/L）；③白细胞计数正常，但不成熟白细胞> 10%；④血浆C反应蛋白>正常值2个标准差；⑤前降钙素>正常值2个标准差。

（3）血流动力学指标：①低血压（收缩压＜ 90 mmHg，平均动脉压＜ 70 mmHg，或成人收缩压下降＞ 40 mmHg，或按年龄下降＞ 2 个标准差）；②混合静脉血氧饱和度＞ 70%；③心排血指数＞ 58.3 ml/（sec · m^2）。

（4）器官功能障碍指标：①低氧血症，氧合指数（PaO_2/FiO_2）＜ 300；②急性少尿，尿量＜ 0.5 ml/（kg · h）或渗透浓度在 45 mmol/L 至少 2 h；③肌酐增加≥ 414 mmol/L；④凝血异常（国际标准化比值＞ 1.5 或活化部分凝血活酶时间＞ 60 s）；⑤腹胀（肠鸣音消失）；⑥血小板减少症（血小板计数＜ 100×10^9/L）；⑦高胆红素血症（总胆红素＞ 710 mmol/L）。

（5）组织灌流指标：①高乳酸血症（血乳酸＞ 3 mmol/L）；②毛细血管再充盈时间延长或皮肤出现花斑。

在以上各项诊断标准中，符合一般指标中的 2 项以上和炎症指标中的 1 项以上即可诊断为脓毒症。

三、救治与护理

（一）救治原则

救治原则包括纠正休克，控制感染，改善呼吸、循环、中枢神经系统和代谢等功能。

1. 纠正休克　一旦诊断为脓毒症性休克，应尽快开始液体复苏，恢复有效循环血量，增加心排出量和组织氧供。对于经充分液体复苏后仍不能恢复动脉血压和组织灌注的患者，可使用多巴胺、去甲肾上腺素和多巴酚丁胺等血管活性药物。

2. 控制感染　进行病原学检查，控制感染源，明确诊断后尽早开始静脉应用抗生素。

3. 器官功能支持　主要包括：①并发 ALI 和 ARDS 的患者需行机械通气治疗。②贫血和凝血功能障碍患者选择使用红细胞、新鲜冰冻血浆和血小板制剂等。③肾替代治疗清除体内过多的水、代谢产物和炎性介质，抑制炎症反应，避免多器官功能障碍综合征的发生。④进行营养支持，预防应激性溃疡发生。

4. 其他　包括使用重组人活化蛋白 C（rhAPC）、控制血糖、预防深静脉血栓形成和免疫调理治疗等。

（二）护理措施

1. 即刻护理措施　脓毒症患者一旦确诊，应立即开始液体复苏治疗，目标是在最初 6 h 内达到：① CVP 达到 8 ~ 12 mmHg；②平均动脉压≥ 65 mmHg；③尿量≥ 0.5 ml/（kg · h）；④中心静脉或混合静脉血氧饱和度（SvO_2 或 $ScvO_2$）≥ 70%。护士应尽快建立至少两条静脉通路，有条件者最好建立中心静脉通路和有创动脉测压通路，以方便进行 CVP、动脉血压及 SvO_2 或 $ScvO_2$ 的监测。液体复苏过程中严密观察患者尿量、心律、血压、CVP 等指标，及时评估器官灌注改善情况，同时预防肺水肿的发生。为预防呼吸衰竭，必须保持呼吸道通畅，合理氧疗，必要时建立人工气道进行机械通气支持。遵医嘱留置导尿，监测每小时尿量。对高热患者进行物理降温，对体温不升者应加强保暖。

2. 重症患者常规护理　参见“学习项目十五　学习任务一”。

3. 器官功能监测与护理

（1）中枢神经系统功能：严密观察患者意识状况和进行 Glasgow 评分，及时发现精神错乱、躁动、定向障碍、意识障碍等表现。镇静患者严密评估镇静水平，及早发现神经功能障碍或药物的副作用。严密观察患者的瞳孔大小、形状和对光反射，及时发现颅内病变征象。

（2）呼吸功能：密切观察患者呼吸状况，评估有无呼吸急促或困难、发绀等低氧血症表现。监测患者呼吸频率、呼吸音和动脉血气，及早发现呼吸衰竭或 ARDS。正确提供氧疗，必要时给予呼吸机通气支持护理和气道护理，防止缺氧、肺部感染、窒息和气压伤等发生。

ARDS 时做好肺保护性通气的各项措施，允许性高碳酸血症通气时密切注意脑血管扩张和血压升高等改变。为防止机械通气过程中出现呼吸机相关性肺炎，患者体位除有禁忌证外应维持半卧位（床头抬高 30º ~ 45º）。实施每日唤醒镇静方案和镇痛可提高机械通气患者的舒适度，缓解焦虑，减少氧耗和降低人机对抗，利于各项治疗和护理操作。对血流动力学稳定、舒适、易唤醒、能主动保护 / 清洁气道并有希望快速康复的患者，可尝试使用无创性机械通气。

（3）循环功能：监测患者心电图、血压和外周循环状况，评估有无心律失常、低血压、毛细血管充盈时间延长等心功能障碍和组织灌注不良的表现。通过观察有创压力监测各指标的变化，评估患者对液体复苏和血管活性药物的反应。

（4）泌尿系统功能：监测每小时尿量、尿液性状、血清肌酐和尿素氮的变化，及时发现少尿、肾灌注不足或功能不全的表现。做好肾替代治疗监测与护理。加强留置导尿管护理，预防尿路感染。

（5）消化系统功能：低血压可造成肠道缺血和肠黏膜屏障功能损伤，易发生感染、应激性溃疡、肝功能和胃肠道功能的损伤。应严密观察患者有无恶心、呕吐、腹胀、肠鸣音减弱等胃肠功能紊乱表现。监测胃肠黏膜 pH 可及时发现胃肠道功能状态和组织氧利用的变化情况。血清学监测可评估患者的肝功能情况。

（6）血液系统功能：通过血小板计数、凝血时间等实验室检查严密监测患者出凝血功能情况。观察患者伤口有无渗血，穿刺点有无渗血，皮肤黏膜有无瘀点、瘀斑形成。抗凝治疗患者应严密监测凝血功能指标，防止出血等并发症。

4. 血管活性药物使用的护理　熟悉常用血管活性药物的种类、使用指征、用法、不良反应和注意事项。严密监测心电图、血压等变化，评估药物使用后循环功能改善情况、休克纠正情况等。

5. 感染防治与护理　各项治疗和护理操作严格遵循无菌技术原则和手卫生原则。做好口腔护理、雾化护理和胸部物理治疗等，预防呼吸道感染和呼吸机相关性肺炎发生。留置中心静脉导管和动脉导管的患者应按常规进行护理，防止血管内导管相关性感染发生。留置尿管患者严格进行会阴和尿管护理，防止尿管相关性尿路感染发生。对可疑感染部位必要时正确采集标本进行病原学检查，以明确有无感染和选择敏感抗生素。使用抗生素治疗期间严密监测药物的疗效和不良反应，以便医生及时调整治疗方案。

6. 并发症的观察与护理　MODS 是脓毒症和严重脓毒症最常见、最严重的并发症，应做好各器官、系统功能的观察和支持，及时发现器官功能障碍的表现并配合医生进行处理，防止疾病恶化，改善预后。

知识链接

缩血管药物

脓毒性休克患者使用去甲肾上腺素和多巴胺均能通过收缩血管而升高 MAP，与多巴胺相比，去甲肾上腺素对心率和 SV 的影响较小，却能更有效地改善脓毒性休克患者的低血压状态，因此推荐去甲肾上腺素作为首选缩血管药物。去甲肾上腺素宜用 5% 葡萄糖注射剂或 5% 葡萄糖氯化钠注射剂稀释，选择前臂粗大静脉、股静脉或中心静脉输注。若输注静脉沿途皮肤出现苍白或缺血性坏死，应更换输注部位，使用血管扩张剂，同时热敷局部并给予普鲁卡因封闭。

学习任务三　多器官功能障碍综合征患者的监护

【工作情境】 患者，女，56 岁，32 周前右侧大腿外伤未妥善消毒。现患者精神恍惚，双下肢肿胀，高热，乏力，肌肉广泛坏死。体格检查：T 40.2℃，P 105 次 / 分，R 32 次 / 分，BP 75/55 mmHg；尿量 360 ml/L，肌酐 Cr 445 μmol/L；血气分析：pH 7.25，$PaCO_2$ 50 mmHg。初步诊断为急性呼吸衰竭伴有肾障碍。

【岗位任务】

1. 如果你是一名护士，对该患者应如何施救？
2. 在施救过程中要注意哪些方面？

多器官功能障碍综合征（muliple organ dysfunction syndrome，MODS）是指机体在严重创伤、休克、感染等急性损伤因素打击下 24 h 后同时或序贯出现 2 个或 2 个以上与原发病损有或无直接关系的系统或器官的可逆性功能障碍。

MODS 具有其特征性表现；①发病前器官功能正常或器官功能受损，但处于相对稳定的生理状态。②从初次打击到器官功能障碍有一定间隔时间，常超过 24 h。③衰竭的器官往往不是原发致病因素直接损害的器官，而发生在原发损害的远隔器官。④器官功能障碍的发生呈序贯性，最先受累的器官常见于肺和消化器官。⑤病理变化缺乏特异性，以细胞组织水肿、炎症细胞浸润和微血栓形成为主，在 MODS 死亡患者中，30% 以上尸检无病理改变，器官病理损伤和功能障碍程度不相一致。⑥病情发展迅速，一般抗感染、器官功能支持或对症治疗效果差，死亡率高。⑦器官功能障碍和病理损害是可逆的，治愈后器官功能可望恢复到病前状态，不遗留并发症，不复发。⑧感染、创伤、休克、急性脑功能障碍（心搏呼吸骤停复苏后、急性大面积脑出血）等是其主要病因。MODS 病情危重，预后差，病死率随着功能衰竭器官数量的增加而上升，总病死率为 40% 左右。

一、病因与发病机制

（一）病因

1. 感染因素　占 MODS 的 70%，包括肺部感染、腹腔内脓肿、肠源性感染或创面感染等。

2. 非感染因素　包括严重多发伤、多处骨折、大面积烧伤或大手术、手术合并大量失血、休克、心肺复苏后、急性药物或毒物中毒等。

3. 高危因素　高龄、慢性疾病、营养不良、大量输血、危重病评分增高等因素易诱发 MODS。

（二）发病机制

1. 全身炎症反应失控　SIRS 时机体在有关病因作用下，单核 - 巨噬细胞系统被激活，释放促炎介质如 TNF-a、IL-1、IL-6、PAF 等进入血液循环，损伤血管内皮细胞，导致血管壁通透性增高、血栓形成和远隔器官的损伤。这些促炎介质又可促使内皮细胞和白细胞激活，产生 TNF-a、IL、PAF 等细胞因子，加重器官损伤。中性粒细胞激活后可黏附于血管壁，并释放氧自由基、溶酶体酶、血栓素和白三烯等血管活性物质，进一步损伤血管壁，形成恶性循环，导致炎症反应失控性放大，从而造成组织器官的严重损伤。当促炎反应占优势时，表现为免疫亢进或 SIRS，机体对外来打击的反应过于强烈而损伤自身细胞，导致 MODS。当抗炎反应占优势时，表现为免疫麻痹或 CARS，机体对外来刺激的反应低下，增加对感染的易感性，从而加剧脓毒症和 MODS。SIRS 和 CARS 均反映了机体炎症反应的失控状态，这可能是诱发 MODS 的根本原因。

2. 细菌和内毒素移位 正常情况下肠黏膜及淋巴组织起重要的屏障作用，肠腔细菌及内毒素不能透过肠黏膜屏障进入血循环。严重创伤、休克、感染等应激状态下胃肠黏膜供血不足，屏障功能受损，使大量细菌和内毒素吸收入血形成肠源性内毒素血症，介导引发全身炎症反应，最后导致 MODS 形成。

3. 组织缺血 - 再灌注损伤 严重创伤、休克或感染等引起重要器官缺血、缺氧和细胞受损，出现细胞功能障碍。组织器官微循环灌注恢复时，催化氧分子产生大量氧自由基，损伤细胞膜，导致器官功能损害。

4. 二次打击或双相预激 机体遭受最早的创伤、休克等致伤因素可被视为第一次打击，使炎症细胞被激活处于一种"激发状态"(pre-primed)。若再次出现致伤因素（如严重感染、脓毒症、导管菌血症等），则构成了第二次打击。即使打击的强度不及第一次，也能造成处于激发状态的炎症细胞更为剧烈的反应，超量释放细胞和体液介质。由炎症细胞释放的介质作用于靶细胞后还可以导致"二级""三级"甚至更多级别新的介质产生，从而形成瀑布样级联反应，最终导致 MODS。所以首次打击造成的器官损害并不是真正意义的 MODS，而它引起的机体改变却成为 SIRS 的刺激因素，为二次打击造成全身炎症反应失控和器官功能障碍起到预激作用。

5. 基因调控基因多态性 即基因组序列上的变异，可能是决定人体对应激打击易感性和耐受性、临床表现多样性以及药物治疗反应差异性的重要因素。

二、病情评估

1. 病史评估 患者有无感染、创伤、大手术、休克等引起 MODS 的病因。评估患者是否存在高龄、慢性疾病、营养不良、大量输血、危重病评分增高等易感 MODS 的高危因素。

2. 临床表现 MODS 的临床表现因基础疾病、感染部位、器官代偿能力、治疗措施等的不同而各异。MODS 的病程一般为 14 ~ 21 日，经历休克、复苏、高分解代谢状态和器官衰竭 4 个期，各期的临床表现见表 15-1。

表 15-1 MODS 的临床分期和特征

临床表现	第 1 阶段	第 2 阶段	第 3 阶段	第 4 阶段
一般情况	正常或轻度烦躁	急性病容，烦躁	一般情况差	濒死感
循环系统	容量需要增加	高动力状态，容量依赖	休克，心输出量下降，水肿	血管活性药物维持血压，水肿，SvO_2 下降
呼吸系统	轻度呼吸性碱中毒	呼吸急促，呼吸性碱中毒，低氧血症	严重低氧血症，ARDS	高碳酸血症，气压伤
肾	少尿，利尿剂反应差	肌酐清除率下降，轻度氮质血症	氮质血症，有血液透析指征	少尿，血透时循环不稳定
胃肠道	胃肠胀气	不能耐受食物	肠梗阻，应激性溃疡	腹泻，缺血性肠炎
肝	正常或轻度胆汁淤积	高胆红素血症，凝血酶原时间延长	临床黄疸	转氨酶升高，严重黄疸
代谢	高血糖，胰岛素需要量增加	高分解代谢	代谢性酸中毒，高血糖	骨骼肌萎缩，乳酸酸中毒

续表

临床表现	第 1 阶段	第 2 阶段	第 3 阶段	第 4 阶段
中枢神经系统	意识模糊	嗜睡	昏迷	昏迷
血液系统	正常或轻度异常	血小板降低，白细胞增多或减少	凝血功能异常	不能纠正的凝血障碍

具有严重感染、创伤、休克等诱因，存在 SIRS 或脓毒症临床表现，发生 2 个或 2 个以上器官序贯功能障碍应考虑 MODS。随着人们对 MODS 认识的不断深入，其诊断方法和标准也在不断发生变化，国内多采用参照 Fry 诊断标准的综合修订标准（表 15-2）。

表 15-2　MODS 诊断标准

器官或系统	诊断标准
循环系统	收缩压< 90 mmHg 持续 1 h 以上，或需要药物支持才能稳定
呼吸系统	急性起病，PaO_2/FiO_2，≤ 200（已用或未用 PEEP），X 线胸片见双肺浸润，PCWP ≤ 18 mmHg，或无左房升高的证据
肾	血肌酐浓度> 177 μmol/L 伴有少尿或多尿，或需要血液净化治疗
肝	血清总胆红素> 34.2 μmol/L，血清转氨酶在正常值上限的 2 倍以上，或出现肝性脑病
胃肠道	上消化道出血，24 h 出血量> 400 ml，或不能耐受食物，或消化道坏死或穿孔
血液系统	血小板计数< 50×10^9/L 或减少 25%，或出现 DIC
代谢	不能为机体提供所需能量，糖耐量降低，需用胰岛素；或出现骨骼肌萎缩、肌无力等表现
中枢神经	GCS < 7 分

器官功能障碍是一个临床动态变化过程，动态评价有助于早期诊断和早期干预。1995 年 Marshall 提出的 MODS 评分系统（表 15-3）用于 MODS 严重程度及动态变化的客观评估，并得到了广泛应用。按照这个系统计分，MODS 计分分数与病死率呈显著正相关，对 MODS 临床预后的判断有一定指导作用。但 Marshall 评分中未包括胃肠功能障碍评分。1995 年，中国中西医结合急救医学会庐山会议通过的我国 MODS 诊断评分标准，将器官数增加为 9 个，包括外周循环、心脏、肺、肾、肝、胃肠道、凝血功能、脑和代谢。

表 15-3　MODS 评分标准（Marshall 标准）

系统或器官评分	0	1	2	3	4
肺（PaO_2/FiO_2）	> 300	226 ~ 300	151 ~ 225	76 ~ 150	≤ 75
肾（Cr，μmol/L）	≤ 100	101 ~ 200	201 ~ 350	351 ~ 500	> 500
肝（血清胆红素，μmol/L）	≤ 20	21 ~ 60	61 ~ 120	121 ~ 240	> 240
心脏（PAR，mmHg）	≤ 10	10.1 ~ 15	15.1 ~ 20	20.1 ~ 30	> 30
血液（血小板，$\times 10^9$/L）	> 120	81 ~ 120	51 ~ 80	21 ~ 50	≤ 20
神经系统（GCS 评分）	15	13 ~ 14	10 ~ 12	7 ~ 9	≤ 6

注：PAR：压力校正心率＝心率 × 右房压（或中心静脉压）/ 平均动脉压；GCS：如使用镇静剂或肌松剂，除非存在内在的神经障碍证据，否则应作正常计分

Manhuall 标准中，每个系统器官功能分别记 0～4 分，0 分代表器官功能正常，将得分≥3 分作为该器官系统衰竭的标准，4 分代表器官功能损伤严重。

三、救治与护理

（一）救治原则

救治原则包括控制原发病，加强器官功能支持和保护，合理应用抗生素，免疫和炎症反应调节治疗等。

1. 控制原发病　是 MODS 治疗的关键，应及时有效地处理感染、创伤、休克等原发病，减少或阻断炎症介质或毒素的产生与释放，防治休克和缺血再灌注损伤。

2. 器官功能支持和保护　①呼吸功能：合理进行氧疗，必要时行机械通气支持。②循环功能：尽早进行液体复苏，为改善微循环组织灌注，必要时使用血管活性药物。③肾功能：改善肾灌注，利尿，必要时行肾替代治疗。④胃肠功能：预防应激性溃疡发生，病情允许时应尽早给予胃肠内营养支持，促进胃肠功能恢复，改善胃肠道缺血再灌注损伤，恢复肠道微生态平衡等。

3. 合理使用抗生素　在经验性初始治疗时尽快明确病原菌，尽早转为目标治疗，采用降阶梯治疗的策略，并注意防止菌群失调和真菌感染。

4. 其他　包括免疫与炎症反应调节治疗、激素治疗、营养与代谢支持和中医中药治疗等。

（二）护理措施

1. 即刻护理措施　按各器官功能改变时的紧急抢救流程、抢救药物的剂量、用法、注意事项和各种抢救设备的操作方法，熟练配合医生进行抢救。呼吸功能障碍患者要保持气道通畅，必要时协助医生进行气管插管、呼吸机支持通气。急性左心衰竭患者立即予半卧位，吸氧，遵医嘱给予强心、利尿等药物治疗。

2. 重症患者常规护理　参见“学习项目十五　学习任务一”。

3. 病情观察与生命体征监　MODS 患者器官功能改变早期常无特异性或典型表现，出现明显或典型症状时往往器官功能已受损严重，难以逆转。因此，早期识别 MODS 具有非常重要的临床意义。护士应熟悉 MODS 的诱因和发生、发展过程，掌握 MODS 器官功能变化各期的常见表现，做好生命体征和实验室检查的监测，积极协助医生早期发现病情变化，预防器官衰竭的发生。

4. 器官功能监测与护理　严密监测患者呼吸功能、循环功能、中枢神经系统功能、肾功能、肝功能、胃肠功能和凝血系统功能等。遵医嘱做好对各器官功能的支持和护理，评估患者对各种器官功能支持和保护的效果，及时发现器官功变化并配合医生采取相应的处理措施，尽可能维持或促进各器官功能的恢复，减少器官损伤的数量和程度，从而降低死亡率。

5. 感染预防与护理　MODS 患者免疫功能低下，机体抵抗力差，极易发生院内感染，如肺部感染、尿路感染、血管内导管相关性感染和皮肤感染等。因此，应加强口腔护理、气道护理、尿路护理、静脉导管护理和皮肤护理等；严格执行无菌技术、手卫生、探视等院内感染管理制度；早期、正确采集血、尿、痰等标本进行细菌培养和药物敏感试验，为治疗提供依据；监测各实验室检查指标的变化，及时报告医生，尽早使用足量的抗生素控制感染。

知识检测

1～3 题共用题干

男性，65 岁，以“化脓性胆管炎”急诊入院。入院查体：T 39.8℃，P 126 次/分，R 34 次/分，

BP 76/50 mmHg。血常规示：白细胞> 16×10^9/L，血气分析示 PaO_2 63 mmHg。

1. 该患者最可能的诊断是

A. ARDS　　B. septic shock
C. MODS　　D. 肺部感染
E. 呼吸衰竭

2. 该患者最常见的并发症是

A. ARDS　　B. septic shock
C. MODS　　D. AKI
E. AFR

3. 针对该患者的早期处理，不正确的是

A. 液体复苏
B. 使用抗生素前留取病原学标本
C. 1 h 内使用抗生素抗感染
D. 为了快速补液必须建立中心静脉置管
E. 监测血乳酸

4 ~ 5 题共用题干

患者男，30 岁。因外伤造成脾破裂入院，手术后第 2 天出现烦躁不安、恶心、呕吐，T 38.5℃，P 120 次 / 分，R 30 次 / 分，尿量 24 h 为 250 ml，尿比重 1.010，血钠 135 mmol/L，血钾 7.0 mmol/L，pH 7.3，尿素氮 22 mmol/L。

4. 该患者可能发生了

A. 失血性休克　　B. 急性肾衰竭
C. 高钾血症　　D. 尿毒症
E. 心功能不全

5. 该患者的治疗原则应是

A. 保护肾功能，纠正水、电解质、酸碱平衡紊乱
B. 限制钾盐摄入
C. 迅速扩容，纠正休克
D. 保护心功能
E. 积极处理原发病

学习项目十六　危重症患者的营养支持与护理

学习项目十六
数字资源

学习目标

【知识目标】掌握肠内外营养的适应证和禁忌证，供给途径，并发症和护理；熟悉危重症患者营养支持的评估；了解危重症患者的代谢变化。

【能力目标】通过学习能正确实施肠内、外营养支持并提供常规护理措施，能针对并发症提供相应的护理。

【素质目标】培养护生敬业、诚信、友善的职业素养，让护生体会“急患者所急，急患者所需”的同理心，提升护生的慎独修养。

危重症患者由于机体的应激性反应使代谢发生一系列变化，从而处于高分解代谢状态，加

之摄入营养物质不足，易发生营养不良。营养支持虽不能完全阻止和逆转危重症患者的病情转归，但在减少患者并发症的发生率与病死率，促进其恢复健康方面却发挥着至关重要的作用。

学习任务一　概　　述

【工作情境】某三甲医院新进一批护士，大多为刚毕业的护士，正在进行岗前培训，主要内容为相关法规和医院的相关制度、基础的护理操作技能、患者营养支持与护理等内容。

【岗位任务】作为培训护士长，应该怎样给新进护士进行关于营养支持与护理方面的培训，应该注意哪些方面？

一、危重症患者的代谢变化

危重症患者的代谢变化主要包括能量消耗增加、糖代谢紊乱、蛋白质分解代谢加速、脂肪代谢紊乱等。

1. 能量消耗增加　基础能量消耗（basal energy expenditure，BEE）是指人体在清醒且极度安静状态下，不受肌肉活动、环境温度、食物和情绪等因素影响时的能量消耗值。静息能量消耗（resting energy expenditure，REE）是指人体在卧床时的能量消耗值。一般情况 REE 约为 BEE 的 1.1 倍。危重症患者能量消耗增加与代谢紊乱的程度、持续时间及危重症程度密切相关。研究表明，创伤、感染和大手术后可使患者的静息能量消耗增加 20% ~ 50%，烧伤患者更为突出，严重者增高可达 100% 以上。

2. 糖代谢紊乱　主要表现为糖异生增加与胰岛素抵抗。应激反应下机体儿茶酚胺、甲状腺素、糖皮质激素与胰高血糖素分泌增加，糖异生作用更加明显，肝内葡萄糖的生成速度增加。同时，胰岛素分泌减少或相对不足，机体对胰岛素的敏感性下降，组织摄取与利用葡萄糖减少，呈现胰岛素抵抗，最突出的表现是引发高血糖。

3. 蛋白质分解代谢加速　危重症患者由于高代谢状态，蛋白质分解增加，合成不足，尿氮排出增加，可表现为明显的负氮平衡。

4. 脂肪代谢紊乱　间接能量测定显示，危重症患者糖类物质的氧化率下降，脂肪被动员成为供能物质成分，脂肪的氧化率增加。

二、危重症患者营养支持的目的

营养支持的目的主要是供给细胞代谢所需要的能量与营养物质，维持组织器官正常的结构与功能；通过营养支持调理代谢紊乱，调节免疫功能，增强机体抗病能力，从而影响疾病的发展与转归。营养支持虽不能完全阻止和逆转患者严重应激反应的高分解代谢状态和人体组成的改变，但合理的营养支持可减少机体净蛋白的分解代谢，使蛋白质的合成增加，改善潜在和已发生的营养不良状态，防止发生严重的并发症。

三、营养状态的评估

（一）营养状态的测定方法

1. 人体测量　主要通过测量患者体重、皮褶厚度及上臂围等方法判定其营养状况。

2. 生化及实验室检查　常用蛋白质测定与免疫测定方法来判定患者是否存在营养不良及营养不良的程度。

（1）蛋白质测定：包括血红蛋白（Hb）、血清白蛋白（Alb）、肌酐身高指数（cre-atinine height index，CHI）、氮平衡（nitrogen balance，NB）及血浆氨基酸谱测定等方法。

（2）免疫测定：最常用总淋巴细胞计数的方法，也可通过免疫球蛋白测定及皮肤迟发性超敏反应来反映免疫功能状况。

3. 综合营养评定　常用的方法包括预后营养指数（prognostic nutritional index，PNI）、营养评定指数（nutritional assessment index，NAI）和微型营养评定（mini-nutri-tional assessment，MNA）等，可以用来反映患者的营养状况及营养不良程度。

（二）能量与蛋白质需要量的评估

1. 能量需要评估　一般患者能量需要量为 25 ~ 35 kcal/（kg · d）。不同个体、不同病情及不同活动状态下能量的需要量有较大差异。评估患者能量需要时应综合考虑。可用 Harris-Benedict 公式计算 BEE，并以 BEE 为参数指标计算实际能量消耗（actual energy expenditure，AEE）。

男性 BEE=66.5+13.7W+0.5H−6.8A

女性 BEE=66.5+9.6W+1.7H−4.7A

AEE=BEE × AF × IF × TF

其中，BEE 与 AEE 的单位为 kcal，W 为体重（kg），H 为身高（cm），A 为年龄（岁），AF 为活动系数，IF 为应激系数，TF 为体温系数。

2. 蛋白质需要量评估　利用氮平衡来评价蛋白质营养状况及蛋白质的需要量。若氮摄入量大于排出量，为正氮平衡，反之为负氮平衡。评价氮平衡的公式：

氮平衡（g/d）= 摄入氮量（g/d）−［尿氮量（g/d）+3］

四、危重症患者的营养支持原则

1. 选择适宜的营养支持时机　应根据患者的病情变化来确定营养支持的时机。在复苏早期、血流动力学尚未稳定或存在严重的代谢性酸中毒阶段，并不是开始营养支持的安全时机。此外，还需考虑不同原发疾病、不同阶段的代谢改变与器官功能的特点。存在严重肝功能障碍、肝性脑病、严重氮质血症及严重高血糖未得到有效控制等情况下，营养支持也很难有效实施，而此时维持水、电解质平衡是危重症患者营养支持的第一需要，病情允许时应尽早给予营养支持。

2. 控制应激性高血糖　应激性高血糖是危重症患者普遍面临的问题。研究表明，血糖 > 109 g/dl，死亡风险增加 3 倍。采用强化胰岛素治疗可以提高营养支持的安全性与可靠性。通过使用胰岛素严格控制血糖水平 ≤ 8.3 mmol/L 可明显改善危重症患者的预后，使 MODS 的发生率及病死率明显降低。

3. 选择适宜的营养支持途径　营养支持途径分为肠外营养（parenteral nutri-tion，PN）与肠内营养（enteral nutrition，EN）。患者胃肠结构与功能完整，应首选 EN，或以 EN 为主，以 PN 为辅；EN 不能满足机体代谢需要时，应积极给予 PN。但危重患者多有胃肠功能障碍，如不及时有效地给予 PN，将使其死亡的风险增加 3 倍，PN 成为其综合治疗的重要组成部分。对胃肠道完全不能接受营养物质补充的危重症患者，可给予完全肠外营养支持（total parenteral nutrition，TPN），即全部营养素通过中心静脉补充的营养支持方法；对胃肠道仅能接受部分营养物质补充的危重症患者，可采用部分肠内与部分肠外营养（partial parenteral nutrition，PPN）相结合的营养支持方式，目的在于支持肠功能。

4. 合理的能量供给　这是实现危重症患者有效营养支持的保障。不同疾病状态、时期以及不同个体，其能量需求亦不同。危重症患者的营养支持应充分考虑受损脏器的耐受能力，肝肾功能受损时，营养物质的代谢与排泄均受到限制，供给量如超过机体代谢负荷，将加重代谢紊乱与脏器功能损害。应激早期，合并有SIRS的急危重症患者，应限制能量的供给量，可控制在20～26 kcal/（kg·d），这常被认为是危重症患者能够接受并可实现的能量供给目标，即“允许性低热量喂养”，以减少高血糖、高碳酸血症与脂肪沉积等并发症。对于病程较长、合并感染和创伤的患者，待应激与代谢状态稳定后能量供应适当增加，目标喂养可达30～35 kcal/（kg·d）。

5. 其他　在补充营养底物的同时，重视营养素的药理作用；为改善危重症患者的营养支持效果，在肠外与肠内营养液中可根据需要添加特殊营养素。

学习任务二　肠外营养支持与护理

【工作情境】 患者，男，52岁，因“大量饮酒后呕吐、腹痛2小时”，以“重症急性胰腺炎”收入消化内科，治疗2天后患者病情加重，出现进行性呼吸困难，心率增快，血压降低，无尿，紧急行气管插管后转入ICU。实验室检查：ALB 26 g/L，血糖13.6 mmol/L，WBC 10.5×10^9/L，Hb 92 g/L，予心电监护、呼吸机支持、抑制胰腺分泌、多巴胺静脉泵入、抗感染等治疗后，患者病情趋于稳定。入ICU第10天行“剖腹探查，胰腺坏死组织清除术、胰周脓肿清除术、空肠造瘘术”。术后伤口及引流口渗出较多，早期为血性、淡血性，后期转为黄白色渗液，予每日伤口大换药、冲洗和低负压引流，引流出大量黄白色液。入ICU后1个月，患者体重较入院时减轻12%，ALB 28 g/L，Hb 96 g/L。

【岗位任务】

1. 该患者的代谢特点是什么？
2. 如何对该患者进行营养状态评估？
3. 如何制订该患者的营养支持方案？
4. 若该患者需要进行肠外营养支持，该如何进行？如何护理？容易出现哪些并发症？

肠外营养（parenteral nutrition，PN）指通过静脉途径提供人体代谢所需营养素的方法。当患者禁食所需营养素全部经静脉途径提供时，称为全肠外营养（total parenteral nutrition，TPN）。

一、肠外营养的适应证与禁忌证

1. 肠外营养的适应证　不能耐受EN和EN禁忌的重症患者。主要包括：胃肠道功能障碍的重症患者；由于手术或解剖问题胃肠道禁止使用的重症患者；存在尚未控制的腹部情况，如腹腔感染、肠梗阻、肠瘘等。

2. 肠外营养的禁忌证　存在以下情况时不宜给予PN：早期复苏阶段血流动力学不稳定或存在严重水、电解质与酸碱失衡的患者；严重肝功能障碍的患者；急性肾功能障碍时存在严重氮质血症的患者；严重高血糖尚未控制的患者。

二、肠外营养的途径

肠外营养（PN）可选择经中心静脉营养（central parenteral nutrition，CPN）和经外周静脉营养（peripheral parenteral nutrition，PPN）两种途径，经中心静脉途径主要是指经锁骨下静脉、颈内静脉、股静脉置入导管和应用经外周中心静脉导管（pe-ripherally inserted central venous catheter，PICC）输注营养物质。CPN首选锁骨下静脉置管。PPN一般适用于患者病情较轻、营养物质输入量较少，PN不超过2周的患者。

三、肠外营养的并发症与护理

肠外营养的并发症主要分为机械性并发症、感染性并发症和代谢性并发症。

1. 机械性并发症

（1）置管操作相关并发症：包括气胸、血胸、皮下气肿、血管与神经损伤等。操作者应熟练掌握操作技术流程与规范，操作过程中应动作轻柔，以减少置管时的机械性损伤。

（2）导管堵塞：是 PN 最常见的并发症之一。输注营养液时输液速度可能会减慢，在巡视过程中应及时调整，以免因凝血而发生导管堵塞。输液结束时应根据患者病情及出凝血功能状况使用生理盐水或肝素溶液进行正压封管。

（3）空气栓塞：可发生在置管、输液及拔管过程中。置管时应让患者取头低位，操作者严格遵守操作规程，对清醒患者应嘱其屏气。输液过程中加强巡视，液体输完应及时补充，最好应用输液泵进行输注。导管护理时应防止空气经导管接口部位进入血液循环。拔管引起的空气栓塞主要由于拔管时空气经长期置管后形成的隧道进入静脉，因此拔管速度不宜过快，拔管后应密切观察患者的反应。

2. 感染性并发症　是 PN 最常见、最严重的并发症。详见“学习项目十四　学习任务二”。

3. 代谢性并发症　常见于：①电解质紊乱：如低钾血症、低镁血症等。②低血糖：持续输入高渗葡萄糖，可刺激胰岛素分泌增加，若突然停止输注含糖溶液，可致血糖下降，甚至出现低血糖性昏迷。③高血糖：开始输注营养液时速度过快，超过机体的耐受限度，如不及时进行调整和控制高血糖，可因大量利尿而出现脱水，甚至引起昏迷而危及生命。因此，接受 PN 的患者，应严密监测电解质及血糖与尿糖变化，及早发现代谢紊乱，并配合医生实施有效处理。

知识链接

重症胰腺炎的营养支持

重症急性胰腺炎（severe acute pancreatitis，SAP）由于高分解代谢，可迅速出现负氮平衡和低蛋白血症。营养支持是 SAP 重要的支持手段，研究证实，空肠营养不刺激胰腺外分泌，是安全有效的肠内营养供给途径，是 SAP 患者首选的营养支持方式。SAP 患者行空肠营养支持时，喂养管应到达十二指肠屈氏韧带以下 30 ~ 60 cm 处。早期肠内营养液选择氨基酸或短肽制剂较为合适，从低浓度、低剂量、低速度开始，后期视患者情况逐渐增加。

学习任务三　肠内营养支持与护理

【工作情境】 患者，女性，67 岁，以“COPD 急性发作，呼吸衰竭”收入 ICU，入院查体：T 37.2℃，P 117 次 / 分，R 32 次 / 分，BP 128/79 mmHg，口唇发绀，呼吸困难，身高 168 cm，体重 46 kg。血气分析：pH 7.25，PaO_2 53 mmHg，$PaCO_2$ 72 mmHg，HCO_3^- 17 mmol/L，BE 7 mmol/L。实验室检查：ALB 30 g/L，Hb 97 g/L。予紧急气管插管，呼吸机支持。

【岗位任务】

1. 该患者营养状态如何？

2. 首选何种营养支持途径？
3. 若需要进行肠内营养支持，选择哪种供给途径？
4. 如何避免肠内营养支持过程中出现腹泻？

肠内营养（enteral nutrition，EN）是经胃肠道提供代谢需要的营养物质及其他各种营养素的营养支持方式。常用的肠内营养途径有口服和经导管输入两种。其中经导管输入包括鼻胃管、鼻十二指肠管、鼻空肠管和胃空肠造瘘管。

一、肠内营养的适应证与禁忌证

（一）肠内营养的适应证

胃肠道功能存在（或部分存在），但不能经口正常摄食的重症患者，应优先考虑给予 EN，只有 EN 不可实施时才考虑 PN。

（二）肠内营养的禁忌证

肠梗阻、肠道缺血或腹腔间室综合征的患者不宜给予 EN，主要是 EN 增加了肠管或腹腔内压力，易引起肠坏死、肠穿孔，增加反流与吸入性肺炎的发生率。对于严重腹胀、腹泻，经一般处理无改善的患者，建议暂时停用 EN。

二、肠内营养的途径

根据患者情况可采用鼻胃管、鼻空肠管、经皮内镜下胃造瘘（percutaneous endoscopic gastrostomy，PEG）、经皮内镜下空肠造瘘（percutaneous endoscopic jejunostomy，PEJ）、术中胃 / 空肠造瘘等途径进行 EN。

1. 经鼻胃管　常用于胃肠功能正常、非昏迷及经短时间管饲即可过渡到经口进食的患者，是临床最常用的 EN 途径。其优点是操作简单、易行，缺点是可发生反流、误吸、鼻窦炎，并增加上呼吸道感染的发生率。

2. 经鼻空肠置管　优点在于喂养管通过幽门进入十二指肠或空肠，使反流与误吸的发生率降低，患者对 EN 的耐受性可增加。但要求在喂养的开始阶段营养液的渗透压不宜过高。

3. 经皮内镜下胃造瘘（PEG）　是指在纤维胃镜引导下行经皮胃造瘘，将营养管置入胃腔。其优点减少了鼻咽与上呼吸道感染，可长期留置，适用于昏迷、食管梗阻等长时间不能进食，而胃排空良好的危重症患者。

4. 经皮内镜下空肠造瘘（PEJ）　是在内镜引导下行经皮空肠造瘘，将喂养管置入空肠上段，其优点除可减少鼻咽与上呼吸道感染外，还可减少反流与误吸的风险，在喂养的同时可行胃十二指肠减压，并可长期留置喂养管，尤其适合于有误吸风险及需要胃肠减压的危重症患者。

三、肠内营养的输注方式

（一）一次性投给

将营养液用注射器缓慢地注入喂养管内，每次不超过 200 ml，每天 6 ~ 8 次。该方法操作方便，但易引起腹胀、恶心、呕吐、反流与误吸，临床一般仅用于经鼻胃管或经皮胃造瘘的患者。

（二）间歇重力输注

将营养液置于输液瓶或袋中，经输液管与喂养管连接，借助重力将营养液缓慢滴入胃肠道内，每天 4 ~ 6 次，每次 250 ~ 500 ml，输注速度为每分钟 20 ~ 30 ml。此法在临床上使用较广泛，患者耐受性好。

肠内营养泵输注适于十二指肠或空肠近端喂养的患者，是一种理想的 EN 输注方式。一般开始输注时速度不宜快，浓度不宜高，让肠道有一个适应的过程，可由每小时 40 ~ 60 ml 开始，逐步增至 100 ~ 150 ml，浓度亦逐渐增加。

四、肠内营养的并发症与护理

肠内营养（EN）的并发症主要分为感染性并发症、机械性并发症、胃肠道并发症和代谢性并发症。

（一）感染性并发症

最常见的是吸入性肺炎。误吸是 EN 最严重和致命的并发症。误吸可使营养液被吸入呼吸系统，一方面使呼吸发生窘迫，另一方面，营养物质为病原微生物提供良好的培养基，可导致肺内感染。因此，一旦发生误吸，应立即停止 EN，促进患者气道内的液体与食物微粒排出，必要时应通过纤维支气管镜吸出。遵医嘱应用皮质激素抗肺水肿及应用抗生素治疗。

（二）机械性并发症

1. 黏膜损伤　可因喂养管置管操作时或置管后对局部组织的压迫而引起黏膜水肿、糜烂或坏死，因此应选择直径适宜、质地软而有韧性的喂养管，熟练掌握操作技术，置管时动作应轻柔。

2. 喂养管堵塞　最常见的原因是膳食残渣或粉碎不全的药片黏附于管腔壁，或药物与膳食不相溶形成沉淀附着于管壁所致。发生堵塞后可用温开水低压冲洗，必要时也可借助导丝疏通管腔。

3. 喂养管脱出　喂养管固定不牢或患者躁动不安及严重呕吐均可导致喂养管脱出，不仅使 EN 不能顺利进行，而且经造瘘置管的患者还有引起腹膜炎的危险。因此，置管后应妥善固定导管、加强护理与观察，严防导管脱出，一旦喂养管脱出，应及时重新置管。

（三）胃肠道并发症

1. 恶心、呕吐与腹胀　接受 EN 的患者有 10% ~ 20% 可发生恶心、呕吐与腹胀，主要见于营养液输注速度过快、乳糖不耐受、膳食口味不耐受及膳食中脂肪含量过多等。发生上述消化道症状时应针对原因采取相应措施，如减慢输注速度、加入调味剂或更改膳食品种等。

2. 腹泻　是 EN 最常见的并发症，主要见于：①低蛋白血症和营养不良时小肠吸收力下降；②乳糖酶缺乏者应用含乳糖的肠内营养膳食；③肠腔内脂肪酶缺乏，脂肪吸收障碍；④应用高渗性膳食；⑤营养液温度过低及输注速度过快；⑥同时应用某些治疗性药物。一旦发生腹泻应首先查明原因，针对原因进行处置，必要时可遵医嘱对症给予止泻剂。

（四）代谢性并发症

最常见的代谢性并发症是高血糖和低血糖。高血糖常见于处于高代谢状态的患者、接受高碳水化合物喂养者及接受皮质激素治疗的患者；而低血糖多发生于长期应用肠内营养而突然停止时。接受 EN 的患者应加强血糖监测，出现血糖异常时应及时报告医生进行处理。此外，患者停止 EN 时应逐渐进行，避免突然停止。

知识检测

A2 型题

1. 严重创伤和感染时，机体代谢改变的描述**错误**的是

A. 能量代谢增加，其程度与创伤的严重程度有关

B. 蛋白质的分解主要是骨骼肌的分解

C. 血糖大量消耗导致低血糖

D. 蛋白质分解持续进行

E. 脂肪分解不能达到最大限度的利用

2. 男性，20 岁，克罗恩病，严重消瘦，近日腹泻 $>$ 10 次 / 天，实验室检查示血清 Na^+ 120 mmol/L，K^+ 2.3 mmol/L，Cl^- 86 mmol/L，血清白蛋白 25 g/L，对其进行的营养支持是

A. 立即予肠内营养支持，同时纠正电解质紊乱

B. 立即予肠外营养支持，同时纠正电解质紊乱

C. 先纠正电解质紊乱，再予肠内营养支持

D. 先纠正电解质紊乱，再予肠外营养支持

E. 立即予肠外营养支持，无需纠正电解质紊乱

B1 型题

A. 普通进食

B. 液化饮食

C. 要素饮食

D. 周围静脉输注营养

E. 中心静脉输注营养

1. 重症胰腺炎宜用

2. 消化道仍有一定的消化吸收能力但不愿进食，宜用

3. 只需短期内（约 1 周）用静脉输注营养，宜用

4. 胃肠丧失消化功能但仍有吸收功能，宜采用

A. 腹泻、便秘

B. 周围静脉炎

C. 呼吸困难、发热、背痛

D. 气胸、血胸、空气栓塞

E. 寒战、发热

5. 周围静脉营养的并发症是

6. 中心静脉插管的并发症是

7. 导管败血症的表现为

8. 肠内营养的并发症是

9. 脂肪过度综合征的表现为

模块五

技能实训

学习项目十七　常用救护技术实训指导

学习任务一　气管异物梗阻急救法

【工作情境】 一群老同学相约叙旧，席间把酒言欢，笑声不断。突然间，小刘笑声戛然而止，只见他一手呈“V”形卡着脖子，一手举着根脊骨，脸憋得发青。

【岗位任务】

1. 小刘发生了什么情况？
2. 应如何施救？

【实训内容】

1. 成人、儿童气道异物梗阻急救　腹部冲击法（自救与互救）、胸部冲击法。
2. 婴儿气道异物梗阻急救　胸部冲击法、背部拍击法。

【实训目的】

1. 掌握气道异物梗阻手法急救的适应证；能迅速识别成人、儿童、婴儿气道异物梗阻的临床表现，采取正确的气道异物梗阻急救方法。
2. 培养学生细心敏锐的素质，养成时间就是生命的职业精神。

【实训方式】

1. 将班级学生分成小组，每组约 20 人，有一位教师示教指导。
2. 请学生模拟成人气道异物梗阻的症状或扮演家长带婴儿就诊，教师示教不同情况下的气道异物梗阻急救，过程中强调重难点，穿插“时间就是生命”的急救意识。
3. 学生两两搭档，分组练习气道异物梗阻手法急救，并请学生回示，强调操作的注意事项。

【操作程序】

气管异物梗阻急救法操作流程见表 17-1。

表 17-1　气管异物梗阻急救法操作流程

操作程序	内容与要求	要点说明
评估	快速评估患者是否属于气道异物梗阻及梗阻类型	特殊临床表现：以一手或双手呈“V”形紧贴于颈前喉部

续表

操作程序	内容与要求	要点说明
实施急救	自救：腹部冲击法 让患者一手握空心拳，拇指侧置于腹部脐与剑突之间。另一手紧握该拳，双手快速连续用力向内、向上冲击腹部 4 ~ 6 次。或将上腹部倾压于椅背、桌沿、护栏或其他硬物上，然后用力冲击腹部，重复动作，直至异物排出	适用于不完全气道堵塞患者，意识清醒，具有一定活动能力和相关急救技能
	立位腹部冲击法（Heimlich 手法）： 救护者站在患者的背后，双臂环绕患者腰部，患者弯腰，头部前倾，手握空心拳，并将拇指侧顶住患者腹部正中线肚脐上方 2 横指处，剑突下方，另一手紧握此拳，以快速向内、向上冲击，反复有节奏、有力地重复操作步骤若干次，患者头低张口，以便异物吐出	适用于意识清醒者，此方法也适用于 1 岁以上的儿童。实施腹部冲击法，定位要准确
	仰卧式腹部冲击法： 患者仰卧位，救护者骑跨在患者两大腿外侧，一只手的掌根平放其腹部正中线，肚脐上方两横指处，不要触及剑突。另一只手直接放在第一只手背上，两手掌根重叠，两手合力快速向内、向上冲击患者的腹部，重复操作若干次，检查口腔，手取异物方法取出，如呼吸心跳停止，应立即实施 CPR	适用于意识不清者，不能站立配合
	立位胸部冲击法： 救护者站在患者的背后，两臂从患者腋窝下环绕其胸部，一手握空心拳，将拇指侧置于患者胸骨中部，注意避开肋骨缘与剑突，另一只手紧握此拳向内、向上冲击。重复操作步骤若干次，检查异物的排出	适用于妊娠末期或过度肥胖，救护者无法用双臂环抱患者腰部，可使用胸部冲击法代替 Heimlich 手法
	仰卧位胸部冲击法： 患者仰卧位，救护者骑跨在患者两大腿外侧，两手的掌根重叠，放在胸骨中下部，快速冲击，重复操作步骤若干次，检查异物是否排出，如呼吸心跳停止，应立即实施 CPR	
	婴儿背部拍击法： 将婴儿的身体骑跨在一侧的前臂上，同时手掌将后头颈部固定，头部低于躯干，用另一手固定婴儿下颌角，并使婴儿头部轻度翻转俯卧：前臂将婴儿固定，翻转呈俯卧位后仰，打开气道，手掌根叩击婴儿背部肩胛区 5 次，使呼吸道内压力骤然升高，有助于松动其异物和排出体外	
	婴儿胸部冲击法： 冲击性按压婴儿两乳头连线下一横指处，两手前臂将婴儿固定，翻转为仰卧位，检查口腔，如异物排出，迅速采取手取异物法处理，若异物未能排出，重复背部扣击和胸部冲击动作 4 ~ 6 次	
操作后	1. 协助患者整理衣物，安置舒适体位 2. 观察患者呼吸道是否恢复通畅、生命体征情况 3. 洗手，记录	

【注意事项】

1. 迅速识别气道异物梗阻的临床表现，尽早判断并确定抢救方法。
2. 实施腹部冲击时定位要准确，须避开剑突及肋缘，注意胃反流导致的误吸。
3. 腹部冲击法不建议用在婴儿身上，可能引起肝损伤。

【评分参考】

气管异物梗阻急救法操作评分参考见表 17-2。

17-2　气管异物梗阻急救法操作评分参考

学生姓名：________　评分教师：________　日期：________

项目	操作内容	分值	得分	备注
准备（10 分）	自身准备：着装整洁，举止端庄，洗手、戴口罩	2		
	环境准备：宽敞，明亮，安全	2		
	患者评估：判断患者有无异物接触史和气道异物梗阻的临床表现，向患者或家属解释操作目的及配合要点，取得理解并配合操作	6		
操作流程（80 分）	自救腹部冲击法： 1. 让患者一手握空心拳，拇指侧置于腹部脐与剑突之间 2. 另一手紧握该拳，双手快速连续用力向内、向上冲击腹部 4 ~ 6 次。或将上腹部倾压于椅背、桌沿、护栏或其他硬物上，然后用力冲击腹部，重复动作，直至异物排出（未做一项扣 3 分）	10		
	立式腹部冲击法： 1. 救护者站在患者的背后，双臂环绕患者腰部，患者弯腰，头部前倾，手握空心拳，并将拇指侧顶住患者腹部正中线肚脐上方两横指处，剑突下方 2. 另一手紧握此拳，以快速向内、向上冲击，反复有节奏、有力地重复操作步骤若干次，患者头低张口，以便异物吐出（未做一项扣 3 分）	10		
	卧式腹部冲击法： 1. 患者仰卧位，救护者骑跨在患者两大腿外侧，一只手的掌根平放其腹部正中线，肚脐上方两横指处，不要触及剑突 2. 另一只手直接放在第一只手背上，两手掌根重叠，两手合力快速向内、向上冲击患者的腹部，重复操作若干次（未做一项扣 3 分）	10		
	成人立式胸部冲击法： 1. 救护人站在患者的背后，两臂从患者腋窝下环绕其胸部，一手握空心拳，将拇指侧置于患者胸骨中部，注意避开肋骨缘与剑突 2. 另一只手紧握此拳向内、向上冲击。重复操作步骤若干次，检查异物的排出（未做一项扣 3 分）	10		
	成人卧式胸部冲击法： 1. 患者仰卧位，救护者骑跨在患者两大腿外侧，两手的掌根重叠，放在胸骨中下部 2. 快速冲击，重复操作步骤若干次（未做一项扣 3 分）	10		
	婴幼儿背部拍击法： 1. 将婴儿的身体骑跨在一侧的前臂上，同时手掌将后头颈部固定，头部低于躯干 2. 用另一手固定婴儿下颌角，并使婴儿头部轻度翻转俯卧：前臂将婴儿固定，翻转呈俯卧位后仰，打开气道 3. 手掌根叩击婴儿背部肩胛区 5 次，使呼吸道内压力骤然升高，有助于松动其异物和排出体外（未做一项扣 3 分）	15		
	婴幼儿胸部冲击法：冲击性按压婴儿两乳头连线下一横指处，两手前臂将婴儿固定，翻转为仰卧位，检查口腔，如异物排出，迅速采取手取异物法处理，若异物未能排出，重复背部扣击和胸部冲击动作 4 ~ 6 次（未做一项扣 3 分）	10		

续表

项目	操作内容	分值	得分	备注
操作流程（80 分）	操作过程中密切观察患者病情变化，若出现心脏骤停，应立即实施心肺复苏术	5		
全程质量（10 分）	操作流程熟练，手法正确有效	5		
	与患者有效沟通交流，宣教到位，体现人文关怀	3		
	反应迅速，急救意识强	2		
合计		100		

学习任务二　心肺复苏术

【工作情境】 金秋的一个下午，在某大学的运动场上，男子 3000 m 决赛的冠军即将产生，一名冲刺的男学生突然摔倒在地，面色苍白，不省人事。一阵剧烈的抽搐后，呼吸丧失。

【岗位任务】

1. 这位男子发生了什么情况？
2. 应该如何施救？

【实训内容】

1. 成人心跳呼吸骤停的评估、呼救。
2. 成人现场心肺复苏术　胸外按压、开放气道、人工呼吸。

【实训目的】

掌握成人现场心肺复苏适应证；能迅速识别成人心跳呼吸骤停，正确进行现场心肺复苏；通过实训培养学生细心敏锐的素质，养成时间就是生命的职业精神。

【实训方式】

1. 将班级学生分成小组，每组约 20 人，由一位教师示教指导。
2. 教师在多功能心肺复苏模型人上进行心肺复苏示教，学生根据老师的操作流程进行训练和回示，在过程中教师就针对此次内容穿插树立学生急救的社会责任意识及急救的团队意识。
3. 教师对每一位学生逐一纠正，督促学生自主练习，独立或配合完成操作。

【操作程序】

心肺复苏的操作流程见表 17-3。

表 17-3　心肺复苏的操作流程

操作程序	内容与要求	要点说明
判断与呼救	1. 检查患者有无反应；检查是否无呼吸（终末叹气应看作无呼吸），并同时检查脉搏 2. 确认患者意识丧失，立即呼叫，启动应急反应系统，取得 AED 及急救设备（或请旁人帮忙获得）	判断脉搏在 5 ~ 10 s 完成
安置体位	1. 确保患者仰卧在坚固的平坦表面上 2. 去枕，头、颈、躯干在同一轴线上，双手放于两侧，身体无扭曲	

续表

操作程序	内容与要求	要点说明
心脏按压	1. 在患者一侧，解开衣领、腰带，暴露患者胸腹部 2. 按压部位：患者胸部中央，胸骨下半部 3. 按压方法：手掌根部重叠，手指翘起，两臂伸直，使双肩位于双手的正上方。垂直向下用力快速按压 4. 胸廓回弹：每次按压后使胸廓充分回弹	按压深度：5 ~ 6 cm 按压速率：100 ~ 120 次 / 分 按压时间：放松时间为 1∶1，尽量不要按压中断：中断时间控制在 10 s 内
开放气道	如有明确呼吸道分泌物，应当清理患者呼吸道，取下活动义齿 仰头提颏法，充分开放气道	怀疑患者头部或颈部损伤时使用推举下颌法
人工呼吸	1. 立即给予人工呼吸 2 次。送气时捏住患者鼻子，呼气时松开，送气时间为 1 s，见明显的胸廓隆起即可 2. 按压与人工呼吸之比为 30∶2，连续 5 个循环	人工呼吸时应产生明显的胸廓隆起，避免过度通气，吹气同时，观察胸廓情况
判断复苏效果	操作 5 个循环后，判断并报告复苏效果 1. 颈动脉恢复搏动 2. 自主呼吸恢复 3. 散大的瞳孔缩小，对光反射存在 4. 收缩压大于 60 mmHg 5. 面色、口唇、甲床和皮肤色泽转红，昏迷变浅，出现反射、挣扎或躁动	触摸大动脉搏动时间为 5 ~ 10 s
操作后	整理用物，分类放置 洗手，记录患者病情变化和抢救情况	

【注意事项】

1. 在救护中要确保现场安全，做好自我保护。不要随意搬动伤病员，以免造成进一步伤害。翻身时做好伤员颈部的固定，使头颈部与身体在同一轴线翻转，防止颈椎、脊椎损伤。

2. 若现场有第二人，则由第二人寻求救援，应该快速接通当地急救电话“120”，通知急救机构，并报告事发地点（街道名称、就近建筑物醒目标志）、正在使用的电话号码、发生了什么事件、多少人需要救治、发病者的情况、正给予什么样的处置等信息。不要先放下话筒，要等救援医疗服务机构调度人员先挂断电话。

3. 如果第一次通气看不到胸廓起伏，应该重新开放气道，如果方法正确而连续 2 次吹气都没有胸廓起伏，即提示有气道异物梗阻，按意识不清患者异物梗阻救治法施救。

4. 评估循环体征包括患者的呼吸、咳嗽、运动及对人工呼吸的反应，如患者无呼吸、咳嗽、运动，应立即开始胸外心脏按压，非专业医护人员不需要检查脉搏，患者无意识、无自主呼吸立即实施胸外心脏按压。

5. 触摸患者颈动脉时不可用力过猛，避免刺激颈动脉窦使迷走神经兴奋，反射性引起心搏停止；不可同时触摸两侧颈动脉，以防阻断脑部血液供应。

6. 为避免急救者过度疲劳，建议实施胸外心脏按压者应每 2 min 交换 1 次。但两人交换位置所用的时间要尽可能短，胸外心脏按压应占整个 CPR 周期 60% 以上，中断不应超过 5 s。

7. 双人复苏时，一人行胸外心脏按压；另一人在患者头颈部，维持气道开放，进行人工呼吸，并检查颈动脉搏动，以观察按压是否有效。

8. 尽管最佳的 CPR 是按压和人工呼吸均进行，但由于非专业人员也许不能或不愿进行人工呼吸，鼓励其进行只有胸外按压的 CPR。

【评分参考】

心肺复苏操作评分参考见表 17-4。

17-4　心肺复苏操作评分参考

学生姓名:________　评分教师:________　日期:________

项目		操作内容	分值	得分	备注
准备（10分）		着装整齐，仪表大方	5		
		评估周围环境是否安全、宽敞	5		
操作流程（80分）	判断与呼救（5分）	检查患者有无反应，是否无呼吸（终末叹气应看作无呼吸），并同时检查脉搏，5 ~ 10 s完成，确认患者意识丧失，立即呼叫，启动应急反应系统，取得AED及急救设备（或请旁人帮忙获得）	5		
	安置体位（5分）	确保患者仰卧在坚固的平坦表面上；去枕，头、颈、躯干在同一轴线上，双手放于两侧，身体无扭曲	5		
	心脏按压（20分）	在患者一侧，解开衣领、腰带，暴露患者胸腹部	3		
		按压部位：患者胸部中央，胸骨下半部	5		
		按压方法：手掌根部重叠，手指翘起，两臂伸直，使双肩位于双手的正上方。垂直向下用力快速按压	5		
		按压深度：5 ~ 6 cm	2		
		按压速率：100 ~ 120次/分			
		胸廓回弹：每次按压后使胸廓充分回弹（按压时间:放松时间为1∶1），尽量不要按压中断，中断时间控制在10 s内	5		
	开放气道（10分）	如有明确呼吸道分泌物，应当清理患者呼吸道，取下活动义齿	5		
		仰头提颏法（怀疑患者头部或颈部损伤时使用推举下颌法），充分开放气道	5		
	人工呼吸（15分）	立即给予人工呼吸2次	5		
		送气时捏住患者鼻子，呼气时松开，送气时间为1 s，见明显的胸廓隆起即可	5		
		施以人工呼吸时应产生明显的胸廓隆起，避免过度通气，吹气的同时观察胸廓情况	2		
		按压与人工呼吸之比为30∶2，连续5个循环	3		
	判断复苏效果（15分）	颈动脉恢复搏动	3		
		自主呼吸恢复	3		
		散大的瞳孔缩小，对光反射存在	3		
		收缩压大于60 mmHg	3		
		面色、口唇、甲床和皮肤色泽转红，昏迷变浅，出现反射、挣扎或躁动	3		
	整理记录（10分）	整理用物，分类放置	5		
		七步洗手，记录患者病情变化和抢救情况	5		
全程质量（10分）		人工呼吸与心脏按压规范、有效	5		
		注意保护患者安全和职业防护，体现人文关怀	5		
合计			100		

学习任务三　除颤仪的使用

【工作情境】 王某是一名建筑工人，今天工作半个小时后，突然频发四肢抽动、意识丧失、心音和脉搏消失等症状，紧急送往医院，心电图检查显示节律快速、不规则，波形振幅、形状多变，QRS 波群与 T 波完全消失，代之以形态不同、大小各异、极不均匀的颤动波，频率为 250 ~ 500 次 / 分。

【岗位任务】

1. 患者发生了什么情况，该如何急救？
2. 电除颤过程中需要注意什么？

【实训内容】

1. 电除颤仪器的使用。
2. 正确放置电除颤电极板的位置。

【实训目的】

1. 掌握除颤仪的正确使用方法和注意事项。
2. 熟悉除颤仪的操作步骤。

【实训方式】

1. 将班级学生分成小组，每组约 20 人，有一名教师示教并指导操作。
2. 教师在护理模型人身上示教后学生回示。
3. 对每一位学生逐一纠正，督促学生自主练习。

【操作程序】

电除颤的操作流程见表 17-5。

表 17-5　电除颤的操作流程

操作程序	内容与要求	要点说明
摆放体位	将患者放置硬板床上，复苏体位	
暴露胸廓	打开患者衣服，除去身上导电物品，暴露胸部	注意检查有无安装心脏起搏器
连接导线，调节能量	打开除颤仪开关，选择除颤能量，成人单相波除颤为 360 J，双向波除颤为 200 J	儿童为 2 J/kg，第二次可增加到 4 J/kg
确认除颤仪状态	确认电复律状态为非同步状态	
涂导电糊	电极板涂上适量的导电糊或用 4 ~ 6 层生理盐水纱布代替	
放置电极板	两个电极板分别置于胸骨右缘锁骨下或第 2 ~ 3 肋间（心底部）和左侧腋前线第 5 肋间（心尖部）	
充电	按下充电按钮，充电至所选能量	
放电	电极板紧贴皮肤并施压一定压力，环顾周围环境安全，按下放电按钮，电极板在胸部稍微停留	确定周围无人员直接或间接与患者接触
除颤结束	移开电极板，取下电极片，清洁胸壁皮肤，关机	
操作后	1. 整理患者衣服，协助患者取舒适体位 2. 观察患者生命体征变化 3. 洗手，记录	

【注意事项】

1. 除颤前应快速分析心律，选择正确的除颤方式。
2. 电除颤时，保持皮肤清洁、干燥。带有起搏器时，两电极板之间的距离应大于 10 cm。
3. 导电糊应涂擦均匀，并避免两电极板相互摩擦。
4. 放电前确保任何人不与患者直接或间接接触。

【评分参考】

电除颤操作评分参考见表 17-6。

表 17-6　电除颤操作评分参考

学生姓名:________　　评分教师:________　　日期:________

项目	操作内容	分值	得分	备注
准备（10 分）	着装整洁，态度和蔼，洗手、戴口罩	3		
	检查除颤仪性能良好，准备抢救物品、导电糊、电极片等	3		
	快速评估患者是否为心室颤动，对家属进行解释	4		
操作流程（80 分）	摆放体位	5		
	暴露胸廓	5		
	连接导线，调节能量	10		
	确认除颤仪状态	10		
	涂导电糊	5		
	放置电极板	10		
	充电	10		
	放电	10		
	除颤结束，移开电极板，取下电极片	10		
	清洁胸壁皮肤，关机	5		
	整理，记录	5		
全程质量（10 分）	快速准确判断心室颤动并及时采用电除颤	5		
	手法正确，操作熟练	5		
合计		100		

学习任务四　呼吸机的使用方法

【工作情境】 患者，男性，63 岁，发热、咳嗽，胸闷三天入院，查体：体温 39.2℃，脉搏 138 次 / 分，呼吸 30 次 / 分，血压 102/60 mmHg，口唇发绀，呼吸急促，双肺可闻及干、湿啰音，血气分析结果 PaO_2 50 mmHg，$PaCO_2$ 30 mmHg，初步诊断为急性呼吸窘迫综合征，医嘱要求对该患者行机械通气呼吸机治疗。

【岗位任务】

1. 如何进行呼吸机治疗？
2. 治疗期间应如何护理？

【实训内容】

1. 学习呼吸机的结构原理和主要功能。

2. 示教并练习呼吸机的使用方法，包括管道安装、模式、参数调节、操作后评价等。

【实训目的】

1. 掌握呼吸机临床应用的适应证，呼吸机治疗期间的护理措施。

2. 熟悉使用呼吸机的目的，呼吸机管路安装及操作步骤，模式、参数调节的方法。

3. 了解使用呼吸机的注意事项和保养方法。

4. 通过实训强化学生无菌操作的意识，使学生进一步认识呼吸机通气模式，做好机械通气患者呼吸机的管理。

【实训方式】

1. 将班级学生分成小组，每组 20 人左右，有一名教师进行示教并指导。

2. 教师讲解示教后，学生回示并提出问题，在调节生理参数示教过程中加入抗击新冠肺炎疫情事迹，警示学生知识的重要性。

3. 教师对每一位学生逐一纠正，督促学生自主练习。

【操作程序】

呼吸机的操作流程见表 17-7。

表 17-7　呼吸机的操作流程

操作程序	内容与要求	要点说明
电源连接	连接呼吸机电源、空气压缩机电源、湿化器电源	
气源连接	空气、氧气输入管分别连接于气源，确保气源压力在正常范围内（241 ~ 690 kPa）	使用瓶装氧气时，应使用减压阀
安装湿化器	湿化罐插入湿化器底座上，向湿化罐内加水至适合刻度，调节湿化器温度于 34 ~ 36℃	注入蒸馏水至上下标志线之间
呼吸机管路连接	从呼吸机气体输出端口依次连接：吸气过滤器→管道→湿化器→吸气管→积水杯→吸气管→三通接头→呼气管→积水杯→呼气管→呼气过滤器（下端接积水杯、废液袋）→呼吸机气体呼出口。三通接头与模拟肺相连，固定呼吸机管路在万向支架上	正确连接气体吸入、呼出管路，连接模拟肺
开机测试	开呼吸机及湿化器电源开关，检查机器启动、运转情况及系统有无漏气	开机顺序为空气压缩机→湿化器→主机，并进行呼吸机自检
呼吸机设置	设置呼吸机通气模式、通气参数、报警界限，检查各参数值是否在正常范围内	根据患者的病情、呼吸状态、体重进行个性化的调节
接患者人工气道	取下模拟肺，接上呼吸机管路延长管，患者气管导管与呼吸机管路延长管连接。听诊呼吸音，评估患者与呼吸机的同步性	呼吸机管路延长管与患者气管导管垂直连接
观察病情	观察检测呼吸机运转情况和通气效果，及时清除呼吸道分泌物，做好呼吸道湿化，保持气道通畅	用吸痰管迅速而轻柔地送入气管进行吸痰
停用呼吸机	1. 患者气管导管与呼吸机管路延长管分离 2. 关闭呼吸机及湿化器电源 3. 空气氧气输入管分别与气源分离 4. 分离过滤器、呼吸机管路、积水杯、湿化器，清洗、消毒	先分离患者气管导管与呼吸机管路延长管，再关闭电源

续表

操作程序	内容与要求	要点说明
操作后	1. 协助患者整理衣物，使患者保持舒适体位 2. 观察患者呼吸情况、有无不适 3. 洗手，记录	

【注意事项】

1. 呼吸机开机后必须先自检、试机正常后再用于患者。
2. 呼吸机报警时必须要有反应，分析报警原因并及时处理。
3. 呼吸机使用过程中必须严密观察病情变化，及时调整呼吸机各项参数。
4. 必须坚持“患者第一”的原则，机器出现故障时先处理患者，再处理呼吸机。
5. 患者床边必须备有简易呼吸囊，以备停电或呼吸机故障时使用，并做好班班交接。

【评分参考】

呼吸机应用操作评分参考见表 17-8。

表 17-8　呼吸机应用操作评分参考

学生姓名:________　　评分教师:________日期:________

项目	操作内容	分值	得分	备注
准备（10 分）	着装整洁，举止端庄，态度和蔼，洗手、戴口罩	3		
	呼吸机、呼吸机管路、湿化器、蒸馏水、氧气、模拟人等	3		
	评估患者意识，对神志清楚的患者问候、解释	4		
操作流程（80 分）	连接呼吸机电源、空气压缩机电源、湿化器电源	5		
	连接呼吸机气源，确保气源压力正常	5		
	安装湿化器，湿化器加蒸馏水至适合刻度	5		
	正确连接气体吸入、呼出管路，连接模拟肺	15		
	开呼吸机及湿化器电源开关，启动机器	5		
	设置呼吸机通气模式、通气参数、报警界限	10		
	模拟肺监测机器功能	5		
	接人工气道并评估患者	5		
	气道管理，保持气道通畅	10		
	关机顺序正确	10		
	操作后处置符合要求	5		
全程质量（10 分）	操作步骤正确，动作轻巧、熟练	5		
	无菌观念强，关心爱护患者	5		
合计		100		

学习任务五　多功能心电监护

【工作情境】朱某，女，25 岁，某银行职员，因心肌炎导致心跳呼吸骤停，经过现场心肺复苏后恢复了心跳和呼吸，现由 120 送入医院急诊室。医生要求严密监测病情变化，持续监测患者的心率、心律、血压、脉搏、呼吸、血氧饱和度和体温。

【岗位任务】

1. 如何进行心电监护？
2. 心电监护期间的注意事项有哪些？

【实训内容】

1. 心电监护仪的结构、各操作按键及其功能。
2. 心电监护仪各种导线的连接。

【实训目的】

1. 掌握心电监护仪的操作流程，各种导线的连接和电极片的安放及其注意事项。
2. 熟悉各种参数的设置。
3. 了解心电监护仪的结构。

【实训方式】

1. 将班级学生分成小组，每组 20 人左右，由一名老师进行示教指导。
2. 教师在多功能护理模型人身上进行示教后，学生回示并提出问题，在示教过程中培养学生严谨求实的职业态度。
3. 老师对每一位学生逐一纠正，督促学生自主练习。

【操作程序】

多功能心电监护的操作流程见表 17-9。

表 17-9　多功能心电监护的操作流程

操作程序	内容与要求	要点说明
评估解释	核对患者，解释目的并取得合作 评估患者病情、意识状态、皮肤情况、指甲情况、有无过敏史、有无起搏器 评估患者周围环境、光照情况及有无电磁波干扰	
舒适体位	安置患者舒适的仰卧位	
连接电源开机	连接监护仪电源，打开主机开关，检查监护仪功能是否完好	
连接导联和插件	连接心电导联线，五电极连接正确，连接血氧饱和度插件，连接血压计袖带	连接正确
心电监测	1. 暴露胸部，清洁皮肤，正确定位 2. 右上（RA）：胸骨右缘锁骨中线第一肋间；左上（LA）：胸骨左缘锁骨中线第一肋间；右下（RL）：右锁骨中线剑突水平处；左下（LL）：左锁骨中线剑突水平处；胸导（C）：胸骨左缘第四肋间 3. 为患者系好衣扣	安放电极前清洁皮肤，如胸前毛发较多且长的需剃毛 电极必须牢固紧贴皮肤

续表

操作程序	内容与要求	要点说明
SpO_2 和血压监测	1. 将 SpO_2 传感器安放在患者身体的合适部位，红点照指甲，与血压计袖带置于相反肢体 2. 测血压使被测肢体与心脏处于同一水平；伸肘并稍外展，将袖带平整地缠于上臂中部；袖带下缘应距肘窝 2 ~ 3 cm；松紧以能放入 1 ~ 2 指为宜 3. 按测量键，设定测量间隔时间	测血压时选择健康一侧
调节波形	选择标准Ⅱ导联，清晰显示 P 波，调节波形大小	观察是否有 P 波，P 波的形态、高度和宽度 观察 P-R 间期、Q-T 间期 观察 QRS 波形、T 波形态是否正常 注意有无异常波形出现
设定参数	打开报警系统，根据患者情况，设定正常成人各报警上下限参数	
观察	观察患者仪器各项参数值是否正常 洗手，记录	定时观察并记录心率和心律、血压、呼吸、血氧饱和度
停止监护	关掉开关，撤去导联线及电极 清洁皮肤	
操作后	1. 观察患者皮肤及生命体征情况 2. 整理床单位，询问患者需要，整理用物	

【注意事项】

1. 注意用电安全，正确安放电极位置。

2. 电极应与皮肤密切接触，以免出现接触不良。定期更换电极片的位置，防止皮肤过敏或破溃。

3. 报警系统始终打开，出现报警及时处理。

4. 对频繁测血压患者定时松开袖带片刻，以减少频繁加压对血液循环造成的不适感。必要时更换测量部位。血氧饱和度传感器定时更换手指。

5. 告知家属避免在监护仪附近使用手机等电子设备，以免干扰监测波形。

【评分参考】

多功能心电监护操作评分参考见表 17-10。

表 17-10 多功能心电监护操作评分参考

学生姓名:________ 评分教师:________ 日期:________

项目	操作内容	分值	得分	备注
准备（10 分）	护士准备：着装整洁，举止端庄，洗手、戴口罩	3		
	用物准备：心电监护仪、电极片、酒精纱布等	3		
	环境准备：宽敞明亮、安全	4		

续表

项目		操作内容	分值	得分	备注
操作流程（80分）	评估解释（10分）	核对患者，解释目的并取得合作	5		
		评估患者病情、意识状态、皮肤情况、指甲情况、有无过敏史、有无起搏器	3		
		评估患者周围环境、光照情况及有无电磁波干扰	2		
	舒适体位（5分）	安置患者舒适的仰卧位	5		
	连接电源、开机（5分）	连接监护仪电源，打开主机开关，检查监护仪功能是否完好	5		
	连接导联和插件（5分）	连接心电导联线，五电极连接正确，连接血氧饱和度插件，连接血压计袖带	5		
	心电监测（15分）	暴露胸部，正确定位，清洁皮肤	3		
		右上（RA）：胸骨右缘锁骨中线第一肋间；左上（LA）：胸骨左缘锁骨中线第一肋间；右下（RL）：右锁骨中线剑突水平处；左下（LL）：左锁骨中线剑突水平处；胸导（C）：胸骨左缘第四肋间	10		
		为患者系好衣扣	2		
	SpO_2和血压监测（15分）	将SpO_2传感器安放在患者身体的合适部位，红点照指甲，与血压计袖带置于相反肢体	5		
		测血压使被测肢体与心脏处于同一水平；伸肘并稍外展，将袖带平整地缠于上臂中部；袖带下缘应距肘窝2～3 cm；松紧以能放入1～2指为宜	5		
		按测量键；设定测量间隔时间	5		
	调节波形（5分）	选择标准Ⅱ导联，清晰显示P波，调节波形大小	5		
	设定参数（5分）	打开报警系统，根据患者情况，设定正常成人各报警上下限参数	5		
	查看显示参数、整理用物（10分）	判读患者心电监护仪各参数	10		
	洗手、记录（5分）	记录各参数值	5		
全程质量（10分）	操作步骤正确、熟练		5		
	体现人文关怀，关心爱护患者		5		
合计			100		

学习任务六　创伤患者现场救护

一、外伤止血法

【工作情境】 患者周某，骑车去买菜的路上看到对面有辆车过来，在躲避车辆的过程中不慎撞到路边的石桩上，导致右前臂中段掌面有 4 cm×5 cm 大小软组织缺损创面，广泛渗血，中央有喷射状出血，随后来到门诊病房。

【岗位任务】

1. 如何进行外伤止血？
2. 外伤止血的注意事项有哪些？

【实训内容】

各种外伤止血方法：指压止血法、止血带止血法和加压止血法。

【实训目的】

1. 掌握外伤止血的操作手法和注意事项。
2. 熟悉外伤出血的评估内容及判断。
3. 培养急救意识和自我防护意识。

【实训方式】

1. 将班级学生分成小组，每组 20 人左右，有一名教师进行示教并指导教学。
2. 由一名学生扮演“患者”，教师对其进行示教讲解后，学生分别扮演“患者”和操作者进行回示并提出问题，在示教过程中体现人文关怀。
3. 教师对每一组学生逐一纠正，督促学生自主练习。

【操作程序】

外伤止血的操作流程见表 17-11。

表 17-11　外伤止血的操作流程

操作程序	内容与要求		要点说明
评估解释	评估周围环境安全，患者伤情及出血情况		
安置体位	根据伤情，出血情况选择合适的止血方法，安置合适的体位		
操作流程	指压止血法	面部出血：用拇指压迫伤侧颌骨下缘，距下颌角约 3 cm 凹陷处颌外动脉（面部大出血，需要同时压住两侧动脉） 头顶出血：用拇指压迫伤侧颞浅动脉，将动脉压向颞骨 枕后出血：用拇指压迫耳后突起下面稍外侧的耳后动脉 颈面头皮出血：用拇指或其他 4 指压迫伤侧颈总动脉气管外侧与胸锁乳突肌前缘中点，用力向后压，压向第五颈椎横突处 腋下和肩部出血：用拇指压迫锁骨下动脉，锁骨上凹、胸锁乳突肌外缘向下内后方，对准第一肋骨，压住锁骨下动脉 上臂出血：一手将患肢外展 90°，拇指在腋窝中点将腋动脉压向肱骨头，一手将患肢外展 90°	仅用于短时间控制动脉出血，用手指、手掌或拳头压迫伤口近心端动脉，将动脉压向深部的骨骼上，阻止血液流通

续表

操作程序		内容与要求	要点说明
操作流程	指压止血法	手掌、手背出血：患肢太高，两个手指分别按住两个尺桡动脉 手指出血：抬高患者，使劲捏住手指根部 大腿出血：协助患者采取屈膝仰卧位，用两拇指重叠用力压迫股骨沟中点股动脉，压向耻骨上支 小腿出血：在腘窝中部压迫腘动脉 足背出血：用双手拇指压迫胫前动脉和胫后动脉	仅用于短时间控制动脉出血，用手指、手掌或拳头压迫伤口近心端动脉，将动脉压向深部的骨骼上，阻止血液流通
	止血带止血	1. 在患处放衬垫，以左手拇指、示指和中指持止血带头端 2. 长的尾端绕肢体两圈，用左手示指和中指夹住尾端 3. 从两圈止血带向下拉出，形成一个活结，外观呈倒立的“A”检查及暴露伤口 4. 上止血带后标明时间、部位及操作者姓名，并尽早更换其他方式止血	使用于四肢大动脉出血，加压包扎后不能有效控制的大出血的临时止血方法 止血带压力均匀、适度，以刚阻止动脉血液流动为度，止血带衬垫宽度合适，止血带衬垫放置平整
	加压止血法	1. 用绷带先在敷料远端环行扎两圈使其牢固，然后螺旋形向上包扎创面覆盖完全 2. 每两圈适度加压压住上一圈 2/3 使绷带卷边缘保持整齐 3. 用绷带扣固定，检查确保包扎牢固且松紧适宜	敷料选择合适，无菌原则取敷料（敷料手接触面不能接触创面，敷料应大于创面）
操作后	1. 观察病情、止血效果、肢体血液循环和神经功能 2. 记录病情，治疗，出血性质、部位、量，止血方法、时间及效果		记录实施止血带的时间、部位，松止血带的时间、间隔

【注意事项】

1. 扎止血带的部位正确。在伤口的近心端；前臂和小腿不适于扎止血带；上臂中 1/3 处不能扎止血带。

2. 掌握好时间，不宜太久，以 1 h 为宜，最长不超过 5 h，每隔半小时放松 2 ~ 3 min，再扎止血带，禁止在同一部位反复绑扎。

3. 标记要明显，佩戴使用止血带的标记，注明开始时间、部位、放松时间，便于照护者和转运时了解情况。

4. 注意保暖，肢体保暖，冬季防寒，因阻断血流后的肢体抗寒力差，易冻伤。上止血带处不覆盖，便于观察。

5. 严密观察肢体的反应，是否有脱落、剧痛等反应。

6. 停用止血带前，应做好抗休克和手术止血准备。

【评分参考】

外伤止血的评分标准见表 17-12。

表 17-12　外伤止血的评分标准

学生姓名：________　　评分教师：________日期：________

项目	操作内容		分值	得分	备注
准备（10 分）	着装整洁，举止端庄，态度和蔼，洗手、戴口罩		3		
	物资准备齐全		3		
	评估周围环境、患者伤情和出血情况		4		
操作流程（80 分）	评估患者	判断意识，评估患者伤情 评估周围环境是否安全 向患者解释并取得合作	10		
	安置体位	根据伤情，出血情况选择合适的止血方法，安置合适的体位	10		
	指压止血法	根据出血部位，选择正确的按压动脉	10		
	止血带止血	1. 选择止血带的位置 2. 在扎止血带的位置垫上棉垫，再扎止血带 3. 在止血带的位置表明扎止血带的时间、部位及操作者名字	15		
	加压止血法	1. 选择无菌敷料覆盖创面 2. 绷带加压包扎 3. 检查包扎的松紧度适宜 4. 记录包扎时间	15		
	安置整理	1. 撤除用物，安置好患者并交待注意事项 2. 洗手、记录出血情况及止血的方式和时间	10		
	规范熟练	1. 注意遵循节力原则 2. 注意保护患者安全 3. 患者止血方式合理	10		
全程质量（10 分）	操作步骤正确，动作轻巧、熟练		5		
	无菌观念强，关心爱护患者		5		
合计			100		

二、外伤绷带包扎法

【工作情境】 小刘是一名在校的学生，半小时前在上体育课跳远过程中不慎右脚扭伤，右脚踝肿胀，疼痛难忍，不能走路，无开放性外伤，随后在同学帮助下送到医务室。

【岗位任务】

1. 如果你是值班医生，还要评估哪些内容？
2. 选用何种方式包扎？

【实训内容】

绷带包扎的操作方法：环形包扎、蛇形包扎、螺旋包扎、螺旋反折包扎和“8”字包扎法。

【实训目的】

1. 掌握绷带包扎的操作手法和注意事项。

2. 熟悉绷带包扎的评估内容。

【实训方式】

1. 将班级学生分成小组，每组 20 人左右，有一名教师进行示教并指导。

2. 由一名学生扮演“患者”，教师对其进行操作示教讲解后，学生分别扮演患者和护士进行回示并提出问题。

3. 教师对每组学生逐一纠正，督促学生自主练习。

【操作程序】

外伤包扎的操作流程见表 17-13。

表 17-13　外伤包扎的操作流程

操作程序	内容与要求	要点说明
评估患者	评估患者意识及伤情，选择合适包扎方式 评估周围环境是否安全 向患者解释并取得合作	
安置体位	协助患者取坐位、患肢抬高	
绷带包扎	**环形包扎法：**从远心端开始向近心端包扎，包扎起始时，绷带头端斜形放置，绕第一圈后，将绷带头端折回一角，在绕第二圈时将其压住，用胶布粘贴固定，或将末端剪为两股打结固定。结应放在肢体的外侧面，忌放在伤口处、骨隆突处或易于受压的部位	用于肢体粗细较均匀处伤口的包扎。如手腕、足、颈和额
	蛇形包扎：先将绷带以环形法缠绕数周，然后以绷带宽度为间隔斜行上缠	夹板固定多用此法
	螺旋包扎：环形缠绕 2 ~ 3 圈，然后使绷带螺旋向上，每周遮盖上一周的 1/3 ~ 1/2。包扎时松紧要适宜，过紧会影响局部血液循环，过松易致敷料脱落或移动	用于直径基本相同的部位
	螺旋反折包扎：在螺旋形的基础上每周反折呈等腰三角形，每次反折处应对齐，使之成一直线，皮肤褶皱处如腋下、乳下、腹股沟等，应用棉垫或纱布衬隔，骨隆突处也用棉垫保护，需要抬高肢体时，应给适当的托扶物。包扎的肢体必须保持功能位置	用于直径相差较大的部位
	“8”字包扎：绷带自患肢关节的上下方，将绷带反复 8 字形缠绕，每一次圈覆盖前一圈的 1/2 ~ 2/3，在缠绕 8 字前后都需要环形缠绕 2 圈，缠绕时注意暴露指端，便于观察末梢循环。用绷带扣固定，检查确保包扎牢固且松紧适宜	用于关节的包扎，如膝关节、踝关节
操作后	撤除用物，安置好患者（患肢抬高）并交待注意事项 洗手、记录伤肢情况及包扎日期和时间	

【注意事项】

1. 包扎前，伤口要清创并加盖无菌敷料。

2. 包扎时，使肢体处于功能位，由远心端向近心端包扎，不能过紧或过松，避免在伤口或受压部位打结。

3. 包扎后要注意检查末梢血液循环情况。

4. 包扎力求达到牢固、美观和舒适。

【评分参考】

绷带包扎的评分标准见表 17-14。

表 17-14 绷带包扎的评分标准

学生姓名：________ 评分教师：________ 日期：________

项目	操作内容	分值	得分	备注
准备（10 分）	着装整洁，举止端庄，态度和蔼，洗手、戴口罩	3		
	评估患者意识，病情及伤口情况	3		
	周围环境安全、光线明亮	4		
操作流程（80 分）	安置患者体位	5		
	充分暴露包扎部位	5		
	骨骼隆突处垫棉垫	5		
	打开绷带，卷口向上	10		
	开始包扎，环形两圈，位置准确	15		
	包扎方法正确，松紧适宜，从远心端到近心端包扎	10		
	妥善固定	15		
	包扎后要使肢体保持功能位，安置患者取舒适体位	5		
	解除绷带时，先解开固定结或取下胶布，然后以两手互相传递松解。紧急时或绷带已被伤口分泌物浸透干涸，可用剪刀剪开	5		
	洗手、记录并交待注意事项	5		
全程质量（10 分）	操作步骤正确，动作轻巧、熟练	3		
	包扎过程中应观察病情、关爱患者、应变能力良好 包扎时要使患者的位置保持舒适，包扎松紧适宜 沟通有效、充分体现人文关怀	7		
合计		100		

三、外伤固定

【工作情境】 大山是一名教师，每天骑车去学校，今天早上在上班的路上不小心从车上摔下来，导致右上臂骨折。马上拨打 120。

【岗位任务】

1. 如何判断骨折？
2. 骨折应如何处理？

【实训内容】

1. 四肢骨折的固定方法。
2. 骨折的评估内容。

【实训目的】

1. 掌握骨折固定的操作手法和注意事项。
2. 熟悉骨折固定的适应证。

【实训方式】

1. 将班级学生分成小组，每组成员约 20 人，有一名教师进行示教并指导教学。
2. 由一名学生扮演“患者”，教师对“患者”进行骨折固定示教，示教中强调人文关怀，后学生回示。

3. 对每组学生逐一进行操作指导并纠正，督促学生自主练习。

【操作程序】

外伤固定的操作流程见表 17-15。

表 17-15 外伤固定的操作流程

操作程序	内容与要求	要点说明
评估患者	评估患者伤情、生命体征及周围环境是否安全 向患者解释并取得合作	
固定方法	**前臂骨折：**用一块合适的夹板置于伤肢下面，用绷带把伤肢和夹板螺旋包扎固定，松紧适宜，三角巾顶角对着伤肢肘关节，三角巾一底角置于健侧胸部过肩于背后，伤臂屈肘（功能位）放于三角巾中部，三角巾另一底角包绕伤臂反折至伤侧肩部，两底角在颈侧方打结，顶角向肘前反折。用别针固定将前臂悬于吊于胸前	固定要松紧适宜，注意露出肢体末端，便于观察血运情况
	上臂骨折：两块夹板分别置于前臂内外侧，用带子固定骨折上、下端，松紧适宜，屈肘（功能位）用三角巾将上肢悬吊于胸前	
	小腿骨折：长夹板置于患腿外部从髋关节至外踝。短夹板从大腿根部内侧至内踝，膝关节、踝关节等骨隆突部置棉垫。空隙处填棉垫，绷带（带状三角巾）固定，先骨折上下端，再固定髋部、大腿、踝部。足部用绷带“8”字形固定	
	大腿骨折：长夹板置于患侧腋窝至足跟，短夹板置于大腿根部内侧至足跟，腋下、膝关节、踝关节等骨隆突部置棉垫，空隙处填充棉垫。绷带（带状三角巾）固定，先骨折上下端，再固定腋下、腰部、髋部、小腿、踝部。足部用绷带“8”字形固定	
	锁骨骨折：患者取坐位挺胸，操作者用膝顶患者背部两肩胛骨之间，两手使患者肩逐渐往后拉，待患者胸前挺后安放锁骨固定带并调节松紧度	
	颈椎骨折：用手固定患者头部为正中位，根据颈部高度（下颌角至锁骨）选合适的颈托，颈托上红点对准下颌角，固定颈托于下颏部。另一侧从颈后环绕，两端粘贴固定	
	腰椎骨折：保持患者身体长轴一直线侧翻，放置脊柱固定板，再平移至脊柱固定板上，头部固定，双肩、骨盆、双下肢及足部用宽布带固定在脊柱板上	
	骨盆骨折：取仰卧位，双侧膝下放置软垫，用宽布带从臀后向前绕骨盆，扎紧并在下腹部打结固定。双膝间放置棉垫	
操作后	整理用物、垃圾分类处理 洗手，记录伤口情况及固定包扎时间	

【注意事项】

1. 若伤口伴有出血，应先止血、包扎再固定。出现休克者，应先给予抗休克治疗。

2. 夹板固定时，不可与皮肤直接接触，要垫棉垫。夹板长度要与肢体相适应，下肢必须超出骨折上下两个关节，分别在骨折两端、关节上下固定，空隙、受压处要垫棉垫。

3. 固定应松紧适度，指端外露，便于观察末梢血液循环情况。

【评分参考】

外伤固定操作评分参考见表 17-16。

表 17-16 外伤固定操作评分参考

学生姓名:________ 评分教师:________ 日期:________

项目	操作内容	分值	得分	备注
准备（10 分）	着装整洁，举止端庄，态度和蔼，洗手、戴口罩	3		
	周围环境是否安全等	3		
	物资准备齐全	4		
操作流程（80 分）	评估模拟患者伤情：有无肿胀、触痛，关节稳定性、畸形 向患者解释并取得合作	10		
	协助患者取坐位、患肢抬高	5		
	选择合适的夹板	5		
	夹板位置放置正确	10		
	骨骼隆突处棉垫保护	10		
	包扎手法正确、松紧适宜	15		
	打结位置正确	5		
	指端外露，检查血运	10		
	整理记录 撤除用物，安置好患者（患肢抬高）并交待注意事项 洗手，记录伤肢情况及包扎固定时间	10		
全程质量（10 分）	操作步骤正确，动作轻巧、熟练	3		
	沟通有效、充分体现人文关怀，注意保护患者安全，患者肢体放置合理	7		
合计		100		

四、外伤搬运法

【工作情境】 护理系学生大牛，半小时前在运动会跳高过程中因力度不够摔到保护区以外，双下肢疼痛难忍，有骨擦感，怀疑骨折，现请求移动到医务室进行治疗。

【岗位任务】

1. 选用何种方式进行转运？
2. 搬运过程中要注意什么？

【实训内容】

单人徒手搬运法、双人徒手搬运法、三人搬运法和四人搬运法的操作方法。

【实训目的】

1. 掌握外伤搬运法的目的、操作要领和注意事项。
2. 熟悉各种外伤搬运法的适应证及特殊患者的搬运方法。
3. 了解搬运时要遵循的节力原理。

【实训方式】

1. 将班级学生分为小组，每组 20 人左右，有一名老师示教并指导教学。

2. 由一名学生扮演“患者”，教师根据不同搬运方法和学生一起完成示教，在教学过程中强调团队协作的重要性，后学生回示。

3. 对每组学生逐一纠正，督促学生自主练习。

【操作程序】

搬运法的操作流程见表 17-17。

表 17-17　搬运法的操作流程

操作程序			内容与要求	要点说明
评估患者	评估模拟患者伤情、生命体征及周围环境是否安全 向患者解释并取得合作			
搬运方法	单人徒手搬运	扶持法	操作者位于患者一侧，使患者手臂揽住救护者的头颈，救护者用外侧的手牵着患者的手腕，另一手伸过患者的背部扶持其腰，使其身体略靠着操作者，扶着行走	适用于搬运路程较短、体重较轻、病情较轻、无骨折的患者
		抱持法	救护者一手臂自患者腋下伸至对侧肩外侧，另一手臂伸至臀下，嘱患者双手交叉于救护者颈后，抱起患者轻放在平车上	适用于体重较轻、无脊柱骨折的患者
		背负法	救护者站立于患者的前方，微弯腰，将其背起，若患者卧地不能站立，操作者可躺在患者一侧，一手紧握其手，另一手抱住其腿，用力翻身，使其驮于救护者的背上，然后慢慢站立	胸部损伤的伤员不宜使用此法
	双人徒手搬运	椅托法	一名救护者以左膝跪地，另一名救护者以右膝跪地。分别用一手伸人患者的大腿下面并互相紧握，另一手彼此交替置于患者的背	适用于老年人短途运输
		拉车法	一名救护者站在患者的背后将两手从患者腋下绕至腋前，把患者抱在怀里，另一名救护者反身站于患者两腿中间，慢慢将患者两腿抬起，两名救护者一前一后抬患者前行	
		平台法	一名救护者一手臂托起患者头、颈、肩，一手托起腰部，另一名救护者一手托住患者臀部，一手掩住腘窝处，两人同时抱起患者前行	
	三人搬运法		三名救护者站在患者未受伤一侧，救护者 A 一手托患者头、颈、肩部，一手托背部，救护者 B 一手托患者腰部，一手托臀部，救护者 C 一手托患者膝部，一手托小腿，将患者同时水平抱起，齐步向前运送	适用于脊柱骨折和骨盆骨折的患者
	四人搬运法		救护者 A 在患者头侧固定头部，其余三名救护者站在患者未受伤一侧，分别在肩、臀、膝部，将患者同时水平抱起，齐步向前	适用于颈椎骨折的患者
操作后			1. 安置患者舒适体位 2. 观察患者生命体征及病情变化 3. 洗手，记录	

【注意事项】

1. 根据患者不同的伤情及环境，采用不同的搬运方法，动作轻便、平稳，步调要一致，防止因搬运不当而造成病情加重和二次损伤。

2. 注意观察患者搬动或转运过程中的生命体征变化，并随时询问和听从患者主诉。

3. 特殊类型患者搬运注意点　①石膏固定患者：在搬运患者时，要以手掌接触石膏，尤其是未干石膏，以免压迫局部形成压疮。②牵引患者：在搬运患者时，在缓慢取下牵引锤的同时，患肢需有一人沿牵引方向给予适当的力牵拉，达到牵引目的，以防止搬运过程中左右晃动给患者带来痛苦及影响骨折愈合。③脊柱损伤或手术患者：保持脊柱呈一直线，勿扭曲。④全髋置换术患者：搬运过程中，保持术侧髋关节外展中立位，以防脱位。

【评分参考】

搬运法操作评分参考见表 17-18。

表 17-18　搬运法操作评分参考

学生姓名:________　　评分教师:________日期:________

项目	操作内容		分值	得分	备注
准备（10 分）	着装整洁，举止端庄，态度和蔼，洗手、戴口罩		3		
	用物准备齐全、周围环境安全		3		
	评估患者意识，伤情，选择合适搬运方法		4		
操作流程（80 分）	向患者解释并取得合作		5		
	根据患者伤情选择合适的搬运方法		5		
	安置体位		5		
	扶持法	操作者位于患者一侧，使患者手臂揽住救护者的头颈，救护者用外侧的手牵着患者的手腕，另一手伸过患者的背部扶持其腰，使其身体略靠着操作者，扶着行走	5		
	抱持法	救护者一手臂自患者腋下伸至对侧肩外侧，另一手臂伸至臀下，嘱患者双手交叉于救护者颈后，抱起患者轻放在平车上	5		
	背负法	救护者站立于患者的前方，微弯腰，将其背起，若患者卧地不能站立，操作者可躺在患者一侧，一手紧握其手，另一手抱住其腿，用力翻身，使其驮于救护者的背上，然后慢慢站立	5		
	椅托法	一名救护者以左膝跪地，另一名救护者以右膝跪地。分别用一手伸入患者的大腿下面并互相紧握，另一手彼此交替置于患者的背	5		
	拉车法	一名救护者站在患者的背后将两手从患者腋下绕至腋前，把患者抱在怀里，另一名救护者反身站于患者两腿中间，慢慢将患者两腿抬起，两名救护者一前一后抬患者前行	10		
	平台法	一名救护者一手臂托起患者头、颈、肩，一手托起腰部，另一名救护者一手托住患者臀部，一手拖住腘窝处，两人同时抱起患者前行	10		
	三人搬运法	三名救护者站在患者未受伤一侧，救护者 A 一手托患者头、颈、肩部，一手托背部，救护者 B 一手托患者腰部，一手托臀部，救护者 C 一手托患者膝部，一手托小腿，将患者同时水平抱起，齐步向前运送	10		
	四人搬运法	救护者 A 在患者头侧固定头部，其余三名救护者站在患者未受伤一侧，分别在肩、臀、膝部，将患者同时水平抱起，齐步向前	10		
	搬运过程中注意患者病情变化		5		
全程质量（10 分）	操作规范，尊重爱护患者，注意保护患者安全		5		
	动作轻柔，节力，沟通有效、充分体现人文关怀		5		
合计			100		

知识检测参考答案

模块一

学习项目一

1. C 2. D 3. B 4. D 5. B 6. C 7. B

模块二

学习项目二

1. D 2. C 3. D 4. A 5. D

学习项目三

1. E 2. D 3. D 4. C 5. C 6. C 7. E 8. D 9. D 10. E

学习项目四

1. D 2. A 3. C 4. B 5. C

学习项目五

1. A 2. C 3. C 4. A 5. E 6. C 7. E 8. A 9. E 10. E 11. B 12. B 13. E 14. B 15. A

学习项目六

1. B 2. B 3. B 4. B 5. C

学习项目七

1. A 2. B 3. D 4. D 5. C 6. A 7. B

学习项目八

1. E 2. B 3. B 4. D 5. E 6. E 7. E

模块三

学习项目九

1. E. 2. E 3. E 4. E 5. B

学习项目十

1. B 2. A 3. A 4. D 5. C 6. C 7. B 8. B 9. E 10. D 11. A 12. E

学习项目十一

1. B 2. E 3. E 4. A 5. C 6. D 7. C 8. C

学习项目十二

1. E 2. E 3. B 4. C 5. C 6. B 7. A 8. D 9. C 10. C 11. E 12. B 13. B 14. D 15. A 16. A 17. C 18. B 19. A

模块四

学习项目十三

1. C 2. A 3. E 4. C 5. E 6. A 7. E 8. C 9. A 10. A 11. D 12. B 13. D 14. C 15. B 16. D 17. C 18. C 19. B 20. D 21. B 22. D 23. B 24. C 25. E

学习项目十四

1. D 2. E 3. B 4. C 5. C

学习项目十五

1. A 2. C 3. D 4. B 5. A

学习项目十六

A2 型题 1. C 2. D B1 型题 1. E 2. B 3. D 4. C 5. B 6. D 7. E 8. A 9. C

主要参考文献

[1] 胡爱招，王明弘．急危重症护理学．3 版．北京：人民卫生出版社，2018.

[2] 李小寒，尚少梅．基础护理学．6 版．北京．人民卫生出版社，2018.

[3] 高占玲，邓辉，陈远华．急危重症护理学．北京：北京大学医学出版社，2019.

[4] 许健瑞，赵亚珍，蔡岳华．急诊护理学．北京：北京大学医学出版社，2010.

[5] 杜亚明，刘怀清，唐维海．实用现场急救技术．北京：人民卫生出版社，2014.

[6] 李文涛，张海燕．急危重症护理学．北京：北京大学医学出版社，2016.

[7] 王惠珍．急危重护理学症学．3 版．北京：人民卫生出版社，2013.

[8] 张波，桂莉．急危重症护理学．4 版．北京：人民卫生出版社，2017.

[9] 张群，秦素霞．社区护理学．2 版．成都：四川大学出版社，2018.

[10] 项晶晶，蒋永泼．早期目标导向治疗严重脓毒症的急诊护理措施分析．中国现代医生，2018，2（56）：142-145.

[11] 秦素霞，叶秋萍，李林．社区护理学．北京：中国人口出版社，2021.

[12] 何明朴．45 例老年多器官功能衰竭的发病原因及临床护理措施．心血管病防治知识（学术版），2013（6）：70-71.

[13] 张琪琪．外科重症监护室呼吸机相关性肺炎患者的危险因素以及相应的护理措施．首都食品与医药，2020，27（1）：181-182.

[14] 赵玉仙，王晓佩，王春晓．ICU 重症病人护理工作中实施综合护理干预对降低呼吸机相关性肺炎发生率的效果探析．首都食品与医药，2020，27（1）：153.

[15] 李乐之，路潜．外科护理学．6 版．北京：人民卫生出版社，2017.

[16] 刘大伟，邱海波，严静．重症医学专科资质培训教材．北京：人民卫生出版社，2013.

[17] 岳茂兴．灾害事故现场急救．2 版．北京：化学工业出版社，2013.

[18] 杨桂荣，缪礼红．急救护理技术．武汉：华中科技大学出版社，2012.

[19] 刘书祥．急重症护理．上海：同济大学出版社，2012.

[20] 万小燕，杜利．急救护理．武汉：湖北科学技术出版社，2011.

[21] 陶红．急救护理学．北京：高等教育出版社，2010.

[22] 王辰．呼吸治疗教程．北京：人民卫生出版社，2010.

[23] 张凤梅，贾丽萍．急救护理技术．北京：科学出版社，2010.

[24] 李春盛．急诊医学高级教程．北京：人民军医出版社，2010.